中医精品课程讲记

马淑然中医基础理论讲稿

主编 马淑然

中国健康传媒集团
中国医药科技出版社

内 容 提 要

本书是马淑然教授在近30年的中医基础理论教学中积累的一些教学经验和临床心得，内容包括中医学哲学基础、藏象、精气血津液、经络、体质、病因与发病、病机、防治原则。书中对教学难点和疑点进行了深入的分析、阐述，引发学生思考和学习的兴趣，以便掌握中医学的思维方法。书末附有验案分析和方剂索引，验案分析可提高读者的临床思维能力，方剂索引列出了每个方子的出处、组成、功效及主治，可供读者学习参考。本书可供中医院校师生、自学中医者学习中医基础理论时参考，也可作为临床医师的理论再提高及科研工作者的参考用书。

图书在版编目（CIP）数据

马淑然中医基础理论讲稿 / 马淑然主编．— 北京：中国医药科技出版社，2016.8

（中医精品课程讲记）

ISBN 978-7-5067-8636-2

Ⅰ．①马…　Ⅱ．①马…　Ⅲ．①中医医学基础－研究　Ⅳ．① R22

中国版本图书馆CIP数据核字（2016）第180002号

美术编辑　陈君杞

版式设计　也　在

出版　**中国健康传媒集团**｜中国医药科技出版社

地址　北京市海淀区文慧园北路甲22号

邮编　100082

电话　发行：010－62227427　邮购：010－62236938

网址　www.cmstp.com

规格　710×1000mm $^1/_{16}$

印张　35 $^1/_4$

字数　470千字

版次　2016年8月第1版

印次　2022年6月第2次印刷

印刷　三河市万龙印装有限公司

经销　全国各地新华书店

书号　ISBN 978-7-5067-8636-2

定价　88.00元

获取新书信息、投稿、为图书纠错，请扫码联系我们。

编 委 会

主　　编　马淑然

整 理 者　（以姓氏笔画为序）

王乐鹏　王海舻　王雪娇　王翠侠

龙晓华　田　甜　田红蕾　成　西

杨　阳　肖　遥　邸　莎　沈丽果

张大晶　张和韡　陈玉萍　单体亮

孟　佳　赵树宏　覃骊兰

视频字幕英文翻译者　（以姓氏笔画为序）

马淑然　王　旭　王乐鹏　成　西

杨　阳　李　想　李梦缘　张和韡

张倍齐　陈妍霏　岳文心　郑舒月

黄晓宇　黄晓楠　覃骊兰　蒲晓田

谭东宇

作者简介

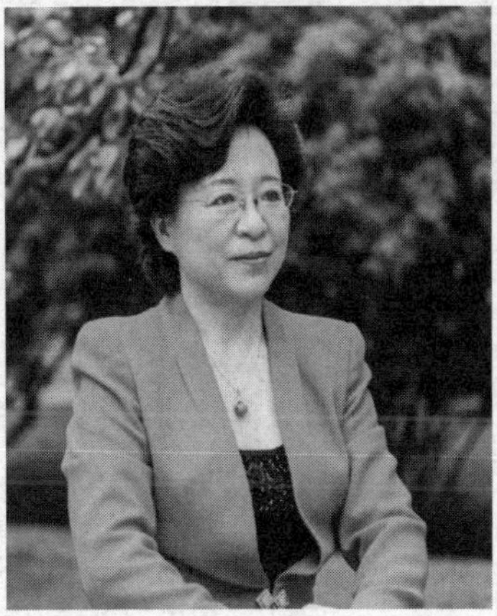

马淑然（1964~），女，医学博士，北京中医药大学教授，主任医师，中医基础理论专业博士生导师，中医基础理论教研室主任，中医基础理论课程负责人，北京中医药大学国医堂特需门诊专家。为清代御医韩一斋、北京市妇科名医刘奉五、国家级名老中医刘燕池教授一脉相承的学术继承人，国家中医药管理局刘燕池名医传承工作站负责人，朝阳区首批和第四批中医药专家下基层工作指导老师，并在朝阳区安贞社区卫生服务中心和东风社区卫生服务中心设立马淑然中医传承工作室。

1988年硕士毕业于山东中医药大学，2002年博士毕业于北京中医药大学，从事教学、科研、临床工作近30年，曾获得"北京中医药大学基础医学院优秀主讲教师"称号，2005年被遴选为国家留学基金委赴美访问学者，在美国德克萨斯州大学健康科学中心从事"天人相应理论与松果腺关系研究"。主持国家自然基金科研课题1项，主持教育部重点课题1项，主持国家中医药管理局课题1项，主持校级课题4项。参与国家级973课题2项，获得校级以上科研奖励3项。主编专著和教材16部，发表学术论文90余篇。在高教出版社出版的《生命世界》杂志设立《淑然养生堂》专栏，已培养博士生6名，硕士生13名。

目前兼任中国中医药信息研究会名医传承信息化分会副会长、中国中医药促进会仲景分会副会长、中华中医药学会中医基础理论专业委员会委员、世界中医药联合会教育指导委员会理事、世界中医药联合会美容专业委员会理事、《中华中医药杂志》《中医基础理论医学杂志》《中国医药》《中国医药科学》编委及审稿专家、国家中医药管理局职称考试命题组专家、中央电视台 CCTV10《健康之路》特聘专家、北京电视台《养生堂》特聘专家、深圳电视台《食客准备养生堂》特聘专家、湖南卫视《新闻大求真》栏目特聘健康顾问。曾受邀先后在清华大学、北京大学、中央民族大学、青岛海洋大学、广州外国语大学、云南外国语大学、厦门大学、大连理工大学、海南大学等为教育部公派出国留学人员做出国前健康培训讲座。

前　言

中医基础理论是中医理论体系的重要组成部分，中医基础理论课程作为中医相关专业的入门课和奠基课，在整个中医课程体系中起着至关重要的作用。在近30年的中医基础理论本科、八年制、九年制教学中，笔者积累了一些教学经验和心得，在教学活动中受到学生好评。近年来有幸受邀进行多次远程中医基础理论讲座，也多次为北京中医药大学附属冶金医院西学中班、重庆中医院西学中班进行讲座，也受到各省市主管领导及学员的高度赞赏。为了更好地总结教学经验、有利于学生学习和研读，特组织我系骨干教师及年轻的硕博士们将笔者讲座光盘转录成本讲稿，以飨读者。

本书稿编写结构与现行的《中医基础理论》教材基本一致，所讲内容包括绪论、中医学的哲学基础、藏象、精气血津液、经络、体质、病因与发病、病机、防治原则。每章内容包括学习目的、关键词汇、正文、结语及思考题五个部分。全书末附有验案分析和方剂索引以帮助大家知识拓展和查阅方便。

本书编写特点有五：**一是理论与临床结合**。本着早出人才、快出人才的宗旨，本讲稿在讲授中医基础理论时，力求与日常生活或临床实例结合进行阐发，并列举临床常用中成药或经典方剂或食疗方法或自我按摩方法，以明医理、促应用，变抽象为具体，从而激发学生的学习兴趣。**二是中医与西医结合**。中西医理论各有优劣，又有类同，如何在教学中探求其同中之异，是教学的难点与重点。本书在讲解中医基础理论中，适当联系西医知识，条分缕析，探微索异，对于理解中医原创思维，树立中医生命观、疾病观、防治观具有启示作用。**三是案例教学启发临床思维**。中医卓越的疗效取决于正确的临床思维，而正确的临床思维又得益于基础理论的活用。为了强化中医基础理论教学中的“三基”——基本概念、基本原理、基本技能的培养与教育，本讲稿一改传统“应试教育”中的“刷题”战术，而是收录笔者在长期临床实践中的有效病例，进行中医基础理论的分析，以检验学生学以致用的效果。**四是图文并茂有助理解记忆。**本书在撰写过程中致力于将重点、难点以醒目的图表形式展示出来，即在简洁的文字讲解之后，配以图表归纳总结，以变抽象为直观，变复杂为简单，对于学生理解和记忆各知识点大有裨益。**五是立体化讲稿促进信息化教学。**为了帮助广大学生提高学习效果，本书还配备了主编《中医基础理论》授课视频。大家可以在视、听、读的立体化、信息化氛围中参悟《中医基础理论》的奥妙与精髓。相信本书的出版会给您带来耳目一新的全新感受！

光阴荏苒，时光如梭。短短1年时间，尽管编写者和整理者们付出了辛苦劳动，但由于水平有限，错误纰漏在所难免。恳请同道、师生提出宝贵意见，以利再版。

马淑然

2016年6月于北京中医药大学

目　录

第三章 藏 象 / 101

第五章 经　络 / 253

第六章　体　质 / 314

第七章　病因与发病 / 324

第八章 病 机 / 372

第九章 防治原则 / 453

附录1 / 484

附录2 / 517

第一章

绪　论

学习目的

通过学习本章内容，掌握中医学的基本特点（整体观念、辨证论治）；理解中医学理论体系的形成与发展；了解中医学概念及学科属性，了解中医学的思维方法，为树立中医学的原创思维奠定基础。

关键词汇

整体观念　辨证论治（同病异治、异病同治）　寒凉派　补土派　攻邪派　滋阴派

中医药学是中华民族优秀传统文化的宝贵遗产，也是在当今世界医林依然闪耀的璀璨明珠之一。千百年来，中医药学在中华民族的繁衍生息中做出了巨大贡献。随着疾病谱的改变和越来越多的“魔弹”失灵，世界的目光再一次转向东方，聚焦于历久而弥新的中医药学。中医药学以其独特的理论体系、简便廉验的治疗手段，越来越赢得世界的喝彩，尤其在辨治复杂病因所导致的疑难杂症方面，更是彰显出巨大优势。走进中医、顿悟中医、实践中医、传承和发扬中医，是时代赋予每个有志于人类健康的医者的光荣使命。中医药学是什么？她的基础理论都有哪些？她所涵盖的天道、人道、生命观、疾病观、防治观科学吗？带着这些疑问，让我们沿着历史的轨迹，慢慢揭开中医神秘的面纱，于你必然会有一种别开洞天之感。用“中医”的“法眼”看世界，宇宙之大、宇宙之繁，不过“元气－阴阳－五行”而已，明此至理，万物豁然。形之

上，道之理，曰一气四时昼夜之震荡往复之使也。这是我国古代先贤哲学思考的至高境界，经历了5000余年历史文化的洗礼与积淀，这一哲学的抽象得益于古代长期反复的生活、生产和临床实践，得益于古人对神秘大自然的艰苦探索。在自然科学母体以及哲学思想影响和渗透下，独特的中医药学得以产生和确立。因此，在绪论这一章，我们主要学习四节：第一节，中医学理论体系的历史沿革；第二节，中医学基础理论的基本特点；第三节，中医学认知与思维方法；第四节，中医学的发展和对未来的展望。

第一节 中医学理论体系的历史沿革

一、中医学的起源

（一）非药物疗法的起源

中医非药物疗法起源于原始时代。远古时期，古人开始了群居生活，在人们谋求生活，保存自身的过程中，使用了一些简陋的石器，如在身体疼痛的时候人们会用这些石头（砭石），来按压某些部位，这样就形成了最初的砭石疗法。这就是最基本的养生保健的措施。我们现在所了解的针灸术的起源，一般我们最早定位于新石器时代。在新石器时代，人们对石器的研磨，有了一定的技巧，制造出了各种各样的针具，比如说有三棱针、刀形针，还有剑形针、锥形针。这些针具对于人们的养生保健发挥了一定的作用。另外，随着生活实践的发展，人们又发现了“钻木取火”。人工取火的发明，使人们能够把食物从生的变成熟的，这样便有利于胃肠道的消化。这是最早的人们保健知识的一个方面。中医学关于灸法的形成，起源于人们用火来烘烤身体的时候，身体会感到温暖，所以当人们出现感冒、怕冷的时候，就用火在周身来烧烤，这样就起到避寒的作用。由这个取火来保暖，逐渐形成了目前的灸法和熨法以及热敷法等等疗法。按摩术和外治术的起源，也来自于人们在古代征战、搏斗过程中受伤的时候，人们偶尔用手抚摸疼痛的部位，疼痛就会缓解，这是最早的按摩术的起源。同时，人们常常在受伤的时候，用泥土或者用野草、树叶敷在局部，敷在伤口，发现伤口不再出血，或者不再疼痛，这就是最早外治法的一个起源。另外，在原始的活动中，由于征战、打猎，人们常常会在祈祷中来欢呼胜利，在祈祷的时候，人们学会了舞蹈，由这些舞蹈逐渐发展成为现在的体育疗法。可见，传统中医药的起源，是源于人们的生产、生活实践，随着这些生产、生活实践的知识和经验的不断积累，形成了原始的中医非药物知识。

（二）医疗药物的起源

医疗药物起源于传说中的“神农尝百草”。人们在原始时代，常常采集野果而吃。有的时候，吃了一些野果会中毒，甚至身亡；有的时候，吃一些野果，会预防疾病的发生、发展。所以，人们就会择善而食，这样，就积累了一些初步的草药知识。古代也有许多关于中草药的传说。除了最广为人知的“神农尝百草”，还有如“伊尹创汤液”，说伊尹这个人，最擅长烹饪，他在烹饪过程中，发现了一些药物的药性和性能。

在原始的古代，人们在长期的生产生活实践中，还积累了很多对疾病的认识，比如殷墟出土的甲骨文卜辞中记载有疾目、疾首、疾头、疾耳、疾鼻等病名。这些病名，都是人们在生产生活实践中发现的。这些记载，表明在原始时代，古人已经有了对疾病的初步认识。可见，中医学的起源，是我们人类文明史的一部分，是古代中国人民在生产生活实践中逐渐积累起来的。经过历史的反复验证，这些知识逐渐积累，最后形成了独具东方特色的中医学理论体系。

二、中医学理论体系的形成和发展

关于中医学理论体系的形成和发展，一般认为形成于春秋战国至秦汉时期。在春秋战国时期，基本上已经奠基。随着历代的不断发展，中医理论体系得到不断完善。

（一）中医理论体系的形成

中医理论体系形成的具体时间，根据历史的考证，我们把它定位在春秋战国至秦汉时期。为什么定位在这个时期？因为在春秋战国和秦汉这个时期，哲学思想得到了空前的发展，精气、阴阳、五行理论得到广泛应用。这些理论，渗透到中医学后，中医学理论体系就形成了完整的框架。所以说，春秋战国到秦汉时期，是中医理论体系形成的一个标志时期。

1. 形成的基础和条件

（1）长期医疗实践经验的积累。中医理论体系的形成，是在长期的医疗实践过程中，医疗实践经验的总结和积累。我国历史夏、商、周三个朝代，商代给后代留下的最大一笔遗产，就是殷商废墟中出土的甲骨文。那时还没有纸张，古人就把文字刻写在乌龟背甲上，这些文字就叫甲骨文。甲骨文的产生就是由巫师主持祭祀鬼神、占卜吉凶而留下的文字，其中还有关于后代祭祀伊尹的内容。伊尹是商代大宰相，又是第一大巫师，有人将他与黄帝、神农并称为“三圣人”，在甲骨文中有“伊尹”“伊”“伊奭”“黄尹”等诸称，皆指伊尹。据考证，甲骨文记载的疾病约有二十多种，如疾首、疾目、疾耳、疾口、疾身、疾足、疾止、疾育、疾子、疾言、蛊、齲等，还有疾年、雨疾、降疾等，这些记载虽然不能说全部与伊尹有直接关系，但伊尹肯定参与过类似占卜活动。这些充分说明古人有了初步的医疗实践和知识积累。

（2）自然科学和社会科学的渗透。中医理论体系的形成还离不开自然科学和社会科学知识的渗透。

首先，自然科学知识的渗透。春秋时期秦国名医医和提出了著名的“六气致病说”，如《左传·昭公元年》记载：“天有六气，降生五味，发为五色，徵为五声。淫生六疾。六气曰阴、阳、风、雨、晦、明也。分为四时，序为五节，过则为灾：阴淫寒疾，阳淫热疾，风淫末疾，雨淫腹疾，晦淫惑疾，明淫心疾。女，阳物而晦时，淫则生内热惑蛊之疾。”这段文字是晋侯（晋平公姬彪）患病后向秦国求医，秦伯（秦景公）让秦国名医医和为晋侯诊病后，提出的著名的“六气致病说”。在医和对晋平公的谈话中，除了仔细解释了“蛊”病的各种含义外，他还使用了阴阳、四时、五节、五声、五色、五味、六气等等概念。医和还认为“六气以阴阳为纲，而淫生六疾统于阴阳”，对后世中医“六淫”病因理论的形成和发展起到促进作用，被后世称为病因理论的创始者。

需要明确的是，医和“六气致病说”中的“六气”，是指阴、阳、风、雨、晦、明六种自然界变化，当发生太过或不及的时候，都会影响人体，出现各种外感性的疾病。这是一种自然科学的知识。当这种自然科学的知识渗透到中医学领域之后，就形成了中医学的“六淫致病说”。中医所谓的“六淫”，指的是“风、寒、暑、湿、燥、火”六种外感病邪的总称。这种六淫病因说，是中医学移植了“六气致病说”而形成的一种病因学思想，其“天人相应”的思想相通，但内涵不一样，前者是“阴、阳、风、雨、晦、明”，后者是“风、寒、暑、湿、燥、火”，而后者的分类显然比前者的分类更规范，分别代表五个季节的不同气候变化，代表病因学的进步。

其次，社会科学知识的渗透。社会科学知识同样对中医学有着广泛的影响。比如说，在中医的藏象理论里边，我们有五脏——心、肝、脾、肺、肾，中医认识到了心肝脾肺肾，但是他们之间各自的作用是什么，谁更主要，谁相对地位附属一些，古人无法从解剖实验角度证明，只能从宏观上引进了社会科学知识。比如说，古人认为，在一个国家中，最重要的职位是君主，所以把我们人体当中最重要的一个器官——心脏，比喻为“君主之官”；在社会活动中，有将军之官，将军负责征战，保卫国家，在人体当中，类似于将军的这个脏就是肝脏，所以把肝脏，命名为“将军之官”；在一个社会中，有负责管粮仓的一些官员，中医把这些官员和人体的脏腑相比较，命名了脾脏是“仓廪之官”；古代打仗，拼的是力气，所以那些“大力士”、骁勇善战的勇士，依靠的是骨骼强健，机敏灵活，而肾主骨，藏志，因此就把人体的“肾脏”比喻为“大力士”——“作强之官”等。这些都说明，中医藏象理论的形成，来源之一是社会科学知识。

（3）哲学知识的渗透。中医理论体系有了原始的经验积累，又有了自然科学和社会科学知识的渗透，这些知识对于中医理论体系建立来说，还都是处在零散的阶段，没有形成完整的系统和框架，真正使中医学理论体系形成完整的理论和框架的，要得益于春秋战国至秦汉这个时期的精气、阴阳、五行学说的渗透。由于古代的精气学说的渗透，使中医学对人体生命的认识建立在了唯物主义的精气学说之上，比如《灵枢·经脉》中提到：“人始生，先成精，精成而脑髓生。”这就是说人是从精气化生而来的，精气是构成人体的本源，同样，自然哲学思想中有阴阳学说，认为自然界有春夏秋冬四季的变迁，其根源在于阴阳二气的消长运动，在这种阴阳二气的消长运动中形成了人体的阴阳二气。所以，中医学用阴阳学说来解释我们的健康和疾病，认为我们的健康就是阴平阳秘，疾病就是阴阳失调。同样，用阴阳学说把脏腑每一个脏都分阴阳，比如说心有心阴和心阳，肝有肝阴和肝阳，脾有脾阴和脾阳，等等。所以，每一个脏尽管在名称上可能与西医同名，但内涵上都是基于阴阳学说来理解的。哲学上还有五行学说，古人认为，整个宇宙就是由五行来组成的一个大的系统。古人根据木火土金水五类事物的运动和变化，把自然界和人体归成五大系统。这样，就把人体置于了整个宇宙的大框架当中，使自然界气候变化、方位变化和人体当中的五脏系统对应起来，从而使中医的理论体系建筑在了阴阳、五行这个基本的框架基础之上。至此，中医理论体系就形成了一个完整的精气、阴阳、五行这样的一个大的理论系统，这个系统建立起来之后，就形成了独具东方特色的中医学理论体系。这种理论体系和西医学明显不同，闪烁着东方智慧的光彩。（见图 1–1–1）

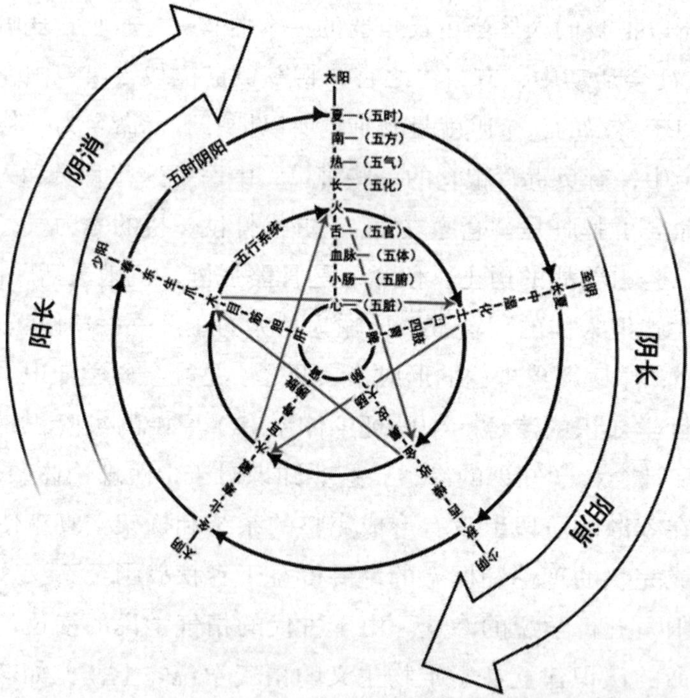

图 1–1–1　四时 – 阴阳 – 五行 – 五脏系统结构图

2. 形成和确立的标志

中医学理论体系形成的标志在于《黄帝内经》的问世。在中医理论体系当中，最基本的、最重要的一本书就是《黄帝内经》。在《黄帝内经》之后，还有三大经典，就是《难经》《伤寒杂病论》和《神农本草经》。《黄帝内经》《难经》《伤寒杂病论》《神农本草经》，一般合称为四大经典。这四大经典问世，标志着中医理论体系的确立。

那么，《黄帝内经》是怎样的一本书？可以说，《黄帝内经》是集体智慧的结晶。它命名为《黄帝内经》，但并不是黄帝所作，而是春秋战国至秦汉这个时期很多医家论文汇编。在《黄帝内经》这本书当中，一共有162篇论文，分成两个大的部分，一部分叫作《素问》，一部分叫作《灵枢》。在《素问》中有81篇论文，在《灵枢》中有81篇论文。《内经》这本书，主要论述了古代自然科学和哲学思想，同时用古代自然科学和哲学思想阐述了人体的解剖、生理、病理、诊断、治疗以及养生等内容。《黄帝内经》这本书对中医学的贡献非常大，书中所论述的内容，涉及中医学的整个理论体系。比如说阴阳、五行、藏象、经络、病因、病机、诊断、治疗、养生、针灸等等方面。《内经》所记载的知识已经从先人点滴的经验积累，上升到了一个系统的理论高度。如对疼痛的认识就列举了14种，还对疼痛的病因、病机进行了充分的讨论。在《黄帝内经》中关于解剖学的认识，也是非常先进的。比如说，关于人体食管和肠道的比例，认识到是1∶35，这和西医学中发现的食道和肠道的比例1∶37非常接近。可见《黄帝内经》对中医学的贡献是非常大的，堪称中医学理论体系的奠基之作。

《难经》是继《黄帝内经》之后，又一部非常重要的理论著作。这部书的作者相传是西汉时期的秦越人（扁鹊）。其编纂特点是以问答的形式阐述了《黄帝内经》中一些疑难问题。所以，《难经》又称为《黄帝八十一难经》，即是对《黄帝内经》中81个疑难问题进行问答和解释。《难经》主要谈论了脏腑、经络及一些针灸方法等问题。其对中医学的贡献在于对经络、命门和三焦进行重点而系统的阐述。如首次提出“奇经八脉”名称、首次将命门作为一个独立的脏腑，为右肾的代称，是男子藏精、女子系胞之所在。如《难经·三十九难》曰：“五脏亦有六脏者，谓肾有两脏也，其左者为肾，右为命门，命门者精神之所舍也，男子以藏精，女子以系胞，其气通于肾，故言脏有六也。”在《十八难》与《三十六难》中又说，命门为“肾间动气”“原气之所系”，具有重要作用。此说对后世有着深远的影响。而且，《难经》对病症的分析，是基于《黄帝内经》的基本理论来分析各种病症病机的。所以，《黄帝内经》和《难经》是中医学理论方面的两部巨著。

继《难经》之后，又有了《伤寒杂病论》。《伤寒杂病论》这本书的作者是东汉末年的张仲景（约公元 150~154 年—约公元 215~219 年），名机，字仲景，东汉南阳郡涅阳县（今河南邓州市）人。被后人尊称为“医圣”，南阳五圣（“谋圣”姜子牙、“商圣”范蠡、“科圣”张衡、“医圣”张仲景、“智圣”诸葛亮。）之一。《伤寒杂病论》这本书曾经一度亡失，后经晋代王叔和及宋代林亿等整理，才形成了《伤寒论》和《金匮要略》两个部分。《伤寒论》编纂特点是以外感病为重点，以六经辨证为纲论述了六经病症的变化以及诊断治疗和药物的使用。《伤寒论》主要论述外感病的辨证论治规律，而《金匮要略》主要运用脏腑辨证纲领论述内伤杂病的辨证规律。《伤寒杂病论》理、法、方、药具备，不但论述了阴阳、表里、寒热、虚实八种辨证纲领，还提出了汗、吐、下、和、温、清、消、补治病八法。因此，《伤寒杂病论》是第一部临床学专著，对临床医学贡献极大。

继《伤寒杂病论》之后，我们要介绍的是《神农本草经》。《神农本草经》这本书作者相传是东汉的神农。这个“神农”是一种托名。传说古人在认识药物的过程中，有一位叫作神农的，“神农尝百草，一日而遇七十毒，”古人为了推崇这个药物学书，便托名为神农所作。《神农本草经》编纂特点是总结了秦汉以前的民间用药的各种特点，收载了药物 365 种，其中植物药有 252 种，动物药有 67 种，矿物药有 46 种。《神农本草经》把药物分成上品、中品和下品三个部分，上品称为君，对人体能够“养命以应天”，就是那些对人体具有补养类的药物；中品，称为臣，主要是“养性以应人”，所谓养性以应人，是这些药物既有补益的作用，同时还能够攻治疾病，既能补，又能祛邪；下品，称为佐使，所谓佐使的药，主要是“主病以应地”，即大多数是偏于寒，或偏于热，而且能够攻破积聚、祛除邪气的一些药物。从《神农本草经》对于中医学理论体系的贡献来说，它是第一部药物学的专著。首先，该书对药物进行了上中下三品的分类；其次，《神农本草经》提出了药物学的基本的理论，如四气、五味、升降浮沉和归经。所谓“四气”，就是提出了药物都具有寒热温凉四种性质；所谓“五味”，就是认为任何药物都具有酸苦甘辛咸五种味道；所谓“七情”，是指药物配伍有单行、相须、相使、相畏、相杀、相恶、相反七种情况。这些药物学的理论，直到目前仍在中药教学和临床中有着广泛的使用。

（二）中医理论体系的发展

1. 魏晋、隋唐时期——古代医疗知识和经验的积累及继承时期

魏晋、隋唐时期，中医理论体系没有非常大的创新和突破，这一时期，中医理论体系的发展主要表现在对古代医疗知识和经验的积累和继承方面。在这个时期，一些重要专著问世了，比如唐代杨上善著《黄帝内经太素》，主要解释《黄帝内经》理论；唐代孙思邈（公元581~682年）为唐代著名道士、医药学家，有“药王”之称，京兆华原（今陕西耀县）人。少时因病学医，后终成一代大师。孙思邈写了《备急千金要方》和《千金翼方》，两部巨著60卷，药方论6500首。《千金翼方》是为补充其所撰《备急千金要方》而编集的。《备急千金要方》和《千金翼方》合称为《千金方》，它是唐代以前医药学成就的系统总结，被誉为我国最早的一部临床医学百科全书，对后世医学的发展影响深远。唐代的王焘（公元670~755年），为今陕西省郿县常兴镇车圈村王家台人，其著作《外台秘要》引用以前的医家医籍达60部之多，可谓“上自神农，下及唐世，无不采摭”，为继《诸病源候论》和《备急千金要方》后的又一巨著。以上三部医书对中医学颇有贡献，被称为隋唐时代的三部医学代表作。尤其是《外台秘要》共40卷，分1104门、载方6000余首，包括风、外、骨、妇、产、小儿、精神病、皮肤、眼、齿等科。是在前两部著作的基础上编撰的，所以无论在理论方面还是方药的应用上都有进一步发展，是集唐代以前医学之大成的一部力作。晋代王叔和，生于东汉建安十五年，即公元210年，名熙，东汉末山阳高平（今山东省微山县两城）人。他学识渊博，为人诚实，做

了当时的太医令。著有《脉经》，总结汉以前有关脉学之成就，系现存我国最早脉学专著，书中总结脉象 24 种，又论述三部九候，寸口脉等，对古代的脉学影响甚大。皇甫谧（公元 215~282 年），幼名静，字士安，自号玄晏先生。安定郡朝那县（今甘肃省灵台县）人，后徙居新安（今河南新安县），著《针灸甲乙经》，是中国第一部针灸学专著。

在药物学方面，这个时期形成了炼丹术，还有制药化学技术，这个技术在当时世界上处于领先地位。南宋雷敩，著名药物学家，撰《雷公炮炙论》，为我国最早的中药炮制学专著，书原载药物 300 种，每药先述药材性状及与易混品种区别要点，别其真伪优劣，是中药鉴定学之重要文献。全面总结了南北朝南宋时期以前的中药炮制技术和经验，是中国历史上对中药炮制技术的第一次大总结，是一部制药专著。初步奠定了炮制学基础，使中药炮制成为一门学科。雷敩也因此书而被誉为我国制剂学的始祖。唐代《新修本草》，是苏敬（公元 657~659 年）等人于唐显庆 24 年所编著，世称《唐本草》，是政府颁布第一部药典，也是世界上最早的一个国家级的药典。它比欧洲最早的《佛罗伦萨药典》以及著名的《纽伦堡药典》都要早八百年。本书有本草 20 卷，目录 1 卷，又有药图 25 卷，图经 7 卷，计 53 卷。载药 844 种，比《本草经集注》增加 114 种。所增加的药物中，有一部分外来药品，如安息香、龙脑香、胡椒、诃黎勒等。分玉石、草、木、人、兽禽、虫、鱼、果、菜、米谷等类。其中还记载了用白锡、银箔、水银调配成的补牙用的填充剂，这也是世界医学史上最早的有关补牙的古代文献记载。

2. 金元时期——中医理论创新发展的鼎盛时期

医学发展到金元时期，许多医家在继承前人的基础上，提出很多个人的见解，在脏腑证治、发病原因认识和舌诊等方面有所进展，在理论上有所创新和突破。

宋代钱乙（约公元 1032~1117 年），生于北宋仁宗至徽宗年间，享年 82 岁，字仲阳，宋代东平人。因治愈皇亲国威的小儿疾病，被授予翰林医学士，曾任太医院丞。著《小儿药证直诀》，是中国现存的第一部儿科专著。它第一次系统地总结了对小儿的辨证施治法，使儿科自此发展成为独立的一门学科。后人把钱乙尊称为“儿科之圣”“幼科之鼻祖”。六味地黄丸为补阴代表方，原名地黄圆（丸），最早见于北宋钱乙之《小儿药证直诀》。书中对小儿生理病理特点论述精详，提出小儿的生理特点是：“脏腑柔弱”“五脏六腑，成而未全，全而未壮”。其病理特征是：“易虚易实，易寒易热”。诊断上主张从面部和眼部诊察小儿的五脏疾病，增加了“面上证”与“目内证”两种特殊的观察方法。比如，他认为面部“左腮为肝，右腮为肺，额上为心，鼻为脾，颏为肾”，可以从这几部分的颜色变化上判断孩子的病症。而观察眼内“赤者，心热。淡红者，心虚热。青者，肝热。黄者，脾热。无精光者，肾虚。”在处方用药方面，力戒妄攻、误下与峻补，主张“柔润”的原则。开创脏腑证治之先河，如其创制的许多有效的方剂，治小儿心热的导赤散（竹叶、生地黄、甘草、木通）、治小儿肺盛气急喘嗽的泻白散（桑白皮、地骨皮、生甘草）、治疗脾胃伏火，见目疮口臭，烦渴易饥，口燥唇干，舌红脉数，脾热弄舌等的泻黄散（藿香叶、山栀仁、石膏、甘草、防风）、治脾胃虚寒、消化不良的异功散（人参、茯苓、白术、陈皮、甘草）、治肝热搐搦，目赤肿痛，易惊易怒，不能安卧，尿赤便秘，脉洪实者的泻青丸（龙胆、酒大黄、防风、羌活、栀子、川芎、当归、青黛）、治肝肾阴虚、耳鸣、囟门不合的地黄丸（熟地黄、山药、山茱萸、茯苓、泽泻、丹皮），等等，迄今还是临床脏腑证治的常用名方，对后世儿科病诊治产生重要影响。

南宋陈无择（公元 1131~1189 年），名言，以字行，原籍宋青田鹤溪（今景宁县鹤溪镇）人。长期居住温州，行医济世。永嘉医派的创始人。著有《三因极一病证方论》，在《黄帝内经》和《金匮要略》有关病因理论的启迪下，提出了著名的“三因学说”。他认为“医事之要，无出三因”，并将复杂的疾病按病源分为外因（六淫之邪、瘟疫时气）；内因（七情所伤）；不内外因（包括饮食饥饱、叫呼伤气、虎狼毒虫、金疮踒折、疰忤附着、畏压溺之类），因其分类方法比较符合临床实际，对后世病因学说产生重要影响。

宋代宋慈（公元 1186~1249 年），字惠父，建阳（今属福建南平）人，祖籍河北邢台市南和县，唐相宋璟后人，南宋著名法医学家，结合自己法医学实践，著有《洗冤录》一书，这是世界上第一部法医学专著。中外法医界普遍认为是宋慈于公元1235年开创了“法医鉴定学”，因此宋慈被尊为世界法医学鼻祖。

这一时期，医家在继承《黄帝内经》《难经》《伤寒论》《金匮要略》的基础上，又从不同角度丰富、发展、创新了中医基础理论，具有代表性的就是刘完素、张从正、李杲、朱丹溪，此四大医家被称为“金元四大家”。

刘完素（约公元1110~1200年），字守真，河间人，世称刘河间。其代表作有《素问要旨论》《宣明论方》《三消论》他根据运气学说及《素问》病机19条以火热病机为多的理论，阐明了“六气皆从火化”，“五志过极皆能生火”的火热病机。“六气皆从火化”实质是说，自然界中的风、寒、湿、燥等外感病邪，侵犯人体后都能顺从体质的阳热亢盛而转化成火邪，医学上称为“从阳化热”;“五志过极皆能生火”是说如果喜、怒、思、悲、恐这五种情志变化过度，最终也能导致气机紊乱，出现“气有余便是火”的内生火邪的病机和病症。因此，治疗上，刘完素主张从寒凉法入手，以降心火、益肾水为第一要旨。因其善用防风通圣散、双解散等寒凉方药治疗，被后世称为“寒凉派”。刘完素开创了金元医学发展的新局面，形成金元时期一个重要学术流派——“河间学派”，对后世温病学说有所启发，为中医学各学派的创立奠定了基础。

张从正（公元1156~1228年），字子和，号戴人。金朝睢州考城县部城（今河南省商丘市民权县王庄寨乡吴屯）人。其代表作为《儒门事亲》张从正私淑刘完素的学术观点，但并不侧重于火热病机，而对于刘氏祛邪的观点很有体会，学术上提出“病由邪生，邪去则正安”，创“病由邪生，攻邪已病”的攻邪学说，对汗、吐、下三法的运用有独到见解，并扩充了三法的运用范围，提出“凡解表者皆汗法也”、凡“引涎漉涎，嚏气追泪，凡上行者皆吐法也”、凡“催生、下乳、磨积、逐水、破经、泄气，凡下行者皆下法也”。张从正被后世称为攻邪派，对后世的祛除病邪，用汗、吐、下三法有深远的影响。

李杲（公元1180~1251年），字明之，真定（今河北省正定）人，晚年自号东垣老人，是中医“脾胃学说”的创始人。其代表作有《脾胃论》《内外伤辨惑论》《用药法象》《医学发明》《兰室秘藏》等。有《李氏对《黄帝内经》《难经》等中医经典著作研究颇深，提出“内伤脾胃，百病由生”的观点，认为脾胃升降失常为内伤发热病的主要病机之一。对待升降问题，李杲十分重视生长与升发。因此，在治疗时，李氏提出“甘温除热”思想，将补脾胃，升清阳，泻阴火，调整升降失常作为其治疗大法。其创立的补中益气汤（人参、黄芪、白术、陈皮、升麻、柴胡、当归、炙甘草）中人参、黄芪、白术补脾胃之气，升麻、柴胡，引清气上升，助长脾气升发之力，炙甘草既可补中又可泻火，以防止阴火炽盛耗伤正气。其中益气升阳为主，泻火为辅，适用于以气虚清阳不升为主兼发热者。因脾胃在五行属土，因此称李杲为“补土派”。李杲补土思想对其门人王好古、罗天益及明代以后的薛己、张景岳、李中梓、叶天士等人都产生了深远影响。

朱丹溪（公元1281~1358年），字彦修，又称朱震亨，婺州义乌（今浙江义乌市）人，朱丹溪所出最晚，曾弃儒从医。其代表作有《格致余论》《局方发挥》《丹溪心法》等。在研习《素问》《难经》等经典著作的基础上，受业于刘完素的再传弟子罗知悌，罗氏将刘完素、张从正、李杲诸家之学尽传之，朱丹溪接受金元诸家之说，成为融诸家之长为一体的一代名医。朱震亨以为三家所论，于泻火、攻邪、补中益气诸法之外，尚嫌未备滋阴大法。朱丹溪处于《局方》盛行的时代，医者每多滥用辛热燥烈药物而致伤阴劫液，故朱氏以“阳常有余，阴常不足”立论，并提出“相火论”，认为阴精难成而易亏，正常相火虽为人身动气，但若因物欲妄动，则可成为贼邪；在治疗上则主张对于阴虚火旺，要滋阴降火，可用四物汤加黄柏、知母之类，还创立了大补阴丸（生地黄、龟甲、知母、黄柏、猪脊髓）以泻火补阴之法，故被后世称为“滋阴派”的创始人。朱丹溪滋阴泻火证治经验，对明、清医学的发展有深刻影响，后世医家在养阴、治火等方面的成就，与丹溪的启发是分不开的。

3. 明清时期——理论的整理和创新时期

明清时期是中医学术发展的重要时期，这一时期的特点一是全书、类书、丛书的整理出版等，二是医学理论和方法的创新，如温病学派形成和温补学派关于命门的争鸣等。

（1）全书、类书、丛书的整理出版。医学理论的整理方面，主要表现有一些全书、类书、丛书的出版，如《证治准绳》《景岳全书》《张氏医通》《医宗金鉴》《四库全书》等等，这些书籍的出现，都是对明清之前的历代医学成就的总结，对后世医学的发展奠定了基础。

（2）温病学派形成。在这个时期，理论上的创新主要表现在温病学派。温病学派的出现，主要得益于四个代表的医家：吴有性、叶天士、薛雪、吴鞠通。

明代吴有性（公元1582~1652年），字又可，吴县东山人。明末清初传染病学家。1642年，大明崇祯15年，全国瘟疫横行，吴有性目睹医者遍用伤寒方不效之尴尬，提出“古方今病不相能”之原因在于这种病属温疫，非风非寒，非暑非湿，非六淫之邪外侵，而是由于天地间存在有一种异气感人而致，与伤寒病绝然不同。其传染途径是从口鼻而入，而不是从肌表侵袭。其撰写的《温疫论》一书，开创了我国传染病学研究之先河，而“戾气”致病之学说，为温病学说的形成和完善奠定了基础。

清代叶桂（公元1667~1746年），字天士，江苏吴县人，温病学派的创始人。叶桂所处的江浙一代气候温热，在长期的临床实践中他发现很多外感疾病在初期和演变过程中与《伤寒论》所讲的感受寒邪的六经传变不同，于是撰写《温热论》，提出感受温热邪气传变的“卫气营血”的辨证思想，这个理论是对《伤寒论》的六经辨证思想的一个创新。所谓卫气营血是指疾病从表入里的四个由浅入深的层次（见图1-1-2）。分别称为卫分、气分、营分、血分。卫分是温热病初起，温热之邪侵及肌表，肺卫失和，病势较为轻浅的病理阶段；气分是泛指气的范围及其病证，指温热病的实热阶段，以中焦阳明为主，包括肺、胆、脾、胃、大肠等脏腑，范围较大；营分是指血中之气，营气内通于心，病邪传至营分，显示正气不支，邪气深入，威胁心包，影响神志，甚则涉及厥阴肝经，较深；血分包括心、肝、肾等脏受邪。与气分相对而言，主要是心肝肾阴血的损伤，最深。在治疗上叶桂提出：“在卫汗之可也，到气方可清气，入营犹可透热转气”的分层次治疗方法，对后世温病治疗提供了思路。

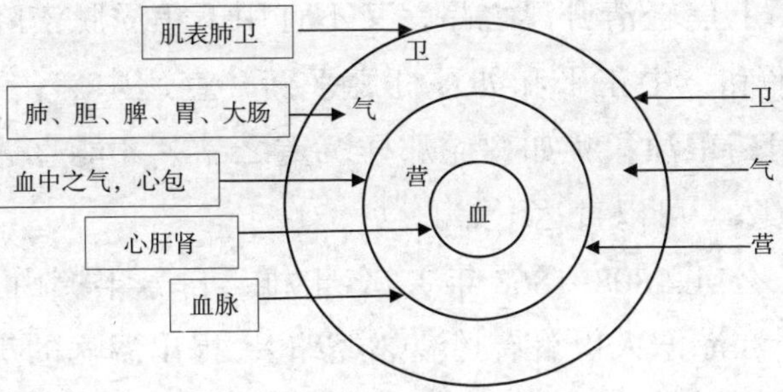

图 1-1-2　卫气营血由表及里示意图

薛雪（公元 1661~1750 年），字生白，号一瓢。江苏吴县人，与叶桂同时而齐名。薛雪诗文俱佳，又工书画，本非专一业医者，但又为湿热证治高手，所著《湿热条辨》为传世之作，于温病学湿热病辨治贡献甚大。在学术上，薛雪提出，湿热病是外感热病中的一大类型，是湿邪与热邪交织为病。湿热病邪的侵犯途径和侵犯部位为三个方面。一者，有少数患者邪气是从皮毛侵入，不同于一般的温病只是从口鼻而入。二者，虽然大多数患者邪气也是从口鼻而入，但湿热病邪进入人体后所伤的脏腑主要在脾胃，而温邪伤的脏腑主要在心肺。其三，邪气从上受，不在脾胃，而是侵犯膜原，就是半表半里的部位。薛雪对湿热病辨证，提出湿邪困脾，热邪犯胃，并结合脏腑、三焦、表里等辨证方法，进行证型辨析。在治疗上，虽然有温化、清泻、清热祛湿诸大法，同时又有补阳、益气、养阴、生津诸法的配伍，时刻注意清热不碍湿，祛湿不助热，扶正不留邪，祛邪不伤扶正，为后世治疗湿热病提供了示范。

吴鞠通（公元 1757~1841 年），名瑭，淮安市人，是温病学派的最高成就者。撰有《温病条辨》，提出温病的三焦辨证思想。所谓三焦辨证就是认为温病的发生，最初是侵犯上焦，主要包含了心肺；在中期阶段，主要侵犯中焦，主要包含了脾胃；后期阶段，主要侵犯肝肾阴血不足。吴鞠通的三焦辨证是纵向的上、中、下这个方向进展的。在治疗上，吴鞠通提出了"治上焦如羽，非轻不举；治中焦如衡，非平不安；治下焦如权，非重不沉"。上焦部位最高，而近于表，所以治上焦的病，宜用如羽毛那样轻清升浮之品，否则药过病所，非轻不举形容药性轻清上浮。中焦处于上、下焦之间，是升降出入的枢纽，故中焦有病用药须不偏不倚，既不能用上焦轻清升浮之品，又不宜用下焦滋腻潜降之品。非平不安形容药性平和，中正平和如秤杆之平衡，直达中焦；下焦部位最低，而偏于里，用药重浊，犹如秤砣那样沉重之品，才能直达病所，非重不沉形容药性重坠，可以直达下焦。

王孟英（公元1808~1868年），名士雄，自号半痴山人，晚号梦隐，又号潜斋。浙江海宁人。著有《温热经纬》，提出温病的辨证不但要进行上中下三焦辨证（经），还要进行卫气营血辨证（纬），所以他提出了“温热经纬”的思想，即凡是温病的发生，不但要辨卫气营血，还要辨上中下三焦，这样结合起来，辨证才能准确、全面、系统。因此，王孟英的温病辨证治疗思想，是对吴鞠通和叶天士诊治思想的一个综合概括。

（3）温补学派和命门学说。明清时期，以孙一奎、赵献可、薛己、张介宾为代表的温补学派重视脾肾，提出了“命门学说”。

孙一奎（公元1522~1619年），字文垣，号东宿，别号生生子，安徽休宁县人，是“命门动气学说”的倡导者。著有《赤水玄珠》《医旨绪余》等。孙氏将丹溪“人身必有一太极”思想与《难经》原气论结合起来诠释命门。他突破《难经》之“左肾右命门”的束缚，指出“命门乃两肾中间之动气，非水非火，乃造化枢纽，阴阳根蒂，即先天太极”。在《医旨绪余》中还提出：“五行由此而生，脏腑以继而成”的观点，可见，孙氏所指的命门先于脏腑存在，并用“太极之本体”来形象地说明命门的重要性，是五脏六腑生成的前提。赵献可提出了“君主命门”说，认为两肾之间乃命门所处，彻底摆脱与肾脏关联，称命门乃主宰十二官的“真君真主”，且描述命门之功能高于五脏六腑，是“主宰先天之体”“流行后天之用”的重要器官。

赵献可（生卒年月不详），字养葵，自号医巫闾子，鄞县人。著有《医贯》等著作。提出君主命门说，认为命门位处两肾中间，为主宰十二官的“真君真主”，其功能位于五脏六腑之上，为“主宰先天之体”，有“流行后天之用”。赵献可认为命门为人身之大主，人的发育过程，先有命门，而后生成五脏六腑，命门为十二脏腑之根，为生命之源。命门内具之相火，他把相火比喻人体的命门。赵献可运用《易经》中“坎”卦的理论来解释肾与命门二者之间的关系，认为两肾有形属水，命门无形属火，其位居两肾中间，即“一阳陷于二阴之中”，赵氏将人体阳气之根从心脏转移至命门，使肾命的生理功能作用在人体中显得尤为重要，使中医学术理论又有了新的发展。

薛己（公元1487~1559年），字新甫，号立斋。吴郡（今江苏苏州市）人。著有《外科枢要》《内科摘要》《女科撮要》等为明太医院使，主要为皇室王公等贵族诊病，发现其病机多见虚损，因此，薛己主要学术思想是以人体脾胃命门为主，强调真阴真阳的不足，谓“真精合而人生，是人亦借脾土而生”，并每以温补取效，从此开温补一派。薛氏注重温补脾胃、温补肾命的治疗特点，表现出先后二天并重的思想，这对后世李中梓的先后天根本论的提出产生了很大影响。

张介宾（公元1563~1640年），字会卿，号景岳，又号通一子。山阴（今浙江绍兴）人。著有《类经》《景岳全书》等。其私淑温补学派薛己，倡“水火命门”说。张景岳目睹明代医界时医多泥于河间火热论、丹溪“阳常有余，真阴不足”及相火论而滥用寒凉苦寒败胃之时弊，创立“阳非有余，真阴不足”学说，并运用太极阴阳理论诠释命门，把命门比作人体太极，乃生命本源，包括阴阳、五行、精气。命门兼具水火之性，阴阳同气，水火对于人身而言就是阴阳精气，从而把人体阴阳、精气、水火等概念有机地联系起来。提出先化出“先天无形之阴阳”，而后生成“后天有形之阴阳”，将元阳之火喻为生命活动，将真阴之水喻为气血津液及脏腑，用水火关系表现阴阳互根、互用并相互制化之理论，并根据阴阳互根理论创制左归丸和右归丸调补命门元阴元阳。故张氏可谓集明代命门理论大成之家，明清关于命门的论争使得藏象理论得以成熟。

（4）李时珍与《本草纲目》。明代李时珍（公元1518~1593年），字东璧，晚年自号濒湖山人，湖北蕲春县蕲州镇东长街之瓦屑坝（今博士街）人，历时30载，总结了16世纪之前的药物学成就著成《本草纲目》，全书共52卷,99万字，载药1892种，绘图100多幅，收入11096首方剂，对药物进行了完备的分类。这本书对中医学贡献极大，后来被翻译成了很多文字，如英文、法文、日文、德文，朝鲜文等等。

（5）王清任与《医林改错》和血瘀理论。王清任解剖了大量尸体，将解剖观察结果，编著成《医林改错》一书。王清任对血瘀理论也有很大贡献，提出了著名的五逐瘀汤，如头部瘀血，用通窍活血汤；身体瘀血疼痛，用身痛逐瘀汤；胸中瘀血，用血府逐瘀汤；腹部瘀血，用少腹逐瘀汤；膈下瘀血，用膈下逐瘀汤。这五逐瘀汤的提出，对后世的中医临床有广泛的影响。

（6）李中梓先后天根本论。李中梓提出了“脾为后天之本，肾为先天之本”的重要学术思想，认为在人体当中，出生之前，最重要的根本在于肾，而人出生之后，最重要的根本在于脾胃。另外，李中梓还提出“乙癸同源”思想，认为肝藏血，肾藏精，精血互生互化，又同源于水谷精微，因此肝肾同源。

总之，在明清这个时期，除了文献的整理之外，出现了温补学派、温病学派，还有诸如王清任的血瘀理论，李中梓的先后天根本论等其他一些具有代表意义的观点。

4. 近现代时期——中医理论汇通、结合时期

这一时期，中医理论在进一步继承、发展基础上，进行了中西医汇通和中西医结合时期。

（1）近代（1840~1949 年）：在近代时期，随着鸦片战争的出现，西学东渐，西医学进入了中国。这个时候，人们看到了西方医学知识的先进之处，同时，有一些医家也看到了中医学的不足之处，因此，涌现出了中西医汇通的思想，认为应该学会拿来主义，用西医的先进思想来弥补中医的不足之处。有关中西医汇通的思想的代表医家有唐宗海、朱沛文和恽铁樵。他们主张用西医所长，补中医所短，在临床上主张中西医汇通。比如说，著名的张锡纯有一本书，叫作《医学衷中参西录》，在这本书当中，他有一个阿司匹林石膏汤，这个方子就是治疗感冒发烧之后，用阿司匹林清热，同时用中药的石膏协助阿司匹林解热止疼。这个方子就是典型的中西医汇通的产物。除了中医西医汇通的思想之外，还有了中医科学化的思潮，就是要想让中医学走科学化之路。代表医家主要有陆渊雷和谭次仲，他们就是主张要用科学的知识和方法发展中医，使中医达到现代化。尽管他们做出了很大的努力，但是实践证明，由于中西医是两套不同的理论体系，他们的思维方法完全不同，一种是还原论思想，一种是朴素的系统论思想，所以最终汇通的结果是汇而不通。

（2）现代（1949~今）开国元首毛泽东对中医药工作做出重要论述："中国医药学是一个伟大的宝库，应当努力发掘，加以提高"，关于中西医临床应用，毛泽东提出"中西两法治疗"（1928年11月25日），他在1913年做的《讲堂录》笔记中还提出："医道中西，各有所长""又各有所偏矣"。在1950年8月又提出"团结中西医"。因此，新中国成立后，国家大力提倡中西医结合，继而倡导以现代多学科方法研究中医，并取得了很大成绩。特别是近20年来，中医基础理论已成为一门独立的基础学科，无论在理论的系统整理还是实验研究等方面都取得了一定成果，尤其是运用现代科学技术来研究和探讨某些理论的本质，亦显示出某些可喜的苗头，取得了一大批中医、中西医结合的研究成果。

结语

关于中医学的形成、发展，要求大家重点掌握的内容，就是在哪个时代，有哪个医家写的关于哪方面的第一部著作，可以经常出选择题。另外，要求记住中医学的奠基之作是《黄帝内经》，这是中医理论体系形成的标志。中医学理论体系确立的标志是四大经典——《黄帝内经》《难经》《伤寒杂病论》和《神农本草经》的问世。在金元时期，要求大家重点掌握金元四大家，要掌握他们的代表思想和学术观点。

第二节 中医学理论体系的基本特点

中医学理论体系的基本特点是整体观念、辨证论治。为什么要讲中医学的基本特点？因为只有理解了中医学的基本特点，才能和西医学有很好的对照，才能理解中西医的原则差别，才能够知道中西医该如何结合，要言之，是为"做中医人，铸中医魂"奠定基础。

（一）整体观念

所谓整体，就是完整性和统一性。所谓整体观念，就是中医学关于人体自身的完整性，以及人与自然和社会的统一性的认识。在整体观念中，有三个要点，第一个是关于人体自身的完整性；第二是人和自然的统一性。所谓统一，就是步调一致，人要顺应自然；第三是人和社会的统一性，就是人要适应社会，要符合社会的变化。整体观念中三个关键点，要着重掌握。

1. 人是有机整体

为什么说人是有机的整体？我们重点从五个方面来解释。

（1）结构上相互联系，不能分割。中医学认为，人体是由五脏、六腑、奇恒之腑、五官、形体等组织器官组成的。这些组织器官，通过经络相互沟通、相互联系，少了哪一个器官都不行。所以说，人体在结构上是密切联系、不能分割的。在各种组织器官、形体官窍当中，又都有着共同的物质基础，这些物质基础就是我们人体的精、气、血、津液，这些精、气、血、津液在全身周流，濡润各种脏腑组织器官，同时，各种脏腑的功能活动，也能产生精、气、血、津液等物质。所以说，人体结构通过经络相互联系，通过共同的基本物质相互沟通，这样人体的结构就形成了一个完整的整体，不能分割。

（2）功能上相互协调、彼此为用。在人体的功能上，各个脏腑之间是相互协调、彼此为用的。对于五脏来说，五脏——心、肝、脾、肺、肾，各自有不同的功能，但是，他们又在心的主宰下，彼此协调为用。五脏之间通过相生、相克，互相促进、互相抑制，从而维持整体的相对的平衡。

（3）病理上相互影响。在病理上，五脏与五官之间、脏与脏之间、脏与腑之间均可相互影响。

首先，五脏与五官之间的相互影响。比如说，我们眼睛红肿了，这是局部的眼睛的病，但是从整体上来看，中医认为眼睛的红肿是和肝密切相关的，因为肝开窍于目。同样，如果我们的鼻子出现了不透气，那么鼻子这个局部的病，中医认为它和整体当中的肺脏密切相关，因为肺开窍于鼻。我们局部耳朵的病变，中医认为和肾脏密切相关，因为肾开窍于耳，当耳鸣、耳聋的时候，中医认为可能是肾虚造成的。同样，如果我们的舌头疼痛了，舌头这个局部的疼痛从西医来看可能就是舌炎，但是从中医来看，它和整体的心脏密切相关，因为心开窍于舌，所以舌尖疼，一般是心火上炎的表现。可见，关于五官的这些局部的病变，中医认为，他们都是和整体的五脏的功能失调相关，这是局部和整体的相互影响。

其次，一脏和他脏病变的相互影响。比如说，有的人跟别人吵架了，吵架之后非常愤怒，这种吵架以后的愤怒会引起两胁肋胀痛、目赤，这些症状中医认为都是肝气不舒、肝火上炎的表现。过一段时间，他由于愤怒，睡不着觉，心烦，舌尖也疼了，这里的心烦、失眠、舌尖疼，又是心火上炎的表现。所以由愤怒引起的肝火上炎，影响到心火上炎，这就是肝病影响到心，这是一脏病影响到他脏的疾病。

再次，一脏和一腑病变的相互影响。比如，有的患者刚开始是咳嗽，咳嗽之后，由于长期的咳嗽不好，以后又出现了一咳嗽就小便失禁，中医认为这是肺病影响到肾和膀胱了。由于长期咳嗽，肺气虚，累及了肾气和膀胱的气不足，不能固摄，所以出现了小便失禁的表现。所以一脏有病，也可以引起他脏病或者他腑病。

这就是说，中医是用整体的观念来认识疾病之间的相互影响的。

（4）诊断上察外知内。由于疾病之间相互影响，“有诸内必形于外”，所以在诊断上，就可以运用整体观念“察外知内”。察外知内，就是根据疾病的外在表现，来推测内在病变的过程。

比如说，患者眼睛红了，我们根据“肝开窍于目”的理论，就认为内脏有肝火上炎；患者舌尖红痛了，中医认为心开窍于舌，所以就可以根据舌尖红这个外在的表现，推断体内“心火上炎”，这就是“察外知内”。知道“心火上炎”，就可以用清心火的方法治疗，比如说，泡点黄连水，泡点莲子心水喝等就可以泻心火。

再比如，患者耳聋了，根据耳聋这个外在的局部的表现，就可以按照“肾开窍于耳”的理论，推测体内“肾气虚”了，这就是“察外知内”。知道“肾气虚”，就可以用耳聋左慈丸（煅磁石、熟地黄、山药、制山茱萸、茯苓、牡丹皮、竹叶、柴胡、泽泻）治疗。

此外，假如患者鼻塞不通，根据鼻塞不通这个外在征象，就可以判断体内“肺脏有病”了，因为《灵枢经·脉度》说：“肺气通于鼻，肺和则鼻能知香臭矣”。说明鼻窍通不通，能不能有嗅觉和肺气密切相关，所以我们根据鼻塞不通这个表象，就可以推断他内在的肺脏有病了。所以在诊断上，中医学就有了“察外知内”，根据望闻问切四诊的诊断来判断内脏的疾病。

（5）治疗上整体调节。在治疗上，中医学的整体观念主要体现在通过相互联系的思想来整体治疗疾病。比如说，疾病表现在上，可以治下；表现在下，可以治上；表现在左，可以治右；表现在右，可以治左。这个就是说上病治下，下病治上，左病治右，右病治左。相比较西医学来说，西医学的特点是什么？他是头痛医头、脚痛医脚。中医学为什么能够上病治下？因为中医学理论认为，人体的经络沟通上下内外，连接内外表里，把人连成了一个有机的整体。当我们头疼的时候，比如说颠顶头痛，中医认为这是肝气不舒的表现，肝脏有病了、肝的经脉“不通则痛”，通过针灸肝经在足部的太冲穴，就可以疏理肝气，这样可以治疗颠顶疼痛。这就是上病治下。所以，中医学运用整体观念，对人体的疾病可以进行整体调节。避免了西医“头痛医头、脚痛医脚”治疗模式的弊端。

2. 人与自然界的统一性

人与自然界的统一性，表现在季节变化、昼夜晨昏、地区方域，都会对人体生理、病理和诊断、治疗等方面产生影响。

（1）季节变化对人体的影响

①从生理上看：随着春生、夏长、秋收、冬藏，自然界的阳气从初生，到盛长，再到阳气收，再到阳气藏，这一年四季的阴阳消长盛衰变化，中医学认为，人也应之，人津液代谢和脉象均符合自然界的春生、夏长、秋收、冬藏，而相应地变化。

津液代谢季节性变化。在《内经》当中，《素问·五癃津液别》指出：“天暑衣厚则腠理开，故汗出；……天寒则腠理闭，气湿不行，水下留于膀胱，则为溺与气。”这就是说，当天冷的时候，人穿衣服比较少，这个时候，水就会向下趋于膀胱，表现为排尿多而发汗少；到天热的时候，人穿衣服多了，这个时候人体就会以发汗的形式排出多余的水分，同时尿液就会减少。排汗和排尿最大的区别就在于排汗能带走的热量较多，所以夏天自然界阳气最旺，人体也是阳气最旺，这个时候人体通过多排汗，排除体内多余的阳气，这样维持人体阴阳的平衡。到了冬天，自然界阳气潜藏了，人体阳气也随之潜藏，此时人体津液代谢以排尿为主，发汗减少，这样可以减少热量的散失，维持人体阴阳平衡，以抵御寒冷的气候。可见，人体的津液代谢，汗、尿的季节变化，是人和四季的变化相应的一种表现。

四季脉象的变化。《内经》认为，春生、夏长、秋收、冬藏，就是说春天阳气出生，夏天阳气比较旺，秋天阳气开始收敛了，到冬天阳气就藏了。人体当中的阳气也和自然的阳气一样升降浮沉，人体阳气春天初生，所以春天的脉象表现为弦脉；到了夏天，人体的阳气最旺，趋于体表，所以夏天脉象表现为洪脉；到了秋天，阳气开始收敛，人的脉象就表现为浮脉；到了冬天，阳气潜藏，人的脉象由于阳气藏而表现为沉脉。所以春弦、夏洪、秋浮、冬沉，这个四季的脉象的变化，是人与自然界春温、夏热、秋凉、冬寒；春生、夏长、秋收、冬藏相应的一种季节性的变化规律。由此可见，人是受自然界阴阳消长的影响的。

②从病理上看：人由于受四季变化的影响，所以四季可以出现多发病和常见病的不同。比如说在春天，一般由于阳气初生，人容易得温病；到了夏天，由于暑气当头，人容易得暑病；秋天来临，由于燥气当令，人容易咽喉干燥，鼻子干燥，这是秋燥证；到了冬天，由于天气寒冷，人一般容易得呼吸道疾病，如气管炎、哮喘，或者感冒风寒等等疾病。所以，人无论是在生理上，还是在病理上，都要受到四季变化的影响。

③从诊治上看：要综合地考虑疾病的气候致病因素。比如说，在诊察疾病的时候，我们要联系四季的气候变化进行综合地考虑和分析，从而做出准确地判断和恰当地治疗。比如说一个人得病了，如果是夏天感冒，表现为头身困重，鼻塞声重，诊断时就应考虑到“暑湿”因素，在治疗时适当加用藿香、佩兰、香薷等芳香化湿药；若是春季的风热感冒，表现为发热重、恶寒轻、咽痛、舌边尖红、脉浮数，就加银花、连翘等辛凉解表药；秋季的风燥感冒，表现为咽干、口燥、微恶风寒、脉浮，就加麦冬、沙参等润燥之品；冬季的风寒感冒，表现恶寒轻、发热重、头身疼痛痛、脉浮紧，为多加麻黄、桂枝等辛温解表药。总之，结合四季气候变化在治疗上要做到“因时制宜”“用热远热”“用寒远寒”。

（2）昼夜晨昏对人体的影响：人除了受四季的气候影响之外，昼夜晨昏的变化对人体的生理病理也是有影响的。

①在生理方面：在自然界中，早晨太阳初生，中午太阳隆盛，傍晚太阳西下，夜半太阳潜藏。对于人体来说，我们的阳气也是随着太阳的初生、高照、降落、潜藏而有相应的变化。正如《素问·生气通天论》云“平旦人气生，日中而阳气隆，日西而阳气已虚，气门乃闭”。所以说人体的阳气多少，也和一自然界昼夜中阳气的盛衰密切相关。人的体温白天较高，晚上较低，白天比较兴奋，晚上比较抑制，也说明这一点。

②在病理方面：由于人体的阳气有抵抗外邪的作用，所以随着阳气盛衰的变化，人体的疾病也会有所波动。《灵枢·顺气一日分为四时》提出百病皆有“旦慧、昼安、夕加、夜甚”，的变化节律，其机制是：“春生，夏长，秋收，冬藏，是气之常也，人亦应之，以一日分为四时，朝则为春，日中为夏，日入为秋，夜半为冬。朝则人气始生，病气衰，故旦慧；日中人气长，长则胜邪，故安；夕则人气始衰，邪气始生，故加；夜半人气入脏，邪气独居于身，故甚也。”就是早晨一般病会轻点儿，因为人气始生；到中午的时候，就会更轻，因为日中人气长，长则胜邪；到傍晚，疾病就重一点，因为人气始衰，邪气始生；到夜半，疾病就最严重，因为人气入脏，邪气独居于身。所以疾病的好转还是加重，是依赖于昼夜之中人体阳气的盛衰变化的，而人体阳气的盛衰变化又是取决于自然界阳气的昼夜消长变化的。

③在诊治方面：要考虑昼夜阴阳消长的不同，辨别证候，分别施治，才能获得佳效。如凡是早晨起来病重，下午晚上病轻的，可以考虑为阳气亏虚；反之，则考虑阴虚。服用补阳的药物一般在早晨或上午为佳，因为借助自然界阳气的生长，可以帮助药效提高。反之，补阴的药物，最好在下午傍晚服用最好，因该时间段阴气生长得较快，这就是“因时诊断”“因时用药”的原则。再如，按照子午流注推算，夜晚11：00到凌晨1点是胆经当令，1点到3点为肝经当令，如果此时间段入睡困难，考虑胆病扰心。如果是舌苔黄腻，则为胆经痰火扰心，用黄连温胆汤治疗效果很好。

（3）地区方域方面：除了昼夜晨昏对人体的生理病理的影响之外，

地区方域也对人体的生理、病理、诊断、治疗产生影响作用。比如说，江南的人由于江南气候比较湿热，他们的腠理一般比较疏松；而东北的人，由于当地气候比较寒冷，他们的体表的肌肤比较致密。表现在病理方面，一般南方的人，由于腠理疏松，出汗多，天气比较湿热，他们一般容易得湿热病；而在北方的人，由于天气比较冷，腠理比较致密，北方人受寒冷的侵袭容易得寒证。在诊断上，北方人容易得风寒感冒，而南方人容易得湿热感冒，或风热感冒；在治疗上，即使都得了同一样的风寒感冒，则北方人发汗药物量重，发汗力要强，可用麻黄10g、桂枝10g等，用量大；而南方人发汗药物量轻，发汗力要弱，可用荆芥10g、防风10g，或麻黄3~5g、桂枝3~5g等，用量小。这种治疗思想中医叫作“因地制宜”“因人制宜”。

综上，我们必须根据人和自然的统一性，采取“三因制宜”的思想。即所谓因时、因地、因人制宜。由于季节、气候不同，人的疾病也不同。由于地区差异、体质有别，疾病也各异。所以在治疗上要充分地考虑时间、地点和人的不同，采取合适的治疗的方法。这样，才能充分体现中医学的基本的特点——整体观念。

3. 人和社会的统一性

每个人都是生活在社会环境中的，社会环境的好坏对人体的身心都有着重大的影响。具体表现有三：

第一，社会的进步程度对人体的影响。一般来说，社会的进步有利于健康；但是随着社会的进步，又会产生很多空气的污染，这些人气的污染对人体都会有损害的影响。所以说，社会的进步对人体的影响，有有利的一面，也有不利的一面。

第二，社会的治与乱对人体的影响。一般来说，社会治安良好，人们心情愉快，往往能够健康长寿；如果社会动乱，人们心情浮躁，恐慌，对人体身心产生不利的影响，就会影响人的寿命。

第三，人际关系的好坏对人体的影响。如果一个人生活在人际关系良好的社会环境之中，他心情很愉快，做起工作来，效率很高，对他的身体会是很好的影响；如果人际关系恶劣，精神不愉快，进而影响生理上的异常，就会引起很多身心的疾病。

第四，社会地位的变化对人体也有影响。有的人先贵后贱，不能适应，就容易得很多身心疾病；如果一个人在地位高的时候，高傲、霸道，当地位低贱的时候，又往往自卑。这种巨大的落差——以前地位高，现在地位低，他心里不能适应，这对人体的影响是非常不利的。人生活在复杂的社会环境中，必须要学会适应社会，要和社会和谐，这样才有利于身心健康。

（二）辨证论治

辨证论治是中医学诊治疾病的重要思想，也是中医诊疗思维不同于西医“辨病治疗”的关键所在，理解辨证论治的含义及临床应用对于把握中医基础理论的基本特点意义重大。

1. 病、症、证的概念与关系

所谓病，是疾病在一定原因基础上引起的人体阴阳失调，产生疾病的全过程。比如说感冒病，病因是感受风寒或风热，患者会有恶寒、发热、头痛、咳嗽等表现，其自然病程是一到七天，七天会自愈。这个疾病发展过程是由表及里发展的。可见感冒病重点强调的是一个疾病的全过程。

所谓“症”，从病字旁，有广义和狭义之分。中医认为广义的“症”，是指疾病的临床表现，包括了症状和体征两个方面。所谓症状，就是患者的自我感觉，比如说咳嗽、咽痛、鼻塞、流涕等。所谓体征，就是医生检查所得到的资料，比如像中医认识到的舌、脉，西医检查到的体温、脉搏等。

所谓“证”，从言字旁，是凭证和证据，中医认为“证”，是由一组相对固定的、有内在联系的症状和体征组成，是机体在疾病发展过程中某一阶段的病理概括，包括病因、病位、病性、邪正盛衰，由于反映了疾病该阶段的主要矛盾，所以代表该阶段病理变化的本质。大家一定要分清病、病字头的“症”、言字旁的“证”三者的区别。比如说，感冒病，自然病程一般是七天，在头一两天的时候，表现为恶寒重、发热轻、流清鼻涕、打喷嚏、头疼、身疼、舌淡、苔薄白，脉浮紧，中医根据这些症状和体征，辨出来一个言字旁的“证”——风寒表证。随着疾病的进一步发展，从第三天到第七天，患者的症状又出现变化了，表现为嗓子疼、流黄涕、发热，此时，就是肺热证了，这个肺热证是在第三天之后出现的，是由风寒表证转化来的，这两个证截然不同。在一到七天的感冒病程中，同样是一个感冒病，但有风寒表证和肺热证之别。所以说，言字旁这个“证”是疾病发展过程中某一阶段的病理的概括，是由一组有内在联系的症状和体征合在一起而组成的，代表疾病某一阶段的病理的本质。这是病、症状和证的不同。

2. 辨证论治的概念

所谓辨证，这是中医临床上经常用的一个方法，就是用望、闻、问、切，望四诊来收集资料辨别证候。望，就是用眼睛来看；闻，就是用鼻子来闻、用耳朵来听；问，是用嘴来问患者哪里不舒服；切，是用三个指头切按患者的脉搏。通过望、闻、问、切四诊，可以收集患者的临床资料，如姓名、年龄、工作单位、职业等。收集这些资料之后，还要收集患者的症状和体征，症状就是患者的主观感觉，如咳嗽、咽痛等；体征就是医生检查所得到的资料，如舌象、脉象等。根据这些资料、症状和体征，医生进行综合分析，辨清疾病的病因、病位、病性、邪正盛衰等，进而判断为某种性质的证候，这个过程就是辨证。所以，辨证是理论思考的过程，也是对疾病的认识过程。

所谓论治，又叫施治，是根据辨证分析的结果，来确定相应的治疗法则和方药。论治 般分为二个主要步骤：

第一，因证立法。即根据辨出的证，确立治法。比如说，辨出了风寒表证，确立的治法就是辛温解表。

第二，随法选方。确立了辛温解表这个治法之后，要随法选方，即选一个方子要能体现辛温解表的这个治法。

第二，据方施治。运用这个方子，再对患者进行具体的治疗。

比如说，患者属于风寒感冒，流清涕、打喷嚏、恶寒重、发热轻，这属于风寒感冒，确立的治疗法则是辛温解表，这时可以选同仁堂生产的祛风寒的感冒清热颗粒，用这个方来进行治疗。可见，这个施治是对辨证的一个实践过程，也是一个检验辨证是否正确的一个过程。

3. 辨证与论治的关系

辨证和论治密切相关。辨证是论治的前提和依据，辨证准确才能施治有效；论治是辨证的目的，通过论治又能检查辨证是否准确。如果用的方不对，辨的证不对，治疗之后，患者的疾病得不到好转，通过这种施治没有验证辨证的准确性，这就说明辨证是错误的。所以说，辨证是论治的前提和依据，而论治是辨证的目的，也是对辨证是否准确的一种检验。二者在临床上必须彼此配合、联系，共同使用。

4. 辨证论治的应用

中医认为，同一疾病在不同的发展阶段，可以出现不同的证型；而不同的疾病在其发展过程中又可能出现同样的证型。因此在治疗疾病时就可以分别采取“同病异治”或“异病同治”的原则。

（1）同病异治：即对同一疾病不同阶段出现的不同证型，采用不同的治法。例如，麻疹初期，疹未出透时，应当用发表透疹的治疗方法；麻疹中期通常肺热明显，治疗则须清解肺热；而至麻疹后期，多有余热未尽，伤及肺阴胃阴，此时治疗则应以养阴清热为主。这种针对一种疾病发展过程中不同质的矛盾用不同的方法去解决的原则，正是同病异治精神实质的体现。

（2）异病同治：是指不同的疾病在发展过程中表现出相同的证型，因而可以采用同样的治疗方法。比如，心律失常与闭经是两种完全不同的疾病，但均可出现血瘀的证型，治疗都可用血府逐瘀汤进行活血化瘀。这种针对不同疾病发展过程中出现相同质的矛盾用相同的方法去解决的原则，正是异病同治精神实质的体现。

第三节　中医学的认知和思维方法

为什么我们要了解中医学的认知和思维方法？因为只有很好地认识中医学的思维和认知方法，我们才能知道中西医临床思维的差异。这对于临床上择善而施，意义重大。所谓认知，就是我们的认识活动和认知过程，所谓的认知过程，就是对客观世界的认识和觉察。这种认识和觉察，主要包含了感觉、知觉、记忆、思维等过程。所谓思维，不是感性的，是理性的。同时，它是对事物一种间接的概括的反映，所以间接性、概括性是思维的真正本质，也是其主要特征。认知和思维密切相关。中医学的认知和思维方法，是在中医学长期的临床实践、生产生活实践过程中形成的，这种认知和思维方法也受着中国古代哲学思想的深刻影响。只有深刻地了解中医的认知和思维方法，才能很好地掌握中医学理论体系的特色，这是中医学入门的必经之路，也是研究中医必需的一种手段。我们主要从以下六个方面来介绍中医学的认知和思维方法。

一、司外揣内

所谓“司外”就是了解外在的征象，“揣内”就是推测内在的生理病理变化。又叫“以表知里”。例如买西瓜时，我们想知道西瓜是否熟，有两种方法，一种是像西医解剖一样切开西瓜来看生熟。还可以不打开西瓜，只把手放在西瓜上敲一敲，另一只手放在西瓜下边，根据敲西瓜传过来的震动，就可以知道西瓜是生或熟。这种敲西瓜分生熟的道理，就是根据外在的征象来间接地推测内在变化的一种方法，就是“以表知里”的方法，其机制在于“有诸内，必形诸外”。再比如，古代人们根据上有芦苇生长，推测下有渐洳，即推知在地底下有水在滋养；如果地面是不毛之地，可以推测地下没有水分养料。就人体而言，根据心开窍于舌，可以通过舌尖碎疼，舌尖溃疡，推断心火上炎；根据肝开窍于目，可以通过眼睛红肿，推断体内肝火旺。这种“司外揣内”（以表知里）的方法，类似现代控制论的“黑箱理论”。这一理论认为，要研究黑箱的运动规律，不用打开它，可以从黑箱输入和输出的信息变化，来间接推测内在变化规律。因此，这种“司外揣内”的思想与现代黑箱理论不谋而合。

“司外揣内”方法也有一定局限性。该方法虽然总体上把握了外在输出的情况，但对内部细节认识不详细。即其优点在于“只见森林”即见到整体的全貌，缺点是“不见树木”，即见不到内部细节变化情况。西医学的优点是“只见树木”，缺点是“不见森林”。即是说，中医的优点是对整体认识全面，对于微观细节把握不清；西医学对微观细节把握地很清楚，但往往忽略整体变化规律，这就是中西医的差别。

二、整体研究

中医学注重整体研究，这种思维方法的理论基础在于中医学的整体观念。中医学认为，人是有机的整体，各个脏腑组织器官功能上、病理上、诊断上、治疗上都是相互联系、不可分割的，同时，人和自然界又存在着统一性，人和社会环境也存在着统一性，不能把人和自然、社会割裂开来看。正是有了这种整体观念的思想基础，中医学在认识人体的健康和疾病的时候，一定要把人本身作为一个整体，同时把人又和自然界、社会环境联系在一起来看，任何疾病和生理都是在相互联系中来认识和把握的。这个就是中医学注重整体的一个理论基础。中医学在注重整体的研究当中，其指导思想就是说在认识生命活动中既重视局部解剖结构的变化，同时更注重人体各个组织器官的功能的联系，同时又强调人和自然社会的统一和协调。在这种指导思想基础之上，中医学研究的思想主要是从整体认识局部，从局部认识整体，考察任何事物都在整体和局部的相互关系中来认识。比如说，我们常常说西医是"头痛医头，脚痛医脚"，如果一个人眼睛病了，西医只会想到眼睛是结膜炎还是沙眼；而中医看到眼睛这个局部的病变，不只看眼睛哪出了问题，重点要从全身整体上找原因，看看是哪个脏出问题了。比如说，认为目赤肿痛，是肝火上炎的表现，就用龙胆泻肝丸泻肝火来治疗，这就是注重整体的一个写照。再比如，中医学认为整个自然界四季的更迭、昼夜的循环，都是阴阳二气的消长变化引起的。对人体来说，人也是由阴阳二气构成的，疾病是阴阳失调造成的，对疾病的调节，就要"谨察阴阳所在而调之，以平为期"，所以中医学注重整体阴阳平衡，这是中医学的一大特色。

三、援物比类

所谓"援物比类"，又称"取象比类"。所谓"取象"，就是选取事物的某些现象，"比类"就是通过与另一些事物，通过比较，如果某些特点相似，然后就把他们归成一类。也就是说，是运用形象思维，根据被研究对象和已知对象在某些方面的相似或类同，来推导两者在其他方面也可能相似和类同，并由此推测被研究对象某些特点的一个认知方法，我们叫取象比类法。中医运用五行理论来归类五脏和归类五方时，就是用的取象比类法。

首先，五方配五行。东西南北如何和木火土金水五行相配属？中医学认为，东方和西方这两个方的象，主要是日出于东方，而日落于西方，这个象和五行的象相比，东方日出和五行当中的“木主升发”相类似，所以就把东方归属于木；而日落于西方，这个象的特点和“金主肃降”的特点一致，所以就把西方归属于金；南方和北方，这两个我们选取的象，主要就是气候的冷暖。南方偏于热，这和五行的“火主温热”相似，所以就把南方归属于火；而北方，气候寒冷，这个寒冷的气候和五行中的“水寒润下”比较类似，所以就把北方归属于水。所以，将方位归属于五行的方法，就是取象比类法。

其次，五脏配属五行。五脏配属五行也是用取象比类法。人体的肝脏具有“喜条达恶抑郁”的特点，与木的“升发条达”特性相类似，所以就把肝归属于木；而心阳具有“温煦”作用，类似于火的“温热”作用，所以就把火和心对应起来；而肺具有“肃降”作用，与金的“沉降”作用类似，所以把肺归属在金；肾主水液代谢，主藏精，类似于水的“润下”作用，所以把肾归属于水；而土（脾），有长养万物、转化水谷变成精微物质的作用，类似于土的长养万物、受承万物的作用，所以把脾归属于土。可见，五脏、五方于五行的对应关系，都是采用的“取象比类法”来完成的。

中医治法也用了取象比类方法。主要有釜底抽薪、提壶揭盖、增水行舟三法。

首先，讲一讲“釜底抽薪”法。釜就是锅的意思，薪就是柴禾的意思。点着柴禾，上面锅里的水就会沸腾，中医把“釜”和肺相类比，把“薪”和大肠相类比。在临床上，肺炎患者出现肺热盛、高烧不退，咳嗽黄痰，大便干结，即使用了大量激素，烧也退不下来，这时候可以用大承气汤（大黄、芒硝、枳实、厚朴）通腑泄热，大便一通，高烧即退，这就是“釜底抽薪”，即把大肠的火先泻下去，这样肺里面的火自然就降下来了。就相当于在锅底下把柴禾撤了，锅里面的水就不会沸腾了，这样肺热就可以清除了。所以中医用这种取象比类的思维，来比喻泄大肠火来清肺热的方法。

其次，谈一谈“提壶揭盖法”。该法源于日常生活中的观察与发现。比如想把一个壶里的水倒出来，如果盖子很严，没有口，壶嘴的水是倒不出来的，因为没有大气的压力作为动力，所以任何茶壶都会有个小的透气孔。这种日常现象与人进行类比。人好比一个茶壶，人体排尿好比茶壶出水，壶盖上的透气孔类似于肺宣发、开窍于鼻，与外界相通。因此，患者小便不利，中医用宣肺利水法治疗，如用麻黄宣肺利水，让肺气宣发，就等于在壶上揭开盖子，这样小便就通利了，这就是“提壶揭盖法”。因为肺在上焦，位置最高，是人体的华盖之脏，如壶之盖覆于上，因此，宣肺利水法，又称作“提壶揭盖法”。

再次，说一说“增水行舟法”。正常的排便需要肠道有适量水分，水分太多会腹泻，水分太少，会便干如羊粪。肠道的津液就是水分，大肠中的粪便就比喻为舟船，为了让大便顺利排出，就要增加肠道的津液。肠道水分多了，大便这个舟船自然就能顺利排出了。这就是“增水行舟法”，即中医的养阴生津通便法，临床常用五仁丸、增液汤（生地、麦冬、玄参）以增水行舟。

中医学用了大量取象比类思维，这种思维既有优点，也有局限。其优点在于，可以从已知的事实、推测未知的预测，可以得到许多新发现。对于两类事物，如果同一性比较多，通过类比，就可以得出正确的预测和结论。其局限性在于，有些事物某些方面有同一性，另一些方面又有差异性。如果完全都用类比法进行，那么差异性的结论就可以是错误的。所以，用类比得出的结论，还必须经过实践检验正确与否，不可盲从。

四、以常衡变

又称“以常达变”“揆度奇恒”，就是用比较的方法对事物进行鉴别，从一般与特殊的比较中，从异常与正常的比较中，找出不同或相同之处，从而发现其规律。这是中医学分析人体生命活动、病理变化常用的方法。在中医学的临床实践中普遍应用。如《素问·平人气象论》所说：“人一呼脉再动，一吸脉亦再动。呼吸定息，脉五动。闰以太息，命曰平人。平人者，不病也。常以不病调患者，医不病，故为患者平息以调之为法。”中医学正是通过对大量的人体生理、病理现象进行比较加以鉴别分析，依据其存在的共同之处和不同之点，来认识人体生理和病理，奠定了中医学关于人体生理和病理学的基础。

五、试探和反证

试探，是指对复杂的研究对象先提出设想，并采用一些尝试性的措施，然后根据实践结果，再做出适当调整，完善或修订原有设想，以决定下一步措施的一种逐步深入探求实质的思维方法。反证，是指从结果来追溯原因并加以证实的一种逆向思维方法。这两种方法既有联系又有所区别。首先它们都是从结果来反推其原因，此为其同。而试探则要求事先采取一定措施，以引起反应。而反证则无此环节，此为两者之异。如患者高热伴有四肢厥逆，怀疑为寒证，用热药试探一下，如果患者出现烦躁，说明辨治错误。应改为寒药，如果寒药取得效果，说明寒药试探成功。这样就可以判断疾病的本质是热。此为试探。而根据患者恶寒、无汗、头身痛、鼻塞、流清涕、舌淡红、苔薄白等症状或体征者，反推出系“寒邪”为病的“辨证求因”过程，即根据运用祛寒药取效的效果来反证原先的推论为反证。试探和反证在认识复杂的事物或现象时，仍具有一定的意义。

六、内景反观

又称“内视法”“内照法”。这是在认识事物规律中一种特殊的思维方法。它认为机体在某种特殊状态下（通常是气功功能态），人的自我感知能力可在一定的程度内体察或感知机体自身的内在景观（通常指内部的功能状态），甚至能作出某些适度调控的一种特殊方法。中医藏象、经络学说的形成都与内景反观方法密不可分。如命门学说、纳气归元（肾）说和太极图说等，都可以借助这一方法获得某些现象学的依据，从“内景反观”中找到实践的根源。内景反观的特殊认知方法为中医学增加了许多独特的学术内容，其重要性不容忽视。

综上，中医学基本的认知和思维方法，如以表知里法、注重整体法、取象比类法是中医学在古代用来认知人体生命的原始方法，它帮助中医学走了一条独具东方特色之路，同时，也有某些局限性。我们在认识中医学特点和优势的时候，也要认识到其不足所在，此乃学习和认识中医学的科学态度。

结语

中医基础理论是中医学及中医相关专业的入门课和奠基课。在整个中医大厦中，起着重要的基石作用。五千年的华夏文明，两千余年的中医药形成和发展史要浓缩在本节呈现。在历史的回顾和温习中，我们还要掌握中医学基本特点（整体观念、辨证论治），理解中医基础理论的基本内容和学习方法，这对于树立中医思维、为后续各章的学习奠定基础，因此，本部分在中医基础理论学习中起着举足轻重的作用。由于本节内容浩瀚，新词、难词不断涌现，历代医家著述繁多、观点各异，对于习惯了理科逻辑思维的高中生来说会出现“头脑风暴”，或“丈二和尚摸不着头脑”。正确的观点和方法是：坚定学好中医的信心，克服学习困难，训练自己的“形象思维”“联想思维”和“发散思维”，并充分利用互联网或现代信息技术，尽快补充欠缺的人文社会科学知识，解决生僻词汇和医家观点问题。抓重点、略一般，并在中西医原创思维的对比中理解和体悟中医的科学价值和精神实质。

思考题

1. 中医学的基本特点是什么？ 为什么说人体是一个有机的整体？

2. 金元四大家学术特点分别是什么？各属于哪个学派？

3. “病”“症”“证”的基本概念如何？三者之间有何关系，试举例说明之。

4. 何谓辨证论治？临床如何应用？

第二章

中医学的哲学基础

学习目的

通过学习阴阳五行的概念、特性，阴阳五行学说的基本内容及在中医学中的运用，理解中医学的思维方式，深刻领会中医学独特的自然观。

关键词汇

阴阳　阴阳互藏　重阴必阳　阳病治阴　阴损及阳　五行制化　木曰曲直　虚则补其母

第一节　阴阳学说

阴阳学说是古人在“观自然”中形成的自然观，也是指导先哲们分析宇宙自然诸多事物和现象的方法论。这一学说企图以“二”为基数来探索宇宙气化轮转的内在机制与动力，强调宇宙相反相成的“二元”质变调节机制。理解阴阳学说的形成、内容及其在中医学中的应用，对于理解中医的原创思维至关重要。

一、阴阳概念的形成

在远古时代，人们日出而作，日落而息，观察到最多的是太阳的升起和落下。中医理论当中，这个阴阳的概念，首先起源于人们对日光向背的认识。比如在古代人们观察到，太阳从东方升起，在中午的时候，太阳高挂在天上，这时候，山的南面、水的北面太阳照射比较强，所以，人们把它称为阳面；而山的北面、水的南面背着阳光，比较黑暗，所以人们把它称作阴面。继人们对日光向背的朴素认识之后，人们又观察到，如果房间很大，则阴暗的地方多，如果这个台子很高，很敞亮，照射阳光多，就会很明亮。所以，在《吕氏春秋》中，就提到了“室大则多阴，台高则多阳”，这就是人们对最早的阴阳概念的朴素认识，就是对日光照射多少的一种朴素的观察。后来随着人们日常生活实践的经验积累，人们逐渐观察到了昼夜的明暗变化，以及春夏秋冬四季寒暑的变迁。在这些变化中，都伴随着阴阳气多少的改变。而且，人们也会随着太阳的初升而出来活动，随着太阳的落下而入室休息，形成了“日出而作，日落而息”这样的昼夜劳作的规律。所以古人提出了“日掌阳、月管阴”的思想，这就是说，在白天太阳高挂的时候，就属于阳；而在晚上，太阳落山的时候，月亮出来了，这个时候就主阴。这些都是人们最早对阴阳的一种普遍观察。（见图 2–1–1）。

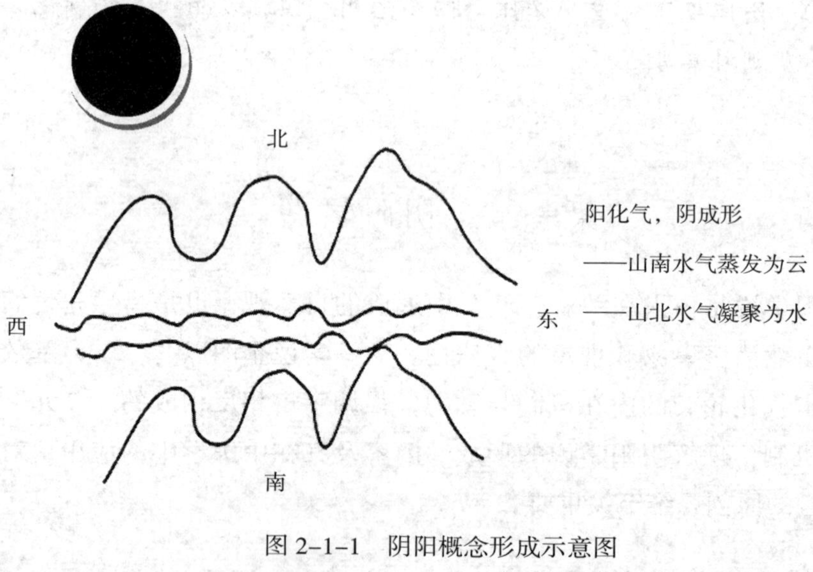

图 2–1–1　阴阳概念形成示意图

在阴阳学说形成的第二个阶段，是人们对阴阳概念朴素的物质性涵义的理解。随着对日常生活现象观察的逐渐积累，人们发现在自然界存在着很多特别难以解释的现象，比如说为什么天会打雷、下雨，古人对这些很难理解的自然现象从阴阳学说做出了物质性的解释。比如说，人们认为当阳气从乌云中出来的时候，就会打雷，所以古人认为“阴阳分布，震雷出滞”，就会产生雷电。这就是说当阴阳分布的规律发生改变，阳气从乌云中出来之后，就表现为雷电。这是人们对阴阳这种朴素的阳光向背的认识的进一步提升，认识到了阴阳是自然界存在的一个基本的物质力量。

人们还观察到四季气候的依次更替、昼夜温差的不同变化，都是由于阳光照射变化而引起。于是抽象出在人体内有着一种对立的物质性的存在——阴阳。《管子》更是在理论上提出了阴阳二气矛盾斗争是自然界寒暑及昼夜变化的一种根本的物质力量。如《管子》云：“春秋冬夏，阴阳之推移也，时之长短（短长），阴阳之利用也，日夜之易，阴阳之化也”，就是说，四季的变化以及日之长短、昼夜变化，都是阴阳推移、利用、变化的结果。这就是人们对阴阳赋予了朴素的物质性的概念。（见图 2–1–2）。

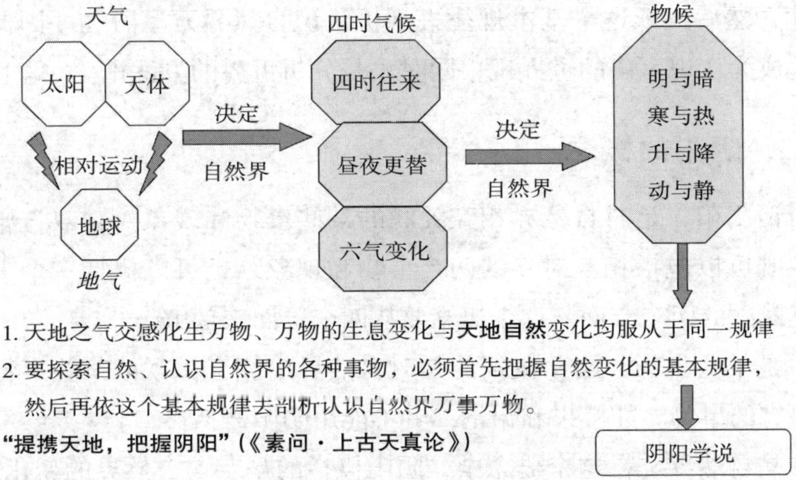

图 2–1–2　阴阳学说的形成

关于阴阳物质性的理解逐步丰富之后，人们又从哲学上提出了阴阳的概念，即“一阴一阳之谓道”，认为阴阳是宇宙变化的内在规律。人们在日常生活中逐渐发现，自然界中存在着大量的阴阳变化的两极现象，比如昼夜、雌雄、上下、水火、男女、左右，这些事物和现象都是既对立又依存的两个方面，这些对立又依存的两个方面，其内在的根本原因在于阴阳二气的相互作用。所以，人们就从这种普遍存在的相反的事物中，抽象出了两种相互对立又相互依存的属性的概念，这就是阴阳概念。阴阳概念，在古代记载中最早出现在《易经》，在《易经》和《易传》中，都有大量的关于阴阳的记载。比如说《易经》中提到："易有太极，是生两仪，两仪生四象，四象生八卦"。即是说，易是自然界的一种变易、变化的一种规律，在这种规律的作用下，生成了太极。太极，就是宇宙最原始的"一元之气"。"一元之气"动而生阳，静而生阴，从而产生出天地阴阳来。天地阴阳的交感，又会产生出万事万物的变化来。因此，整个宇宙都是在自然界长期变化的过程中，先有"一元之气"，进而产生"阴阳二气"，最后产生出自然界万物。这样的"宇宙创世"哲学思想，是阴阳作为一种哲学概念诞生的源泉。在这种观念指导下，《素问·上古天真论》提出："提携天地，把握阴阳"的理念，即认为，天地之气交感化生万物、万物的生息变化均与天地自然变化服从于同一阴阳变化规律。因而，要探索自然、认识自然界的各种事物，必须首先把握自然界变化的基本阴阳规律，然后再依这个基本规律去剖析认识自然界万事万物。因此，阴阳学说成为认识宇宙的世界观，同时也是分析世界的方法论。

二、阴阳的概念

所谓阴阳，是对自然界相互关联的某些事物和现象对立双方属性的概括。既可以包括相互对立的两个事物和现象，也可以概括一个事物内部相互对立的两个方面。这个概念要从四个层面来理解。

一是某些事物。阴阳概括的是对自然界中相互关联的某些事物，而不是所有的事物。如苹果和铅笔二者不能用阴阳概括。

二是自然界。在这个概念中，阴阳概括的是宇宙自然界的变化规律，不是社会的变化规律。用于解释自然现象，阴阳是适用的，但如果在社会中引入阴阳概念，就会出现错误。

三是属性概括。阴阳概念是"有名而无形"的，所以对于阴阳的理解，不能具体指某种具体的事物，而应理解为是从众多事物中提炼出来的两类相反的属性。凡是向上的，温暖的、亢奋的属性，属阳；凡是下降的、抑制的、黑暗的属性，属阴。如矛盾双方，是对立的，但不符合阴阳属性的规定性，所以不能划分阴阳。

四是既相互对立又相互关联。阴阳所概括的双方不但要对立相反，还要有相互关联，如果只对立不关联，不能划分阴阳；如果只关联，无相反也不能划分阴阳。如母与子具有关联性，但不具有相反性，所以母子不能划分阴阳。（见图 2–1–3）

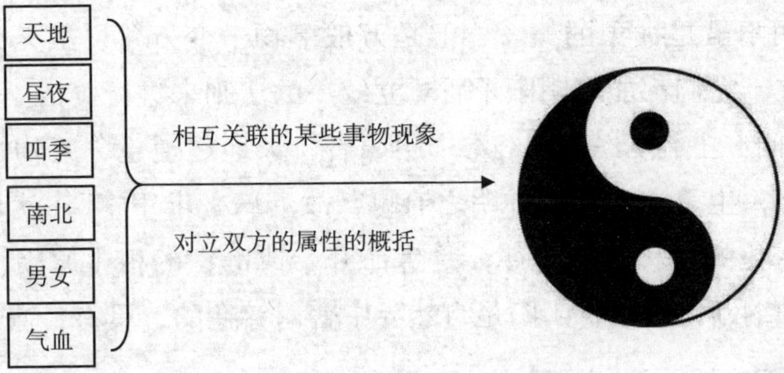

图 2–1–3 阴阳的概念示意图

三、阴阳的属性

阴阳的属性主要有相关性、普遍性、相对性、规定性四个方面。理解和把握这四种属性对于理解阴阳概念和阴阳学说至关重要。

1. 相关性

所谓相关性是指用于划分阴阳的相互对立的事物和现象必须处在同一范畴、同一层次、同一统一体中，即具有相关性才可以划分阴阳。如天与地之所以能划分阴阳，在于天地相互对立，天在上，地在下。同时，天地都属于方位范畴，具有相关性；气血之所以能划分阴阳，在于气无形而主动，血有形而主静。二者性质与作用相反相成，都属于人体内的物质层次，具有相关性；水与火之所以能划分阴阳，在于水性寒凉、走下，而火性温热、炎上，可作为寒热的征象代表，具有相关性；天与血之所以不能划分阴阳，在于天属于自然界方位范畴，而血属于人体内物质范畴，二者不在一个统一体内，也不属于同一范畴，更不属于同一层次，所以不能划分阴阳。必须指出，用阴阳来概括或区分事物的属性，必须是相互关联的一对事物，或是一个事物的两个方面，才具有实际意义。

2. 普遍性

所谓普遍性是指阴阳所划分的事物不仅局限在某些事物，而是普遍适用于自然界很多事物，如《素问·阴阳离合论》说："阴阳者，数之可十，推之可百。数之可千，推之可万。万之大不可胜数，然其要一也。"这就是说，阴阳虽是抽象的概念，但是万般事物千变万化，虽无穷尽，但其关键则在于它们都能用阴阳矛盾对立统一的法则来进行概括。

《素问·上古天真论》云："阴阳者，天地之道也，万物之纲纪，变化之父母，生杀之本始，神明之府也，故治病必求于本"，就是说阴阳是自然界变化的一种普遍规律，是生命开始或消亡的根本原因，是分析万事万物的纲领，所以，阴阳是自然界中普遍存在的，具有普遍性。

3. 相对性

所谓相对性是指事物和现象阴阳属性的划分不是绝对的、一成不变的，而是相对的、可变的。它可以通过与自己的对立面相比较而确定，并随着时间、地点等一定条件的变更而发生改变。相对性主要表现在两个方面。

一是转化性。转化性也表现在两个方面，①由于比较对象不同阴阳属性相互转化。如水蒸气和水相比较，水蒸气是100℃以上，水是100℃和0℃之间，水蒸气属阳，水属阴；如果水和冰比较，水是0℃以上，100℃以下，冰是0℃以下，水为阳，冰为阴。因此，由于比较的对象不同，水可以属阴，又可以属阳。所以，水的阴阳属性，可以相互转化，具有相对性。②在一定条件下，事物的阴阳属性可以发生相互转化，即阴可以转化为阳，阳也可以转化为阴。如高热不退的患者本为阳证，在发展到极期阶段，可以突然转化为体温降低、四肢厥冷的阴证，此为"热极生寒"的阴阳转化。再如，冬至寒冷到极点就会"一阳生"，夏至热到极点，就会"一阴生"，此为"重阴必阳""重阳必阴""寒极生热，热极生寒"的阴阳传化。

二是阴阳的无限可分性。古人云"一尺之锤，日取其半，万世不竭"，与此类同，用阴阳来划分事物，也可以永远划分下去。例如，昼为阳，夜为阴，而上午与下午相对而言，则上午为阳中之阳，下午为阳中之阴。

前半夜与后半夜相对而言，则前半夜为阴中之阴，后半夜为阴中之阳。所以说，阴阳之中仍有阴阳可分（见图 2–1–4）。昼夜分阴阳是考点，大家要把它重点记住，上午、下午、前半夜、后半夜分别属于阴阳中的什么，要把它分清楚。阴和阳的相对属性引入于医学领域，即是将对人体具有推动、温煦、兴奋等作用的物质和功能统属于阳，对于人体具有凝聚、滋润、抑制等作用的物质和功能统属于阴。

4. 规定性

所谓规定性是指阴阳两个方面属性是特定的，用阴阳属性划分事物或现象时，必须依据这个规定的属性进行，不能随意颠倒。如上与下相比，上为阳，下为阴；外和内相比，外为阳，内为阴；昼和夜相比，昼为阳，夜为阴；春夏和秋冬相比，春夏为阳，秋冬为阴；温热和寒凉相比，温热属阳，寒凉属阴；干燥和湿润相比，干燥属阳，湿润属阴；轻和重相比，轻为阳，重为阴；兴奋和抑制相比，兴奋为阳，抑制为阴；运动和静止相比，运动为阳，静止为阴。

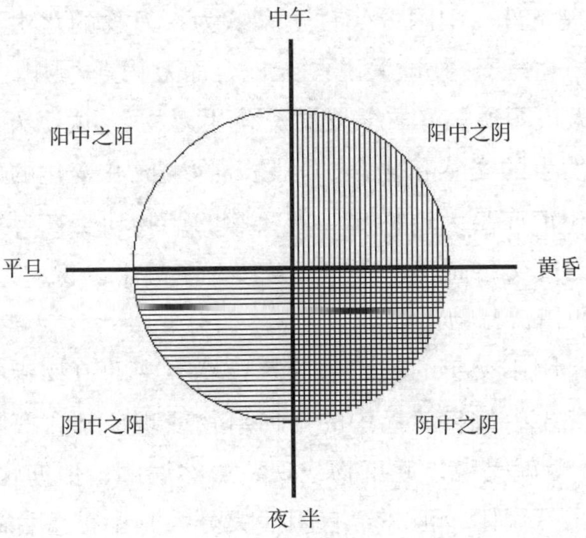

图 2–1–4　昼夜划分阴阳示意图

所以大家在学习和记忆阴阳属性的规定性时，一定要分清哪些属性属阳，哪些属性属阴，最好联系到阴阳的形成，阳实际上就代表阳光充沛，阳光充足了，天气就明亮了，事物就会表现为上升；阳光缺少了，就是黑暗，黑暗就代表温度寒冷和下降等。（见表 2-1-1）。

表 2-1-1　阴阳属性规定性归纳表

属性	空间	时间	季节	亮度	温度	湿度	重量	性状	动态
阳	天、上、左、外	昼	春夏	明	温热	燥	轻	清	动、升、兴奋、亢进
阴	地、下、右、内	夜	秋冬	暗	寒凉	湿	重	浊	静、降、抑制、衰退

四、阴阳的相互关系

一般来说，阴阳之间具有交感互藏、对立制约、互根互用、消长平衡、相互转化和阴阳自和六种关系。

1. 交感互藏

交感，即交互感应。阴阳交感，是指阴阳二气在运动中相互感应而交合。互藏，是指相互对立的阴阳双方中的任何一方都含有另一方，即阴中藏阳，阳中藏阴。

阴阳交感是宇宙万物赖以生成和变化的基本条件，阴阳和谐是发生交感作用的前提条件。中国古代哲学家认为，万物的化生源于阴阳之间的相互作用，如《荀子·礼论》说："天地合而万物生，阴阳接而变化起。"宋·周敦颐《太极图说》："二气交感，化生万物。"说明天地阴阳之间处于和谐状态时发生的交感和化合，乃是万物生成和变化的始基。生命体的产生和代代相传亦是天地阴阳二气交感的产物，是在自然界万物化生中由男女阴阳之气交感而产生。如《易传·系辞下》说："天地氤氲，万物化醇。男女构精，万物化生。"

阴阳互藏是阴阳交感的动力根源。自然界中的万物皆由天地阴阳二气氤氲聚合而化生，故自然界中的任何事物或现象都含有阴与阳两种不同属性的成分。也就是说，此事物或现象虽然属阴，但亦含有阳性成分。彼事物或现象虽然属阳，但亦含有阴性成分。其中被蕴含的成分对该事物的运动趋向具有重要的调控作用。如天气属阳，之所以下降而不上升，在于天气中含有阴气。当阴气积累到一定程度即会降为雨。反之，地气属阴，地气之所以上升而不下降，在于其中所含的阳气积累到一定程度即会上为云。故《类经·运气类》说："天本阳也，然阳中有阴；地本阴也，然阴中有阳。此阴阳互藏之道。”《素问·阴阳应象大论》亦说：“地气上为云，天气下为雨。雨出地气，云出天气。”可见，阴阳互藏之道是古人对天地自然现象的观察和体悟，亦是古代哲学朴素自然观的体现与总结。

2. 对立制约

对立，即相反。制约，即抑制、约束。所谓阴阳对立制约，是指属性相反的阴阳双方在一个统一体中相互抑制、相互约束。

阴阳学说认为，自然界一切事物或现象都存在着相互对立、相反相成的阴阳两个方面，如上与下，左与右，天与地，动与静，出与入，升与降，昼与夜，明与暗，寒与热，水与火等。阴阳既是对立的，又是统一的。对立是二者之间相反的一面，统一是二者之间相成的一面。没有对立也就没有统一，没有相反，也就没有相成。

阴阳两个方面的相互对立，主要表现于它们之间的相互制约，而相互制约，则在阴阳相互消长中体现。即是说，性质相反的阴阳双方并不是互不相干地处在一个统一体中，而是时刻处在相互制约、相互消长的过程中。阴与阳是在相互制约和消长的过程中达到统一，即取得了动态平衡，称之为“阴平阳秘”。如春、夏、秋、冬四季有温、热、凉、寒的气候变化，春夏之所以温热，是因为春夏阳气上升抑制了秋冬的寒凉之气；秋冬之所以寒冷，是因为秋冬阴气上升抑制了春夏温热之气的缘故。这是自然界阴阳之气相互制约、相互消长的结果。《类经附翼·医易》也说：“动极者镇之以静，阴亢者胜之以阳”，即说明了动静、阴阳的变化，蕴涵有阴与阳相互制约、相互消长的关系。人的机体之所以能进行正常的生命活动，就是阴与阳相互制约、相互消长取得统一（动态平衡）的结果。只有阴与阳之间相互制约、相互消长，事物才能发展变化，自然界才能生生不息。

如果阴阳之间对立制约关系失调，事物的动态平衡就会破坏，标志着疾病的发生，可表现为“制约太过”的“阳盛则阴病、阴盛则阳病”或表现为“制约不及”的“阴虚则热、阳虚则寒”。因此，阴阳对立制约是自然界阴阳相互作用维持协调平衡的基本规律。（见图 2-1-5）。

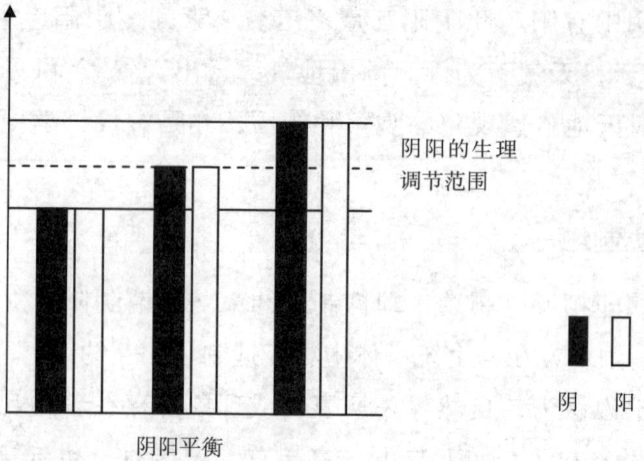

图 2–1–5　阴阳平衡示意图

3. 互根互用

所谓阴阳互根互用是指阴阳之间互为根本、相互依存并互相资生、促进、助长。

阴阳互根，是指阴和阳相互依存、互为前提的关系。古人又称为“相成”，即是说阴和阳任何一方都不能脱离对方而单独存在，每一方都以另一方的存在作为自己存在的前提或条件。也就是说，没有阴也就无所谓阳，没有阳也就无所谓阴；上为阳，下为阴，没有上也就无所谓下，没有下也就无所谓上。故《素问·四气调神大论》王冰注：“阳根于阴，阴根于阳”,《医原·阴阳互根论》进一步指出:“阳不能自立，必得阴而后立，故阳以阴为基，而阴为阳之母；阴不能自见，必待阳而后见，故阴以阳为统，而阳为阴之父。根阴、根阳，天人一理也”。《景岳全书·传忠录》亦说：“阴阳之理，原自互根，彼此相须，缺一不可”，这说明，阴阳相互作用的道理在于阴阳彼此相互依存，互为根本，彼此缺一不可。

阴阳互用，即互相资生、促进、助长，是指阴阳在相互依存的基础上，还具有相互资生、相互为用的特点。如《素问·阴阳应象大论》指出“阴在内，阳之守也；阳在外，阴之使也”。指出阳以阴为基，阴以阳为偶。阴为阳守持于内，阳为阴役使于外，阴阳相互为用，不可分离。《素问·生气通天论》云“阴者，藏精而起亟也；阳者，卫外而为固也”，是说，藏于体内的阴精，不断地化生为阳气；保卫于体表的阳气，使阴精得以固守于内。正如王冰注《素问·生气通天论》:“阳气根于阴，阴气根于阳。无阴则阳无以生，无阳则阴无以化”。

阴阳互根的两个方面，并不是静止的、互不相关的，而是不断地相互资生、相互助长地发生着相互作用。正是由于阴阳不断的互根互用，才推动着事物的运动、发展和变化，并维持着事物发展的动态平衡。如就构成人体的物质基础精气而言，精有形而属阴，气无形而属阳，通过“精能化气，气能生精”的互根互用关系维持着人体阳气与阴精的协调平衡；就人体兴奋和抑制的功能而言，白天人体阳气旺盛而兴奋功能占主导地位，但必须以夜晚充足的睡眠（抑制）为前提；夜晚人体阳气衰少而阴气旺盛，抑制功能占主导地位，但必须以白天充分兴奋为条件，从而维持人体睡眠觉醒的正常节律。

如果由于某些原因，阴和阳之间这种互根互用关系遭到破坏，就会导致“孤阴不生，独阳不长”，阴阳的互根互用关系失常。机体的生生不息之机也将遭到破坏，甚则“阴阳离决，精气乃绝”(《素问·生气通天论》)，导致生命活动停止。

值得一提的是，阴阳的互根互用，又是阴阳转化的内在根据。这是由于阴和阳乃是指相关事物的对立双方，或是一个事物内部的对立双方，因而阴和阳可以在一定的条件下，各自向着其相反的方面转化。如果阴和阳之间不存在互根互用的关系，也即是说阴和阳之间不是处于一个统一体中，那也就不可能发生相互之间的转化。

4. 消长平衡

“消”即减少、消耗。“长”即增多、增长。阴阳消长，是指事物或现象对立制约、互根互用的阴阳两个方面不是处于静止的状态，而是处于不断的运动变化之中，阴阳双方在彼此的消长运动中保持着动态平衡。

阴阳消长包括由阴阳相互制约所造成的此长彼消，此消彼长及由阴阳互根互用所造成的此长彼长，此消彼消两个方面。

（1）此长彼消，此消彼长：即阳长则阴消，阳消则阴长。如从四季气候变化而言，由春至夏，气候由温渐热，是不断的“阳长阴消”的过程；由秋至冬，气候由凉变寒，是不断的“阳消阴长”的过程；但从一年总体来说，则阴阳处于相对的动态平衡状态。从人体生理功能而言，人体阴阳的消长亦与自然相应，日间“阳长阴消”，功能偏于兴奋状态；夜间“阳消阴长”，功能偏于抑制状态，但一天总体上人体兴奋与抑制保持着相对的动态平衡，从而维持其相对的平衡。可见，阴阳之间互为消长是不断进行着的，绝对的；而阴阳之间的平衡是相对的，是动态的平衡。

（2）此长彼长，此消彼消：即阳长阴亦长，阳消阴亦消。就自然界四季气候变化而言，春夏阳气生而渐旺，阴气也随之增长，天气虽热而雨水增多；秋冬阳气衰而渐少，阴气随之潜藏，天气虽寒而降水较少，如此维持自然界气候相对稳定，即《素问·阴阳应象大论》所谓：“阳生阴长，阳杀阴藏”；就人体生理活动而言，人体阴精和阳气相互依赖和资助，一方旺盛，则可促进另一方亦随之增长；一方不足，无力资生助长对方，则对方亦随之消减而虚弱。临床上常见到的气虚引起血虚，血虚导致气虚，阳损及阴，阴损及阳，皆属此类。常用的补气以生血，补血以养气，阳中求阴，阴中求阳等治法，皆据此而立。例如，临床上在治疗崩漏、大出血而致血虚的患者，中医常用当归补血汤。这个方子有当归 10g，黄芪 50g，黄芪是补气的，当归是养血的。这个患者是血虚，为什么用五倍于当归的黄芪配在方子里？其原理在于补气生血，中医认为气属阳，血属阴，为了让血（阴）增长的快一点，要用补气（阳）的药，阳长则阴长，所以有助于血的生成。这也是中医理论中“气能生血”的道理，补气生血法则利用的就是阴阳互根互用的道理，也是此长彼长、此消彼消的一个道理。

阴阳消长平衡是阴阳运动变化过程的一种表现形式，大多指的是数量或程度上的变化，属于量变过程，其根本原理则是阴阳既对立制约又互根互用。自然界与人身之阴阳时刻都在消长变化之中，阴阳的消长变化稳定在一定限度内就是处于平衡状态。若消长平衡被破坏，在自然界则形成灾害，在人体则产生病变。如临床上所谓“阳盛则热，阴盛则寒”“阴胜则阳病，阳胜则阴病”以及“阴虚则热，阳虚则寒”皆属阴阳对立制约失常所导致，而前述“阴损及阳、阳损及阴”“气血两虚”则属阴阳互根互用关系失常所导致。因此，阴阳之间的消长运动形式对于维

持协调平衡状态具有重要意义。（见图 2–1–6）

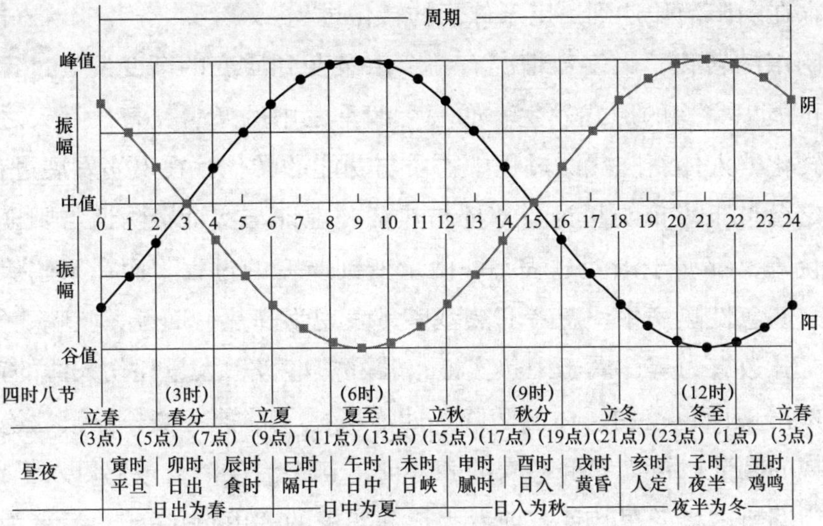

图 2–1–6　四季昼夜阴阳消长示意图

5. 相互转化

阴阳转化是指事物或现象的阴阳属性，在一定条件下，可以向其相反的方面转化。如就自然界而言，白天可以转化为黑夜，黑夜可以转化为白天；夏天可以转化为冬天，冬天又可转化为夏天；天气可下降为雨，地气可上升为云。就人体而言，脏腑功能可摄入并消化吸收饮食水谷变成人体所需的精微物质，精微物质亦可不断转化为脏腑功能。就疾病而言，在一定条件下，热证可以转化为寒证，寒证又可以转化为热证。

阴阳转化必须具备一定的条件。《灵枢·论疾诊尺》云：“四时之变，寒暑之胜，重阴必阳，重阳必阴，故阴主寒，阳主热，故寒甚则热，热甚则寒，故曰：寒生热，热生寒，此阴阳之变也”。《素问·阴阳应象大论》也云：“寒极生热，热极生寒”。所谓的“重”“甚”“极”，即是指发展到了极限或顶点，具备了促进转化的条件，或达到了一定的阶段。也就是说，阴阳有了“重”这个条件即可以相互转化，寒热到了“极”这个阶段，即会互相转化。可以看出，在这些转化过程中，条件是必不可少的，没有一定的条件，事物不发展到“重”或“极”的程度，即不会出现转化。

阴阳转化的内在原因在于阴阳互藏、互根。如果阴中没有阳，阳中没有阴，或阴不依赖阳、阳不依赖阴，则阴阳就不会存在消长运动，也就不存在阴阳消长达到一定条件下的转化过程。

阴阳的转化，大多数情况有一个由量变到质变的渐变发展过程，但有时可能以突变的形式发生。如一年四季之中的寒暑交替，一天之中的昼夜转化，人体新陈代谢过程中物质与功能的转化，在疾病发展过程中，在一定条件下表证与里证、寒证与热证、虚证与实证、阴证与阳证的相互转化等，都属于渐变过程，即由量变到质变的过程。而在某些疾病状态下，如急性热病中，患者邪热壅盛，表现为高热、面红、咳喘、气粗、烦渴、脉数有力等，属于阳热实证；若邪热盛极，大量耗伤人体的正气，可突然出现面色苍白、体温骤降、四肢厥冷、精神萎靡、脉微欲绝等虚寒表现的阴证。再如寒邪束表的表寒证，若失治误治，寒邪可入里化热，转化为邪热内盛的里热证。前者为热邪盛极的“由热化寒”，后者为“寒邪入里化热”，均是阴阳在一定条件下相互转化的突变例证。

阴阳转化是自然界阴阳相互作用的一种质变形式，是阴阳消长的结果，其原理在于，阴阳双方消长运动达到一定阶段，事物内部阴与阳的比例出现颠倒，则该事物的属性就发生转化。阴阳相互转化，一般都产生于事物发展变化的“物极”阶段，即所谓“物极必反”。转化是阴阳消长到一定程度的结果，因此，在事物的发展过程中，如果说阴阳消长是一个量变的过程，则阴阳转化是在量变基础上的质变过程。

6. 阴阳自和

所谓阴阳自和指的是阴阳具有自我调和能力，能自发地走向维持整体协调平衡的“目标”。阴阳之间之所以能对立制约、互根互用、消长平衡、相互转化，其内在深层机制在于宇宙自然和人体都存在“阴阳自和”的动力和趋势，如果阴阳自我调和能力障碍或缺失或紊乱，则在宇宙自然就是连年不断的自然灾害，在人体就是阴阳不能自和的疾病状态。因此，阴阳自和，可以揭示宇宙自然界和人体内维持正常生化过程的内在深层机制，同时，有助于揭示异常情况下的自然灾害的自然恢复机制，以及人体疾病“自愈”的内在变化机制。《伤寒杂病论》云：“凡病，阴阳自和者必自愈”，就明确指出，各种疾病之所以好转或痊愈在于机体存在阴阳自我调和的能力，如果阴阳能够自我调和者，即使得病，也能向愈。这是治疗必须依靠的力量，也是人体维持健康的根本所在。因此，阴阳自和无论对于自然界还是对于人体，都是阴阳相互维持协调平衡作用的深层规律。

综上所述，阴阳的交感互藏、对立制约、互根互用、消长平衡、相互转化及阴阳自和是从不同的方面和角度来阐述阴阳的相互关系和运动变化规律的，从而表达了阴阳之间的对立统一关系。阴阳的交感是阴阳之间相互联系、相互作用，导致事物发生、发展和变化的前提；阴阳互藏是阴阳交感运动的动力源泉，是阴阳消长转化运动的内在根据；阴阳的对立制约、互根互用是阴阳之间相互作用的最基本规律，说明了事物之间既相反又相成，从而保持阴阳平衡的关系；阴阳的消长与转化则是事物运动的两种基本形式。其中，阴阳消长是在对立制约、互根互用基础上表现出的量变过程，是阴阳转化的前提。而阴阳转化则是消长的结果，是在消长运动的量变基础上的质变过程；阴阳的动态平衡是由阴阳之间的对立制约、互根互用、消长转化来维系，而阴阳自和表达了其自动维持和自动恢复这一动态平衡的能力和趋势，是阴阳相互作用的深层规律。如果阴阳之间的这种动态平衡被打破，又失去自和能力，表现于宇宙自然界，则会出现反常现象，体现于人体，则会导致疾病发生甚或死亡（见图 2-1-7）。

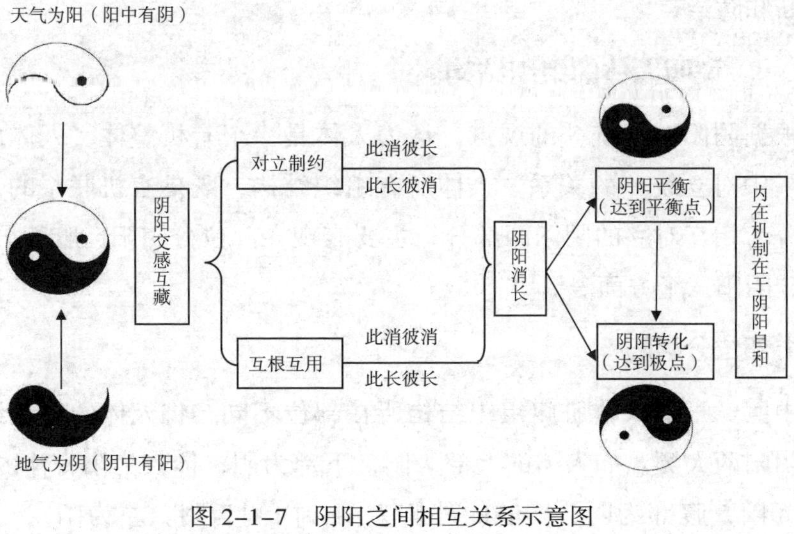

图 2-1-7　阴阳之间相互关系示意图

阴阳学说内容我们小结如下表 2-1-2。

表 2-1-2　阴阳学说内容小结表

(1) 对立制约	对立——即统一体中阴阳两个方面的属性相反	
	制约——阴阳双方在一定限度内相互抑制、互为胜负	
(2) 互根互用	互根——阴阳相互依存、互为根本。双方各以对方为自己存在的前提	
	互用——在阴阳相互依存的基础上，阴阳双方又相互资生、相互为用	
(3) 消长平衡	消长——阴阳双方数量的减少和增加变化。由对立制约和互根互用引起	
	平衡——是阴阳消长稳定在一定范围内的结果	
(4) 相互转化	含义——事物的阴阳属性在一定条件下，可以向其相反方向转化	
	条件	内在根据——互藏与互根互用
		前提条件——消长运动
		外部条件——事物发展到“物极”阶段
(5) 阴阳联系	交感互藏——阴阳关系的前提	
	对立制约、互根互用——阴阳相互作用中最基本的原理	
	消长平衡——量变形式，由对立制约、互根互用引起，是转化前提	
	阴阳转化——质变形式，根源在互藏互根，前提在消长，条件为“物极”	
	阴阳自和——阴阳关系的深层机制	

五、阴阳学说在中医学中的应用

阴阴阳学说作为一种自然观和方法论，广泛应用于中医学的各个方面，主要用以说明人体的组织结构、生理功能、病理变化，并指导疾病的诊断和防治。

（一）说明人体的组织结构

根据阴阳对立统一的观点，认为人体是一个有机整体，人体内部充满着阴阳对立统一的关系。人体所有组织结构，既是有机联系的，又可以划分为相互对立的阴阳两部分，主要表现在部位分阴阳、脏腑分阴阳、经络分阴阳三个方面。

1. 部位分阴阳

中医学根据人体脏腑组织结构所在部位不同，将人体的组织结构划分为阴阳两大类。如人体的上部为阳，下部为阴；体表为阳，体内为阴；背部为阳，腹部为阴；四肢的外侧为阳，内侧为阴。左为阳，右为阴。

男为阳为左，女为阴为右。为什么男性、左侧叫阳，女性、右侧叫阴？这涉及古代文化，因为古人强调人要面南而立，当面朝南方之时，左手应东方，东方为太阳升起的地方，所以左手为阳，阳气上升。而右手对应西方，西方是夕阳西落之处，阳气主降，所以西方属阴。男子阳刚为阳，女子阴柔为阴，所以《素问·阴阳应象大论》云“左右者，阴阳之道路也。水火者，阴阳之征兆也”。为什么把左右称作阴阳的道路？也是古人面南而立，左侧太阳升起，右侧太阳落下。所以左右是太阳出升到落下的一个运行道路。为什么把水火称作阴阳的征兆？《灵枢·阴阳系日月第四十一》认为“且夫阴阳者，有名而无形者也”，意味阴阳只有名，但是没有具体形状，我们要想察知阴阳的存在可以通过观察具体的物质水和火，因此称“水火者，阴阳之征兆也”。

2.脏腑分阴阳

就五脏与六腑而言，由于五脏“藏精气而不泻”，六腑“传化物而不藏”，故五脏属阴、六腑属阳；就五脏而言，心肺居上为阳，肝脾肾居下为阴等。由于脏腑功能的差异及其与自然界四季通应的不同，在其阴阳属性之中还可再分阴阳：心肺居上为阳，然心主血，在五行属火，与夏季通应，其气主升，肺主气，在五行属金，与秋季通应，其气主降，故心为阳中之阳脏，肺为阳中之阴脏；肝脾肾居下为阴，然肝主疏泄，在五行属木，与春季通应，其气主升，肾主藏精纳气，在五行属水，与冬季通应，其气以藏为主，故肝为阴中之阳，肾为阴中之阴。而脾主运化升清，为脏腑精气赖以生成的后天之本，在五行属土，与长夏季通应，其气以“转化”为特点，即从春夏阳气生长阶段（阳），到秋冬阳气收藏阶段（阴）的转化、过渡阶段，由于长夏脾是“从阳到阴”的转化枢纽和平台，因此把脾命名为“至阴”，“至”，即到，从阳到阴之意。所以说，脾为阴中之至阴。另外，每一个脏腑又有阴、阳之分，如心有心阴、心阳；肺有肺阴、肺阳；肝有肝阴、肝阳；肾有肾阴、肾阳；胃有胃阴、胃阳等。五脏阴阳属性的划分是考试的重点，也是学习的难点。

3.经络分阴阳

将人体的经络系统分阴阳：正经十二经脉，有手足三阴三阳的不同，阳经行于肢体的外侧面，阴经循行于肢体的内侧面；奇经八脉中的跷脉与维脉，行于身之内侧者称阴跷、阴维，行于身之外侧者称阳跷、阳维；督脉行于后背正中线，有总督人体阳经的功能，故属阳，并被称为“阳脉之海”，任脉行于腹部正中线，有总任人体阴经的作用，故属阴，并被称为“阴脉之海”。

总之，中医学是根据人体脏腑、经络等组织结构所在的上下、内外、表里、前后等各相对部位及其相对的功能活动特点，运用阴阳学说来概括其阴阳属性，并进而说明它们之间对立统一的辩证关系（表2-1-3）。

表 2-1-3　说明人体的组织结构

- 部位分阴阳
  - 上部为阳，下部为阴
  - 体表为阳，体内为阴
  - 背部为阳，腹部为阴
  - 四肢的外侧为阳，内侧为阴
- 脏腑分阴阳
  - 六腑（阳）
  - 五脏（阴）
    - 心肺居于上部(胸腔)属阳
      - 心：阳中之阳
      - 肺：阳中之阴
    - 肝脾肾位于下部(腹腔)属阴
      - 肝：阴中之阳
      - 脾：阴中之至阴
      - 肾：阴中之阴
- 经络分阴阳
  - 十二经脉
    - 手足三阴经
    - 手足三阳经
  - 奇经八脉
    - 阳跷、阴跷
    - 阳维、阴维
    - 督脉——阳脉之海
    - 任脉——阴脉之海

（二）说明人体的生理功能

运用阴阳学说来说明人体的生理功能，主要是用阴阳来概括说明人体生理活动的物质与物质之间、功能与功能之间、物质与功能之间的关系，并认为这些关系协调平衡才能维持健康状态。

1. 物质与物质分阴阳

精、气、血、津、液是构成和维持人体生命活动的基本物质，其中，气无形，具有温煦、推动、兴奋等生理作用，主“动”、主“外”，故属阳。精、血、津、液有形，具有滋养、濡润等作用，主“静”、主“内”，故属阴。在气中，则卫气具有剽疾而滑利、护卫肌表的作用，故称为卫阳。营气具有化生血液、濡养脏腑组织的作用，故称为营阴。在津液中也可再分阴阳，质清稀而薄的津属阳，质稠厚而浊的液属阴。

2. 功能与功能分阴阳

人体生命活动的基本形式是升降出入，用阴阳来划分，则升、出属阳，降、入属阴。升降出入协调平衡，则阴阳调和，健康无病。反之，则变生疾病。用阴阳划分脏腑功能，则五脏“藏精气而不泻”，主静、为阴。六腑“传化物而不藏”，主动、为阳。五脏之阴具有濡润、滋养作用，五脏之阳具有温煦、推动的作用。

3. 物质与功能分阴阳

用阴阳划分物质与功能，则物质属阴，功能属阳，阳气在外，具有保护机体内部组织器官的卫外功能。阴精在内，是阳气的物质基础，并为阳气不断地储备和提供能量补充。正如《素问·阴阳应象大论》所说：“阴在内，阳之守也。阳在外，阴之使也。”《素问·生气通天论》亦说：“阴者，藏精而起亟也。阳者，卫外而为固也。”卫阳与营阴相互协调配合，共同完成护卫肌表、抗御外邪的作用。

总之，中医将人体内各种物质之间、功能与功能之间以及物质与功能之间的关系都用阴阳来说明，只有人体阴阳关系的相互协调和平衡，才能维持健康状态。反之，如果各种阴阳关系紊乱，则导致疾病。正如《素问·生气通天论》指出：“阴平阳秘，精神乃治。阴阳离决，精气乃绝。”

见表 2-1-4。

表 2-1-4　说明人体的生理功能——阴平阳秘，精神乃治

- 说明生理活动的物质基础
  - 气——阳
    - 卫气——阳
    - 营气——阴
  - 精血津液——阴
    - 津——阳
    - 液——阴
- 说明生理活动的基本形式
  - 升出——阳
  - 降入——阴
- 说明脏腑生理功能及其相互关系
  - 五脏——阴
    - 心之阴阳、肾之阴阳
    - 心肾阴阳相交、水火既济
  - 六腑——阳
- 说明机体的防御功能
  - 阳气在外——具有保护机体内部组织器官的外卫功能
  - 阴精在内——是阳气的物质基础

（三）说明人体的病理变化

运用阴阳学说来说明人体的病理变化，主要是用阴阳来概括说明正邪各自的阴阳属性及病理机制。中医认为疾病的发生是“阴阳失调”的结果，其病理总纲是阴阳偏胜、阴阳偏衰、阴阳互损、阴阳转化。

1. 分析正邪的阴阳属性

人体阴阳的消长平衡是维持人的正常生命活动的基本条件，阴阳失调则是一切疾病发生的根本原因。疾病的发生和发展，是人体的正气与邪气相互作用的结果。正气，是指人体的功能活动，包括对外界适应能力及抗病修复能力等；邪气，泛指各种致病因素。正气可分为阴气和阳气两大类。阴气包括精、血、津液这三种物质及其化生的功能，因为精、血、津液都有形而主静，故为阴，其所化生的功能称为阴气。阳气指卫气，无形而主动，故属阳；邪气也有阴邪和阳邪之分。如六淫致病因素中的寒、湿为阴邪，风、暑、热（火）为阳邪等。为什么风、热、暑属阳邪？热邪和暑邪都是以热症为主要临床表现的一种邪气，它是阳邪不难理解；“风者，善行而数变”，风邪行动快速、变化多端，也属阳邪；而寒邪主阴寒、主冷，和阳邪正好相反，故属阴邪；湿邪与燥邪相比，湿邪重浊类水，其性趋下，故属阴邪。燥邪因有凉燥与温燥之不同，故一般不划分其阴阳属性，但也有人将燥与湿相对而归为阳邪者。把邪气分出阴阳，正气也分出阴阳，就可以用邪气中的阴邪、阳邪，正气中的阴气、阳气之间的相互斗争来说明人体复杂的病理变化了。

2.说明疾病的病理机制

疾病的过程就是邪正斗争的过程，其表现就是机体阴阳的偏胜，偏衰，互损，转化，所以无论疾病的病理变化多么复杂，都可用阴阳的偏胜偏衰、阴阳互损、阴阳转化来概括说明。

（1）阴阳偏胜：“胜”是指邪气胜。阴阳偏胜，指阴邪或阳邪偏盛，即属于阴或阳任何一方超出正常水平的病理状态，都属于“邪气盛则实”的病机（《素问·通评虚实论》）。主要表现为两种状态，即“阴胜则阳病，阳胜则阴病，阳胜则热，阴胜则寒”（《素问·阴阳应象大论》），见图2-1-8。

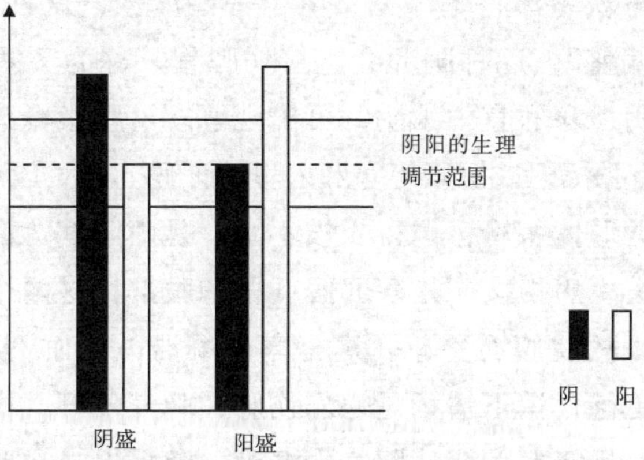

图2-1-8　阴阳偏胜示意图

①阳胜则热，阳胜则阴病：阳胜，是阳邪侵犯人体，或“邪从热化”而表现为阳热亢盛的一类疾病，即所谓“阳胜则热”的实热证。如温热之邪袭表，出现发热、咽喉痛，舌尖红、脉浮数；如温热之邪内传阳明，或寒邪入里化热，则可出现高热、大汗、烦躁、脉数等热证。

发热或高热，是阳邪胜，阳胜则热；咽喉痛是热邪郁闭气机，不通则痛；舌尖红代表体表有热，热则血脉充盈，舌见赤色；脉浮数，浮主邪在表，数主热邪盛，血得热则行，气血运行加速；大汗为热邪蒸迫津液出于腠理；烦躁为热邪扰心神。

治疗上，温热之邪袭表，为风热感冒，可服用银翘散、双黄连口服液；温热之邪内传阳明，可用《伤寒论》白虎汤（石膏 30g、知母 10g、粳米 10g、甘草 10g）水煎服用。

由于阳能制约阴，故阳胜时必然会消耗和制约机体的阴津，使津液亏乏，阴气损伤而出现干燥失润的表现，即所谓“阳胜则阴病”。如外感温热病过程中，往往会出现口干舌燥、舌红少津等“阳胜伤阴”的证候，可适当加上麦冬、石斛，或加用增液汤（生地 15g、麦冬 15g、玄参 15g）等养阴生津的药物，如果肠道津液损伤，出现大便干燥，可以用五仁丸（桃仁 15g、杏仁 15g、柏子仁 9g、松子仁 5g、郁李仁 5g、陈皮 15g）或麻仁润肠丸（火麻仁、炒苦杏仁、大黄、木香、陈皮、白芍）。

②阴胜则寒，阴胜则阳病：阴胜，是阴邪侵犯人体，或“邪从寒化”而表现为阴寒亢盛的一类疾病，即所谓“阴胜则寒”的实寒证。如冬天来了，有的人喜欢冬泳，冬泳完又喝了一些冰水，这种外寒加上寒饮，即属于“阴邪偏盛”，这种阴邪会直接伤脾胃，称为“寒邪直中太阴”。因脾属于足太阴，寒邪直中太阴，可出现恶寒、脘腹冷痛拒按、泻下清稀、舌淡苔白、脉沉迟或沉紧等寒邪入里的证候。

恶寒是自觉形体寒冷，但得衣被不减。是由于寒为阴邪，主寒，故形体寒冷；脘腹冷痛拒按，是寒邪侵袭胃和腹部，这两个部位都和脾相关。阴盛则寒，故脘腹有冷感。痛是寒主凝滞，气血不痛，不通则痛。拒按是按压痛更甚；泻下清稀是寒邪伤脾，脾气不升，水谷夹杂而下形成。舌淡苔白，是寒邪偏盛、阳气失温煦；脉沉迟或沉紧，是寒邪入里（脉沉）、血得寒而凝（迟）、寒主收引，气血内敛（紧）。

治疗调养上，可以使用良附丸（高良姜、香附）或红糖生姜煮水喝，也可以用热水袋温敷脘腹部。

由于阴阳相互制约，故阴胜时必然会消耗和制约机体的阳气而致其不足，即所谓“阴胜则阳病”。若寒邪侵犯人体而治疗不当，随着病情的发展，可出现肢冷、蜷缩、腹部冷痛喜按、脉迟伏或细微欲绝等“阴胜伤阳”或“阴胜阳衰”的证候，可用良附丸与理中丸联合使用或用附子理中丸治疗，见图 2–1–9。

值得注意的是，阳盛则阴病中的“阳盛”强调的是“阳邪盛”，阴病中的“阴”，强调的不是阴邪，而是“阴气”受损伤；阴盛则阳病中的“阴盛”强调的是“阴邪盛”，阳病中的“阳”，强调的不是阳邪，而是“阳气”受损伤；阳盛则热，阴盛则寒中的热或寒，都是实热或实寒。因《素问·通评虚实论》云“邪气盛则实”，无论是阳盛则热还是阴盛则寒，中医认为都是阳邪或阴邪绝对偏盛，都属于邪气盛，所以都是实证（实寒证或实热证）。这里大家要特别注意，“阳胜则热，阳胜则阴病”和阴胜则寒，阴胜则阳病”中的阴或阳是属于邪气中的阴邪或阳邪，还是属于正气中的阴气和阳气，只有分辨清楚才能真正理解阴阳偏胜病机。

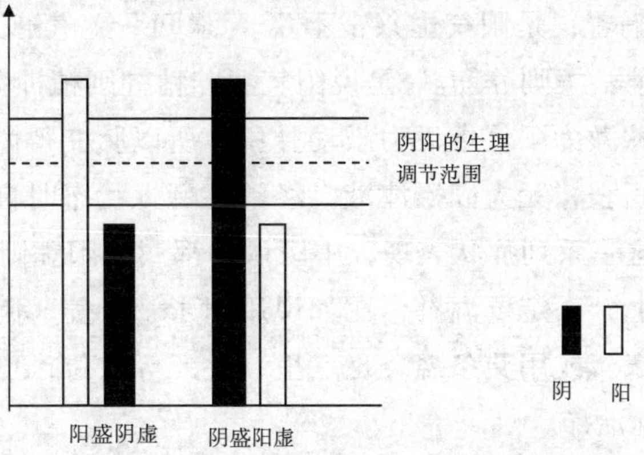

图 2-1-9　阴阳偏盛偏衰示意图

（2）阴阳偏衰：阴阳偏衰，是属于阴阳的任何一方低于正常水平的病理状态，称之为阴虚、阳虚。属于“精气夺则虚”（《素问·通评虚实论》）的病机。其临床常表现为“阳虚则寒”“阴虚则热”（见图 2-1-10）。

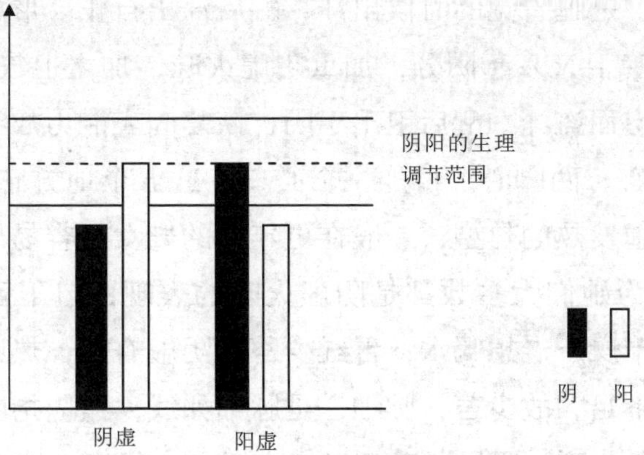

图 2-1-10　阴阳偏衰示意图

①**阳虚则寒：**阳虚，是指人体阳气的虚衰。根据阴阳相互制约的原理，阴或阳任何一方不足，无力制约对方，必然会导致另一方的相对偏胜。阳虚不能制阴，则阴相对偏亢而出现寒象，表现为面色苍白、畏寒肢冷、神疲蜷卧、自汗、苔白、脉微细等虚寒证。

面色苍白是由于阳气虚，无力温煦血脉推动血行到达面部；畏寒跟恶寒不一样，恶寒是身体感觉怕冷，但得衣被不减，是由外寒邪气引起的。而畏寒，指的是阳气虚无力温煦引起来的，患者自觉怕冷，但加衣被怕冷的程度有所减轻。畏寒本质是阳气虚，恶寒本质是有外感邪气；肢冷属于阳气虚无力温煦；精神疲惫是阳气虚，神失所养；蜷卧，是身体缩成一团儿躺着，是阳气虚兴奋不足。《素问·生气通天论》云："阳气者，精则养神，柔则养筋。"是说阳气温养精神则精神爽慧，阳气养筋则筋脉柔软；脉微为阳气虚无力鼓动脉象，所以脉变得微弱。自汗，是由于气虚无力固表，无力固摄津液，经常在醒觉状态时自觉出汗，活动后汗出更甚。这一系列症状表现，中医认为都属于阳虚则寒的表现。

治疗调养上，一定要温补，比如说用附子、干姜、肉桂这些药，温补阳气以祛阴寒。或用艾条温灸足三里、关元等穴位，也可用金匮肾气丸合艾附暖宫丸治疗。

②**阴虚则热：**阴虚，是指人体阴气的虚衰。阴虚不能制阳，则阳相对偏亢而出现热象。这里的热是虚热而不是实热。如久病伤阴或素体阴虚，往往出现潮热、盗汗、五心烦热、口干舌燥、舌红少苔、脉细数等虚热证。

潮热是患者发热有定时，或者定期而热势更高，一般在午后 3 到 5 点钟为甚；盗汗，是睡着觉的时候出汗，醒后汗出自止。形成机制在于本来阴虚火旺，夜晚卫气入于阴分，加重阴虚火旺，加之卫气夜晚不能固表，火蒸迫津液外出而盗汗，醒后卫出于阴，恢复固表能力故汗自止；五心烦热指的是两手心、两脚心，再加一个心口，这五个地方感觉烦，感觉热，这是典型的阴虚发热的热型，一般在更年期的妇女最容易出现这种五心烦热的症状。因为她们大多数都是阴虚火旺的表现；口干舌燥，即经常口腔里缺津液、干燥，老想喝水；舌红少苔是阴虚有热，热则血脉充盈故舌红，阴虚津液不足，故少苔；脉细，是脉细如线，但应指明显，代表阴血不足。脉数，是一呼一吸脉跳动超过 5 次以上，代表人体有热。

治疗调养上，可以用**六味地黄丸或知柏地黄丸**治疗。饮食上可以多吃雪梨、西瓜等甘寒生津之品。

值得注意的是，阴阳偏胜是邪气亢盛所形成的病证，属于实证，阳邪偏胜则导致实热证，阴邪偏胜则导致实寒证；而阴阳偏衰是正气不足所导致的病证，属于虚证，阴虚则出现虚热证，阳虚则出现虚寒证。故《素问·通评虚实论》说："邪气盛则实，精气夺则虚。"

（3）阴阳互损：由于阴阳之间互根互用，所以当阴阳偏衰到一定程度时，亦可出现阴损及阳、阳损及阴的阴阳互损情况（见图 2-1-11）。

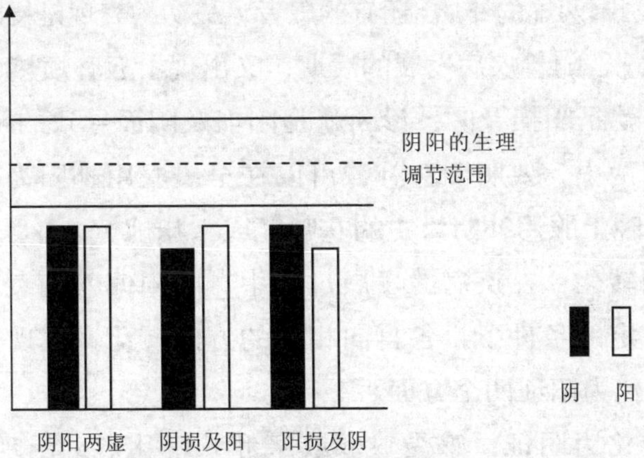

图 2-1-11　阴阳两虚示意图

①阴损及阳：根据阴阳互根原理，当阴虚至一定程度时，因阴虚不能生阳，可逐渐出现阳虚的证候，称为"阴损及阳"。如具有腰膝酸软无力、五心烦热症状的肾阴虚患者，当发展到一定阶段，可因阴虚不能化生阳气而导致阳气的虚衰，出现畏寒、蜷缩等肾阳虚的症状，即为"阴损及阳"，可用张景岳的左归丸治疗。

②阳损及阴：当阳虚至一定程度时，根据阴阳互根原理，因阳虚不能生阴，可逐渐出现阴虚的证候，称为"阳损及阴"；如具有腰部畏寒冷痛、四肢厥冷等肾阳虚症状的患者，当发展到一定阶段，可因阳虚不能化生阴液而导致阴气的化生不足，出现五心烦热等阴虚症状，即为"阳损及阴"。可用张景岳的**右归丸**治疗。

"阴损及阳"或"阳损及阴"的结果是"阴阳两虚"。阴阳两虚是阴阳双方处于低水平的异常状态，但并不是低水平的平衡，亦可同时存在着偏于阳虚或偏于阴虚的不同。曾有一道判断对错题："阴阳两虚，是指低水平的阴阳平衡"，答案是错。但为什么错，同学们不一定都明白。因为阴阳两虚，它是阳损及阴，或者阴损及阳而出现的阴阳都不足。如果是由阳损及阴而造成的阴阳两虚，就是以阳虚为主、阴虚为次；如果是阳损及阴而造成的阴阳两虚，就是阳虚为主，阴虚为次。阴阳互损往往是疾病发展的后期阶段出现的阴阳两虚的一种状态。再举一些实例。在临床上为了辨别证候的寒热，我常会问患者："你平时是怕冷，还是怕热呀？"他会说，冬天怕冷，夏天怕热，这种患者冬天怕冷，说明是阳虚，夏天怕热说明是阴虚，综合而言，就是阴阳两虚的体质。还有的患者，最初的表现是畏寒肢冷，脉微，一派阳虚的表现，随着疾病发展的后期，又出现了五心烦热、盗汗的表现，这时候此患者就是阳损及阴，诊断就是阳损及阴而导致的阴阳两虚状态。

对于阴阳两虚，要阴阳双补，可以在早晨服用补阳为主的**右归丸或金匮肾气丸，晚上服用补阴为主的**左归丸或六味地黄丸。

（4）阴阳转化：在疾病的发展过程中，阴阳偏盛偏衰、互损的病理变化可以在一定的条件下，各自向相反的方向转化。表现为阳证转化为阴证和阴证转化为阳证两个方面。

①阳证转化为阴证：感受热邪或寒邪入里化热，出现高热、汗出、咽痛、便秘、舌红苔黄、口渴、脉洪大等热证（阳证），当稽留高热不退，大量耗伤人体"元气"，出现体温突然下降、四肢厥冷、脉微欲绝等"虚寒之象"时，即为阳证转化为阴证。此时，可用张仲景的四逆汤（附子15g，干姜9g，炙甘草6g）回阳救逆，即恢复阳气，救治厥逆，这里的附子有毒，一定要先煎30~60分钟，以口尝不麻舌为佳。

②阴证转化为阳证：外感寒湿之邪，出现恶寒、头身酸痛、流清涕、鼻塞、脉浮紧等外感寒湿证（阴证），当失治、误治或因体质阳热，出现高热、咽痛、黄涕、咳吐黄痰、脉洪数，则为实热证（阳证），此为阴证转化为阳证。此时，可用蓝芩口服液合鱼腥草片合用治疗。

阴阳证之间相互转化的内在原因在于侵害人体的邪气（阳邪与阴邪）与人体正气（阳气与阴气）的斗争的进退变化，而治疗的正确与否则是促使转化的外部条件。在疾病中对立的邪正双方的力量对比是不断变化着的。由于阴阳互根，阴中有阳，阳中有阴，所以当邪正斗争力量消长出现阳气损伤或阳气偏盛到“极点”时，就会出现“阳证转化为阴证”或“阴证转化为阳证”。

综上，在阴阳学说说明疾病的病理状态中，大家要重点掌握是正气分阴阳，精、血、津液属阴，而气属阳。还要掌握邪气分阴阳，风属热，属阳邪，而寒湿邪气属阴邪。特别要记住的就是病理总纲：阳盛则热，阳盛则阴病，阴盛则寒，阴盛则阳病，阳虚则寒，阴虚则热以及阴阳互损和阴阳转化这样几个方面。阳盛则热是实热证，阴盛则寒是实寒证，都属于“邪气盛则实”的实证。而阳虚则寒是虚寒证，阴虚则热是虚热证，都属于“精气夺则虚”的虚证（参见表2-1-5）。

表2-1-5　说明人体的病理变化——阴阳失调

- 阴阳偏盛
  - 阳偏盛
    - 阳盛则热——实热证
    - 阳盛则阴病——实热兼阴虚证
  - 阴偏盛
    - 阴盛则寒——实寒证
    - 阴盛则阳病——实寒兼阳虚证
- 阴阳偏衰
  - 阳偏衰——阳虚则寒——虚寒证
  - 阴偏衰——阴虚则热——虚热证
- 阴阳互损
  - 阳损及阴
  - 阴损及阳
  - （二者）→阴阳两虚
- 阴阳转化
  - 阳证→阴证
  - 阴证→阳证

（四）指导疾病的诊断

由于疾病发生、发展变化的内在机制是阴阳失调，所以任何疾病尽管临床表现错综复杂，千变万化，但都可以用阴阳来加以概括和说明，故曰“善诊者，察色按脉，先别阴阳”（《素问·阴阳应象大论》）。用阴阳指导疾病诊断主要表现在辨别四诊分阴阳和八纲分阴阳两个方面。

1. 四诊分阴阳

望闻问切是中医诊断疾病的基本手段。对于四诊所得来的资料首先要用阴阳来判别其属性。

（1）色泽分阴阳：黄、赤色属阳，青、白、黑色属阴，色泽鲜明属阳，晦暗属阴。如黄疸患者，如果黄色好像橘子一样鲜明，叫阳黄，为肝胆湿热所致；面色晦暗，黄色如烟熏，叫阴黄，为脾胃寒湿所致。

（2）声息分阴阳：语声高亢洪亮者属阳，语声低微无力者属阴；呼吸有力而声高气粗者属阳，呼吸微弱而声低气怯者属阴。

（3）症状分阴阳：身热属阳，身寒属阴；口干而渴属阳，口润不渴属阴；躁动不安属阳，蜷卧静默属阴。

（4）脉象分阴阳：以部位分，则寸为阳，尺为阴；以频率分，则数者为阳，迟者为阴；以形态分，则浮洪滑大为阳，沉涩细小为阴。

以部位分阴阳：如，左寸、关、尺分别代表心、肝、肾，右手寸、关、尺分别代表肺、脾、命门。命门是指肾阳。左手寸脉为心，右手寸脉为肺，寸脉代表的心肺在人体的上焦，所以寸脉属阳；尺脉都代表肾，肾在人体下焦，属阴。

以频率分阴阳：医生一呼一吸，患者脉跳 4 次，这是正常的脉；如果一呼一吸患者脉跳 5 次以上，这就是数脉，为阳；医生一呼一吸，患者脉跳不足 4 次的，是迟脉，代表寒邪致病，属阴。

以形态分阴阳：一般来说浮脉和沉脉相比，浮脉位置比较表浅，轻取即得，重按稍减而不空，故浮脉为阳；而沉脉，轻取不得，重按始应，病位在里，所以沉脉属阴；大脉和小脉相比，大脉形体比较大，小脉形体比较小，所以大脉属阳，小脉属阴；洪脉和细脉相比，洪脉是来盛去衰，如波涛汹涌，属阳；而细脉是脉细如线，应指明显但无波涛汹涌之势，故属阴；滑脉和涩脉相比，滑脉往来流利，如珠走盘，应指圆滑，所以滑脉属阳；而涩脉往来艰涩，如轻刀刮竹，故属阴。

（5）病位分阴阳：在表、在外、在上者属阳，在里、在内、在下者属阴。

2. 八纲分阴阳

在诊病辨证的过程中，首先要辨清疾病的阴、阳、表、里、寒、热、虚、实，即所谓“八纲辨证”。而八纲之中，阴阳为总纲，故当以阴阳统率表里、寒热、虚实。即表、热、实属阳，里、寒、虚属阴。这里注意是：表证和里证相比较，表证属阳，里证属阴。寒证和热证相比，寒证属阴，热证属阳。虚证和实证相比，虚证属阴，实证属阳。所以说，里、虚、寒属阴证，表、热、实属阳证。总体是用阴阳来作为总纲。正如清代程国彭《医学心悟》云："病有总要，寒热虚实表里阴阳八字而已。至于病之阴阳，统上六字而言，所包者广。热者为阳，实者为阳，在表者为阳；寒者为阴，虚者为阴，在里者为阴。"

总之，在临床辨证中，无论望闻问切四诊还是诊病辨证，首先要分清病变部位、疾病性质、邪正盛衰的属阴属阳，才能正确把握疾病的本质，从而奠定正确施治的基础（见表2-1-6）。正如《景岳全书·传忠录》所说："凡诊病施治，必须先审阴阳，乃为医道之纲领，阴阳无谬，治焉有差？医道虽繁，而可以一言蔽之者，曰阴阳而已。故证有阴阳，脉有阴阳，药有阴阳……设能明彻阴阳，则医理虽玄，思过半矣。"（见表2-1-6）

表2-1-6　用于疾病的诊断——"善诊者，察色按脉，先别阴阳。"

- 色泽分阴阳
  - 鲜明——病在阳分
  - 晦暗——病在阴分
- 声息分阴阳
  - 语声高亢洪亮，多言而躁动者，呼吸有力——阳证
  - 语声低微无力，少言而沉静者，呼吸微弱——阴证
- 症状分阴阳
  - 阳——身热，口干渴躁动
  - 阴——身寒，口不渴蜷卧
- 脉象分阴阳
  - 以部位分，寸——阳，尺——阴
  - 以至数分，数——阳，迟——阴
  - 以形态分，浮大洪滑——阳，沉小细涩——阴
- 八纲辨证分阴阳
  - 里、虚、寒——阴
  - 表、实、热——阳

（五）指导疾病的治疗

由于疾病发生、发展变化的内在机制是阴阳失调，因此，调理阴阳，使之恢复阴阳平衡，是防治疾病的基本原则。故《素问·至真要大论》

曰“谨察阴阳所在而调之，以平为期”。阴阳学说用于指导疾病的治疗，主要包括指导养生防病和指导疾病的治疗两个方面。

1. 指导养生防病

中医学十分重视养生和对疾病的预防，强调“上工治未病”，很多摄生理论、摄生方法也是以阴阳变化的基本规律和阴阳平衡协调的基本法则为依据的。

（1）说明养生防病理论：《素问·宝命全形论》云：“人以天地之气生，四时之法成”，所以养生的关键在于顺应自然，调和阴阳。即使人体中的阴阳与四时的阴阳变化相适应，以保持人与自然界的协调统一，达到延年益寿的目的。故《素问·四气调神大论》说“夫四时阴阳者，万物之根本也，所以圣人春夏养阳、秋冬养阴，以从其根，故与万物沉浮于生长之门。逆其根，则伐其本，坏其真矣。”这就指出了顺应四时阴阳的盛衰来调养人体阴阳的基本原则及其重要性。同时中医还认为，保持人体自身内部的阴阳调和也是养生防病的关键。如《素问·生气通天论》云：“圣人陈阴阳，筋脉和同，骨髓坚固，气血皆从。如是则内外调和，邪不能害，耳目聪明，气立如故。”又说“凡阴阳之要，阳密乃固，两者不和，若春无秋，若冬无夏，因而和之，是谓圣度”。

（2）说明养生方法：根据中医养生“调和阴阳”的基本理论，在养生的方法上主张顺应自然，春夏养阳，秋冬养阴，精神内守，饮食有节，起居有常，做到“法于阴阳，和于术数”（《素问·上古天真论》），借以保持机体内部以及机体内外环境之间的阴阳平衡，达到增进健康，预防疾病的目的。根据人体质阴阳盛衰的不同，予以恰当的饮食调补。阴虚体质，多食养阴滋润之品；阳虚体质，适食温补助阳之物；阳盛体质，多食清凉降火的食物；阴盛体质，多食辛热散寒的食物。同时，还要根据人体质阴阳盛衰的不同，予以适当的锻炼，并慎避邪气，阳虚及阴盛的体质都要注意避寒就温，阴虚及阳盛的体质要注意避热就凉。

2. 确定治疗原则

疾病发生、发展的根本原因是阴阳失调，因此，调整阴阳，补不足，泻有余，恢复阴阳的相对平衡，就是治疗的基本原则。阴阳学说用以指导疾病的治疗，主要表现在确定治疗原则和归纳药物的性能两个方面。

（1）确定治疗原则：即针对阴阳偏胜和阴阳偏衰的不同疾病本质来确定治疗原则。

1）阴阳偏胜的治疗原则——损其有余（实则泻之）（图 2–1–12）

阴阳偏胜，即阴邪或阳邪的过盛有余，为实证，故治疗原则为“损其有余”又叫“实则泻之”。包括热者寒之和寒者热之两个方面。

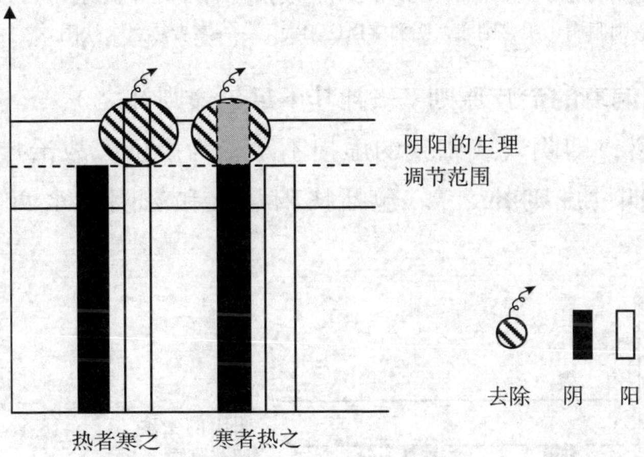

图 2–1–12　“实则泻之”“损其有余”示意图

①**热者寒之：**阳胜则热，属实热证，宜用寒凉药以制其阳，治热以寒，即“热者寒之”。表热感冒用双黄连口服液；里热要分脏腑，肺热咳吐黄痰，用鱼腥草片，或急支糖浆；肝热目赤肿痛，用龙胆泻肝丸；心火舌体溃疡、心烦失眠，用朱砂安神丸或莲子心泡水；胃火旺口苦口臭，用黄连上清丸或牛黄清胃丸，凡此种种，都是“热者寒之”的应用。

②**寒者热之：**阴胜则寒，属实寒证，宜用温热药以制其阴，治寒以热，即“寒者热之”。表寒感冒用感冒清热颗粒；寒邪入里要分脏腑，肺寒咳嗽，痰白清稀，用通宣理肺丸治疗；胃寒胃痛，用良附丸治疗；肝寒小肠疝气少腹冷痛，用天台乌药散治疗等。凡此种种，都是“寒者热之”的应用。

由于阳胜则热，阳胜则阴病，即阳热盛易于损耗阴液。阴胜则寒，阴胜则阳病，即阴寒盛易于损伤阳气。故在调整阴阳的偏胜时，应注意有无相应的阴或阳偏衰的情况存在。若阴或阳偏胜而其相对的一方并未构成虚损时，即可采用“损其有余”的方法。若其相对一方有所偏衰时，则当兼顾其不足，配合以扶阳或益阴之法。扶阳可用干姜、肉桂等，益阴可用百合、乌梅、雪梨等。（表 2–1–7）

表 2–1–7　阴阳偏盛的治疗原则——损其有余，实则泻之

阴偏盛—阴邪过盛有余—阴盛则寒—实寒证—寒者热之
阳偏盛—阳邪过盛有余—阳盛则热—实热证—热者寒之
阳盛则阴病（阳盛则热，阳邪盛损耗阴液——热者寒之＋益阴
阴盛则阳病（阴盛则寒，阴邪盛损伤阳气）——寒者热之＋扶阳

2）阴阳偏衰的治疗原则——补其不足（虚则补之）

阴阳偏衰，即阴气或阳气的虚损不足，为虚证，故治疗原则为“补其不足”又叫“虚则补之”。包括扶阳益火和滋阴壮水两个方面。（图 2–1–13）

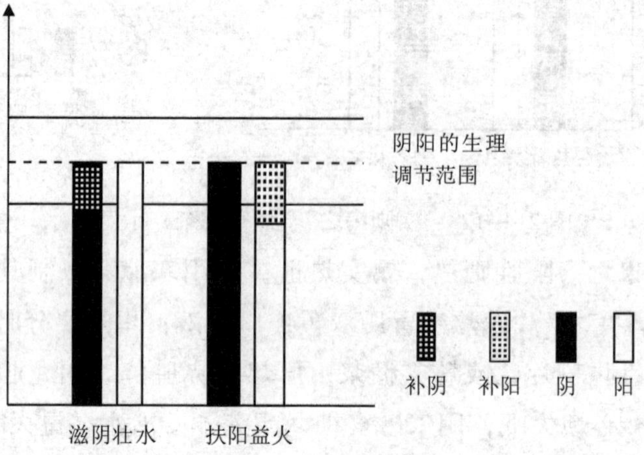

图 2–1–13　“虚则补之”、“补其不足”示意图

①扶阳益火（益火之源、阴病治阳）：若阳虚不能制阴而导致阴盛者，属虚寒证，不宜用辛温发散药以散阴寒，须用“益火之源，以消阴翳”的方法，即用扶阳益火之法，以消退阴盛。“益火之源以消阴翳”是唐代王冰对于《素问·至真要大论》的“诸热之而寒者取之阳”的注语。就是用辛热药治寒证，但寒反而更严重，这不是属于外感寒邪的寒证，而是肾阳（真阳）不足的虚寒，所以应该温补肾阳药来补火之本，从而来消退阴寒偏盛。又叫“阴病治阳”，这个词非常难理解，这里的“阴病”，不同于“阳胜则阴病”里的“阴病”含义。“阳胜则阴病”的“阴病”指

的是阳邪盛导致的阴气不足，而在“阴病治阳”中的“阴病”，强调的是阳虚引起的“虚寒证”，其性质属阴而称为“阴病”，由于是阳气虚引起来的，所以要“治阳”，就是要“补阳”。考试点是“益火之源以消阴翳”与“阴病治阳”与“扶阳益火”这三个词含义相同。

②滋阴壮水（壮水之主、阳病治阴）：阴阳偏衰，即阴或阳的虚损不足，或为阴虚，或为阳虚。阴虚不能制阳而致阳亢者，属虚热证，一般不能用苦寒药直折其热，须用“壮水之主，以制阳光”的方法，即用滋阴壮水之法，以抑制阳亢火盛。“壮水之主以制阳光”，是唐代王冰对于《素问·至真要大论》“诸寒之而热者取之阴”的注语。意即用苦寒药治疗热证，而热不退，反见增重，这不是有余的实热证，而是肾阴（真阴）不足的虚热，故治疗应滋阴补肾水之本，从而来消退阳热偏盛。又叫“阳病治阴”，这个词也非常难理解，这里的“阳病”，不同于“阴胜则阳病”里的“阳病”的含义。“阴胜则阳病”的“阳病”指的是阴邪盛导致的阳气不足，而在“阳病治阴”中的“阳病”，强调的是阴虚引起的“虚热证”，其性质属阳而称为“阳病”，由于是阴气虚引起来的，所以要“治阴”，就是要“补阴”。考试点是“壮水之主以制阳光”与“阳病治阴”与“滋阴壮水”这三个词含义相同。

③阴中求阳：所谓阴中求阳，就是在治疗阳虚证时，在用大量补阳药的时候，要适当加一些补阴药。如《景岳全书》的右归丸（熟地24g，山药12g，山萸肉10g，枸杞子12g，菟丝子12g，鹿角胶12g，杜仲12g，肉桂5g，当归9g，熟附片6g），温补肾阳，填精补血。主治元阳不足，精血虚冷。表现为久病体虚疲乏，畏寒肢冷；或阳痿遗精，或阳衰无子或腰膝软弱，下肢浮肿；或饮食少进，大便溏稀。本方是治疗阳虚的，除了本方中附子、肉桂温肾阳，暖下元；鹿角胶、杜仲、菟丝子补肾阳，益精血，还有熟地、山药、山萸肉、当归、枸杞子滋肾阴，养肝血。诸药配伍，阳得阴助，生化无穷，体现了“阴中求阳”的法则，以收“温补肾阳，填精补髓”之功。再比如，金匮肾气丸适合于肾阳虚的患者，其中有附子、肉桂这两个补阳药，同时又有六味地黄丸补阴药，本来是阳虚，为什么要加补阴药？这就是张景岳的“阴中求阳”的思想应用。

④阳中求阴：所谓阳中求阴，是指在治疗阴虚时，在大量的补阴药

中，要适当加以补阳药。如张景岳《景岳全书》的左归丸（熟地 24g，炒山药 12g，枸杞 12g，山茱萸 12g，熟川牛膝 9g，鹿角胶 12g，龟甲胶 12g，菟丝子 12g），滋阴补肾，填精益髓。主治真阴不足证。头目眩晕，腰酸腿软，遗精滑泄，自汗盗汗，口燥舌干，舌红少苔，脉细。方中重用熟地为君滋肾益精，以填真阴，臣以山萸肉养肝滋肾、涩精敛汗，山药补脾益阴、滋肾固精，枸杞子补肾益精、养肝明目，龟甲胶、鹿角胶峻补精髓，龟甲胶偏于补阴，鹿角胶偏于补阳。佐以菟丝子、川牛膝益肝肾，强腰膝，健筋骨，诸药全用，"阳中求阴"，共奏滋阴补肾，填精益髓之效。

上述使用的"阴中求阳，阳中求阴"是张景岳根据阴阳互根的原理，提出的治法，他说："善补阳者，必于阴中求阳，则阳得阴助而生化无穷；善补阴者，必于阳中求阴，则阴得阳升而泉源不竭"（《景岳全书·新方八阵》），即是指在用补阳药时，须兼用补阴药；在用补阴药时，须加用补阳药，以发挥其互根互用的生化作用。

还要提醒注意的是，一般只是在疾病发展到比较严重的时候，即"久病及肾"，出现肾的阴阳虚损时，才要用上述治法。如果只是其他脏腑阴阳虚损，由于还可以从在肾脏阴阳得到补充，所以一般发生阴阳互损比较少，治疗上只要应用阴阳互制的补虚原理就行了。总之，治疗的基本原则，是泻其有余，补其不足。阳盛者泻热，阴盛者祛寒；阳虚者扶阳，阴虚者补阴，以使阴阳偏胜偏衰的病理表现复归于协调平衡的正常状态。（表 2-1-8）

表 2-1-8 阴阳互制互根补虚法

- 阴偏衰——虚热证
  - 阴阳互制补虚
    - 滋阴以抑阳
    - 壮水之主，以制阳光
    - 阳病治阴
  - 阴阳互根补虚——阳中求阴（在用补阴药时，须兼用补阳药）
- 阳偏衰——虚寒证
  - 阴阳互制补虚
    - 益火以消阴
    - 益火之源，以消阴翳
    - 阴病治阳
  - 阴阳互根补虚——阴中求阳（在用补阳药时，须兼用补阴药）

（2）分析药物的性能：阴阳用于疾病的治疗，不仅用以确立治疗原则，而且也用来概括药物的性味功能，作为指导临床用药的依据。临床诊治，不但要有正确的诊断和治疗方法，同时还必须熟练地掌握药物的性能，根据治疗方法，选用适宜药物，才能收到良好疗效。

药物的性能，一般地说，主要依据其气（性）、味和升降浮沉来决定，而药物的气、味和升降浮沉，又均可用阴阳来归纳说明。

药性：主要指寒、热、温、凉四种药性，又称“四气”。其中寒凉者属阴（凉次于寒），温热者属阳（温次于热）。一般来说，能减轻或消除热证的药物，大多属于寒性或凉性，如栀子、黄芩等。反之，能减轻或消除寒证的药物，一般属于温性或热性，如干姜、附子之类。

五味：即指酸、苦、甘、辛、咸五味。有些药物具有涩味等，所以实际上不止五种，但是习惯上仍然称为五味。其中辛、甘、淡属阳，酸、苦、咸属阴。故《素问·至真要大论》说：“辛甘发散为阳，酸苦涌泄为阴，咸味涌泄为阴，淡味渗泄为阳。”如辛辣能宣散，行气活血，为阳；甘味，有补益作用，为阳；酸味，有收敛固涩之效，为阴；苦味，有泄火、燥湿作用，为阴。咸味软坚散结，入血分、入肾脏，为阴。这里的“涌”是“通”的含义，涌泄理解为通泄，即向下排泄。淡味附属于甘，有健脾、淡渗利湿功效，为阳。

升降浮沉：即升是上升，降是下降，浮为发散，沉为收敛和泻利二便等。大凡具有升阳发表、祛风、散寒、涌吐、开窍等功效的药物，多上行向外，其性多升浮，升浮者为阳；而具有泻下、清热、利尿、重镇安神、潜阳息风、消导积滞、降逆、收敛等功效的药物，多下行向内，其性皆沉降，沉降者为阴。

总之，治疗疾病，就是根据病证的阴阳偏胜偏衰情况，确定治疗原则。再结合药物性味的阴阳属性，选择相应的药物，以纠止由疾病引起的阴阳失调状态，从而达到治愈疾病的目的。（表 2-1-9）

表 2-1-9　归纳药物的性能简表

- 药性
  - 温热——阳
  - 寒凉——阴
- 五味
  - 辛、甘、淡——阳
  - 酸、苦、咸——阴
- 升降浮沉
  - 升浮——阳
  - 沉降——阴

结语

关于阴阳学说，重点内容是阴阳的概念、阴阳的特性（相关性、普遍性、相对性、规定性）、阴阳学说的基本内容（阴阳的交感互藏、对立制约、互根互用、消长平衡、相互转化、阴阳自和）三个方面。阴阳学说在中医学中的应用重点是对病理和治疗的说明。即阳胜则热，阳胜则阴病。阴胜则寒，阴胜则阳病；阳虚则寒，阴虚则热；阴阳互损；阴阳转化。阴阳学说在指导疾病的治疗方面，要掌握阴阳偏盛的治疗原则是实则泻之（损其有余），包括热者寒之，寒者热之；对于阴阳偏虚的治则，要掌握虚热证，治法为壮水之主，以制阳光，或叫阴病治阳；虚寒证，治法为益火之源，以消阴翳，或叫阴病治阳，这是考试的重点也是难点。

第二节 五行学说

五行学说是古人“仰观天象、俯察地理、中知人事”而形成的关于宇宙本源及其运动变化的世界观和方法论。这一学说企图以“五”为基数来探索宇宙气化轮转的内在机制与动力，如果说，阴阳强调宇宙季节循环、昼夜更迭这一气化“圆运动”过程中相反相成的“质变”过程，那么，与阴阳学说相辅相成，五行学说则力图实现对宇宙季节循环、昼夜更迭气化“圆运动”的渐变机制的探索，理解五行的概念、五行学说的基本内容以及五行学说在中医学中的应用，对于理解中医原创的生命观、疾病观、防治观意义重大。

一、五行的起源和沿革

五行学说的渊源最早可追溯到商代的五方概念所形成的“五方说”。根据甲骨文的记载，五方说把商朝的所在的领域称为“中商”与“东土”“南土”“西土”“北土”并举，说明当时已经有了用“东西南北中“五方总括整个空间方位的概念，此为五行学说的重要思想来源。

同时，古人不仅认识到方位风雨对农业生产的影响，而且进一步认识到时间季节及天体变化对农耕稼穑的影响，因而在观测四时气候变化与天体运动的基础上，将天气的运行分为五个时节，形成“五时说”。如《左传·昭公元年》记载“分为四时，序为五节”。并与天体五星的运行联系起来，形成“五星说”，如《史记·历书》记载：“黄帝考定星历，建立五行。”《汉书·艺文志》亦说：“五行之序乱，五星之变作”，“五星不失行，则年谷丰昌”，可见，五行又是古人观星定历的产物，反映了四时季节气候物候变化的规律、特点及其生化特征。五行的初义就是天地阴阳之气的运行，即五个季节的气候物候变化，而这种气候物候变化，是五星的运行引起。

继“五方说”“五时说”“五星说”之后，同时出现“五材说”和“元素说”。五材指自然界木、火、土、金、水五种生产生活必需的基本物质。如《左传·襄公二十七年》说：“天生五材，民并用之，废一不可。”而且进一步认识到木、火、土、金、水这五种物质对人类生活非常必要，缺一不可。如《尚书·洪范》曰：“水火者，百姓之所饮食也；金木者，百姓之所兴作也；土者，万物之所资生，是为人用。”更具体地表述了五材为人们生活、生产所必需的思想。在此基础上，古人又发展为“元素说”，认为木、火、土、金、水乃五种物质元素，是构成宇宙万物的本源。如《国语·郑语》曰：“先王以土与金、木、水、火杂，以成百物。”即金、木、水、火与土发生关系，土是中心，由此而生成了世界上各种各样的事物，五材则成为构成其他事物的最基本的五种元素。五材说与五元素说的出现说明古人试图从五种物质元素的结构关系上来把握一切有形事物的整体联系，这是五行学说的很大发展。

五行作为哲学概念，最早见于《尚书·洪范》：“五行，一曰水，二曰火，三曰木，四曰金，五曰土。水曰润下，火曰炎上，木曰曲直，金曰从革，土爰稼穑。润下作咸，炎上作苦，曲直作酸，从革作辛，稼穑作甘。”这里记载了五行的名称、次序、性质和作用，但没有涉及五行之间的相互关系。孔颖达注则指出：“五材，言五者多有才干也。谓之行者，若在天则五气流行，在地世所行用也。”可见由“五材”易名为五行，实现了由实体到抽象的升华过程，从而标志着五行作为哲学概念的形成。五行只有抽象为五种功能属性以后，才可以作为归纳自然社会万物万象的模型。

春秋以后，古代思想家开始探索五行之间的关系，逐渐确立了五行之间存在着既相克又相生的内在联系。古人在日常生活中，观察到水能灭火，金能伐木等现象，从中认识到五行之间的制约关系。《素问·宝命全形论》说“木得金而伐，火得水而灭，土得木而达，金得火而缺，水得土而绝。”明确指出了五种自然物质的相胜关系。关于五行相克的认识,《素问·六微旨大论》说：“相火之下，水气承之；水位之下，土气承之；土位之下，风气承之；风位之下，金气承之；金位之下，火气承之……亢则害，承乃制，制则生化。”古人把这种六气相胜的自然变化规律结合木、火、土、金、水加以归纳，就形成了木克土、土克水、水克火、火克金、金克木的五行相克规律。可以说，五行学说中的五行相克是古人对自然物质制胜关系和自然气候正常制胜规律的抽象。对五行相生关系，先秦著作中未见明确记载，但从古人对四时气候及物候运转规律的认识来看，当时已具备五行相生次序的概念。如《春秋繁露·五行之义》说：“木，五行之始也；水，五行之终也；土，五行之中也。此其天次之序也。”《素问·脉要精微论》也记载：“彼春之暖，为夏之暑”说明春暖可以生夏暑。可见五行相生关系主要是对自然气候正常相生规律的抽象。

综上，五行学说的形成不是单一的思想渊源，而是融合了“五方说”“五时说”“五星说”“五材说”和“五元素说”等多种思想，经过抽象升华而逐步形成的。古人认识了五行之间相生相克的关系，并将其广泛用于解释自然界乃至社会生活中各种事物和现象的关系及其发展变化，这标志着五行学说的成熟。(表 2–2–1)

表 2–2–1　五行学说形成小结简表

- 五行名称 —来源于→
  - 五方说——东南中西北
  - 五时说——春夏长夏秋冬
  - 五星说——木星火星土星金星水星
  - 五材说——木火土金水五种材料
  - 五元素说——木火土金水五种元素
- 五行生克 —来源于→
  - 相生关系——对自然气候正常相生规律的抽象
  - 相克关系
    - 对自然气候正常相生规律的抽象
    - 对五种物质制胜关系的抽象

二、五行和五行学说的概念

1. 五行的概念

五行是指木、火、土、金、水五类事物和现象的运动和变化，五，是木、火、土、金、水五类事物和现象，行，是运行和变化。这里的“五类事物和现象”不能单纯理解为“五材”或“五元素”，而应理解为包括五方、五时、五化、五色、五味、五脏、五腑、五官、五华、五志等的广义的事物和现象。我国古代先民长期居于黄河中下游流域，以此为基点，在空间上可分为东西南北中五方，通过生活生产实践中仰观天象，俯察地理，又认识到与五方密切相关的天之五星的运行可引起五时季节的气候变化，进而又产生自然界生长化收藏的物候变化，这些气候与物候现象与日常生活中不可缺少的五种基本物质的运动变化如树木的生发、火苗的炎热、土地的受纳、金属的沉降、水的润下密切相关，在此基础上，古人进一步认识到，木、火、土、金、水五种变化是构成宇宙间万事万物的五种基本功能元素。在后来的发展中，五行的意义已发生了质的变化，它已不再是指五种物质本身的运动，而抽象为代表五大类事物和现象属性的哲学概念。而五大类事物和现象的属性之代表——五行的周期性变化，是伴随太阳的升起降落的昼夜周期循环以及地球围绕太阳转的四季（五季）周期性循环而发生的，因此，从本质意义上来说，五行是自然界阳气变动的五种过程，或五个阶段，或五个状态。即木代表春季阳气初生，火代表夏季阳气盛长，土代表长夏阳气由隆盛向收藏的转化，金代表秋季阳气收敛，水代表冬季阳气潜藏。

在英文翻译中，有两种说法，一种是 five elements（五种元素），另一种是 five ways ofthe sun and moon（太阳和月亮的五种运动方式），这里，太阳代表阳，月亮代表阴。第二种翻译是说五行是阴阳运动的五种方式，显然，这更加符合五行本意。中国古代天文学尊崇的是“地心说”，即以地面某一区域为参照点，太阳围绕地球做自东向西的圆周视运动，早晨太阳自东方升起，阳气初生，为春、为木；中午太阳位于正南方，阳气旺盛，为夏、为火；午后太阳位于中央，阳气由盛向衰转化，为长夏、为土；黄昏太阳西下，阳气下降，为秋、为金；夜半，太阳自北方潜入地下，月亮高照，阳气潜藏，为冬、为水。太阳辐射能量的生长化收藏变化就是自然和人类的本源之气——元气。可见，五行描述的是五季和昼夜阳气生长化收藏的五种运动状态（或方式），阳气生长为阳，阳气收藏为阴，所以五行是阴阳消长盛衰的渐变方式。木、火、土、金、水所代表的生长化收藏这五种运动方式是自然界五大类事物和现象所共有的特性，运用不同运动方式之间的相互作用（相生相克），可以解释宇宙万物发生、发展和变化的根源，弥补了阴阳正负反馈调节的不足（见图 2-2-1）。理解五行是木、火、土、金、水五类事物和现象的运动和变化，是自然界元气阴阳消长盛衰的渐变过程至关重要。

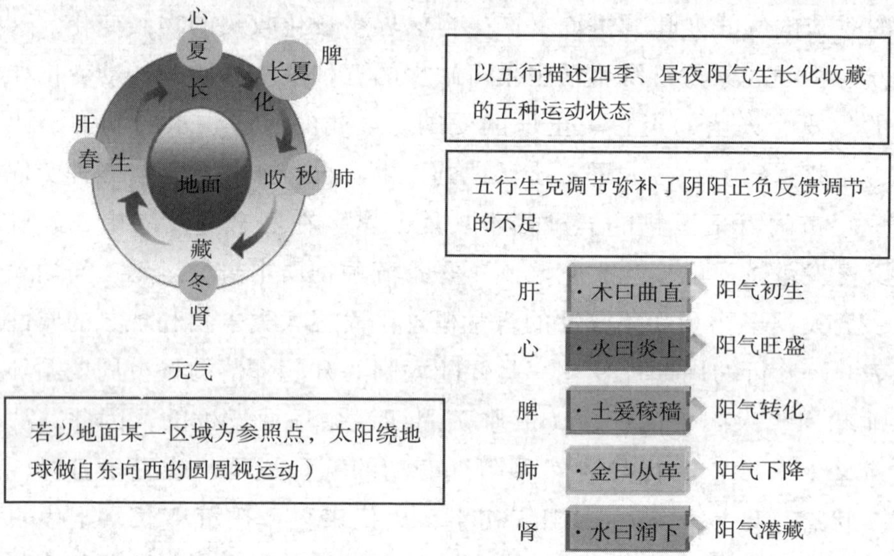

图 2-2-1　五行的概念示意图

2. 五行学说

五行学说，是古代哲学家以木、火、土、金、水五类基本事物和现象的功能属性为代表，来归类自然界事物的属性，并以五行之间的相互资生、相互制约关系来阐释事物之间的相互联系，以及复杂的运动变化规律。五行学说认为任何事物都不是孤立的、静止的，而是在不断的相生、相克的运动之中维持着协调和平衡。

中医学对自然界任何事物的认识都是以“五”为基数来分析的，对复杂的现象，也用五行中的相生、相克的关系阐明。如：一年四季中春天温暖、夏天炎热，从春温到夏热这个变化过程，中医用“木生火”来解释，因为春温属木，而夏热属火。再比如，春天的温暖，可以防止长夏的湿气太过，古人就用“木克土”加以解释。这样，运用五行学说的生克关系可以解释自然界事物的发生、发展和变化的机制，因此，五行学说在春秋战国时代形成以后，已经渗透到各个领域。

中医学理论体系在其形成过程中，同样受到五行学说的深刻影响，因此，与阴阳学说一样，五行学说亦成为中医学独特理论体系的组成部分。故《素问·天元纪大论》说：“夫五运阴阳者，天地之道也。”

三、五行学说的基本内容

（一）五行的特性

五行的特性，是古人在长期的生活和生产实践中，对木、火、土、金、水五类事物和现象进行细致观察的基础上，逐渐归纳和抽象所形成的理论认识，用以分析各种事物的五行属性和研究事物之间相互联系。因此，五行的特性，虽然来自“五材”“五元素”，但实际上已超越了木、火、土、金、水具体物质的本身，而具有其广泛的哲学涵义。《尚书·洪范》所说的“水曰润下，火曰炎上，木曰曲直，金曰从革，土爰稼穑”是对五行特性的经典概括（表 2-2-2）。

表 2-2-2　五行特性简表

①木曰曲直	原义	指春天温暖万物由**曲秘而畅达的特点**，用木的曲直特性代表之
	引申义	具生长、升发、条达、舒畅等作用或性质的事物
②火曰炎上	原义	是指夏天炎热万物**盛大繁茂的特点**，用火的炎上特性代表之
	引申义	具有温热、升腾等作用或性质的事物
③土爰稼穑	原义	指长夏雨湿植物**由禾而秀实成熟**的**转化特点**，**用**土的播种与收获代表之
	引申义	具有生化、承载、受纳等作用或性质的事物
④金曰从革	原义	指秋季天气由炎热转凉燥和万物由盛长而**敛降**，用金的变革代表之
	引申义	具有清洁、肃降、收敛等作用或性质的事物
⑤水曰润下	原义	指冬天寒冷和万物于此时**闭藏向下的特点**，用水的润下代表之
	引申义	具有寒凉、滋润、向下运行等作用或性质的事物

1. 木曰曲直

“曲”，意即弯曲、曲折隐秘之处；“直”，意即伸直、畅达；“曲直”，是指随着春天的温暖万物由弯曲而伸直、由弯曲隐秘之处而伸达于外的生发过程。“木曰曲直”是说“木”具有能曲能直的功能属性，代表春天的温暖和万物随之而生的特点。例如，春季来临，柳树发芽，柳叶吐绿，柳枝弯曲、柳树挺直，基于此现象的观察，总结出木的特点是能曲能直，进而引申出自然界中凡是具有生长、生发、条达、舒畅的特性的事物和现象都归属于木，如人与自然相应，人体中肝脏两叶，类似树木发芽，肝喜条达恶抑郁，与自然界木之生发条达特点近似，故肝属于木。例如，发怒后两胁胀痛，这是肝气不舒之征。

2. 火曰炎上

“炎”，为火光向上和盛大之貌；“上”，意为升、盛、大；“炎上”，是指随着夏天的炎热万物盛大繁茂长的过程。“火曰炎上”是说“火”具有炎热向上的功能属性，代表夏天的炎热和万物随之而盛长的特点。例如，夏季来临，花红似火，枝叶繁茂，一派欣欣向荣之象，古人总结这种自然现象为“炎上”——炎是两个火组成的，表示温热、升腾、向上、最热。汉语中的“烈日炎炎”就形容夏季的热灼之象。根据火的这特点，古人引申出了凡是具有温热、升腾的事物和现象，都属火。如在人体中，心是红色的，心阳具有温煦、推动作用，心其华在面。遇到钟情的“白马王子”心动则面红，与火的温热、升腾之性类似，故心属火。

3. 土爰稼穑

“稼”，播种和禾之秀实为稼，茎为禾；穑者，谷可收曰穑；“稼穑”，指植物随着长夏雨水集中的湿润之时由禾而秀实成熟的过程。“土爰稼穑”是说“土”具有播种和收获谷物的功能属性，代表长夏的湿润和植物多于此时秀实变化的特点。如长夏季节，雨湿渐多，春季播种在土里的种子，经过夏季的枝繁叶茂，到长夏就会秀实结果，为秋收奠定基础。基于此，古人就比喻土为“稼穑”，根据土的这一特点，古人引申为，在自然界中凡是具有生化、承载、受纳特性的事物和现象都称作土。比如说，受纳是土地能接受种子；承载是说一粒种子从发芽、成长、结果整个过程是靠土的承载完成的；生化之生就是发生，化就是变化。土可以为种子的各种变化提供养分。因此，土具有了生长、生发、受纳、承载的特点。人体的脾胃属土。如胃受纳饮食物，脾胃的运化将饮食物消化吸收转变为人体需要的精微物质，精微物质转变为气血疏布全身。从饮食物到人体需要的气血，整个受纳、承载和转化过程都是在脾胃作用下完成的，故脾胃属土。

4. 金曰从革

“从”者，顺也、随也；“革”者，改也、变也；“从革”，即自然而然的变革。“金曰从革”是说“金”具有顺从变革的功能属性，代表时至秋季则天气由炎热向上转变为凉燥向下和万物也随之收敛沉降的特点。根据这种基本特性，古人又引申出了凡是具有清洁、肃降、收敛特性的事物和现象都属于金。如提炼金子的过程实际上就是一种清洁收敛的过程。纯金的获得源于金矿石，金矿石有很多杂质，经过一步一步的去粗取精、去伪存真的清洁、洗炼、提纯、收敛过程才能提炼出纯金，就是顺从变革、清洁、收敛后得来的。再看肃降，金子比重大，如果把它放在水里会迅速沉底；再比如，秋季来临，一派肃杀景象，落叶归根，萧瑟悲凉，故以将秋天的肃降喻金。人体的肺，每时每刻都在呼浊吸清，靠的是肺的宣发肃降。肺吸进来的清气必须下纳于肾，以保持呼吸深度，同时，肺的肃降也能清洁呼吸道，将浊液下降于肾，通过尿液排出，故肺归属于金。

5. 水曰润下

“润”者，渗入于他物之内也；“下”者，降也、入地也；“润下”，即向下和闭藏。“水曰润下”是说“水”具有滋润和下行的功能属性，代表冬天的寒冷和万物于此时闭藏的特点。俗语说：“人往高处走，水往低处流”，是说水滋润下行的特点。中医学引申为凡是具有寒凉、滋润、下行特点的事物和现象都归属水。如，自然界中气候，最寒冷的季节是冬天，故冬属水；人体肾脏具有帮助主水，司膀胱开合的作用，尿液的生成、贮藏和排泄全是靠肾的气化作用来推动，故肾属水。

五行的基本特性：火曰炎上，木曰曲直，土爰稼穑，金曰从革，水曰润下是考试的要点和重点，希望大家能够掌握。

（二）五行属性的归类

五行学说认为，具有同一属性的事物，彼此都存在着相关的联系。因此，五行学说是以五行的特性为依据来对自然界事物进行五行属性归类的。即是将事物的性质和作用与木、火、土、金、水五行的特性相类比，而得出事物的五行属性，从而将自然界的各种事物和现象分别归属于木、火、土、金、水五大类（表 2–2–3）。

表 2–2–3　事物属性的五行归类简表

①取象比类法	定义	从事物与自然气象的相互关联出发，根据五行的特点对事物进行分类归属
	举例	以方位配五行、以五脏配五行
②推演络绎法	定义	某事物与五行的相关性，间接推论另一些事物也与五行具有相关性的方法
	举例	五腑、五体、五官、五华等方面配五行

1. 取象比类法

取象比类法，又叫类比法，是对自然界现象选取某些特点，然后通过把某些现象的某些特点和五行的特点进行比较、类比，凡是特点类似的，就归属于同一类。比如中医学中把方位归属五行和把五脏归属五行用的都是取象比类的方法。

例如，以方位配属五行，由于日出东方，与木的升发特性相类，故归属于木；南方炎热，与火的炎上特性相类，故归属于火；日落于西，与金的肃降特性相类，故归属于金；北方寒冷，与水的寒凉特性相类，故归属于水。这里，东方和西方选取的“象”是太阳东升、西降；南方和北方选取的“象”是气候的炎热与寒凉。

以五脏配属五行，则由于肝气主升、喜调达而恶抑郁，类似于木的生长、生发、调达的特点而归属于木；心阳主温煦，类似于火的温热而归属于火；脾主运化，类似于土能长养万物而归属于土；肺主肃降，能够清洁呼吸道、纳气归肾并推动大肠传导，类似于金的清洁、肃降和收敛而归属于金；肾主水，调节水液代谢并且主管小便排泄，类似水的润和下而归属于水。所以说，自然界中的五方以及人体中的五脏归属于五行，是运用了取象比类的方法。

2. 推演络绎法

即根据某事物与五行的相关性，间接推论另一些事物也与五行具有相关性的方法。

例如，古人发现眼睛干涩时，食用猪肝后，眼睛干涩好转。根据“以脏补脏”理论，就认为吃了猪肝补了人肝，于是认识到肝脏和眼睛有密切关系。因为已知肝属于木，于是就间接地类推出眼睛也属木。其他如筋、酸、风等归属五行也是运用此法获得的。如《素问·阴阳应象大论》云:“东方生风，风生木，木生酸，酸生肝，肝生筋……”，即认为方位的东和自然界的风、木，以及酸味的物质都与肝相关。其他如藏象学说中的五体、五官、五华与五行的对应关系也都是使用间接的推演络绎法。

可见，五行学说是人与自然环境对应统一的基础。古人借助了取象比类法以及推演络绎这两种方法就把整个自然界按照五行模式归类形成了五大结构系统（木系统、火系统、土系统、金系统、水系统），这样就把整个人体和自然界就构成了“天人合一”的五大功能系统的框架结构（表 2-2-4）。

表 2-2-4　自然界和人体的五行属性归类表

自然界							五行	人体					
五音	五味	五色	五化	五气	五方	五季		五脏	五腑	五官	五体	五志	五声
角	酸	青	生	风	东	春	**木**	肝	胆	目	筋	怒	呼
徵	苦	赤	长	暑	南	夏	**火**	心	小肠	舌	脉	喜	笑
宫	甘	黄	化	湿	中	长夏	**土**	脾	胃	口	肉	思	歌
商	辛	白	收	燥	西	秋	**金**	肺	大肠	鼻	皮毛	悲	哭
羽	咸	黑	藏	寒	北	冬	**水**	肾	膀胱	耳	骨	恐	呻

上表中五行——木、火、土、金、水的右侧的是人体，里面有五脏、六腑（五腑）、五官、五体、五志、五声，五音。左侧是自然界的五季、五方、五气、五化、五色、五味。这个表就把人体和自然界通过五行形

成了五大结构的框架。再看横行，人体木系统有肝、胆、目、筋、怒、呼，自然界木系统有春、动、风、生、青、酸。说明通过木的中介联系，人体肝、胆、目、筋、怒、呼与自然界的春、动、风、生、青、酸有着紧密的联系，其他系统同理。

肝木系统的相关性：当眼睛红肿热痛时，其病变本质为肝火上炎，因肝开窍于目，可以吃龙胆泻肝丸肝火治疗；胆囊炎出现胁肋胀痛时，可用疏肝利胆的柴胡疏肝散来治疗，因为肝胆相表里；发怒烦躁，是肝失疏泄，用丹栀逍遥散疏肝泄热调理。在自然界，春季多风，属木，春风送暖之时，也容易影响肝胆。和煦的春风，养肝利胆；异常的春风，伤肝害胆。因为它们"同气相求""肝胆相照"；自然界植物中，青色入肝，同理，当面色出现青色时，也是肝病表现；酸味适量能够补肝，酸味过度最易伤肝，肝胆有病，口里冒酸水，即反酸；五音中的角音属肝胆，通过听以角音（相当于简谱三角调式乐曲）为主的音乐如《胡笳十八拍》可以起到疏肝利胆之效。因这首曲子中属于金的商音较重，可以克制体内过多的木气，同时曲中还配上了较为婉转适宜的属于水的羽音，水又可以很好地滋养木气，使之柔软舒畅。通过这种对应关系，可以对患者进行诊断、调养、治疗，有较大的临床意义。

心火系统的相关性：有人经常会出现舌尖痛，中医认为是心火旺，因心开窍于舌，服用牛黄解毒片或莲子心泡水喝，舌尖痛会缓解。小肠有火出现小便短赤时，可用清心火利小便的导赤散来治疗，因为心与小肠相表里；过度喜悦，神魂不守是心不藏神，用生脉饮收敛神气。在自然界，夏季多暑热，属火，夏暑当空之时，也容易影响心与小肠。夏暑适度，养心利小肠；夏暑过度，损伤心与小肠；自然界植物中，赤色入心，同理，当面色出现赤色时，为心火亢盛；苦味适量能够补心，苦味过度最易伤心。心与小肠有火，口味苦；五音中的徵（zhi 音纸）音属心与小肠，通过听以徵音（相当于简谱中的五徵调式乐曲）为主的音乐（如《紫竹调》）可以起到调养心神之效。该曲热烈欢快，活泼轻松，构成层次分明，性情欢畅的气氛，具有火之特性，可入心。因心气需要平和，本曲运用属于火的徵音和属于水的羽音配合独特，补水可以降心火，补火可防肾水寒，有利于心脏功能。

脾土系统的相关性： 有人经常会口黏、口甜，中医认为是脾湿，因脾开窍于口，可用藿香5g、佩兰5g泡水代茶饮；胃病可以治脾，脾病可以治胃，因脾与胃相表里；过度思虑，最易伤脾，出现“为伊消得人憔悴”的“相思病”，表现为肌肉瘦消，不思饮食，用启脾丸健脾和胃治疗。在自然界，长夏季多暑湿，属土，长夏热蒸湿动，也容易影响脾胃。暑湿适度，补养脾胃；暑湿过度，损伤脾胃，热在阳明胃，湿在太阴脾；自然界植物中，黄色入脾，同理，当面见黄色，为脾虚湿盛；甘味适度补脾，甘味过度易致脾湿。脾胃不和，口味甘；五音中的宫音属脾胃，通过听以宫音（相当于简谱中的一宫调式乐曲）为主的音乐（如《十面埋伏》）可以起到调养脾胃之效。宫调式乐曲风格悠扬沉静，淳厚庄重，有如土般宽厚结实，可入脾。该曲运用了比较频促的徵音和宫音，能够刺激脾胃，能够在音乐刺激下促进食物的消化吸收。

肺金系统的相关性： 有人经常会鼻塞流清涕，中医认为是肺气虚，因肺开窍于鼻，可用玉屏风散补肺气；肺热不退可以用大承气汤通便泻大肠火，大便干燥可以杏仁、桑白皮降肺气通便，因肺与大肠相表里；过度悲伤，最易伤肺，肺病之人，也易悲伤，用黄芪10g泡水喝治疗。在自然界，秋季多燥，属金，秋燥最易伤肺；自然界植物中，白色入肺，同理，当面色白，为肺气虚；辛味适度补肺，辛味过度伤肺气。肺气不和，口味辛辣；五音中的商音属肺，通过听以商音（相当于简谱中的二商调式乐曲）为主的音乐（如《阳春白雪》）可以起到调养肺肠之效。商调式乐曲风格高亢悲壮、铿锵雄伟，有金之特性，可入肺。该曲曲调高昂，包括属土的宫音和属火的徵音，一个助长肺气，一个平衡肺气，再加上属于肺的商音，可以通过音乐把肺脏从里到外梳理一遍。

肾水系统的相关性： 老年人经常会耳聋耳鸣，这是肾气虚，因肾开窍于耳，可用耳聋左慈丸补肾气；老年大便艰涩难排，粪质并不干硬，为肾阳虚，用苁蓉通便口服液温补肾阳；晨起泄泻（五更泄）为肾阳虚，用四神丸；小便频数、伴腰膝冷，为肾阳虚不固摄，用金匮肾气丸合缩泉丸；小便癃闭不通，伴腰膝冷，为肾阳虚不气化，可用济生肾气丸。因肾开窍于耳和二阴；肾病与膀胱病相互影响，因肾与膀胱相表里；年老容易骨折或骨质疏松，此为肾气虚，可用仙灵骨葆胶囊治疗，因肾在体合骨；过度恐惧，最易伤肾，肾病之人，也易恐惧，用填补肾精的方药**安神定智丸**治疗。在自然界，冬季多寒，属水，冬寒最易伤肾，肾病也易招致外寒；自然界植物中，黑色入肾，同理，当眼圈黑，为肾阳虚水泛；咸入肾，咸味适度补肾，咸味过度伤肾气；肾气虚，口味咸；五音中的羽音属肾，通过听以羽音（相当于简谱中的六商调式乐曲）为主的音乐（如《梅花三弄》）可以起到调养肾脏之效。肾气宜潜藏，这一乐曲风格清纯、凄切哀婉、苍凉柔润，如天垂晶幕，行云流水，有水之特性，可入肾。该曲舒缓合宜的五音搭配，巧妙地运用了五行相生之理，以润物细无声的方式逐一、反复地将产生的能量源源不断地送到肾中，使人神清气爽，精力倍增。

可见，只有熟练掌握了五行属性归类表，才能对整个人体五脏、五腑、五官、五体等生理病理联系了如指掌、熟练应用，这不但对于我们认识人的生理、病理以及疾病的诊断、治疗意义重大，而且还有助于根据季节的变化最容易伤哪个脏腑做出预测性的判断。如夏暑伤心脏，长夏的湿气伤脾胃，秋燥伤肺，冬寒伤肾和膀胱。另外，还要记住五色、五味和五脏、五腑的对应关系，如赤色通心、黄色通脾、白色通肺、黑色通肾。假如说这个人目眶暗黑，可以判断是肾虚，面色苍白是肺气虚，面色萎黄是脾气虚，面色赤心火旺。同时这个五色不但是和人的面色和五脏相关，而且还代表植物的颜色，如就豆子而言，青豆入肝、赤小豆入心、黄豆入脾、白扁豆入肺、黑豆入肾，所以植物的颜色也通过五行和五脏发生对应关系；从五味来说除了代表植物的五种味道分别通应五脏之外，还代表人的口味和五脏的关系，如患者长期感冒后咳嗽有痰，痰味变咸了，说明是久病及肾；嘴里老是有辛辣味这是和肺相关的；如果嘴里老是有甜味，这是和脾胃相关的；嘴里老是有苦味，这是心火造成的；五种音乐角、徵、宫、商、羽也是和五脏对应的，目前的五行音乐疗法，可以调节五脏的气血阴阳平衡，利用的就是五行属性对应理论。

通过以上的讲解，要求大家对五行归类的这个表，横的对应关系要记住，竖的内容也要分别记住，所以熟记这个表，是大家学习五行学说的基本功。

（三）五行的相互关系

五行学说并不是孤立地、静止地将事物归属于五行，而是运用五行之间的生克乘侮关系，来阐释事物之间的协调平衡关系，以及事物之间协调平衡关系被破坏后的相互影响。

1. 五行正常的关系——相生相克

（1）五行相生

①相生的概念：相生，是指五行中一行对另一行具有递相资生、促进和助长的作用。在五行相生关系中，任何一行都存在“生我”和“我生”两个方面，《难经》将其比喻为“母子”关系。“生我”者为“母”，“我生”者为“子”，所以五行中的相生关系又称作“母子”关系。如木生火，故木为火之“母”，火为木之“子”。

②相生的顺序：五行相生的顺序是木生火、火生土、土生金、金生水、水生木。即木、火、土、金、水的顺序。要学会联系具体实例来联想记忆这个顺序。

木能生火：就五材的木和火而言，如古代有“钻木取火”的说法；就季节更替而言，春温渐变为夏热，春天木气生发渐变为夏季草木茂长，凡此都是木生火的实例；

火能生土：就五材的火和土而言，如木火燃尽必成火灰，必归尘土；就季节更替而言，夏热渐变为长夏湿，夏季植物盛长渐变为长夏季节草木秀实，凡此都是火生土的实例；

土能生金：就五材的土和金而言，如金子都是从土里挖出来的金矿石提炼而成，土质越肥厚，金矿石含量就越高；就季节更替而言，长夏湿渐变为秋燥，长夏植物秀实渐变为秋季收获，凡此都是土生金的实例；

金能生水：就五材的金和水而言，金属加热融化必成金属水，或久居自然界之金属必生绿苔于表面，此乃金属表面形成露珠之现象，此说较牵强；就季节更替而言，秋燥渐变为冬寒，秋季收获的果实渐变为冬季的潜藏，此说符合客观实际，凡此都是金生水的实例；

水能生木：就五材的水和木而言，水的滋润有助于草木生长；就季节更替而言，冬寒渐变为春温，冬季的潜藏渐变为春季的生发，此都是水生木的实例。

（2）五行相克

①相克的概念：相克，是指五行中一行对另一行具有递相抑制和制约的作用。在五行相克关系中，任何一行都存在"克我"和"我克"两个方面，在《内经》中称作"所不胜"和"所胜"。"克我"者为我"所不胜"，"我克"者为我"所胜"。例如火克金，火为金之"所不胜"，而金为火之"所胜"。五行相克的规律是：木克土，土克水，水克火，火克金，金克木。

②相克的顺序：五行相克的规律是：木克土，土克水，水克火，火克金，金克木。要学会联系具体实例来联想记忆这个顺序。

木能克土：就五材的木和土而言，树根可以疏通泥土，防止泥土板硬，土地石化；就季节气候而言，春温、春风可以抑制长夏湿，防止湿气太过，如《素问·六微旨大论》云："土位之下，风气承之"。

土能克水：就五材的土和水而言，土围堤坝以限制水流方向；就季节气候而言，长夏湿气可以抑制冬寒，防止寒气太过，如《素问·六微旨大论》云："水位之下，土气承之"。

水能克火：就五材的水和火而言，水能灭火；就季节气候而言，冬寒之气可以抑制夏火过旺，如《素问·六微旨大论》云："相火之下，水气承之"。

火能克金：就五材的火和金而言，火能融化金属，锻造各型器具；就季节气候而言，夏热之气可以抑制秋燥过盛，如《素问·六微旨大论》云："金位之下，火气承之"。

五行相克顺序的五材解说，对于"金生水"很难自圆其说，受到诟病，但按照自然气候的制胜规律解说，则于理甚通。如《素问·六微旨大论》说："相火之下，水气承之；水位之下，土气承之；土位之下，风气承之；风位之下，金气承之；金位之下，火气承之……亢则害，承乃制，制则生化。"其中，相火之下，水气承之是指当气温升高到一定程度，则会有一个冷气团来制约这不断升高的气温，代表水克火；水位之下，土气承之，是指随着冷气团的到来，冷气团与热气团交会，则往往会下雨，代表土克水；土位之下，风气承之是指下雨之后形成地域温差，则会刮风来逐渐带走因下雨而形成的湿气，代表木克土；风位之下，金气承之，是指随着风不断地驱走湿气，则气候必然会逐渐干燥起来，代表金克木；金位之下，火气承之是指随着逐渐干燥，气温也必然会逐渐升高而转热，代表火克金；热到一定程度，则又会有冷气团的到来，重复回到水克火……

古人发现的气候变化不仅具有春温、夏热、长夏湿、秋凉、冬寒的运转规律，而且六气之间还具有一个互相制胜以维持气候变化相对平衡的自稳调节规律。即《素问·六微旨大论》所说“六气五类，有相制胜”。六气若有偏胜，则必有制胜之气来制约之，即《素问·至真要大论》所谓“有胜则复”。若某种气候只胜不复，则亢而为害。自然界的气候变化就是在这种有胜有复的自稳调节中维持一个相对的动态平衡，也正是春温、夏热、长夏湿、秋凉、冬寒气候变化的动态平衡，才保证了自然界万物的生生化化。若某一气的变化过于剧烈或时间太久，使这个动态平衡被打破，则会形成异常的气候灾变而影响万物的正常生化。

（3）五行制化

所谓五行制化就是指五行之间相生、相克产生的调节作用，从而维持五行之间的协调与平衡。这种生克制化，强调的是既有相生又有相克，维持了一种协调稳定和平衡的作用。也就是说在这种调节中存在着四种关系，就是“生我”“我生”“克我”“我克”。生中有克，克中有生。从而维持着五行之间的有制约、有生化的这种关系。我们来看这个图（图2–2–2），在外圈来说是木生火、火生土、土生金、金生水，这是五行之间依次相生。在内侧五角星线所表示的是木克土、土克水、水克火、火克金、金克木。因为有了外圈的相生关系又有了内圈的相克关系，五行之间才能保持一种协调与稳定的作用，不至于发生太过或不及的变化。这种通

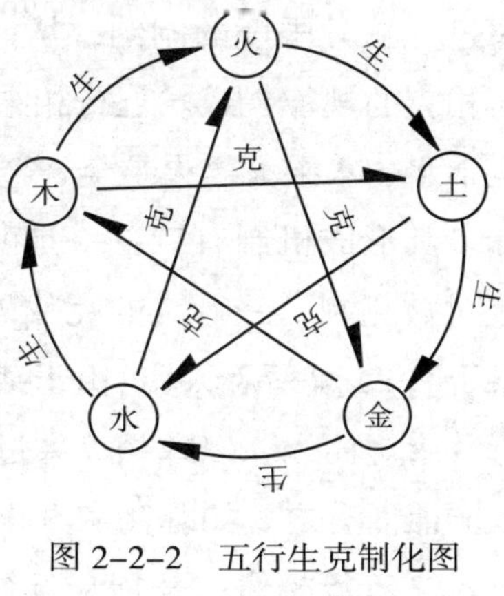

图2–2–2　五行生克制化图

过相生相克关系维持的稳定关系叫五行的制化（表 2-2-5）。

表 2-2-5　五行的生克、制化（生理）

- ①生克
  - 含义
    - 相生，是指一行对另一行具有递相促进、助长和资生作用
    - 相克，是指一行对另一行具有递相抑制或制约作用
  - 顺序
    - 相生——木生火，火生土，土生金，金生水，水生木
    - 相克——木克土，土克水，水克火，火克金，金克木的作用
  - 四种关系
    - 母子关系：指五行中相生关系 中“生我”与“我生”关系
    - “所不胜”和“所胜”关系：五行相克关系中“克我”和“我克”
- ②制化
  - 含义：指五行在正常状态下，通过相生和相克维持五行之间相对平衡的调节作用
  - 意义：维持生理上的动态平衡

2. 五行之间异常关系——母子相及和相乘、相侮

（1）相生关系的异常——母子相及

母子相及是五行之间正常的相生关系遭到破坏后所出现的异常变化，包括母病及子和子病及母两个方面。如木生火，木行的异常可影响及火行，是“母病及子”；如先有火行的异常影响及木行属“子病犯母”。

（2）相克关系的异常——相乘、相侮

①五行相乘：是指五行中某“一行”对被克的“一行”克制太过，超过了正常限度的制约，从而引起一系列异常的相克反应。因此，相乘与相克的规律一致。五行相乘规律是与五行相克的顺序一致。即木乘土、土乘水、水乘火、火乘金、金乘木。

其形成机制有三：一是所不胜太强。五行中的某“一行”过亢，造成对被克制“一行”的克伐太过，导致被克“一行”的虚弱，如“木旺乘土”；二是所胜太弱。由于某“一行”本身虚弱，因而导致“克我”的“一行”乘虚而入，以致相克太过，如“土虚木乘”。三是所不胜太强与所胜太弱兼而有之。如既存在木旺乘土，也存在土虚木乘，这两者兼而有之。

②五行相侮：是指与五行相克次序发生相反方向的过度克制。即指

反向的相克，又称“反侮”。相侮规律是与五行相克的顺序相反。即金侮火、火侮水、水侮土、土侮木。

其形成机制有三：一是所不胜不足：五行中的某“一行”过亢，对原来“克我”的“一行”进行反克，如“木旺侮金”；二是所胜太过：某“一行”不足，原来“所胜”的一行乘虚而反克，如“金虚木侮”。相侮与相克的规律相反，即土侮木、水侮土、火侮水、金侮火、木侮金。三是所不胜不足和所胜太过兼而有之：木旺侮金和金虚木侮同时存在，即既有木旺，也有金虚，从而发生相侮。

3. 五行之间的乘侮关系

相乘和相侮，都是不正常的相克现象，两者之间既有区别又有联系。其主要区别是，前者是按五行的相克次序发生过强的克制，后者则是与五行相克次序相反方向的克制现象；两者之间的联系：在其发生相乘时，也可同时发生相侮，发生相侮时，也可以同时发生相乘。如木气过亢，既可以乘土，又可以侮金；金虚时，既可被火乘，也可以被木侮。正如《素问·五运行大论》：“气有余则制己所胜而侮所不胜；其不及，则己所不胜，侮而乘之；己所胜，轻而侮之。”（见图 2-2-3）金克木，木克土，如果木过亢，即会反侮金又会乘土，而木过衰，金就会乘木，土也会侮木。

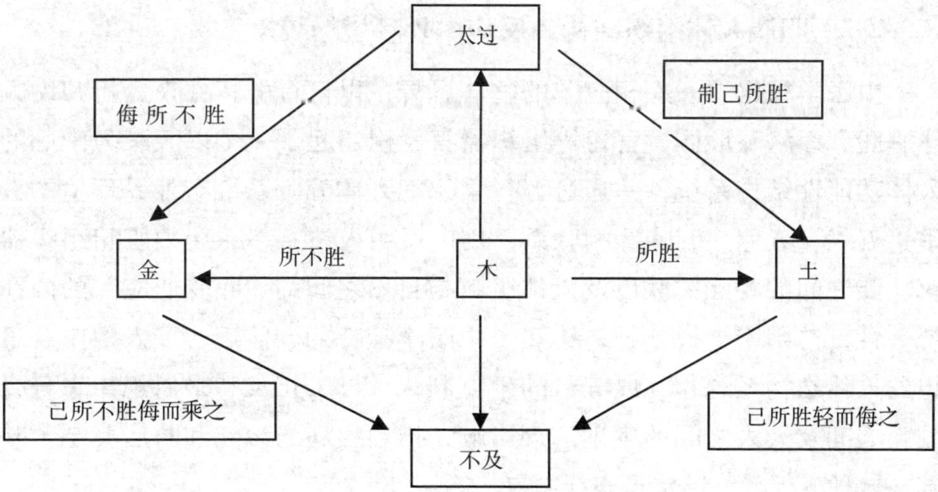

图 2-2-3　五行乘侮关系示意图

因此，五行中任何一方足或者不足，都会产生四个方面的病理影响，就是母病及子、子病及母、相乘和相侮。原文中的“侮而乘之”理解为“乘之”，侮，理解为乘机，伺机，不是相侮的侮。“轻而侮之”，是轻而易举的去欺侮。侮，就是相侮之侮（表 2–2–6）。

表 2–2–6　五行的母子相及、相乘与相侮（病理）

- ①母子相及
  - 含义：母病和子病相互影响
  - 原因
    - 母病及子
    - 子病及母
- ②相乘
  - 含义：五行中某一行对所胜一行克制太过
  - 原因
    - 太过（克者太过）——“木亢乘土”
    - 不及（被克者不足）——“土虚木乘”
- ③相侮
  - 含义：五行中某一行对所不胜一行反向克制太过
  - 原因
    - 太过（被克者太过）——“木亢侮金”
    - 不及（克者不足）——“金虚木侮”
- ④乘侮关系
  - 相同：都是不正常的相克，都因太过和不及引起。二者可同时发生
  - 不同：相乘顺序与相克同向；相侮顺序与相克次序反向

四、五行学说在中医学中的应用

（一）归属人体组织结构，反应内外环境的统一

中医学根据“天人相应”的整体思想，以五行的特性来分析归纳人体脏腑、经络、形体、官窍等组织器官，构建起了一个以五脏为中心的人体功能性结构系统，并通过五行学说把人体五脏系统与外界环境的五季、五气、五色、五味等相联系，用以说明人体某一系统中脏腑组织器官功能之间的相互关联以及人体脏腑与自然之间的“收受通应”的内在统一性，与阴阳学说互补，构建了中医学独特的、体现“天人相应”思想的人体结构系统，为以五行的生克制化、母子相及和乘侮规律来分析脏腑之间及天人之间的生理病理影响、指导疾病的诊断和防治奠定了基础。这种五行系统结构见表 2–2–7。

表 2-2-7　说明五脏的生理功能特点

木有生长、生发特性——肝有喜条达、恶抑郁、主疏泄功能
火有阳热升腾的特性——心阳有温煦的作用
土有生化万物的特性——脾主运化，为气血生化之源
金有清肃、收敛特性——肺气主肃降
水有寒凉润下的特性——肾有主水、藏精的功能

（二）说明五脏生理功能和相互关系

1. 说明五脏的生理功能

五行学说，将人体的内脏分别归属于五行，以五行的特性来说明五脏的生理功能特点。如肝喜条达，有疏泄的功能，木有生发的特性，故肝属“木”；心阳有温煦的作用，火有阳热的特性，故心属“火”；脾为生化之源，土有生化万物的特性，故以脾属“土”；肺气主肃降，金有清肃、收敛的特性，故以肺属“金”；肾有主水、藏精的功能，水有润下的特性，故以肾属“水”。

为什么要借用五行来说明脏腑功能呢？主要源于《内经》时代解剖知识粗浅，对人体研究的技术手段落后。对复杂的脏腑功能没有、也不可能向微观深入，于是转而从宏观角度，借助五行学说来加以阐明，因此形成“五行藏象学说”。这样，就把微观的“盲点”转变为宏观的“亮点”，借助宇宙同构、天人一理阐明五脏系统的天人相应之理。解剖学的五脏概念，由于嫁接了“五行”内涵，中医的五脏就不再是解剖学上的五脏，而成了代表五行功能属性的五大功能系统，对五脏的认识，不应该对号入座到同名解剖学器官上，而应理解为是具有五行特性的人体五大时间、空间调节系统。

2. 说明五脏之间的相互关系

（1）说明五脏之间的生理关系

五行学说还用以说明人体脏腑组织之间生理功能的内在联系。如肾藏精以养肝，肝藏血以济心，心阳之热以温脾，脾化精微以养肺，肺金生水以滋肾，这就是五脏相互资生的关系。而肺气清肃下降，可以抑制

肝阳的上亢；肝木条达，可以疏泄脾土的壅郁；脾的运化，可以制止肾水的泛滥；肾的滋润，可以防止心阳的偏亢；心阳的温煦，可以制约肺金清肃的太过，这就是五脏相互制约的关系（表 2–2–8）。

表 2–2–8　说明五脏之间的相互关系

- 五脏相生关系
  - 肾(水)藏精以养肝
  - 肝(木)藏血以济心
  - 心(火)阳可以温脾
  - 脾(土)化生水谷精微以充肺
  - 肺(金)清肃下行以助肾水
- 五脏相克关系
  - 肺(金)气清肃下降，可以抑制肝阳的上亢
  - 肝(木)气的条达，可以疏泄脾土的壅郁
  - 脾(土)气的运化，可以制约肾水的泛滥
  - 肾(水)阴的滋润上济，可以抑制心火的亢逆
  - 心(火)的阳热，可以制约肺金清肃的太过
- 五脏生克制化：任何一脏都有生我、我生、克我、我克关系，维持五脏协调平衡

（2）说明五脏病变的相互影响

五脏病变的相互影响包括三个大的方面：一是五脏各在所主季节受病，五气太过不及也可影响所胜所不胜或母子之脏。二是相生关系的相互传变，三是相克关系的传变。见表 2–2–9。

①相生关系的相互传变

母病及子——相对较轻：母病及子是指疾病是从母脏传到子脏的过程。如临床常见的因肾阴不足不能资助肝阴而致的肝肾阴虚证，脾气虚导致肺气不足的脾肺两虚证，为母病及子。母病及子，较轻微。原因是尽管母病会传到子，但正常的母气还会对子气恢复产生帮助作用，即所谓“挟生气而来”，所以比较轻。

子病及母——相对较重：如临床常见的心血不足累及肝血亏虚而致的心肝血虚证，肾阴虚累及肺阴虚所致的肺肾阴虚证，为子病及母。子病及母比较危重。

母病及子和子病及母这两种传变以子病及母比较重，而母病及子比

较轻，这里经常有考试选择题，大家要注意这个知识点。

②相克关系的传变

相乘传变——病情较重：如临床常见的大怒以后呕吐、胁肋胀痛，这是肝气犯胃。若暴怒后腹痛即泻、胁肋胀痛，这是肝气乘脾。此两种情况均属于木旺乘土。服用舒肝和胃丸或者痛泄药方可以帮助调节肝脾或肝胃之间的关系。相乘传变一般较重。

相侮传变——相对较轻：如临床常见的暴怒后突然咳血，咳嗽连声，牵引两胁肋胀痛，叫木旺侮金，或叫木火刑金，木火，就是肝火。木火刑金常用黛蛤散来治疗。相侮传变一般较轻。因为反克还要克服正常相克的阻力。

常常有同学问，为什么相乘传变重，而相侮传变轻？原因在于相侮的时候，比如说木侮金，还要克服一个金克木的反向作用力，这样反侮的力量就会消弱，表现在疾病上就比较轻。这也是单项选择题常考试的知识点，希望大家记住。

表 2-2-9　阐释脏腑病理变化

①脏腑发病规律	五脏各在所主季节受病，春见肝病，夏见心病，长夏见脾病等
	五气太过或不及也可以影响所胜、所不胜或母子之脏
②相生关系传变	母病及子——肝病及心
	子病及母——肝病及肾
③相克关系传变	相乘——肝病及脾
	相侮——脾病及肝

（三）指导疾病诊断

1. 指导疾病的定位诊断

人体内脏功能活动及其相互关系的异常变化，可以从面色、声音、口味、脉象等方面反映出来。而五脏与五色、五音、五味以及相关脉象的变化，在五行分类归属上有着一定的联系。因而，从患者面色、声音、口味、脉象的变化，即可以诊断病位所在。如面见青色，喜食酸味，脉见弦象，可以诊断为肝病；面见赤色，口味苦，脉象洪，可以诊断为心火亢盛。所以，我们在临床上可以根据五脏与五色、五味、五脉之间的对应关系，可以推断内在脏腑的病位，从而做出疾病的定位诊断。

2. 判断疾病的传变趋势

根据五行生克的理论，将色与脉结合，可以推断疾病的传变规律。如脾虚的患者，面见青色，为木来乘土；心气虚患者，面见黑色，为水来乘火等。

3. 推断疾病的预后与转归

中医诊病很重视色诊与脉诊的结合应用，并根据五行生克规律来判断预后。如肝病，色青而见弦脉，是为色脉相符；如不见弦脉而反见浮脉，则属相克之脉（浮为肺金之脉象），即脉克色（金克木）为逆；若得沉脉，则属相生之脉（沉为肾水之脉象），即脉生色（水生木）为顺。实践说明，此种分析方法具有一定的参考价值。

在临床上，可以根据五行的生克关系或乘侮关系来判断疾病的预后和转归。大家对五行在疾病的诊断上应该有所了解，因为在临床上，我们对疾病的定位诊断依据的理论主要是五行理论。所以大家对五行和脏腑的对应关系应该掌握，见表 2-2-10。

表 2-2-10　用于疾病的诊断

①确定脏腑病变部位	面见青色，喜食酸味，脉见弦象——肝病
	面见赤色，口味苦，脉象洪——心火亢盛
②推断脏腑相兼病变	脾虚的病人，面见青色——木来乘土
	心虚病人，面见黑色——水来乘火
③推断病变的预后	色、脉相符，为顺——如肝病，色青，脉见弦
	脉克色者，为逆，预后不良——如肝病，色青，脉见浮
	脉生色者，为顺，预后佳——如肝病，色青，脉见沉

（四）指导临床治疗

1. 控制疾病的传变

由于五行学说阐明了五脏之间在生理病理上的密切关联，在治疗时，除了对病变的本脏进行处理外，还应考虑到其他有关的脏腑，以控制其传变。《难经·七十七难》提出的“见肝之病，则知肝当传之于脾，故先实其脾气”，就是运用五行生克关系控制疾病传变的具体运用。医圣张仲景《金匮要略》亦云：“夫治未病者，见肝之病，知肝传脾，当先实脾，四季脾旺不受邪，即勿补之；中工不晓其传，见肝之病，不解实脾，惟治肝也”，也是利用木旺乘土规律，通过先补脾以防肝病传脾之传变。同理，肝病时，还要兼顾补肺，以防木旺侮金；调肾以防母病及子；调心以防子病及母。

2. 确定疾病治疗原则与方法

（1）根据相生规律确定治疗原则和方法

运用五行相生相克规律，可确定相应的治疗原则和方法，对于临床治疗具有重要的指导意义。

①确定治疗原则：主要包括补母、泻子两个方面。

《难经·六十六难》说：“虚则补其母，实则泻其子。”故其基本治则，即是补母或泻子。多用于母病及子或子病及母（即子盗母气）等病证。

所谓补母，主要适用于母子关系失调的虚证。如肾阴不足，不能滋养肝木，而导致肝阴不足、肝阳上亢者，称为“水不生木”或“水不涵木”，治疗时不直接治肝，而应侧重于补肾阴之虚。肾为肝母，肾水可以生肝木，故滋补肾阴即可以涵敛肝阳。又如，肺气亏虚发展到一定程度，可以用补脾益肺方法进行治疗。我曾治过一例母子两脏失调的虚证。一个中学生，患慢性咳嗽3年，每天晨起咳嗽为甚，伴有气短，神疲，后来出现食欲不振，身体消瘦、腹泻，此为肺气虚导致脾气虚的肺脾两虚证。刚开始我用玉屏风散无效，后来加上参苓白术散后咳嗽腹泻均取效。肺属金，为子，脾属十，为母，肺虚传脾，为子病及母的肺脾两虚证，治疗上除了用玉屏风散以补肺治本脏外，还要加参苓白术散以补脾，此即“虚则补其母”之临床应用。

所谓泻子，主要是用于母子关系失调的实证。如肝火炽盛，有升无降，而见肝病实证时，其治疗则可兼用泻心之法，肝木是母，心火是子，故泻心火以助于泻肝火。还有一例患者是肝火犯胃的恶心呕吐、反酸证，我们常使用左金丸（黄连10g、吴茱萸3g）治疗。黄连，泻心火，吴茱萸降逆止呕。为什么肝火犯胃的恶心呕吐用黄连泻心火？其机制在于“实则泻其子”，肝木是母，心火是子，肝火旺，通过泻心火，心火平则肝火息，此即临床“实则泻其子”。

②确定治疗方法：主要包括滋水涵木法、益火补土法、培土生金法、金水相生法四种。

滋水涵木法：是滋肾阴以养肝阴的治法，又称滋肾养肝法、滋补肝肾法，适用于肾阴亏损而肝阴不足，甚或肝阳上亢之证。如临床上更年期或高血压患者常见到的腰膝酸软、五心烦热、潮热盗汗，为肾阴虚。而两目干涩、头目眩晕、头重较轻，为肾阴虚不能濡养肝阴所致。眩晕、头重较轻为肝肾阴虚不能涵敛肝阳而致肝阳上亢，治法就要滋水涵木，通过补肾水来涵养肝木，涵敛肝阳，此为虚则补其母原则的应用。常用杞菊地黄丸、明目地黄丸或石斛夜光丸，若眩晕较甚，用镇肝息风汤治疗。

益火补土法：原意是温心阳以暖脾阳，后世指温肾阳以补脾阳的一种方法，又称温肾健脾法。多用于肾阳不足而致脾阳不振之证，亦可用于脾阳不足证，表现为畏寒、四肢不温、纳减、腹胀、泄泻、浮肿等。按照《内经》理论，火代表心，心为君主之官，心阳最重要。明清命门学说则认为命门之火（肾阳）是“真君真主”，乃生命之根，最重要，而且临床上很多脾阳虚患者，不是源于心火不足而是源于肾阳不足引起，因此“益火补土”内涵发生演变。常见的五更泻，就是肾阳虚不能暖脾阳造成的，可用温肾暖脾的四神丸治疗。

培土生金法：培土生金法，是通过健脾益气以补益肺气的治法，主要用于脾气虚弱，以致肺气不足之证或单纯的肺气不足之证。例如临床上脾肺气虚的患者主要表现为倦怠、乏力、腹泻、语声低微、咳嗽无力等病症，常可以用四君子丸或人参健脾丸进行治疗。慢性咳嗽，乏力神疲，舌质淡，也可以通过四君子丸健脾气治疗。

金水相生法：是滋养肺肾之阴的治法，亦称滋养肺肾法，主要用于肺阴亏虚，不能滋养肾阴，或肾阴亏虚，不能滋养肺阴的肺肾阴虚证。例如，临床患者的主要表现是咳嗽无力，干咳无痰，咽喉干燥，五心烦热，腰膝酸软。既有肺阴虚的表现（咳嗽无力、干咳无痰、咽喉干燥），又有肾阴虚（五心烦热、腰膝酸软）的表现。根据虚则补其母的原则，需要补肺阴，因金能生水，即虚则补其母。同时还要补肾，因肾阴为全身阴液的根本，肾阳为全身阳气的根本，当五脏阴虚，久病及肾会出现肾阴虚，因此，肺肾阴虚时，除了虚则补其母，补肺金之外，还要补肾水，故称为“金水相生法”，可用麦味地黄丸和养阴清肺丸这两种成药进行治疗。

（2）根据相克规律确定治疗原则和方法

①确定治疗原则：主要包括抑强、扶弱两个方面。

所谓抑强，主要适用于因某一行过亢所形成的相乘或相侮病证。如肝气横逆犯胃或乘脾所出现的肝胃不和或肝脾不和，属于木亢乘土，治应疏肝、平肝为法。肝胃不和表现为胁肋胀痛、呃逆、呕吐，治疗用柴胡疏肝散。肝脾不和表现为胁肋胀痛、腹痛腹泻，用痛泻要方，均为疏肝平肝之运用；若是脾胃壅滞，影响及肝，从而导致肝失条达疏泄者，则成土壅木郁病证，是为相侮（反克）之证，其治法则当以运脾和胃为主。如脾胃食积、痰湿壅滞出现舌苔白腻、厌食呕恶、胁肋胀痛等症，可用加味保和丸合越鞠保和丸治之。总之，抑制其强，则被克者功能自然易于恢复。

所谓扶弱，主要适用于因某一行力量不及，所形成的被乘或被侮病证。如脾胃虚弱，肝气乘虚而入，导致肝脾不和之证，表现为倦怠、食少、便溏、胁肋隐痛等，称为“土虚木乘”或“土虚木贼”，治疗应以健脾益气为主，可用六君子丸、参苓白术丸治疗。又如土本制水，但由于脾之阳气虚弱，不仅不能制水，反遭肾水反克而出现水湿泛滥之证，称为“土虚水侮”，治疗以健脾温阳行水为主，用理中丸合五苓散治疗。

②确定治疗方法：根据相克规律确立的治疗方法，临床主要有抑木扶土法、培土制水法、佐金平木法、壮水制火法四种。

抑木扶土法：是疏肝健脾或平肝和胃以治疗肝脾不和或肝气犯胃病证的治法，又称疏肝健脾法、调理肝胃法，适用于木旺乘土或土虚木乘之证。临床应用时，应依据具体情况的不同而对抑木和扶土法有所侧重。如用于木旺乘土之证，则以抑木为主，扶土为辅；若用于土虚木乘之证，则应以扶土为主，抑木为辅。例如，临床所见的两胁胀痛、易怒，是肝失疏泄、肝旺之象，而倦怠、食少、腹胀或腹泻，是脾虚之象。这两种症状的组合，是肝旺脾虚，治疗上用逍遥丸。其中，既有柴胡疏肝理气，还要用白术健脾益气，用柴胡疏肝就是抑木，用白术补气就是扶土。抑木扶土相互配合，肝旺脾虚的病症即可获愈。

培土制水法：是以健脾为主来治疗水湿停聚病证的治法，又称为敦土利水法。适用于脾虚不运，或肾虚水泛而致的水肿胀满之证。培土，即补脾、健脾，制水，是制约水湿泛滥，而不是制约肾。临床上无论是脾虚失运、水湿内停，还是肾虚水肿，都可以用健脾、补脾治疗。因水肿一证“其标在肺，其制在脾，其本在肾”，“诸湿肿满皆属于脾”（《素问·至真要大论》），因此，培土是治疗湿邪为患之关键。常用方药实脾散、五苓散等。

佐金平木法：又称滋肺清肝法，是滋肺阴肃肺气、清肝火以治疗肝火犯肺病证的治法，适用于肺阴不足，肝火上逆犯肺之证。若属肝火亢盛，耗伤肺阴的肝火犯肺证，当清肝火为主，兼以滋肺阴以肃降肺气。如果肺阴不足为主，则重在佐金。临床上，根据肝升于左、肺降于右，肝气主升、肺气主降，如肝火旺、肝升太过，肺阴虚、肺降不及，肺气上逆则见干咳连声、痰中带血、伴胁肋胀痛，这即是肝火犯肺。治法为佐金平木。一方面要养肺阴肃肺气，如用玄参、沙参、麦冬等。另一方面要抑肝火，如用黛蛤散（青黛、海蛤壳），俾肝火息、肺阴足，则咳痰止。

泻南补北法：又称为泻火补水法、滋阴降火法、壮水制火法，是泻心火补肾水以治疗心肾不交病证的治法，适用于肾阴不足，心火偏旺，水火不济，心肾不交之证。因心主火，火属南方；肾主水，水属北方，故称泻南补北法。如临床上常见的失眠患者，在上表现为舌尖肿痛，心烦失眠，心悸，在下表现为腰膝酸软、五心烦热、女子梦交、男子梦遗等等。这是典型的心火上炎、兼肾阴亏虚的“心肾不交”，治疗可以用“泻南补北”法。常用的黄连阿胶汤中，用黄连泻心火，阿胶、鸡子黄补肾阴，以此配伍达到交通心肾，水火既济的目的。

根据五行生克规律确定治则治法见表 2-2-11。

表 2-2-11　用于疾病的治疗

①按相生规律确定治则、治法	治则	“虚则补其母，实则泄其子”（补母与泻子）
	治法	滋水涵木、培土生金、金水相生、益火补土
②按相克规律确定治则、治法	治则	抑强或扶弱
	治法	抑木扶土法、培土制水、佐金平木、壮水制火

第三节　阴阳学说与五行学说的关系

阴阳学说和五行学说，为两种不同的学说，各有其特点。阴阳学说主要是用“一分为二”的观点，认为宇宙万物无不是在天地运转、昼夜更替、四季寒暑往来的阴阳二气循环过程中形成的，并用阴阳之间的交感互藏、对立制约、互根互用、消长平衡、相互转化和阴阳自和的关系来说明其发展、变化的根源。如在解释宇宙时，认为天为阳，地为阴。天地一体就是阴阳的对立统一。春夏秋冬，阴阳之推移，“四时阴阳者，万物之根本也”(《素问·四气调神大论》)。四时一体，也是阴阳的对立统一。“寒暑燥湿风火，天之阴阳也，三阴三阳上奉之。木火土金水，地之阴阳也，生长化收藏下应之”(《素问·天元纪大论》)。整个宇宙间万物的发生、发展和变化，都是阴阳相互作用的结果。在说明生命活动时，阴阳学说认为，人体就是一个复杂的对立统一体。这一统一体是由脏腑经络，气血津液等各种相互对立的阴精与阳气相互作用的体现。所以阴阳学说的分析方法，就成了中医学认识和分析人体生理、病理的根本方法，也是指导诊断与防病、治病的根本方法，它贯穿在中医学生理、病理、诊断、治疗各个方面。所以说：“医道虽繁，而可以一言以蔽之者，曰阴阳而已”(《景岳全书》)。

五行学说主要侧重于以“五”为基数来阐释事物之间生克制化的系统结构关系。认为宇宙间万事万物无不是在自然界天地运转、五时气候变迁基础上形成的五种物候现象。其以木、火、土、金、水分别指代五种气候和物候现象，并以五时气候和物候特点来归类宇宙中事物或现象的属性，并以五者之间相互资生、相互制约的关系来论述和推演事物之间或现象之间的相互关系及其复杂的运动变化规律，是我国古代唯物主义哲学的重要原理。五行学说用以解释宇宙时，则认为“天下无一物不备五行，四时无一刻不备五行之气，但有多寡之数，盛衰之宜。一或运行有差，则胜者亢而不胜则害矣”(《读医随笔》)。整个宇宙就是由木火土金水五行之生克制化所组成的整体；五行学说用以解释生命活动时，是通过五行配属，以五脏为中心，由经络系统沟通表里内外，把五脏六腑、五体、五官、五华等全身组织器官联系起来构成了以心、肝、脾、肺、肾为中心的五个功能系统，并运用五行的生克制化关系来说明各系统之间的相互关联及其动态平衡。在解释人与自然的关系时，五行学说认为人与自然通过五行归类具有收受通应的密切联系。自然界的五时和六气等都内应脏腑，不同的脏腑系统之间与五时和六气一样具有生克制化的密切联系，才能维持各脏腑之间和人体与外界环境之间的相对平衡。所谓“五运之政，犹权衡也”（《素问·至真要大论》）。如果五脏之间或人与自然失去协调平衡，则诸病由生。

阴阳五行学说分则为二，合则为一，二者都是总结归纳天地自然规律而形成的古代自然观和方法论。阴阳学说主要用以说明具有对立统一关系的两个事物或事物内部的具有对立统一关系的两个方面之间的相互关系，五行学说则主要用以说明具有相辅相成和相反相成的事物之间的相互关联。就自然而论，阴阳之中含有五行，五行之中寓有阴阳。故《类经图翼》说：“五行即阴阳之质，阴阳即五行之气。气非质不立，质非气不行。行也者，所以行阴阳之气也。”阴阳学说与五行学说亦是相互为用，可分不可离。

阴阳五行学说在中医临床实际运用中，论阴阳常常联系到五行，言五行也离不开阴阳，必须把阴阳和五行结合起来，综合运用，才能正确地认识和理解脏腑之间复杂的生理活动和病理传变。如从阴阳来看，心有心阴、心阳之别，心阳具有温煦推动作用，心阴具有滋润宁静作用，二者相反相成，维持心脏正常的功能；肾有肾阴、肾阳之异，肾阳对全身阳气具有温煦推动作用，肾阴对全身阴液具有滋润宁静作用，二者相反相成，维持人体阴阳整体的平衡。如果心或肾阴阳失调，除了考虑调整心或肾各自的阴阳失调外，还要按照五行生克乘侮考虑疾病的传变。如从五行来看，心在五行属火，肾在五行属水，心阳必须下温肾阳，则肾水不寒；肾阴必须上济心阴，则心火不亢，这样心肾之间才能维持“心肾相交，水火既济”的生理关系。病理上，如果肾阴虚不能上济心阴，则临床可见“心火独亢”的“心肾不交，水火不济”病变，此时，用药除滋肾阴外，还要清心火，即是利用了五行“水克火”的原理。正因为脏腑生理、病理的复杂关系既有其内部的对立制约、互根互用、消长转化的关系，又有脏腑之间的生克制化关系和乘侮胜复影响，所以阴阳学说与五行学说在临床运用时亦是相互为用，缺一不可。因此，分析人体生理、病理变化时，就必须阴阳学说和五行学说结合起来综合分析，善于从阴阳的偏盛偏衰中辨明五行的生克乘侮，从五行的生克乘侮中辨清阴阳的偏盛偏衰。

可见，阴阳五行学说是我国古代的哲学思想和方法论。阴阳学说是从事物矛盾着的两方面之对立制约、互根互用和消长转化来说明事物的周期性循环变化和发展。五行学说则是用事物属性的五行归类及其生克乘侮规律，来说明事物的性质以及各事物间的相互关系。五行学说实质在于阐明阳气在周期性循环变动过程中所必须经历的生长化收藏的渐变过程和阶段的规律及特点，实质是对元气变动的两极——动而生阳（春夏和白昼能量的释放过程）和静而生阴（秋冬和夜晚能量的贮藏过程）渐变过程的描述，因此，阴阳与五行分则为二，合则为一，都是元气运动不同状态的描述，通过阴阳五行学说学习要深刻领会中医的“元整体”思想，这也是中医整体观不同于西医的“合整体观”的体现。

结语

阴阳五行学说是指导中医学的世界观和方法论。最初是古人在“仰观天象，俯察地理”的“观自然”中提炼出来的关于宇宙起源和发展变化规律根本原因的“自然观”，引入到中医领域后，贯穿于人体生理、病理、诊断、防治等各个方面，体现了中医对于人体生命认识的生命观。可以说整个中医理论体系都是建立在阴阳五行学说基础之上的，中医对人体生命观、健康观、疾病观以及防治观的基本观点无不是借助阴阳五行来说理和认识的。因此，掌握阴阳五行概念和基本原理对于理解中医之“魂”至关重要。在这部分学习中，大家一定要在“观自然”中体察各种自然规律和生命活动之理中蕴含的阴阳五行之理。《内经》云“善言天者，必有验于人。然则善言人者，必有验于天”，可见，离开“天人相应”之理，就不能理解古人发现和总结的“形之上”的宇宙自然及生命活动之规律，相信随着阴阳五行等中医原创思维的建立，您便会悟出宇宙、生命、健康、疾病、防治之“天人相应”“天人一体”之精髓。

思考题

1. 阴阳的基本概念是什么？举例说明阴阳属性的相对性。

2. 怎样用阴阳学说说明人体的病理变化？

3. 怎样用阴阳学说说明人体的治疗原则？

4. 五行学说的基本内容包括哪些方面？

5. 如何运用五行规律来解释五脏病证的相互传变？

6. 何谓五行的相乘和相侮？乘侮是发生的原理是什么？乘和侮有何联系和区别？

第三章

藏　象

学习目的

通过学习本章内容，掌握藏象概念，脏腑分类及特点，脏腑各自的生理功能，及其与志、液、体、窍、时的关系；理解藏象学说的特点、生理特性、脏腑相互关系；了解藏象学说的形成。树立中医学的生理观，为认识人的生理病理及其疾病治疗奠定基础。

关键词汇

生之本　气之本　封藏之本　罢极之本　仓廪之本　藏象　心主血脉　心藏神　汗为心之液　肺主气　肺主通调水道　肺主宣发肃降　肺朝百脉　肺主治节　脾主升清　脾统血　肝主疏泄　肝主藏血　肾藏精　肾主水　肾主纳气　心肾相交　肝肾同源　发为血之余　爪为筋之余　齿为骨之余　先天之本　后天之本　七冲门　天癸　作强之官　仓廪之官　君主之官　将军之官　相傅之官　孤府　水脏　血海　虚里　五神　金破不鸣　肾阴　肾阳　胃喜润恶燥　胃主通降

第一节　概　述

藏象学说，是中医学将宇宙自然的“四时气化的圆运动之象”与“人体脏腑组织升降出入之气化圆运动之象”类比说明的结果。理解中医的藏象学说，必须深刻领会“象”的精髓。藏象，实际是关于人体之象与自然之象的归类说明，是以自然之象类比说明人体脏腑组织的功能及其关系。人体小宇宙——脏腑气机升降之理与自然大宇宙——天地气机升降之理具有收受通应的关系，明乎此，则藏象之理昭然矣！

一、藏象概念

所谓藏象是指藏于人体的内脏及其表现于外的生理病理现象。

“藏象”一词，首见于《素问·六节藏象论》：“帝曰：藏象何如？岐伯曰：心者，生之本，神之变也，其华在面，其充在血脉，为阳中之太阳，通于夏气。肺者，气之本，魄之处也，其华在毛，其充在皮，为阳中之太阴，通于秋气。肾者，主蛰，封藏之本，精之处也，其华在发，其充在骨，为阴中之少阴，通于冬气。肝者，罢极之本，魂之居也，其华在爪，其充在筋，以生血气，其味酸，其色苍，此为阳中之少阳，通于春气。脾胃大肠小肠三焦膀胱者，仓廪之本，营之居也，名曰器，能化糟粕，转味而入出者也，其华在唇四白，其充在肌，其味甘，其色黄，此至阴之类，通于土气。凡十一脏取决于胆也。”

藏，就是指藏于体内的内脏。如人体中的心、肝、脾、肺、肾、大肠、小肠、三焦、膀胱、脑、髓、骨、脉、胆、女子胞这些脏器。象，就是现象，是指脏腑形态之象及表现于外的人体生理、病理之象及其与自然界通应之象。如心的形态之象如倒开的莲蕊，表现于外的是神、面、血脉的生理病理现象，及与自然界夏气通应之象；肺的形态之象如“蜂巢”，表现于外的是魄、皮毛的生理病理现象，及与自然界秋气通应的之象；肾的形态之象如“豇豆”，表现于外的是发、骨的生理病理现象，及与自然界冬气通应之象等。这些形态之象、生理病理之象、及与自然界通应之象，都是藏象学说之“象”。

明代王冰说：“象，谓所见于外，可阅者也。”就是说，人体的脏虽然居于内，我们看不到，但是，可以通过外在的象来了解内在脏的变化。所以说象是表现于外、可以阅到的一些现象。因此，所谓的藏象，就是藏于体内的内脏及其表现于外的生理或者病理现象及其与自然界的通应之象。

明代张景岳在《类经·藏象类》中指出：“象，形象也。脏居于内，形见于外，故曰藏象。”根据这些医家的注释，我们就可以了解到所谓的藏象，就是既包含居于体内的内脏，又包含了这些脏表现在外面的生理或病理现象和与自然界通应之象。如肾藏象是既包括体内的肾脏之形象——位于腰间，形如豇豆，同时又包括发、耳、骨骼这些表现于外的生理或病理现象，还包括肾与自然界通应之象，如冬季、寒冷、咸味、黑色、北方等。若骨骼坚硬，耳聪发黑，说明肾精气足。若骨质疏松，骨骼疼痛或耳鸣、耳聋，头发早脱，或斑秃，或变白，或目眶暗黑、口味咸，说明肾精气亏。可以通过观察发、耳、骨骼、口味、面部颜色等外在征象的变化，就可以了解肾脏的生理病理变化。

二、藏象学说

所谓藏象学说就是通过对人体生理病理现象的观察，研究人体脏腑系统生理功能，病理变化及其诊断治疗规律的一个学说。如头发乌黑亮泽，说明肾精气充沛。若发脱斑白，说明肾精气亏虚，治疗上补肾填精，用七宝美髯丹，或杞菊地黄丸，或桑麻丸来治疗。可见，藏象学说是通过观察外在的生理、病理现象，从而对人体生理、病理进行诊断，并指导治疗的学说。藏象学说，可以说是中医学区别于西医学的非常具有原创性的理论体系，贯穿在中医生理病理诊断治疗的各个方面，在中医学理论体系中居于核心地位。

三、藏象学说的形成

中医藏象学说是怎么一个理论体系，它是怎么形成的呢？了解它形成的过程有助于我们认识中医学的藏象学说和西医解剖生理的区别与联系。

首先，早期的解剖实践。中医藏象学说离不开早期的解剖学实践。在远古时代，人们对脏器的认识首先起源于解剖动物，宰杀动物，以及在战场上解剖战俘等实践活动。人们通过宰杀动物来祭祀或者解剖战俘发现了人体内存在的一个个脏器，对他们进行命名，从而就有了五脏、六腑和奇恒之府这些脏器的名称。所以人体的心、肝、脾、肺、肾、大肠、小肠、膀胱等名称大都来源于古代的解剖学知识。

第二，长期对人体生理病理现象的观察和总结。中医的藏象学说单纯依靠这些解剖知识还不能完全形成，其在后期的发展中主要来源于长期对人体的生理病理现象的观察和总结。如在日常生活中人们发现，皮肤注意保暖，不容易感冒，而调摄失当，皮肤受凉，则会鼻塞、咳嗽，从而总结出："肺开窍于鼻"，"肺在体合皮毛"的理论。其前提是基于对肺的解剖学认识。如在解剖中发现了胸腔有两个肺脏，它们和鼻子有管道相通。但是肺和皮肤的关系，通过解剖是看不到的。人们只是在长期的生理、病理现象的观察中，发现皮肤、鼻子一受凉，就会鼻塞、咳嗽，咽喉痛，从而总结出"肺开窍于鼻，在体合皮毛"，以及"喉为肺之门户"这些独特的知识。再比如，中医对心脏的认识。解剖学上人们发现了胸腔有一个泵血的器官连着血脉，但由于古代没有显微镜，无法对心脏微观结构进一步深入认识，只能在宏观上观察当人死亡之时，神去脉息，故总结出"心主神志"理论。随着心脏跳动，脉也搏动，心脏跳动停止，脉也跳动停止，因此，总结出"心主血脉、心主藏神"。这些认识都是古代医家在长期的临床实践中，通过生理、病理现象的观察而总结出来的。

第三，反复医疗实践的验证。长期临床经验的总结可以说都是一些零散的认识，但是确认这些认识的正确性要得益于反复的医疗实践的验证，古人在生理病理现象中观察到了肺、皮毛、鼻的关系，那么到底是不是这种关系呢？古人通过药物的反证证实了这种关系的存在，比如说皮肤受凉之后，人咳嗽、喷嚏，鼻塞，用了宣肺的药物，如用了麻黄、桂枝这些调节肺脏的药物，皮肤怕冷消失了，鼻子不透气也好了，就佐证了"肺开窍于鼻"，"肺在体合皮毛"的正确性，这样就验证了中医学理论假说，从而形成了完整的理论。再如，人们发现肝和目的关系，也是反复医疗实践的验证而确立的。

第四，中国古代哲学的影响。生理病理现象观察或临床药物验证得来的这些知识，在中医理论体系确立之前都是零散的、不系统的。而把这些知识连缀在一起，成为完整体系，要得益于中国古代哲学的精气阴阳五行理论的深刻影响。精气阴阳五行学说是春秋战国时期形成的，这种学说形成渗入到中医学理论当中，把中医学在数千年积累起来的临床知识加以系统化，完整化，从而成为一个完整而系统的中医学独特理论体系。如中医对五脏的认识，借助于精气学说，认为五脏均藏精气；借助于阴阳学说，把每个脏都划分出阴和阳来：心脏有心阴和心阳，肝脏有肝阴和肝阳，脾脏有脾阴和脾阳，肾脏有肾阴和肾阳。每一脏除了有阴阳之外还都有五行的特性，如肝属木，心属火，脾属土，肺属金，肾属水。这样五脏不但有了阴阳属性，而且还具有了五行特性。由此，就把中医的藏象构建成了精气阴阳五行的理论体系。这种精气阴阳五行的理论体系就把人和自然连成了一个收受通应的有机整体，形成一种有机自然观。自从精气阴阳五行理论渗透到藏象理论体系框架之中，中医藏象概念就具有了医学哲学色彩，所以它是一种高度概括的，不同于解剖学脏器的一种独特的理论体系。

综上，藏象理论的形成是多元素的。解剖学的理论知识源于解剖学，而中医学的藏象理论，不但源于解剖学实践，还有生理病理现象的整体观察以及药物的反证得来的经验，最关键的是哲学思想（精气阴阳五行）的参与和构建，使藏象理论成为基于解剖而又高于解剖的综合功能系统。诸多因素决定了藏象学说的原创性与独特性。

四、脏腑的命名和分类

中医对人体脏腑的命名和分类主要是依据脏腑的生理功能，根据脏腑不同的生理功能，把藏象分为三大类：五脏，包括心、肝、脾、肺、肾；六腑，包括胆、胃、大肠、小肠、三焦、膀胱；奇恒之腑，包括脑、髓、骨、脉、胆、女子胞。

藏象分为三类，主要取决于其功能特点，也与结构特点有一定关系。

（一）五脏的功能特点——藏而不泻，满而不实

五脏的“藏而不泻”是说心、肝、脾、肺、肾五脏的主要功能是贮藏精气。如《素问·五脏别论》说：“所谓五脏者，藏精气而不泻也，故满而不能实。”即经过脾胃消化吸收的精微物质，输送到五脏来储存。不泻，是指五脏不像六腑那样排泄水谷糟粕。水谷，是指饮食物。六腑是负责向下排泄水谷糟粕的，而五脏是负责贮藏精气的。所以说，五脏藏

而不泻。满而不实，是指五脏的精气贵在充满。不实，是指五脏不象六腑那样经常水谷糟粕壅实其中。从解剖形态上来看，五脏的形态，大多是实质器官，精气盈满于内，而壁层相对厚一些。

（二）六腑的功能特点——泻而不藏，实而不满

六腑传化水谷的特点是：泻而不藏，实而不满。如《素问·五脏别论》曰："六腑者，传化物而不藏，故实而不能满也。"六腑的传化水谷过程，就是饮食入胃，经过初步腐熟后向下传导到小肠，小肠受盛化物、泌别清浊后将残渣输送到大肠，传导排泄粪便于外，将废液输送到膀胱排尿于外。水谷糟粕必须适时排泄于外，不能在大肠或膀胱久留。

"泻而不藏"，是指六腑虚实交替，排泄水谷糟粕，而不能贮藏精气，水谷经过六腑消化吸收后送到五脏去贮藏，糟粕和废水要泄出于外。故云"泻而不藏"。

实，主要是指水谷糟粕的壅实，六腑经常是水谷糟粕壅实。"满"，是指精气的充满，五脏经常是精气充满。六腑中没有满溢的精气，其吸收的精气都要输送到五脏来贮藏，故六腑是"实而不满，泻而不藏"。从解剖形态上来看，六腑的形态，大多是中空的器官，因为要存水谷糟粕所以常常腔隙比较大，而壁层相对薄一些。

（三）奇恒之腑的特点——形态似腑，功能似脏

奇，异也，不同寻常之意。奇恒之腑，就是不同于正常腑的腑。《素问·五脏别论》曰："脑、髓、骨、脉、胆、女子胞，此六者，地气之所生也，皆藏于阴而象于地，故藏而不泻，名曰奇恒之腑。"说明奇恒之腑包括脑、髓、骨、脉、胆、女子胞，这些脏器在功能上类似于五脏的藏而不泻，比如脑，是藏髓的，骨也是藏髓的，脉里藏的是血，功能以藏为主，但形态上却类似于腑，形态上是中空的。所以，形态上似腑，功能上又似脏，不同于正常的六腑，故称作奇恒之腑。

（四）脏腑分类的意义

1. 脏病多虚，腑病多实，治脏多补，治腑多泻

如心气虚，脾气虚，肾气虚，肝血不足常多见，故脏病多虚证，虚

则补之，补气常用四君子汤；补血常用四物汤。腑病多实，如饮食积滞、大便燥结，故六腑的实证多见，实则泻之，消食导滞常用保和丸，通便泻下常用三黄片。

2. 脏实者泻其腑，腑虚者补其脏

脏病多虚，并不是说脏病都是虚证，一旦脏病出现实证，则可用“脏实者泻其腑”之法。因脏与腑相表里，可利用表里关系进行施治。如肺实热，泻大肠；心火旺，泻小肠。曾见一患者，高烧一周，多法不效，后用通泄大便法，热始得退，此为“釜底抽薪”，也为脏病治腑。再如，患者舌尖碎痛，心烦，小便短赤，为心火下移小肠之实证。利用“脏实者泻其腑”思想，泻小肠，清心火，用导赤散，导心火从小便出。此外，腑虚者补其脏，如胃虚的患者消化不良，可补脾以健胃，有助于胃气恢复。

五、藏象学说的基本特点

现行教材一般把基本特点归结为两个：

（一）藏象学说基本特点是以五脏为中心的整体观

中医藏象理论体现了以五脏为中心的整体观。在这个理论体系中，中医把人体的脏腑分为五脏、六腑、奇恒之腑、五官、五体、五华等等，在这些结构中，最重要的是五脏，通过五脏把人体的五腑、五官、五体、五华、五神、五志以及自然界的五方、五季、五色、五味、五化等等，连接成一个整体，从而构成了天人相应的整体系统。在这个人体和自然天人相应的结构体系中，形成了以五脏为中心的整体观。

（二）中医脏腑名称和解剖脏器名称类似，但内涵不完全等同

不能把中医脏腑的名称和西医的解剖学脏器划等号。中医有一个三焦的概念，中医的三焦在解剖学上找不到同名的对应脏器，实际上更重要的是一个功能概念，中医学一个脏腑的功能，往往概括了多个解剖学脏器的功能，而西医学的一个脏器的功能也可能分散在多个中医学脏腑的功能之中，所以说，中医的脏腑和解剖学的脏器是一种交叉关系。如，

在解剖学上负责利尿和调节水液代谢的是肾脏和膀胱，而中医认为在人体中参与水液代谢的脏器除了肾脏之外，还有肺脾，与肝和心也相关。同时中医的一个脏腑的功能也可以分散在多个解剖学脏器的功能中。如中医讲肾主生殖，又主水液代谢，肾的这些功能包括了西医的生殖，内分泌的功能，以及肾器官的功能，现代研究发现中医的肾藏精，主生殖的功能包括了下丘脑、垂体、性腺的功能。所以说，中医肾的功能包含了多个解剖学脏器的功能。中医和西医同名的脏器是完全不同的，不能对号入座，那么我们该如何理解这两种体系呢？解剖学的脏器是用解剖学的方法形成的，通过人体的结构来认识功能的一个体系，是以结构为基础划分的体系。而藏象系统是把人体整体功能分成五大系统，所以是从功能入手来分析的五大功能系统。所以从功能角度入手认识到的这种功能性结构，完全不同于从解剖结构入手形成的结构体系。西医是从局部到整体，而中医的藏象是从整体到局部，所以是完全不同的体系。

根据我多年的研究，《天人相应的医学理论——藏象学说》（主编：马淑然，肖延龄. 深圳海天出版社. 2014,3）提出藏象学说基本特点有四个方面：

一是以五脏为中心的天人相应整体观

人体以五脏为核心，在内联络着六腑、奇恒之腑、各形体诸窍及五志、五神，在外则通过“天人相应”与自然界五季、五方、五化、五色、五味等构成系统联系，形成了高度调节和自控的系统。

二是以“象”的功能联系为主导的联系观

藏象学说虽然有解剖学基础，但主要是建立在“取象比类”“以象测脏”整体功能联系上的，通过与自然界阴阳五行功能动态之象的类比，结合人体生理病理现象来“以象测脏”，认识人体五脏的某些功能，其实质是对于“人体之象”与“自然之象”收受通应的普遍联系的内在规律的把握，反映了以“象”的功能联系为主导的联系观。

三是以“五脏应五时”为主线的动态观

藏象学说认为，五脏应五时，各有收受。自然界有春生、夏长、长夏化、秋收、冬藏的循序变化，人体相应有肝、心、脾、肺、肾的“应时而变”，因此，五脏与五季收受通应，肝代表体内阳气初生（木），心代表体内阳气盛长（火），脾代表体内阳气由盛长向收藏转化的过渡阶段（化），肺代表体内阳气的收（金），肾代表体内阳气的藏（水），这样，五藏就成为体内反映春、夏、长夏、秋、冬季节循环的“季节钟”，在主时之脏的调节下，机体呈现出应时而变的适应性调节，可见，藏象学说反映了以“五藏应五时”为主线的动态观。

四是以五藏阴阳气化活动为核心的自和观

中医在元气－阴阳－五行学说指导下认为，人体之所以整体、联系、动态变化，在于内部存在自我调和的能力，用元气－阴阳－五行学说构筑的藏象理论就是一个关于人体自我调和的理论模型，不仅各脏腑内部阴阳存在自我调和能力，脏与脏之间、脏与腑之间、腑与腑之间也存在气机升降出入协调平衡、阴阳自和、五行自稳的自主反馈调节，从而维持人与自然的和谐。这里元气即是精气，元气学说是精气学说的高级形态。

综上，中医藏象学说具有独特的内涵。藏象学说中的脏腑虽与解剖学名词相同，但其理论内涵与外延不同。就内涵来看，中医每个脏腑都具有阴阳五行的属性内涵，而解剖学脏腑没有。就外延来看，中医五脏功能是整体功能的一部分，与自然界五方、五季、五色、五味、五化等具有“收受通应”共振变化，且具有不可还原性，而西医每个脏腑功能只是局部脏器的局部功能，其节律性变化只是从属于局部解剖器官，且具有可还原性。就二者关系来看，中医一个脏腑功能可能分散在多个解剖学脏器之中，而一个解剖学脏器的功能也可能分散在多个中医脏腑功能之中。因此，二者在结构与功能上具有交叉关系。这种交叉关系的形成在于二者形成方法不同所致。中医的藏象系统是从天人相应的整体相互作用中，从宏观整体功能的四季变化入手，运用阴阳五行思维模式，结合解剖学获得的解剖认识和长期临床观察及反复实践验证的知识，将人体分为五大功能系统，实质是具有功能性结构的人身功能子系统。而西医的脏器系统是运用分析还原方法，在割裂“天人关系”的条件下，从微观解剖入手认识到的五大形态结构系统。因此，中医的藏象系统与西医的脏器系统实质是高层次与低层次关系，即中医认识到的是整体层次的功能调控系统，而西医认识到的是低层次的解剖生理系统。可见，中医脏象理论实质是基于解剖又高于解剖的知识体系，其蕴涵的相互联系和整体调控规律已大大地超越了形态学，并贯穿于生理、病理、诊断、治疗的各个方面，见图 3–1–1。

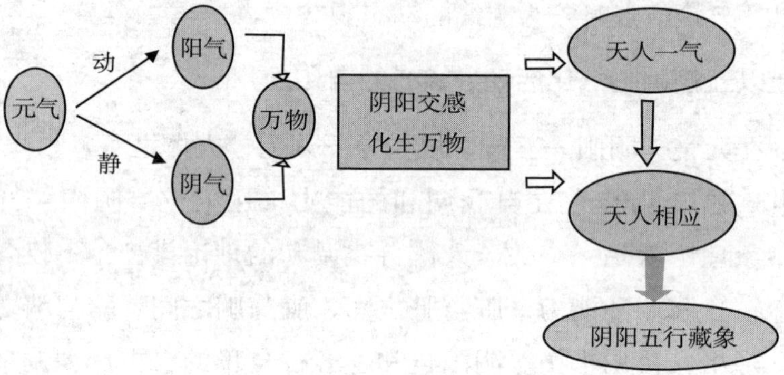

图 3–1–1　中医阴阳五行藏象体系的形成图

第二节　五　　脏

一、心

心位于胸腔，居横膈之上，外为心包络裹护，内有孔窍相通。中医学对心的形态结构记载为“心象尖圆，形如莲蕊”（《类经图翼 · 经络》）。与现代解剖学心的名称、位置相同，孔窍类似于解剖学所发现的左心房、右心房、左心室、右心室等。

心的阴阳属性为“阳中之阳”，在五行中属火。心的主要生理功能为主血脉，主神志。这是中医学利用心脏的部位和名称，对心脏的功能进行了宏观整体的概括而得出的系统认识。心与六腑中的小肠互为表里。其在体为脉，其华在面，在窍为舌，**在志为喜，在液为汗**，与自然界夏气相互通应，参见图 3–2–1。

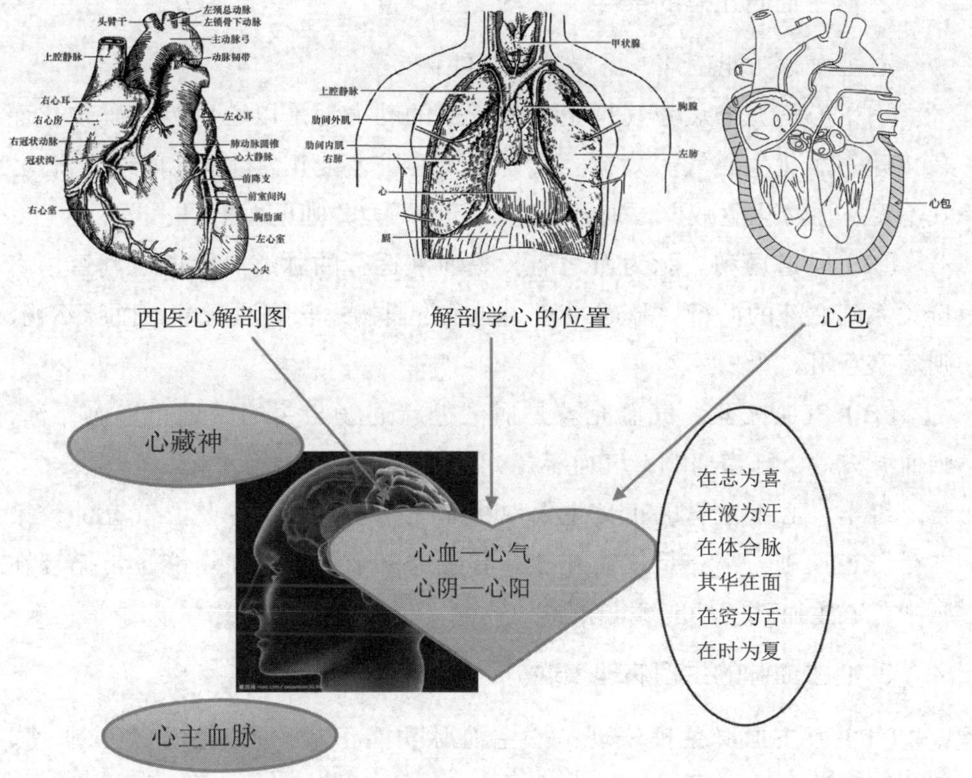

图 3-2-1　心

（一）心主血脉

1. 概念

心主血脉是指心气具有化生血液和推动血液在脉管中运行的作用。心脏的生理功能叫心气。心气有助于将水谷精微中的营气和津液变化生成血液，并推动血液在脉管中运动。这里，血液指的是营气和津液组成的血液，因营气是构成血液的组成部分，具有濡养作用，质地相对稠厚，且由于营气和津液结合在一起，所以由津液运载的营气的运动必须靠活力很强的心气和宗气推动。故心主血脉，就是心气促进血液生成和血液在脉管中的运行，心脏的一收一缩可以促进血液在脉管中运行，就像一个泵把血液推到脉中并循行至全身。

2. 心主血脉正常的条件

心主血脉功能正常，需要三个条件：

（1）心气充沛。心气是生血和行血的动力，是以心血为基础转化而来，即心血化生心气。只有心气充沛，心脏才能正常生血和行血，若心气不足，血液化生减少，则见血虚；行血不力，则见血瘀。

（2）脉道通利。脉为血之府，是血液运行的脉道。脉道通利否，直接关系到血液的循行。脉道通利，则血行通畅；若痰浊阻塞，血脉不畅，则痰瘀互阻。

（3）气血充盈。气血充盈是血液循行通畅与否的关键。气血充沛，则血脉充盈，脉道通畅；气血不足，则血脉不充，血行不畅。

综上，心主血脉的正常主要取决于三个条件。第一是心气充沛，第二是脉道通利，第三是气血充盈。有了这三个条件气血才能正常循环在脉中，心主血脉的功能才能正常。

3. 心主血脉的生理病理表现

（1）心主血脉生理表现：心主血脉功能正常，主要从面色、脉搏、心前区感觉和舌表现出来。

面色——原理：心其华在面

心其华在面，若心主血脉功能正常，面色红润，因面部毛细血管充足，故心气足，心血充盈则面色红润；若心气虚，则面色苍白。

脉搏——原理：心在体合脉

心在体合脉，若患者脉搏均匀有力，为心气血充沛；若脉细涩结代，为心血瘀阻；若脉虚弱无力，为心气血虚。

心前区感觉——原理：心位于胸中

心前区的部位主要是"虚里"。所谓"虚里"就是在左乳头之下第四肋骨间隙，第四肋间隙心尖搏动处，触摸"虚里"可以观察宗气盛衰。若虚里"其动应衣"，为宗气大泄，预后不良。

舌象——原理：开窍于舌

由于"心开窍于舌"，心的经脉连舌本，散舌下，所以可以通过望舌来诊断心脏气血盛衰。淡红舌，薄白苔为心气血充沛，反之，舌紫暗，为心血瘀阻，舌淡，为心气血亏虚。

（2）心主血脉病理表现

①心气不足：心气不足，则见心悸气短，面色无华，脉虚而无力。舌色淡，苔薄白，若心气虚，无力行血，则脉虚无力，可服用生脉饮，补心气，养心血。

②心血瘀阻：若血行不畅，瘀阻在心，可见心胸区憋闷刺痛，面色晦暗，口唇青紫，舌色青紫，有瘀斑瘀点，脉结代或细涩，西医称为冠心病，或紫绀，中医称为心血瘀阻，临床常用血府逐瘀口服液、复方丹参片来治疗。

③心血亏虚：若心血不足，可见心悸心慌，面色及口唇苍白，舌体瘦薄，脉细无力，可吃阿胶 10g，用黄酒蒸化了以后吃，中医叫“烊化”，或者吃大枣 5 枚 / 日，都能帮助养心血。

综上，心脏的气血是否充盈，主要是观察面色、脉搏和心前区的感觉。为什么观察脉搏？因为心主血脉，常用脉诊来诊断心脏的疾病。只要患者在脉搏上出现了结代脉，都可以诊断心脏病。为什么观察面色？因为患者面部血脉最丰富，“心其华在面”。如果面色无华，即能诊断心血虚。另外，还要看心脏局部的症状，就是心前区的感觉，如果心前区心慌或者刺痛，这说明心气血虚或心血瘀阻。

（二）心藏神

1. 心藏神的概念

神在中医学中分广义和狭义之分，广义的神是人生命活动的外在表现，是对人体生命活动的一种高度概括。那么我们怎么观察神呢？主要是通过人的眼神、表情、语言、动作等等来反映神的盛衰。望诊中强调的望神，指的就是望人体的广义的神，如眼神是不是灵活，表情是不是自然，言语是不是自如，动作是不是敏捷，这些都是反映人的神气盛衰。狭义的神，就是人的精神意识思维活动，心主神志或者心主藏神的神就是狭义的神，指人的精神意识和思维活动，也有学者认为心藏神指广义神。

2. 心藏神的原理

中医为什么提出心藏神理论呢？西医认为神是大脑的精神活动，是人的大脑变化所产生出来的，但是中医为什么把大脑主神的功能归到了心呢？这主要取决于以下四个方面。

（1）整体观念的影响。中医学认为人体的精神活动统属于五脏，藏象学说是以五脏为中心的整体观。中医在整体上把人的精神意识思维活动都归属于五脏，如《素问·阴阳应象大论》云："人有五脏化五气，以生喜怒悲忧恐。"认为人的精神意识思维活动是五脏化气而化生的，五脏精气的盛衰决定了人的精神活动的变化。因此，把人体精神活动分属到五脏，通过五脏精气盛衰来了解五神的变化。

（2）心是神志活动产生的场所。中医认为，在五脏中，精神神志活动与心的关系最密切，是精神活动产生和依附的脏器。如《灵枢·本神》说："所以任物者谓之心，心有所忆谓之意"，《素问·灵兰秘典论》亦云："心为君主之官"，"主明则下安，主不明则十二官危"。即认为人体中最高的统帅是心。精神活动尽管分属于五脏，但必须在心的统一领导下才能协调运动。如《灵枢·邪客》说："心者，五脏六腑之大主也，精神之所舍也。"《类经·疾病类》亦说："心为五脏六腑之大主，而总统魂魄，并赅志意。故忧动于心则肺应，思动于心则脾应，怒动于心则肝应，恐动于心则肾应。"从而进一步强调了心在神志活动中的主导作用。

（3）血液是神志活动的物质基础。中医学认为，神志活动所依赖的物质基础是气血，故《素问·八正神明论》说："血气者，人之神。"心主血脉，推动气血运行周身，从而维持人的生命活动，包括脑的精神意识思维活动。可见，心也是通过主血脉而起到了主神志的作用。故心主血脉失常，即可导致精神意识思维活动的异常。

（4）古代文化的影响。《孟子·告子上》说："心之官则思"，认为心有思考的功能；在国家制度上，古代文化认为在整个社会中，君主是统领一切的，凌驾于万事万物之上，所以称心为"君主之官"，总管人体的精神意识，思维活动。从中国古代造字来看，凡是和精神、意识和思维相关的情志活动，如恐、惊、思、怒、悲等大多有心字旁，《辞源》亦指出:“旧时习惯称心为思维的器官。”现代也把和精神相关的学问称作“心理学”。

3. 心主神志生理和病理表现

(1)心主神志生理表现: 如果神的功能正常,则精神振作,神志清晰,思维敏捷。所以,当你每天感觉精气神十足,精神爽慧,睡眠良好,心情愉悦,说明心脏主神志功能正常,这是以心脏气血充沛为前提和基础的。

(2)心主神志病理表现: 如果心主神志功能不正常,主要表现为心血虚、痰迷心窍、痰火扰心三个方面。

①心血虚: 主要表现为心悸、健忘、失眠、多梦、舌质淡白、苔薄白,用四物汤(颗粒)治疗。

②痰迷心窍: 主要表现为神昏,痴呆和举止失常,舌苔白腻,形体肥胖,可用二陈丸治疗。

③痰火扰心: 常可见到狂证,临床表现为登高而歌,弃衣而走,躁妄打骂,舌苔黄腻,形体肥胖,面头多油,可用礞石滚痰丸治疗。

(3)心的生理特性

①心为阳中之阳脏: 心位于胸中,在五行属火,为阳中之阳,故称为阳脏,又称“火脏”。火性光明,像蜡烛一样能光照万物。心以阳气为用,心之阳气有促进心脏搏动、血脉运行、精神振奋,使生机不息的作用。故《素问·六节藏象论》云“心者,生之本,神之变也……为阳中之太阳,通于夏气。”故凡胃之腐熟、脾之运化、肾阳之蒸腾气化、水液代谢、血液循环、汗液排泄等,心阳都起重要作用。

②心主通明: 心主通明是指心脉以通畅为本,心神以清明为要。心脉畅通,心神清明需要心阳的温煦和推动作用。心脏搏动有力,节律均匀,血运通畅,则人精神振奋,思维敏捷,故《血证论》云:“心为火脏,烛照万物。”若心阳不足,失于温煦推动,可致血行瘀滞,又可引起精神委顿,神识恍惚。此外,心主通明,还因心为五脏六腑之大主,人体各脏腑组织器官之相互协调,相互为用的生理功能,主要取决于神明之心的调控,因此,《素问·灵兰秘典论》云:“主明则下安……主不明则十二

官危。”强调了心神清明、主宰五脏的重要性。

（4）心与志、液、体、窍、时的关系

①在志为喜：喜是人体正常的情绪活动，属于良性刺激。正常的喜乐，对于心主血脉运行非常有利，但过喜也会使精气耗散而不内收，故过喜则涣散精神，造成心神受伤。历史上范进七十多岁中举，过喜伤心神而出现狂证，即是过喜伤心的表现。

②在液为汗：汗液排泄的机制是“阳加于阴谓之汗”，意谓心阳蒸腾津液从汗孔排出为汗，“血汗同源”，而心又主血脉，故心在液为汗。若心气虚损，气不摄津则自汗，可用黄芪、党参等补心气或生脉饮益心气养心阴止汗；若心阳暴脱，阳虚不摄，则冷汗淋漓。反之，汗出过多，也会心悸气短、畏寒肢冷，此为气随津泄，多汗伤心气、伤心阳，可以用生脉饮益心气敛心阴或参附汤养心阳、固脱止汗治疗。可见，日常生活中经常遇到的自汗多应从养心论治。

还有一种盗汗，就是睡觉时出汗，醒来则汗出停止的症状，此为心阴虚多见。阴虚则热，中医认为“阳入于阴则寐，阳出于阴则寤”，当人入睡时，则卫阳由表入里，肌表不固，同时，营热蒸腾津液外泄而导致出汗，人醒来后，卫阳由里出表，肌表得以固密内热减退而汗止。应从养心阴来治疗，也可以服用益心气、养心阴、止汗的生脉饮。

③在体合脉，其华在面：脉，即血脉，是由心所主。心气充沛，心血充盈，则脉体充实，脉搏和缓有力；心气虚弱，心血不足，则脉搏细软，结代无力；如果心血瘀阻，脉涩结代，心阴不足，则脉细数。

血脉循行在面部，面部毛细血管最丰富，故心血的充盈与否可以反映在面部色泽。如心气血充盈，则面色红润而有光泽。若心气血亏虚，则面色㿠白或暗滞；心血亏虚，则面色无华；心脉痹阻，则面色青紫；心火亢盛，则面色红赤；心阳暴脱，可见面色苍白。

④心在窍为舌：舌为口内器官，具有主味觉和语言的功能。心主血脉，手少阴之别络系舌本，而舌体血脉丰富，故舌色和舌的功能可灵敏地反映心主血脉的功能状态。心藏神，各种感觉运动及语言表达皆与心神有关。因此，观察舌的变化可以测知心主血脉及心藏神的功能。所以古人称“舌为心之苗”。心的主血、藏神功能正常，则舌体红活荣润，柔

软灵活，味觉灵敏，语言流利。若心血不足，则舌淡瘦薄；心火上炎，则舌红生疮；心血瘀阻，则舌质紫黯，或有瘀斑；若心神失常，则见舌强、语謇，甚或失语等。

⑤在时为夏：心的功能与夏季密切相关。夏季心的主血脉功能顺应夏气长的气化特点相应增强，表现为气血津液布散体表和头面，而见面红、多汗少尿、脉洪大。如五脏和自然界的四时阴阳相通应，夏季天气炎热，万物生长旺盛。心脏属火，阳气最盛，为阳中之阳，同气相求，故夏季与心相应，而表现为气血津液布散体表和头面。如心阳虚衰的患者，其病情往往在夏季缓解；而阴虚阳盛之人，在夏季又往往加重。如《素问·阴阳应象大论》所云“阳胜则身热……能冬不能夏”。这里“能”读作 nai，耐受之意，是说阳气偏盛的人身体感觉热，这种人能够耐受冬天，而不能耐受夏天。心的功能小结见表 3-2-1。

表 3-2-1　心的生理功能小结

- （1）生理功能
  - 主血脉
    - 心具有生血及推动气血在脉管中运行的作用
    - 以心气充沛、气血充盈、脉道通利为基本条件
  - 主藏神
    - 指心有主司精神意识思维活动的作用
    - 表现在精神状态、意识记忆、思维反应、睡眠状态
- （2）生理特性
  - 为阳中之阳脏
  - 主通明
- （3）与志液体窍时的关系
  - 在志为喜
  - 在液为汗
  - 在体合脉，其华在面
  - 在窍为舌
  - 在时为夏

附：心包络

心包络简称心包，又称“膻（dàn）中”，即心脏外的包膜，有保护心脏的作用，在藏象学说中，心包络不作为一个独立的脏，但在经络学说中，手厥阴心包经与手少阳三焦经相为表里，故心包络属脏。古代医家认为，心为人身之君主，不得受邪，所以若外邪扰心，则心包当先受病，故心包有“代心受邪”之功用。如《灵枢·邪客》说：“心者，五脏

六腑之大主也，精神之所舍也。其脏坚固，邪弗能容也。容之则心伤，心伤则神去，神去则死矣。故诸邪之在于心者，皆在于心之包络。”实际上，心包络的病更多的是指神志方面的疾病。明清时期，温病学派受“心不受邪”思想的影响，在温病学说中，将外感热病中出现的神昏谵语等心神功能失常的病理变化，称之为“热入心包”或“痰热蒙蔽心包”。实际上心包受邪之证，皆是心主神志失常之证。

二、肺

肺位于胸腔，横膈之上，上连呼吸道。肺在五脏中位置最高，居于诸脏之上，故有“华盖”之称。华盖，就是古代帝王出行时为了遮蔽太阳、风雨而打的大伞，比喻肺在人体最上端对其他脏腑有保护作用。关于肺的形态结构，古代医家早有描述，如《医贯·内经十二官》说：“喉下为肺，两叶白莹，谓之华盖，以覆诸脏，虚如蜂窠，下无透窍，故吸之则满，呼之则虚。”

肺的阴阳属性为“阳中之阴”，在五行中属金。肺的主要生理功能为主气，主宣发，肃降，主通调水道，朝百脉而主治节。肺与六腑中的大肠为表里。其在体为皮，其华在毛，在窍为鼻，在志为悲（忧），在液为涕，与自然界秋气相互通应，见图3–2–2。

（一）生理功能

1. 肺主气司呼吸

肺主气，指肺有主持、调节各脏腑经络之气的功能。肺主气包括主呼吸之气和主一身之气两个方面。

（1）主呼吸之气：肺为呼吸器官，为体内外气体交换的重要场所。通过肺的呼吸，呼出体内浊气，吸入自然界清气，以完成体内外气体的正常交换，并促进气的生成，调节气的升降出入运动，从而维持人体正常的新陈代谢和生命活动。故《素问·阴阳应象大论》说：“天气通于肺。”肺主呼吸之气功能正常，则呼吸调畅，气体得以正常交换。肺主呼吸之气失常，肺气不利，则可见咳嗽，气喘等症，常用杏仁、浙贝母等药宣降肺气止咳平喘。

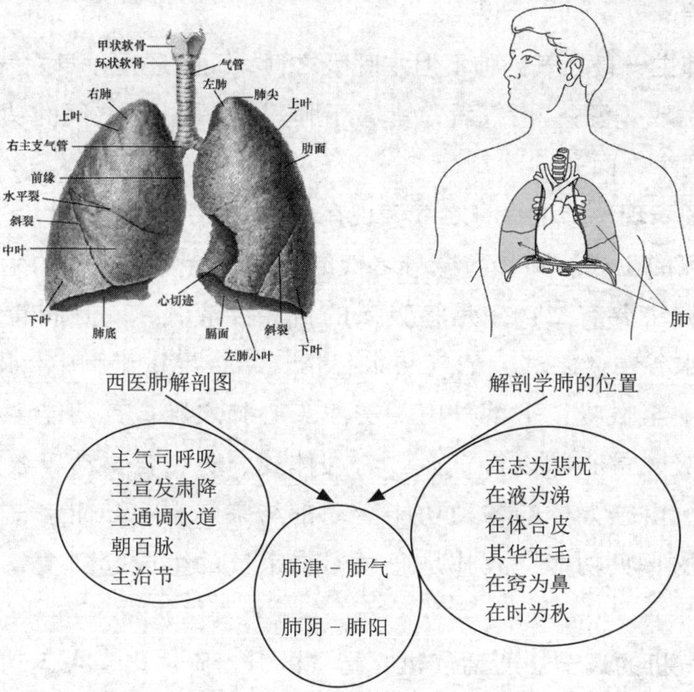

图 3–2–2　肺

呼吸除由肺所主外，还和其他脏腑有着内在联系，尤其与肾的关系较为密切，称为“肾主纳气”，又有“肺为气之主，肾为气之根”的说法。《难经》亦云：“呼出心与肺，吸入肾与肝”，清·李用粹《证治汇补·痰证》云“脾为生痰之源，肺为贮痰之器”，故中医在诊治呼吸系统的病变时，除考虑肺脏本身的病变外，还须重视其他四脏的影响，从总体上去把握和治疗这些疾患。

一般而言，维持呼吸功能正常有四个条件：第一，肺的呼吸功能正常；第二，呼吸道保持通畅；第三，肾主纳气的功能正常；第四，心脾肝功能协调。这四个条件中任意一个不正常都会影响肺的呼吸功能。可见，关于呼吸的认识，中医学和西医学明显不同。中医认为呼吸功能除与肺、呼吸道的功能密切相关之外，还和其他四脏功能密切相关，尤其是与肾脏最为密切。中医认为肺主呼气，肾主纳气，这样才能维持呼吸运动的生成和平稳。如果肾不纳气，那么就会出现气浮于上和呼吸表浅；如果肝气犯肺，则呛咳阵作，连及两胁；如果脾肺同病则咳痰量多易咯；如果心肺同病，则呼吸不利，胸闷喘憋，临床则需肝肺同治，或脾肺同治，或心肺同治。

（2）肺主一身之气：肺不但主呼吸之气，而且还主一身之气，故《素问·五脏生成》说："诸气者，皆属于肺。"肺主一身之气的功能主要体现在以下两个方面：

①生理表现 肺主一身之气表现在两个方面：

一是气的生成。肺参与全身之气的生成，特别是宗气的生成。宗气的生成来源主要有二：一是肺吸入的自然界清气，一是脾胃运化的饮食物中的水谷精微之气。清气与水谷精气结合聚积于胸中，即为宗气。其运行可上至喉咙，下蓄丹田，贯注于心肺之脉。其功能主要是走息道以同呼吸，贯心脉以行气血，为人体视、听、言、动等各种功能活动的动力。由于人体的各种功能活动都与宗气有关，而宗气的生成又依赖于肺的呼吸功能，故肺是通过参与宗气的生成起到主一身之气的作用。

二是气机的调节。所谓气机，指气的升、降、出、入运动。人体内有各种各样的气，人体的气处在不断地变化运动之中，其基本的形式是升降出入。气的升降出入运动推动着肺的呼吸、脾胃的升降运化、肾的升清降浊、肝升肺降等功能活动，从而维持着人的整个生命活动。肺对气的升降出入运动起着十分重要的调节作用。如肺的呼吸运动，其呼气的过程即是气升、出的过程；而吸气的过程也即是气的降、入的过程。肺有节律的一呼一吸，对全身气的升降出入运动起着重要的调节作用。关于肺主气见示意图 3-2-3。

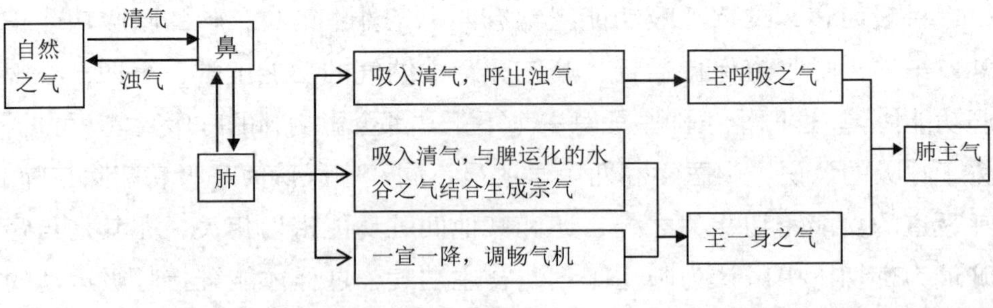

图 3-2-3 肺主气示意图

②病理表现 肺主一身之气的功能失常可影响到宗气的生成和气机的调节而出现相应的病理变化。如清气吸入不足，宗气生成减少，助肺

呼吸的功能减退，可见咳喘无力、呼吸无力、动则气喘、自汗气短、身倦乏力、语声低微，可用玉屏风散合生脉饮调节；而助心行血的功能减退可导致心血瘀阻，而见心前区憋闷刺痛，可用血府逐瘀胶囊治疗；全身气机升降出入调节异常可见呃逆、呕吐、腹泻、尿频、癃闭、咳喘连胁肋等，可分别用调节肺胃、肺脾、肺肾、肺肝等关系的方法治疗。若肺主一身之气不足，还表现为全身之气的失常，出现血液和津液代谢循行方面的病理改变，如气虚血瘀，可用补气活血，若气虚水停或痰凝，可用补气利水、补气化痰湿等法治疗。

2. 肺主宣发、肃降

宣发，即宣布和发散之意；肃降，即清肃和下降，是肺气运动的最基本形式，肺的各种功能活动也多依赖于肺的宣发肃降来实现。

（1）肺主宣发：所谓宣发，是指肺气向上、向外的升宣和布散的生理功能。肺主宣发主要表现在三个方面：

①生理表现

一是呼出体内浊气。人体代谢后产生的浊气，通过肺的宣发，经口鼻排出于人体外部，维持气体的交换。

二是布散水谷精微和津液。脾胃运化的饮食物中的水谷精微和津液，经肺的宣发而布散于周身和皮毛，以滋养周身和皮毛。

三是宣发卫气到体表。卫气根于下焦，源于中焦，宣发于上焦。其功能有护卫肌表，防御外邪，温养皮毛脏腑，司汗孔开合。《灵枢·决气》云："上焦开发，宣五谷味，熏肤，充身，泽毛，若雾露之溉，是谓气"，说明卫气要通过肺的宣发才能布散于周身皮毛，发挥其正常的温养肌肤，调节汗孔开阖的功能。

②病理表现　肺主宣发功能失常，表现为三个方面：

一是外邪犯肺，肺失宣发，浊气壅塞于肺，则见呼吸不利、呼吸困难、胸闷、咳嗽等症，临床特点是以呼气困难为主，治疗则需宣肺止咳平喘，若因肺热外寒引起，可用麻杏石甘汤治疗。

二是肺气虚、肺失宣发，水谷精微不得布散，皮毛失养，则见皮毛憔悴枯槁不泽、皮肤干燥等症，可用补肺汤治疗。津液不得布散，则见无汗、颜面、眼目水肿，晨起为重、痰饮等症，可用补肺利水的防已黄芪汤治疗。

三是肺气虚、肺失宣发，卫气不能布散于体表，则见自汗、反复感冒、鼻塞、喷嚏等卫表不固之象，可用玉屏风散合生脉饮治疗。

（2）肺主肃降：所谓肃降，是指肺的清肃下降的生理功能。清肃，是指肺是清虚之体，性喜清润。肺的肃降功能主要体现在三个方面：

①生理表现

吸入自然界清气：通过肺气向下、向内的运动，将自然界的清气摄入到人体内，下纳于肾，促进人体的新陈代谢。肺的吸入清气和肺呼出浊气相反相成，通过吸入清气和呼出浊气完成在肺脏中气体的交换。

向下布散水谷精微和津液：通过肺的肃降，将上焦的水谷精微和津液向下布散，滋养脏腑组织，维持正常的生命活动，与肺的宣发向上向外输送水谷精微和津液相反相成。如《素问·经脉别论》云“饮入于胃，游溢精气，上输于脾，脾气散精，上归于肺，通调水道，下输膀胱。”即是指肺的肃降功能，将水谷精微和津液下输膀胱，对下部脏器组织起濡润营养的作用。

肃清呼吸道和肠道异物：肺为清虚之体，不容异物。通过肺的清肃作用，可及时肃清、排出呼吸道异物如痰饮等，从而保持呼吸道的洁净通畅，有利于肺的呼吸及气体交换。同时，肺与大肠相表里，肺气肃降，有利于大肠传导和糟粕排出。肺肃清呼吸道和肠道异物是与肺主宣发中的宣发卫气到体表相对而言的。肺宣发卫气到体表，一则是温煦肌表组织，二则抗御外邪，三则调节腠理汗孔的开阖。而肺主肃降，向下肃降呼吸道和肠道的异物和卫气抵御外邪相类似，把呼吸道痰浊向下输送给肾和膀胱排尿、把肠道的粪便推动传导于外，也是祛邪外出之意。区别在于宣发卫气是祛邪从表出，而肃降异物是祛邪从下出。

②病理表现　肺主肃降的功能异常，主要表现在三个方面：

若肺失肃降，清气不得下行，则见胸闷、咳喘、呼吸急促，甚则气浮于上、呼吸表浅，可用降肺纳气的蛤蚧、沉香等药治疗。

肺失肃降，水津不能及时下输，则见小便不利、痰饮、水肿。可用降肺利水的桑白皮、葶苈子等药治疗。

肺肃清呼吸道和大场内的异物失常，主要表现为咳嗽、痰多、呼吸不畅，或大便干结，可用降肺化痰的杏仁、降肺通便的桑白皮等药物治疗。

肺的宣发与肃降，相反相成，二者既相互依存，又相互制约，生理上互相联系，病理上互相影响。只有肺的宣发正常，体内浊气得以排出，自然界的清气才能顺利吸入。而只有肺的肃降正常，呼吸道保持洁净、通畅，则浊气才能顺利排出。故肺失宣发可导致肺失肃降。反之，肺的肃降不利亦可导致宣发失常，二者互为因果，最终形成肺的宣降失常。临床上，常将宣肺的麻黄和降肺的杏仁结合应用，正是考虑到肺的宣发和肃降功能的辨证关系。

3. 通调水道

通，疏通；调，调节。水道，是水液运行和排泄的道路。肺主通调水道是指肺的宣发和肃降对人体的水液代谢有疏通和调节的作用。又因肺有疏通调节水液代谢的道路的作用，故称“肺主行水”。肺主通调水道的功能，主要体现在两个方面：

（1）生理表现

一是肺主宣发，向上向外布散津液和卫气，并呼出浊气，调节水液代谢。通过肺的宣发，将水液布散于周身和皮毛，发挥其滋养作用。肺的宣发还可将卫气布散于皮毛。到达皮毛的水液，在卫气功能调节下，代谢后的部分生成汗液，排泄于人体外部。此外，肺在呼气中也可带走部分水液。

二是肺主肃降，向下布散津液，并有助大肠传导，调节水液代谢。通过肺的肃降，将上焦水液向下布散，其中部分水谷精微和水液经肾的气化作用下输到膀胱，生成尿液排泄出人体外部。此外，肺的肃降，推动大肠的传导，通过粪便也可带走部分水液。

（2）病理表现 若肺主通调水道的功能失常，在上不能排汗、呼浊，在下不能排尿、排便，多余的水液在体内堆积，则形成尿少，水肿，痰饮等证，可用宣肺利水或降肺利水法治疗。

4. 肺朝百脉

《素问·经脉别论》说："食气入胃，浊气归心，淫精于脉，脉气流经，经气归于肺，肺朝百脉，输精于皮毛……" 朝，有朝会、聚会之意。肺朝百脉，指全身的气血均通过经脉朝会于肺，以便于进行气体交换，并助心行血。肺朝百脉的生理意义有两个方面：

一是气体交换。因全身的气血均通过经脉汇聚于肺部，通过肺的呼吸，呼出浊气，吸入清气，清气又随着血液流布全身，维持人体的生命活动。

二是助心行血。血液的运行要靠气的推动，肺朝百脉，将肺气散布于血液之中，可以辅佐心脏，推动血液的运行。若肺气虚损，清气吸入减少，宗气生成不足，助心行血功能减退，可导致心血瘀阻而见心前区憋闷刺痛等症。故肺朝百脉，是肺和心之间相互关联的一个生理功能，见图 3–2–4。

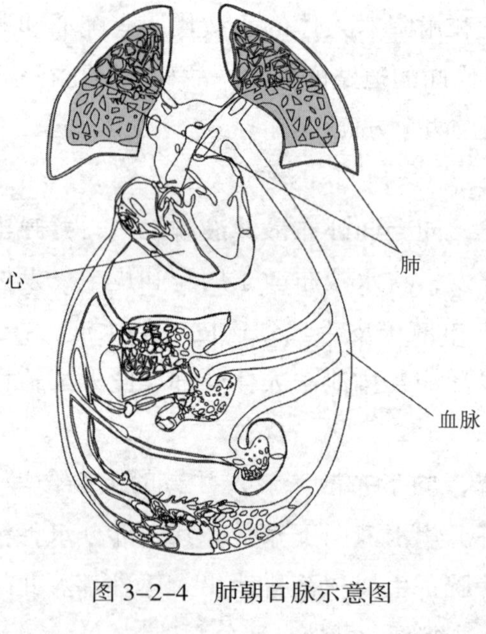

图 3–2–4　肺朝百脉示意图

5. 肺主治节

《素问·灵兰秘典论》说："肺者，相傅之官，治节出焉。" 肺主治节，指肺有辅佐心脏对全身进行治理和调节的作用。肺主治节是对肺脏所有的生理功能的一个概括。肺的生理功能：包括主气、主宣发肃降、通调水道、朝百脉，这些功能都能用肺主治节来概括。肺主治节的生理意义主要有四个方面：

（1）治理调节呼吸运动。肺有节律的一呼一吸，使呼吸运动平稳有序，体内外气体得以充分交换，是对肺主气，司呼吸的一个概括。

（2）治理调节全身气机。通过肺的有节律的呼吸运动，促进和调节全身气的升降出入的有序运动，是对肺主宣发肃降功能的概括。

（3）治理调节气血运行。肺吸入的清气和水谷精气结合而生成宗气，促进心脏推动血液运行，是对肺朝百脉，进行气体交换功能的概括。

（4）治理调节水液代谢。肺为水之上源，主行水，通过肺气的宣发和肃降，疏通和调节津液的生成、输布和排泄，是对肺通调水道功能的概括。

（二）肺的生理特性

1. 肺为华盖

“华盖”，原指古代帝王的车盖，由于肺位于胸腔最高位，覆盖于五脏六腑之上，故有“华盖”之称。肺居高位，又能行水，故为“水之上源”。肺位于五脏六腑之上，又能宣发卫气，具有卫护肌表，防御外邪，保护内脏的作用，故《素问·痿论》又称“肺者脏之长也”，《灵枢·九针论》称“肺者，五脏六腑之盖也”。均说明肺为华盖的重要性。

2. 肺为娇脏

肺为娇脏是指肺脏清虚娇嫩，易为邪气侵袭的生理特性。由于肺开窍于鼻，与外界相通，主司呼吸，为脏腑之华盖，朝会百脉，故外感六淫邪气从皮毛或口鼻而入，常易犯肺；其他脏腑病变，亦常累及于肺。肺为清虚之脏，肃静清轻，不耐寒热。故无论外感、内伤或其他脏腑病变，皆可累及于肺而见鼻塞流涕、胸闷气喘、咽痛咳嗽、喑哑痰血等症，故临床养肺、护肺至关重要。常按膻中、迎香可防感冒。

3. 肺喜润恶燥

肺居胸中，主司呼吸，直接通过气道、鼻与外界相通，且外合皮毛，肺叶娇嫩，喜清润而恶燥邪。外感燥邪，或内伤火热，最易损伤肺中津液，而致肺失宣降，甚或伤及肺络，出现干咳少痰，或痰黏难咳，或痰中带血，甚则喘息胸痛等，故有“燥易伤肺”之说，可用沙参、麦冬泡水饮用。

（三）肺与志、液、体、窍、时的关系

1. 在志为悲（忧）

肺在志为悲（忧），是指肺的生理功能与悲（忧）有关。悲和忧为两种常见的情志活动，悲为悲伤，是为过去之事感到难过；忧为忧愁，是为未来之事感到担忧。因二者对人体生理功能的影响基本相同，故悲忧同属肺志。悲忧过度，可伤肺气，“悲则气消”而见身倦乏力，呼吸气短等症。反之，肺气虚衰或肺的宣降失调，机体对外来刺激的耐受能力下降，也易于悲忧，二者互为因果，可用合欢花泡水饮用以解悲忧。

2. 在液为涕

正常生理下，鼻涕是鼻腔分泌的一种液体，起到润泽鼻窍，防御外邪，利于肺呼吸的作用。生理上，涕液润泽鼻窍而不外流。病理上，风寒犯肺，则见鼻塞清涕；风热犯肺，则见黄稠涕；燥邪伤肺，则见鼻干无涕。因此，鼻涕可反映肺气盛衰。

3. 在体合皮，其华在毛

肺在体合皮，其华在毛，是指肺与皮毛相互为用，共同发挥温煦肌体、卫护肌表、防御外邪的作用。皮毛，包括皮肤、腠理、毫毛等，是一身之表，具有防御外邪，调节津液代谢，辅助呼吸的作用，依赖于肺卫调节与津液的润泽。具体表现在两个方面：

（1）肺输精于皮毛：首先是肺气宣散卫气于皮毛，以发挥其温分肉、充皮肤、肥腠理、司开阖及防御外邪侵袭的作用，从而使皮肤致密，抗邪力强。其次，肺气宣发，即将水谷之精和津液布散于全身皮毛肌腠以滋养肌肤使其润泽。若肺气虚，可致卫表不固而见自汗或无汗，或易感冒，或皮毛失濡而见憔悴、枯槁不泽，可调养肺气来治疗。

（2）皮毛助肺呼吸：皮毛宣散肺气，肌表汗孔随肺气宣肃进行适度

开阖。肺气宣发则皮毛开，肺气肃降则皮毛阖。肺气通过皮毛的开阖协助进行适当的呼吸运动。皮毛受邪，亦可内合于肺。如寒邪束表，卫气被遏，除见恶寒无汗、头身疼痛、脉浮紧等症外，亦可内伤及肺脏，使肺失宣降，而见胸闷咳喘等症。

4. 在窍为鼻

肺在窍为鼻，是指鼻为呼吸之气出入之通道，与肺直接相连，肺的呼吸功能及气血盛衰活动可反映于鼻。鼻位于呼吸道最上端，通过肺系与肺相连，具有通气和嗅觉作用。鼻的功能依赖肺气的宣发作用，肺气宣畅，则鼻窍通利、嗅觉灵敏、发音正常；肺失宣发，则鼻塞不通、嗅觉减低。故《灵枢·脉度》说："肺气通于鼻，肺和则鼻能知臭香矣"。临床可以根据嗅觉的好坏来判断肺气的强弱，比如，肺气虚的鼻窦炎、鼻炎、过敏性鼻炎患者见鼻塞、清涕，可用玉屏风散补肺气来治疗。

喉为肺之门户，上连于鼻，下通于肺，为气出入之道，主发音。肺之经脉上通于喉，肺主气，声由气发，故喉的发音功能，依赖肺气的宣发及津液的润养作用。肺气宣畅，则喉得所养，而呼吸通畅，发音清亮。肺失宣发，则呼吸不畅，语音重浊或嘶哑，称为"金实不鸣"，临床可用金嗓子喉宝或王氏响声丸治疗；若肺津不足或肺阴亏虚，喉失所养，则气怯声低，甚至失音，称为"金破不鸣"，临床可用百合固金丸或养阴清肺丸治疗。

5. 在时为秋

肺的功能与秋季密切相关。秋季肺的肃降功能顺应秋气收的气化特点相应增强，表现为气血津液向体内和下部布散，面色白、多尿少汗、脉浮。如秋季为燥气当令，暑去而凉生，草木皆凋零，万物气机收敛，而肺主清肃下行，为阳中之阴，与秋季一样同属于五行之金，同气相求，故肺在时为秋，肃降增强，而见气血津液向体内和下部布散。同时，秋季气候多清凉干燥，而肺为清虚之脏，喜润恶燥，故燥易伤肺，可见干咳无痰、或少痰、口鼻干燥、皮肤干裂等症，本节内容小结如表 3–2–2。

表 3-2-2 肺生理功能小结

- （1）生理功能
  - 主气
    - 主呼吸之气——肺具有调节呼吸运动的作用
    - 主一身之气
      - 主司一身之气的生成
      - 调节气机运行
  - 主宣降
    - 主宣发
      - 呼出体内浊气
      - 向上向外布津液和水谷精微
      - 宣发卫气，主司腠理开阖，排泄汗液
    - 主肃降
      - 吸入自然界之清气
      - 向下向内布散津液及水谷精微
      - 肃清呼吸道异物、浊液下输膀胱、助大肠传糟粕
  - 主通调水道
    - 向上向外布散津液；并宣散卫气，排泄汗液，呼出浊气
    - 向内向下输送津液；并将浊液下达膀胱；废水随大便排出
  - 朝百脉：肺气助心推动血液运行
  - 主治节：治理调节呼吸、气机、气血、水液，是对肺所有功能的概括
- （2）生理特性
  - 为华盖
  - 为娇脏
  - 喜润恶燥
- （3）与志液体窍时的关系
  - 在志为悲忧
  - 在液为涕
  - 在体合皮，其华在毛
  - 在窍为鼻
  - 在时为秋

三、脾

脾位于人体中焦，在横膈之下左侧腹腔内。关于脾的形态，《医贯·内经十二官论》说："其左有脾，与胃同膜而附其上，其色如马肝紫赤，其形如刀镰，闻声则动，动则磨胃，食乃消化。"《难经·四十二难》说："脾重二斤三两，扁广三寸，长五寸，有散膏半斤。主裹血，温五脏。"《难经汇注笺正》认为这里所指的"散膏"，系指现代解剖学中的胰腺组织，因此，中医藏象中的脾当包括胰腺组织在内。

脾的阴阳属性为"阴中之至阴"，在五行中属土。脾的主要生理功能为主运化，主升清，主统血。脾与六腑中的胃相表里。其在体合肌肉，

其华在唇，在窍为口，在志为思，在液为涎，与自然界的长夏相通应，见图 3–2–5。

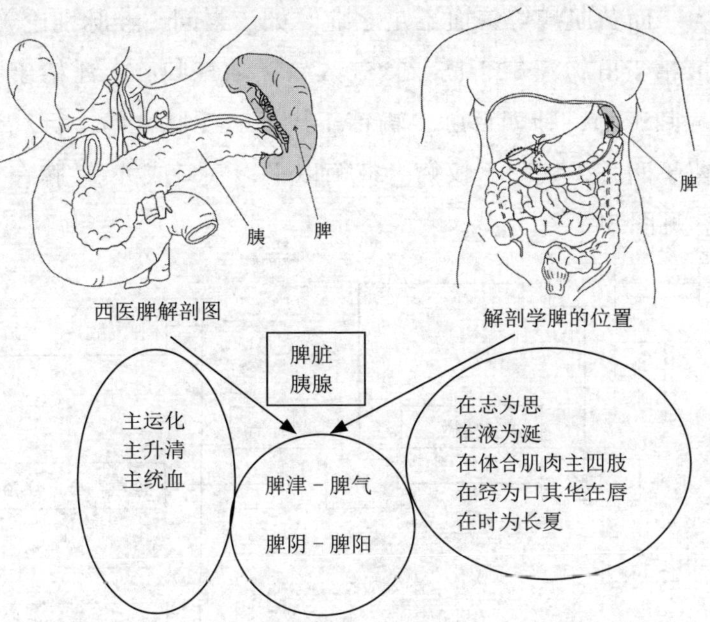

图 3–2–5 脾

（一）脾的生理功能

1. 脾主运化

运，指运输；化，指消化和转化。脾主运化是指脾具有消化吸收饮食物中水谷精微并将其转输至全身的生理功能。脾主运化包括运化水谷、运化水液。水谷是饮食物中有形状的食物，水液是液体饮料等。

（1）运化水谷：运化水谷是指脾具有消化饮食物，吸收并转输精微的作用。

食物经口进入体内，经胃的受纳腐熟，初步消化，下输小肠作进一步消化。但须赖脾的气化作用，转为水谷精微，并通过脾气的转输，布散全身，发挥滋养作用。其精微上输心肺，化生气血，充养全身；下达于肾，充养先天之精，以促进人的生长发育与生殖功能。人出生之后，全身脏腑组织的功能皆赖气血津液的供养，而气血津液的化生与充实，则源于脾的运化，故称“脾为后天之本”“气血生化之源”。生理上，脾气健运，则精微化生充足，气血充盛，脏腑组织得以充养。若脾失健运，水谷不化，气血不足，则见腹胀便溏、食少纳呆等饮食不消化之症，或见倦怠乏力、面黄肌瘦等气血不足之症。如《素问·经脉别论》云："食气入胃，散精于肝，淫气于筋。食气入胃，浊气归心，淫精于脉。脉气流经，经气归于肺，肺朝百脉，输精于皮毛。毛脉合精，行气于腑。腑精神明，留于四脏，气归于权衡。权衡以平，气口成寸。"脾在气血化生中的作用，见图 3–2–6。

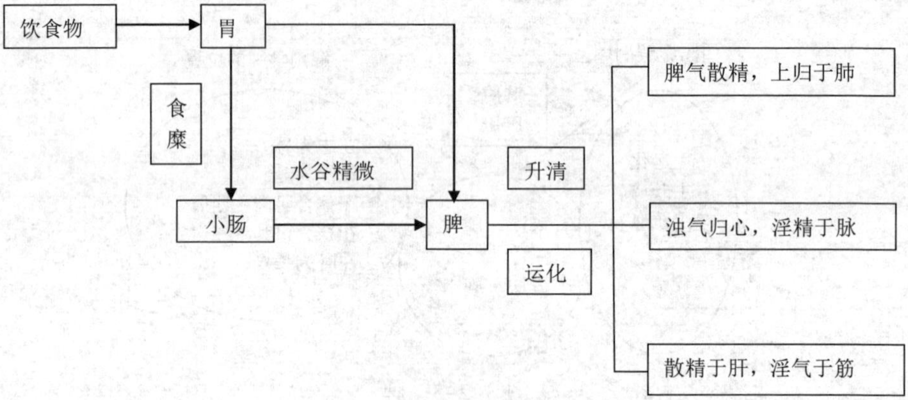

图 3–2–6　脾运化水谷示意图

（2）运化水液：运化水液是指脾吸收输布津液，调节水液代谢的功能。

脾在运化水谷转输精微的同时，也将其中液体化为津液，转输至肺，再经肺的宣发肃降输布全身，外达肌腠皮毛，内润五脏六腑。由于脾居中焦，为水液升降输布的枢纽。脾气散精，将津液上输于肺，经肺的宣发肃降作用布敷周身的同时，多余水液则转输至肺肾，经肺肾的气化作用，化为汗尿，排出体外。通过脾的气化作用，一方面化生津液，转输全身，滋润脏腑组织；另一方面，输转水液，升清降浊，防止水液停聚，从而维持水液代谢的平衡。如《素问·经脉别论》曰："饮入于胃，游溢精气，上输于脾，脾气散精，上归于肺，通调水道，下输膀胱，水精四布，五经并行。"

脾运化水谷和运化水液，是相互联系，同时进行的。其功能的正常与否，可通过饮食状况、气血盛衰，以及水液代谢反映出来。若脾气健运，则食欲旺盛，气血充足，水液代谢正常，人体强健。若脾失健运，运化无力，气血亏虚，则纳食减少，体倦乏力，形体消瘦；或津液生成转输障碍，而致痰饮、水肿，小便不利等病症，《素问·至真要大论》说："诸湿肿满，皆属于脾。"这就是脾生湿、脾为生痰之源和脾虚水肿的发生机制。临床上，治疗痰饮水肿病的方法很多，但健脾燥湿则是最基本、最常用的治法。临床可用健脾化湿的五皮饮、五苓散等治疗。关于脾运化水液过程可见图 3–2–7。

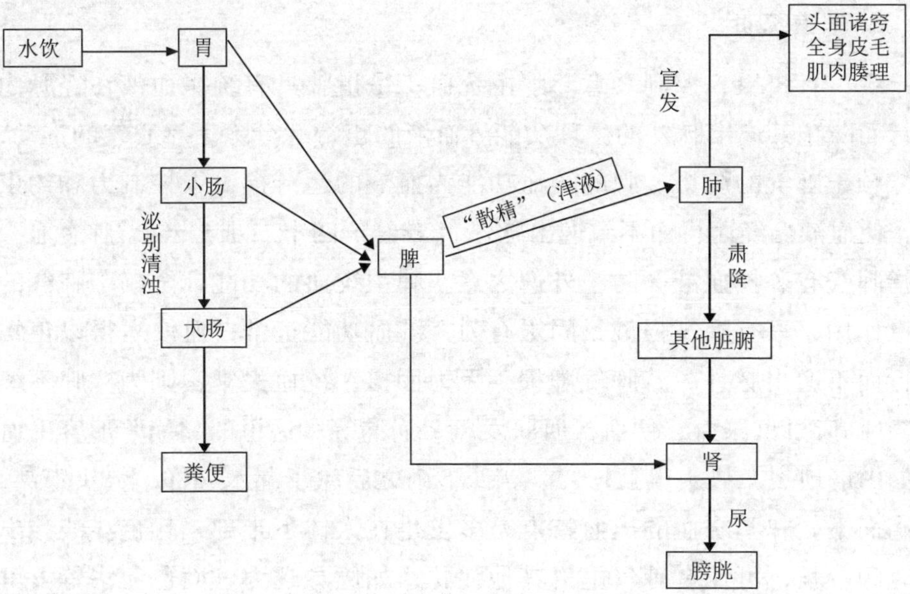

图 3–2–7 脾运化水液示意图

2. 脾主升清

脾主升清，是指脾气具有将水谷精微上输心肺、头面并固护脏器位置的生理功能。脾主升清具体表现为两个方面：

一是升输清气。即通过脾气的升清作用，将饮食物中的水谷精微上输于心肺和头面部，到达心肺的水谷精微可通过心肺的气化作用输布周身，以维持正常的生命活动；而到达头面部的水谷精微则可滋养口、眼、鼻、舌、耳等清窍，维持这些感官的生理功能。

二是升提脏器。即脾气的上升作用，可以升托脏器，使其恒定在相应位置而不下垂。因人体内脏位置的恒定需要肌肉、韧带的牵拉和固定，而这些肌肉韧带需赖脾运化的水谷精微的充养才能强健有力。

若脾主升清的功能失常，可出现两方面的病理变化：一是升清失常，水谷精微不能上输布于心肺和头面部，导致清窍和全身失养而见头目眩晕、倦怠乏力；二是中气下陷，即脾的升托作用减退，导致内脏下垂，如久泻脱肛、胃下垂、肾下垂、子宫脱垂、直肠脱垂等，此处的“中气下陷”即指脾气下陷，这些疾病，因病机均属于中气下陷，均可异病同治用补中益气汤来升举清阳。

3. 脾主统血

统，有统摄、控制之意。脾主统血，是指脾具有统摄血液在经脉内运行而防止其逸出脉外的生理功能。血液的正常运行除了靠心气的推动，也依赖于脾气的统摄。脾的统血功能为血液的运行提供了控制力和约束力，使血液循经而行而不致逸出脉外。《难经·四十二难》云：“脾裹血”，是指脾气有裹护血液，防止外逸之意。脾主统血的功能，全赖于脾气的固摄作用，只有脾气强健，固摄有力，统血功能正常，血液才得以正常运行而不逸出脉外。若脾气虚损，无力固摄，统血失常，则为“脾不统血”，临床可见尿血、便血、肌肤发斑、崩漏等。这里的“崩”形容出血势如山崩地裂，势头很猛；“漏”，像下雨之后屋子漏水一样，势头不甚，点滴而下。脾不统血的出血特点是多发生在人体下半部，颜色浅淡，出血时间较长，可伴有脾气虚的其他症状，如倦怠乏力、面色无华等，可采用“补脾摄血”的方药如当归补血汤来治疗。

（二）生理特性

1. 脾居中央灌四旁

脾在五行属土，在方位居中央。相传，“河图”“洛书”是华夏文化的源头。《易·系辞上》说：“河出图，洛出书，圣人则之。”圣人是人类文化始祖伏羲。在伏羲氏时，有龙马从黄河出现，背负“河图”；有神龟从洛水出现，背负“洛书”。伏羲根据这种“图”“书”画成八卦，后来周文王又依据伏羲八卦研究成文王八卦和六十四卦，并分别写了卦辞。在河图五行模式中，肝肺心肾分主东西南北四方，而脾居于中央，与四脏相连，正如《素问·太阴阳明论》所说：“脾者土也，治中央。”脾主运化，化生水谷精微，除上输心肺、化生气血、布散全身外，还可直接向四周脏腑进行布散，如《素问·玉机真脏论》云："脾脉者土也，孤脏以灌四旁者也。"另外，脾胃居中焦，为气机升降之枢，无论肝肺气机的升降相合，还是心肾水火的既济相交，皆须依赖脾胃气机升降的协调，见图 3–2–8。

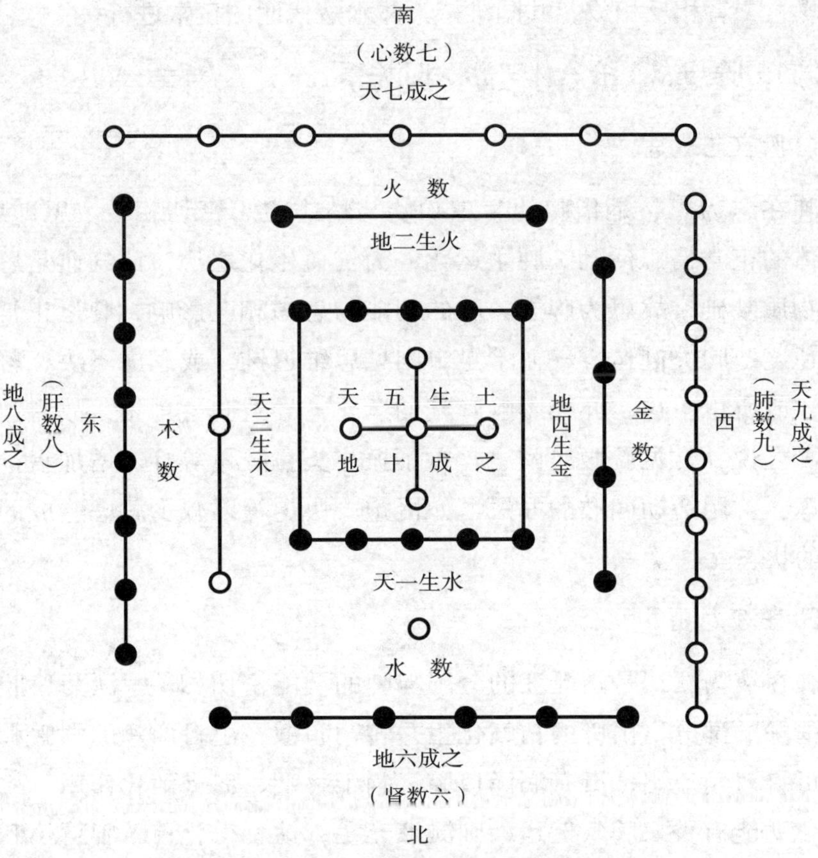

图 3–2–8　河图藏象数方位图

2. 脾喜燥恶湿

燥代表着脾主运化水液正常，人体内没有多余的水液停留的生理状态；而湿指脾运化水液功能失常，水湿停聚于内的病理状态。《临证指南医案》云："湿喜归脾者，与其同气相感故也。"脾喜燥恶湿的特性，与其运化水液的功能密不可分。脾气健旺，水液得运，水精四布，则无痰饮水湿的停聚。脾气升动，则水液上输于肺，而脾气升动的前提是脾气干燥。若脾气虚衰，无力运化水液，则痰饮水湿内生；水湿既成，又反困脾气，致使脾气不升，脾阳不振。若湿邪侵袭，内困脾气，而致脾升受阻。由于内湿、外湿皆易困脾，致使脾气不升，运化失常，因此，脾欲求干燥清爽而曰“脾喜燥而恶湿”。脾胃在五行属土，脾为阴土，胃为阳土。脾为太阴湿土之脏，胃为阳明燥土之腑。脾喜燥而恶湿，胃喜润而恶燥，二者相反相成，共同维持人体水液代谢的正常进行。

（二）脾与志、液、体、窍、时关系

1. 脾在志为思

脾在志为思，是指脾的生理功能与情志之思密切相关。思即思虑，属人体的正常情志活动。脾主运化，为气血生化之源，而气血是思虑活动的物质基础，故思为脾志。脾的功能与思虑相互影响，脾运正常，则思虑适度；脾失健运，气血不足，则见思维迟钝，或思虑不决。若思虑过度，或所思不遂，亦会影响脾气的运化，导致脾气郁结，故有“思则气结”之说，常见脘腹胀闷、食欲不振、头目眩晕等症。增加食欲，减少思虑，可用活动四肢的办法，如慢跑、快走等以减少思虑造成的脾气郁结的状态。

2. 在液为涎

脾在液为涎，是指涎液的分泌与脾的功能密切相关。涎为口腔津液中较清稀的部分，由脾的精气化生并转输布散，出自两颊的腮腺和颌下腺，可自口角流出；涎有润泽口腔、利于吞咽、促进消化作用，故与脾主运化功能有关。脾气健运，则涎液充足，饮食得化；若脾胃不和，或脾气不摄，则常致涎液增多，口角流涎等症，可用益智仁 30g 煎煮服用，以补脾摄涎。

3. 在体合肌肉，主四肢

脾在体合肌肉，是指人体肌肉的丰满壮实与脾的运化功能关系密切。全身的肌肉，依赖于脾胃运化的水谷精微的营养滋润。脾气健运，气血充足，则肌肉丰满，伸缩自如。脾失健运，气血亏虚，肌肉失养，则肌肉瘦削，倦怠无力，临床治疗常用健脾养胃的方药如六君子丸等。

四肢，又称“四末”。四肢的运动功能，同样依赖于脾胃运化的水谷精微。若脾气健运，四肢得养，则活动自如，强劲有力；若脾失健运，气血不足，则四肢失养，则见倦怠无力，甚或痿废不用。如重症肌无力患者，其治疗应按《素问·痿论》的：“治痿独取阳明”之法，用**香砂六君子丸补益脾胃**。

主四肢，脾气虚，气血生化不足，肌肉瘦削无力，甚至痿软无力，痿软无用。因此，可通过望四肢肌肉是否强壮间接判断脾气强弱。四肢痿弱无力的患者用“治痿独取阳明”的治法，是通过足阳明胃和足太阴脾相表里而调理脾胃来治疗，利用的是脾主四肢的原理。

4. 在窍为口，其华在唇

脾开窍于口，是指脾运化功能可通过食欲、口味等反映出来。其华在唇，是指口唇的颜色、光泽等与脾的功能密切相关。口主接纳食物，辨知五味。足太阴脾经连舌本，散舌下，舌主味觉，位于口中。所以，食欲和口味都可反映脾的运化功能。脾气健运，则食欲旺盛、口味正常、口唇红润；若脾失健运，湿浊内生，则见食欲不振、口淡乏味、口腻、口甜或口唇干裂、颜色淡白等。

5. 在时为长夏

脾的功能与长夏密切相关。长夏脾的肃降功能顺应脾气“化”的气化特点相应增强，表现为机体气血津液由体表上部向体内和下部布散的转化过程。五脏应五季，脾与四季之中的“长夏”（即阴历六月）相通应。长夏之季，气候炎热，热蒸湿动，雨水较多，万物华实，合于土生万物之象。脾为后天之本，主运化，化生气血，以奉生身，脾与长夏同气相求，类于“土爰稼穑”之理，故相通应。长夏之湿虽主生化，而湿之太过，反困脾气，使脾运不健。故至夏秋之交，脾虚者易为湿困，而见带下、泄泻等症，可用二妙丸化湿清热治疗。

一年分四时，又有“脾主四时”之说。脾主四季之末各十八日，表明四时之中皆有土气，而脾不独主一时。人体生命活动的维持，依赖脾胃所化生的水谷精微的充养；心肺肝肾的生理功能，皆赖脾气及其化生的精微物质的充养。若脾气健运，则四脏得养，人体功能正常；反之，脾失健运，气血不足，则四脏失养，百病丛生。本节内容小结见表 3-2-3。

表 3-2-3　脾生理功能小结表

- （1）生理功能
  - 主运化
    - 运化水谷：指脾具有消化饮食物，吸收并转输精微的作用
    - 运化水液：脾气吸收输布津液，调节水液代谢的功能
  - 主统血
    - 脾藏营
    - 气能摄血
  - 主升清
    - 升输精微
    - 升提脏器
- （2）生理特性
  - 居中央，灌四旁
  - 喜燥恶湿
- （3）与志液体窍时的关系
  - 在志为思
  - 在液为涎
  - 在体合肉，其华在唇
  - 在窍为口
  - 在时为长夏

四、肝

肝位于腹部，横膈之下，右胁之内。《难经·四十一难》说："肝独有两叶"，指明肝的具体形态。

肝脏的确切解剖位置，历来争议颇多，因《素问·刺禁论》云："脏有要害，不可不察，肝生于左，肺藏于右。"实际上，这里的肝左肺右之说阐释的是脏腑阴阳的升降理论。古人辨别方位是面南而立，左为东，右为西。东方属木，与肝相应；西方属金，与肺相应。在人体，肝在下，其气以上升为顺；肺在上，其气以下降为和。明代张景岳《类经·针刺类》指出："肝木旺于东方而主生发，故其气生于左。肺金旺于西方而主收敛，故其气藏于右"。

肝的阴阳属性为"阴中之阳"，在五行中属木。肝的主要生理功能为主疏泄，主藏血。肝与六腑中的胆相为表里。其在体为筋，在华在爪，在窍为目，在志为怒，在液为泪，与自然界春气相互通应。

肝脏**别名**颇多，因肝藏魂，故称肝为"**魂之处**"；因肝藏血，故称肝

为“**血海**”；由于全身经脉都属于肝，故称肝为“**筋之宗**”。从官职来说，称肝为“**将军之官**”，由于将军都刚强，故称肝为“**刚脏**”。肝脏是人体耐受疲劳的根本，故称肝为“罢（pí）极之本”，见图 3-2-9。

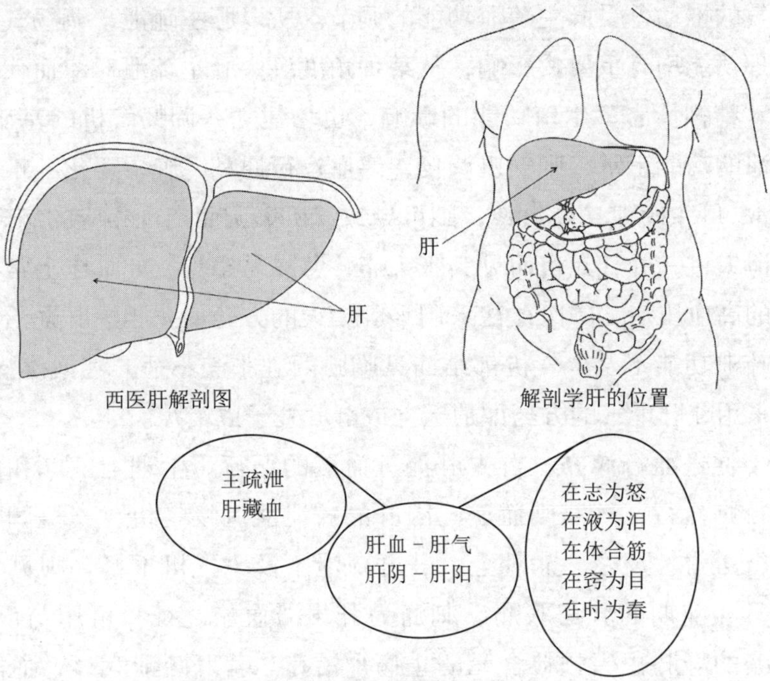

图 3-2-9 肝

（一）肝的生理功能

肝脏的生理功能是主疏泄，肝藏血，二者协调为用，互为基础。

1. 肝主疏泄

疏，疏通；泄，宣泄，升发。肝主疏泄，是指肝具有疏通、宣泄和升发的生理功能。就像春天万物开始生长发芽，气机开始往上往外走，所以肝脏疏通发泄的功能就是强调人体气机向上向外条达的功能。疏泄一词，首见于《内经》。如《素问 · 五常政大论》说：“发生之纪，是谓启陈，土疏泄，苍气达。”说明春季脾土被肝脏的生发之气（苍气）疏泄。第一个明确提出“肝主疏泄”的是金元时期的朱丹溪，如在其《格致余论 · 阳有余阴不足论》云：“司疏泄者，肝也。”肝主疏泄的理论内涵主要表现为以下五个方面：

（1）调畅气机。气机，泛指气的升、降、出、入运动。肝主疏泄，促进着气的升降出入的有序运动。人体的各种生理功能，包括呼吸、饮食物的消化吸收、水液的代谢、血液的运行、情志活动，以及生殖功能等，都有赖于气的推动，受肝主疏泄功能的调节。所以肝主疏泄，调畅气机对全身的生理功能均有重要的影响，从某种角度讲，肝主疏泄对津血代谢、饮食消化、精神情志、生殖功能的影响，也均建立在调畅气机的基础之上。肝主疏泄的功能正常，则气机调畅，津血运行通利，脾胃运化、情志活动等也正常。肝主疏泄功能失常，则可导致气机失调而出现相应的病理变化。一是疏泄太过，肝气亢奋而见头胀头痛，急躁易怒等，如临床上常见的肝阳上亢的高血压症，中医往往采用平肝泻火的方药如龙胆泻肝丸治疗。二是肝的疏泄功能不及，气机郁结而见胸胁两乳胀满不适，甚或疼痛等症，中医多采用疏肝理气的方药如逍遥丸或舒肝丸予以治疗。

（2）促进血行津布。首先肝促进血液的循行。生理上，气和血的关系是气行则血行，气滞则血瘀。因肝的疏泄能调畅气机，气机调畅，则血液循行正常。反之，病理上，若肝疏泄不及，气机不畅，则见气滞血瘀，如月经前期的乳房胀痛、刺痛为肝气滞血瘀之征，可用疏肝解郁、活血化瘀的舒肝止痛颗粒合元胡止痛片治疗。若肝疏泄太过，血随气逆而见呕血，昏厥等，即《素问·生气通天论》所说的："阳气者，大怒则形气绝，而血菀于上，使人薄厥"，则多用清肝降气，凉血止血之法。

其次，肝促进津液的代谢。水液代谢也依赖于气的升降出入运动。生理上，气和津液的关系是气行则津行，气停则津停。即津液属阴，必须靠肝气来推动。肝的疏泄可通利三焦，促进肺、脾、肾等脏的气化，有利于水液正常代谢。当肝失疏泄，气机失调，则导致气滞水停，可见胸胁胀痛、痰饮、水肿和腹水等气滞水停之征，治疗上要疏肝行气利水，如用柴胡疏肝散合五苓散治疗。若痰气交结，阻滞经络，还可见瘰疬、痰核、梅核气等诸多病变。常在利湿祛痰的基础上，加入疏肝理气之品以获得更好疗效，常用半夏厚朴汤治疗。

（3）促进脾胃的运化。饮食物的消化吸收和排泄的过程，需要脾胃的运化作用，而脾胃运化的过程，需要肝的疏泄作用来调节，其机制有二：

第一，肝疏泄促进脾升胃降。中医是用脾升胃降来概括整个消化吸收过程。饮食物经过脾胃的运化化生为水谷精微，水谷精微要靠脾的升清作用向上输布到心肺和头面，并布散到全身，以发挥其濡养作用；代谢后的糟粕和废液则要靠胃的降浊作用向下输送到小肠、大肠、膀胱和肛门，通过小便、大便排出体外，其中，小肠、大肠的降浊过程实质是胃降浊作用的体现和延伸，因此，整个消化吸收和排泄的过程，实质是脾升胃降的过程，而脾升胃降的气机升降运动，主要靠肝疏泄、调畅气机作用来协调。只有肝疏泄正常，脾升胃降才能协调有序，若肝失疏泄，则脾升胃降气机紊乱，表现为胁肋胀痛、恶心、泄泻等，可用疏肝和胃健脾止泻方法治疗。若表现为肝胃不和的胁肋胀痛、恶心、呕吐、纳呆、腹胀等可用舒肝和胃丸；若表现为肝脾不和的腹痛、泄泻等可用痛泻要方治疗。

第二，肝之余气产生胆汁以助消化。肝之所以能够帮助脾胃的运化还在于肝之余气产生胆汁。胆汁经肝的疏泄作用输送到胆囊贮藏，当进食饮食物时，通过肝的疏泄作用使胆囊贮藏的胆汁排泄到小肠以助饮食物的消化吸收。若肝疏泄正常，则胆汁生成排泄正常，饮食物消化吸收就正常；若肝失疏泄，胆汁生成排泄障碍，则见胁肋胀满疼痛、口苦、纳食不化等症。若胆汁逆流入于血脉，外溢于皮肤，则可见黄疸，表现为目黄、面黄、小便黄的症状。胆汁上逆于胃，可见口苦，在治疗上要疏肝利胆，可用茵陈蒿汤治疗。

（4）调畅情志。情志，是人对外界客观事物刺激所产生的喜、怒、忧、思、悲、恐、惊等情志变化，这些情志活动是以气血为物质基础的，而肝主疏泄，调畅气机，促进气血的运行，故肝能调畅情志。肝的疏泄功能与情志活动互为因果，生理上互相联系，病理上互相影响。肝在志为怒，而恼怒是最常见的不良情志变化。只有肝主疏泄功能正常，气血调畅，人的精神情志才正常。而肝失疏泄，气血不调则可致情志失调，主要表现为以下两种情况：一是肝疏泄太过，肝气亢奋，可见头胀头痛、急躁易怒等。二是肝疏泄不及，气血不畅，肝气郁结，可见抑郁寡欢、多疑善虑等，中医多采用加味逍遥丸等疏肝解郁的方药治疗抑郁症有一定的效果，这种效果的取得就在于肝主疏泄，调节情志，故通过疏肝理气可治愈抑郁症。

（5）**调节和促进生殖功能**。肝主疏泄还可影响到人的生殖功能，主要表现为以下二点：一是对女子胞的影响。因女子胞的功能是主排泄月经和孕育胎儿，以气血为物质基础，而肝主疏泄，调畅气机，促进气血的运行。同时，肝又主藏血，调节血量，为女子胞输送气血以维持其正常的生理功能。正是因为肝与女子胞的功能极其密切，故清代叶天士的《临证指南医案》称“女子以肝为先天”。肝主疏泄功能失常，则可导致女子胞功能障碍。如肝失疏泄，气血不畅，影响到女子胞功能则可见月经不调，如周期紊乱、痛经等。中医多采用疏肝理气，活血调经的方药予以治疗，如常用逍遥丸和八珍益母丸治疗。二是对男子排精的影响。因男子精气排泄也依赖肝主疏泄功能调节，如肝的疏泄功能太过，扰动精室，则可见遗精、早泄等，常用泻相火方法治疗；如肝疏泄不及，则可见少精、不射精等精液排泄异常的表现，常用疏肝理气的柴胡疏肝散治疗，见图 3–2–10。

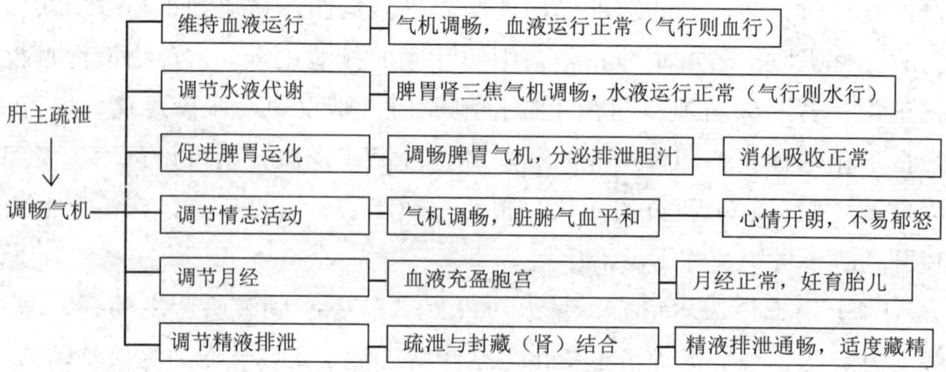

图 3–2–10　肝主疏泄示意图

综上可见，肝主疏泄包括调畅气机、促进血行津布、促进脾胃运化、调节情志、调节生殖功能五个方面。这五个方面密切相关，都是以肝调畅气机为前提和基础。在考试时经常出一道题，就是在肝主疏泄的五个方面中哪个是最基础的？答案是调畅气机。调畅气机的理论在记忆时要结合大自然中肝与木相通应，春天，木的生机从树根到枝条，向树的上端逐渐发达，所以出现了枝繁叶茂的春天绿色景象。这一系列过程都是气的疏通、发泄、条达的特点。疏通气机，就是疏通生机和能量，就是让人体整个通路都通畅的一种表现。肝主疏泄生理与病理的小结见图 3–2–11。

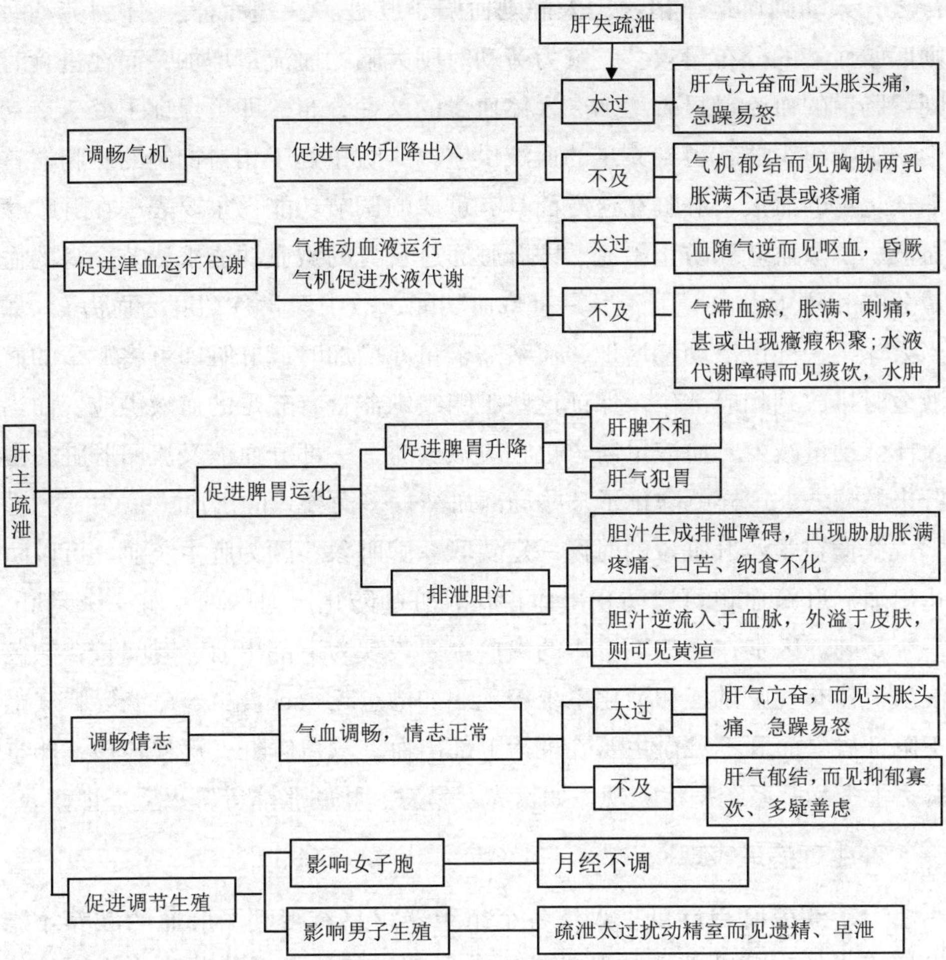

图 3-2-11 肝主疏泄生理与病理小结

（二）肝主藏血

1. 概念

所谓肝主藏血就是指肝脏具有贮藏血液、调节血量、防止出血的生理功能。人体的血液由脾胃消化吸收来的水谷精微化生。血液生成后，一部分被各脏腑组织器官直接利用，另一部分则流入肝脏贮藏起来。人体各脏腑组织器官的血流量，常随人的功能状态及外环境的影响而发生改变。如《素问·五脏生成》说："故人卧血归于肝""肝受血而能视，足受血而能步，掌受血而能握，指受血而能摄"。唐代医家王冰注释说："肝藏血，心行之，人动则血运于诸经，人静则血归于肝脏。”一般而言，体力劳动时则四肢血液的分布量较多，脑力劳动时则大脑的血流量增加，而在进食时则胃肠道的血流量显著增加。人体血量的这种分布，即可保证了处于运动中的脏腑组织器官得到充足的血液供应，又防止处于相对抑制的脏腑器官消耗过量的血液，肝脏在这方面具有重要的调节功能，主要表现在肝贮藏血液、调节血量和防止出血，即肝脏通过自身的藏血功能来调节全身的血量分布和防止出血。由于肝具有藏血功能，故中医学称“肝为血海”。如当人体某一部位活动量增加，血液需求量亦增加时，肝脏即可将贮藏的血液适时排放到相应部位，保证这些脏腑组织器官有充足的血液供应。而当人体活动量减少，血液量需求也相应减少时，一部分血液又流回肝脏，由肝来贮藏之，这样就防止了某些局部血液过多而导致的出血。

我们在学习肝脏象的时候一定要联系脾脏象，因为脾主统血，可以防止出血。肝藏血也可以防止出血，在五脏中防止出血的两个脏一个是肝，一个是脾。区别在于脾不统血的出血主要表现为下部出血、时间长，颜色浅淡，伴有气虚见证和消化系统表现，如倦怠乏力、食少、口淡等脾气虚下陷证候。而肝不藏血主要表现为上部出血，颜色鲜红，病程较短，伴有肝火上炎和肝系统病症表现，如目赤、易怒、胁肋胀痛等肝火上炎证候。

2. 生理病理表现

（1）濡养肝目筋爪。人体各个组织器官只有得到了肝血的滋养才能发挥正常的生理功能，如肝血虚少，局部失养，可见胁肋隐隐作痛；血不养目可见目花、干涩、夜盲；血不养筋，可见筋脉拘急、麻木、屈伸不利甚或抽搐；血不养爪，则爪甲苍白、脆薄易折。临床上，可用芍药甘草汤和柴胡疏肝散治疗胁肋隐痛；用猪肝炖煮胡萝卜或杞菊地黄丸、明目地黄丸治疗肝血虚目花、干涩等症；或用猪蹄丝瓜汤治疗血不养筋和爪而导致的筋脉拘急、麻木、爪甲脆薄易折等症。

（2）藏血舍魂。中医把五神（神、魂、魄、意、志）分属五脏，则肝藏魂，即魂依靠肝所藏之血来提供物质基础，故云：“肝藏血舍魂”。魂为梦寐恍惚、变幻游行之类。血不养魂，则见失眠多梦、卧寐不安、梦呓、梦游等，故治疗要从养肝血，敛肝魂入手，用酸枣仁汤、柏子养心丸等治疗。

（3）制约和涵养肝阳。由于肝脏不但藏血又具有疏泄功能，故又称

"肝体阴用阳"。肝只有贮藏一定量的血液（阴），才能化生涵养肝气阳，为肝气疏泄提供物质保证，并防止肝阳过亢，从而维持肝脏气血阴阳的协调平衡。如肝之阴血不足，肝阳失去涵养和制约，就会亢逆于上，出现头晕、目眩、头胀痛、头重脚轻等肝阳上亢之症，临床常见于高血压症，可用镇肝息风汤滋阴潜阳治疗。

（4）防止出血。由于肝气具有收摄作用，所以可以通过调节藏血、调节血量分配而防止出血，如肝不藏血，则可见呕血、衄血崩漏等出血之症。衄血指非外伤性所致的头部诸窍及肌表出血。崩漏指的是月经不规律，不在行经期的这种出血，其中，崩是在非行经期间阴道大量出血。漏是在非月经期间阴道点滴而下的出血，若因肝热引起，临床可用清肝止血之法；若因肝气虚引起，可用补肝止血之阿胶 10g（烊化）治疗。

（5）调节月经。肝贮藏充足的血液，为女子月经来潮的重要保证。冲脉起于胞中而通于肝，与女子月经来潮密切相关，肝血充足，冲脉充盛，则月经按时来潮。由于肝血是妇女月经的主要物质来源，当肝血不足，血海空虚时，还可见妇女月经量少，甚或经闭、经量多或崩漏等。

肝主疏泄和藏血功能是相反相成、相互为用的。肝主疏泄，调畅气机；肝主藏血，调节血液，二者相互为用，共同维持气血的调和。肝疏泄功能正常，气机调畅，血运通达，藏血功能得以保障；反之，肝藏血功能正常，血量充足，不使肝气亢逆，才能保持全身气机疏通畅达。肝的主藏血小结见图 3-2-12。

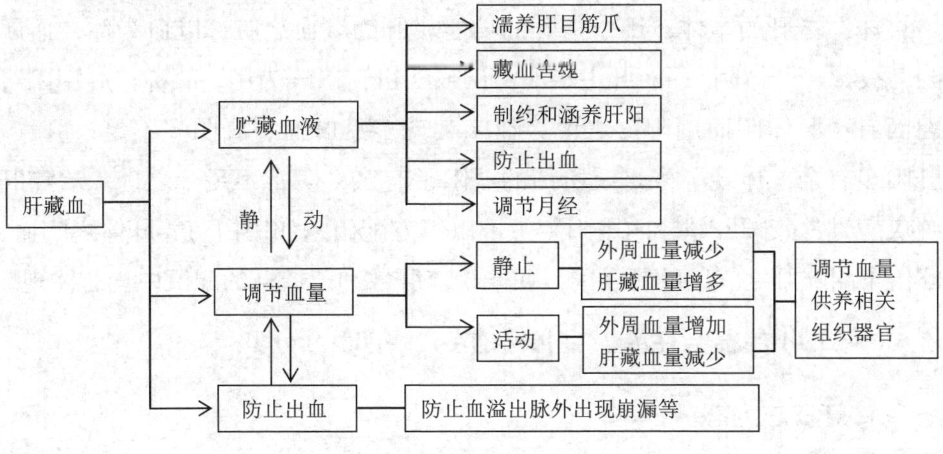

图 3-2-12 肝主藏血生理图示

（二）生理特性

1. 肝为刚脏

肝为刚脏是指肝具有刚强躁急的生理特性。肝在五行属木，木曰曲直，肝气具有木的冲和条达、伸展舒畅之性。肝性喜条达而恶抑郁，犹如将军，且内寄相火（又名雷火），主升主动，因此，肝性刚烈而为刚脏。肝病常表现为肝气升动太过的病理变化，如肝气上逆、肝火上炎、肝阳上亢和肝风内动等，临床多见眩晕面赤、烦躁易怒、筋脉拘挛，甚则四肢抽搐、角弓反张等症状。治疗上常采用疏肝降气、清泻肝火、平肝潜阳、平肝息风等治法，方药常用柴胡疏肝散、龙胆泻肝丸、镇肝息风汤、天麻钩藤饮等。

2. 肝主升发

肝主升发是指肝具有升发阳气以调畅气机，疏通诸脏的特性。肝在五行属木，应东方，通于春气，木气有生长、伸展和生机勃发之性，因此，肝具有条达疏畅、升发、生长和生机盎然的特点。其中，肝气对气机的影响主要表现为升举、疏通之作用。肝脏应阳升之东方，行春升之令，其气以升发为顺，主人体一身阳气之升腾。肝主升发决定了肝之病变以升泄太过为多见，临床多表现肝阳上亢、肝气上逆的病理变化，出现头晕、头胀、易怒等病变，治疗上主张平肝阳、降肝气。

3. 肝体阴用阳

体，指肝的本体；用，指肝的功能。肝为藏血之脏，以血为体，血属阴，故称“肝体阴”；而肝主疏泄，调畅气机，以气为用，故称“肝用阳”，因而有“肝体阴而用阳”之说。临床表现多见肝血、肝阴多不足；肝气、肝阳多有余，体现了朱丹溪所谓的“阳常有余，阴常不足”之理。治疗肝脏疾病时常兼顾肝“体阴用阳”生理以组方配伍，如用白芍养肝体之阴血，配伍柴胡疏肝之气以助肝之用，在柴胡疏肝散和逍遥丸的配伍中均有体现。

（三）肝在志、在液、在体、在窍、在时

1. 肝在志为怒

肝和情志方面的关系主要表现为肝在志为怒，我们都知道五志（喜、

怒、思、悲、恐）当中，怒气属肝。因为大怒的时候，我们熟语常说“怒发冲冠”，那么发怒的时候帽子怎么会冲上去呢？意思就是说当人发怒的时候，我们的气机是向上向外走的，那么这种向上向外的气的流动就会带着我们的血液一起上涌，这个时候气血逆于上，阳气升泄太过，人就会出现一系列的病变。怒志和肝的疏泄，这二者是互为因果的关系。怒气可以使肝阳生发太过造成气血上壅，严重的会出现昏厥的表现。如《素问·举通论》云:“怒则气上……怒则气逆。”《素问·生气通天论》也云:“大怒则形气绝，而血菀于上，使人薄厥。”《素问·调经论》也载：“血之于气并走于上，则为大厥，厥则暴死。”就是使人昏厥的意思。反之，肝疏泄太过也易引起发怒。

2. 肝在液为泪

肝在液为泪是指泪的多少与病变能够反映肝的功能。泪由肝血所化，肝开窍于目，泪从目出。泪有濡润、保护眼睛的功能。在正常情况下，泪液分泌适量，濡润目睛而不外溢。若肝血不足，泪液减少，则两目干涩；如风火赤眼，肝经湿热，可见目眵增多，迎风流泪等。

3. 肝在体合筋、其华在爪

经脉和爪甲与肝息息相关，我们通过观察人体经脉的生理病理现象和爪甲的荣枯来判断肝血是否充足。比如肝血不足在临床表现为患者的爪甲苍白枯槁或者没有白色的月牙部分。因此说中医的肝和筋爪密切相关，爪甲苍白或无白色月牙可用补肝血的四物汤治疗。

4. 肝开窍于目

《内经》称目为睛明，生理上肝脏的经脉和目密切相连。眼睛视力的好坏有赖于肝之疏泄和肝血的营养，因此说肝开窍于目。同时，《灵枢·大惑论》中有一句话“五脏六腑之精气皆上注于目而谓之精”。即五脏六腑的气血都会上达于目，而表现为睛明视物作用。眼睛除了和肝脏密切相关外，还和五脏的精气血津液密切相关。在中医眼科学有“五轮学说”。比如把眼睑部分称为“肉轮”，因为脾主肌肉，所以称“肉轮”，眼睑的肉的部分属脾所管。而眼睛的两眦，就是白眼睛里面红色血脉的部分，中医称为“血轮”，归心所主管，因为心主血脉。白睛称作“气轮”，因为肺主白色，肺主气，所以气轮属于肺所管。把黑睛称为“风轮”，因为风气通于肝，所以这个风轮（黑睛）中医认为属于肝。瞳子又叫瞳孔称作“水轮”，因为肾主水，所以把瞳子（瞳孔）归于肾所管。可见眼睛不同的部位是分属于五脏的，临床上，除了肝病从肝论治外，还要考虑中医“五轮学说”，即眼睛和五脏都相关，见图 3–2–13。

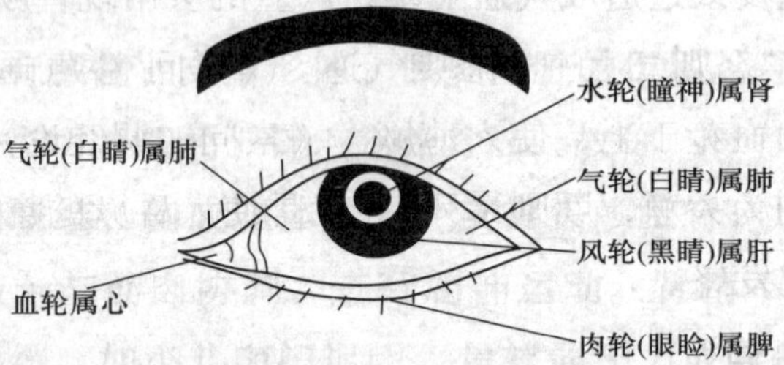

图 3–2–13　五轮学说图示

比如临床上常见的“麦粒肿”老百姓又叫作“针眼”，这种患者，中医认为是脾有伏热，治疗上就要通过清脾胃的热来进行治疗。根据肝开窍于目的的理论，在病理方面，临床主要的眼睛病变有以下几点：第一是肝血亏虚，肝血亏虚的患者主要见到的是两目干涩，视物昏花或者夜盲。刚才我们已经提到了可以通过食疗多吃一些猪肝、兔肝等动物的肝脏。另外补充维生素 A，也可以吃一些杞菊地黄丸、六味地黄丸、明目地黄丸、石斛夜光丸。如果肝经有风热，常见的目赤肿痛，迎风流泪，羞光就是怕见阳光，一见阳光就流泪是肝经风热的表现，患者可以服用银翘散、桑菊饮这些疏散风热的药物进行治疗。如果是肝阳上亢，肝阴不足不能涵敛肝阳造成肝阳上亢，患者主要的表现就是头目眩晕，可以给患者用镇肝息风汤来进行治疗。还有一些患者表现的是肝风内动，主要是目睛上视、口吐白沫等，这些症状在临床上往往多见于癫痫的患者，这种患者在中医认为属于肝阳上亢，这个时候就应该平肝潜阳来进行治疗，比如像钩藤、石决明、代赭石、珍珠母、龙骨、牡蛎这些药都属于平肝潜阳的药物。

5. 在时为春

肝的功能与四时之春关系密切。春季肝的疏泄条达功能顺应春季之“生”的气化特点相应较强，表现为气血津液由冬季的潜藏于里开始向体表和上部布散，而见面色青、脉弦。如春季为一年之始，阳气始生，万物勃发，欣欣向荣。而肝主疏泄，恶抑郁而喜条达，为“阴中之少阳”，故通于春气而见气血津液开始向体表和上部布散。春季天气转暖而风气偏胜，人体之肝气应之而旺，故肝气偏旺、肝阳偏亢或脾胃虚弱之人在春季易发病。而春季多风，风属木，故风气通于肝，临床上凡动摇不定、善行数变的病证，多称为“肝风”。而春季多发的荨麻疹也多将散外风的荆芥、息内风的钩藤同用。

关于肝脏象，要求大家重点掌握肝脏的两个生理功能。第一个是主疏泄和肝主藏血的作用，另外要记住肝主疏泄包括五个方面。第二个重点就是肝在体合筋，其华在爪，肝开窍于目，在液为泪，肝在志为怒这几个方面，小结见下表 3-2-4。

表 3-2-4 肝的生理功能图示

- （1）生理功能
  - 主疏泄
    - 调畅全身气机
    - 推动血行津布
    - 促进脾胃运化
    - 调畅情志活动
    - 促进男女生殖
  - 主藏血
    - 贮藏血液
    - 调节血量
    - 防止出血
- （2）生理特性
  - 为刚脏
  - 主升发
  - 体阴用阳
- （3）与志液体窍时的关系
  - 在志为怒
  - 在液为泪
  - 在体合筋，其华在爪
  - 在窍为目
  - 在时为春

五、肾

概述

从解剖位置来看，肾位于腰部，左右各一，形如豇豆。《素问·脉要精微论》指出“腰为肾之府，转摇不能，肾将惫矣。”说明肾脏与腰部关系密切。

肾脏别名有四，分别为先天之本、封藏之本、作强之官、水脏。肾属于**先天之本**，又属于**封藏之本**。所谓先天之本，就是在人出生之前。对人体的生长发育有重要作用的一个器官就是肾。所谓先天是指人出生之前，这个本是指最重要的根本的。封藏之本强调的是肾脏是主密封和贮藏的。冬天，自然界一派凋零的景象，虫子都要冬眠，那么人体当中与冬天的这种闭藏的景象相对应的就是肾。所以把肾脏比喻为人体的冬天。在冬天江河都冰冻了，都闭藏了，虫子藏到地底下冬眠。我们人体的肾脏顺应自然界的闭藏，也表现出封藏的一些特点来。所以肾以藏精为主，而不是以泄精为主，这就是肾为封藏之本的一个特点。另外，在官职当中，肾脏是**作强之官**，就是说人体之所以能够作用强力，是和肾脏的功能密切相关的。在五脏中，肝脏是将军之官，而肾脏是作强之官。肾主水，主管水液代谢，是一个**水脏**。

从阴阳五行属性来看，肾为阴中之阴，在五行属水。肾在人体主水液代谢，它和冬天的水寒之气相应，所以肾在五行中属水。为什么是阴中之阴呢？第一个“阴”就是指肾的位置在下焦，在人体的躯干的最底部，故属于阴脏。第二个“阴”强调的是肾和五行的水相通应和自然界的冬天相通应，冬天是阳气最蛰藏的季节，和春天的少阳春生之气相比，其温暖之性降低。所以，肾在五行属水，故为阴中之阴脏。

肾脏的主要生理功能是主藏精，主生长发育和生殖、主水、主纳气。在体合骨，其华在发，肾开窍于耳和二阴，肾在液为唾，在志为恐，与膀胱互为表里，见图 3–2–14。

（一）肾的生理功能

1. 肾藏精主生长发育生殖

指肾有贮藏精气，并促进机体生长发育生殖的作用。如《素问·六节藏象论》指出：“肾者主蛰，封藏之本，精之处也。”《素问·上古天真论》也说：“肾者主水，受五脏六腑之精而藏之。”

（1）精的概念

广义之精与狭义之精　精是构成人体和维持人体生命活动的基本物

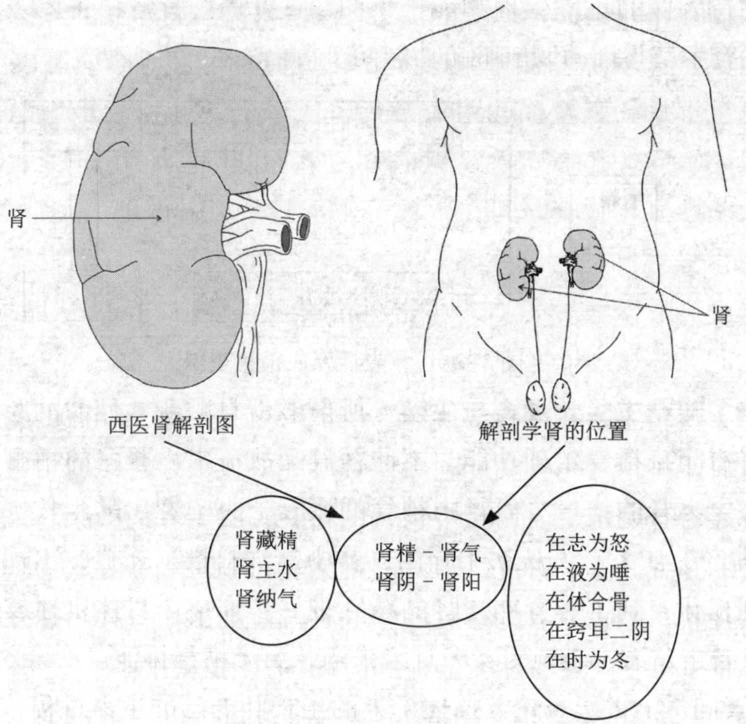

图 3–2–14 肾

质，有广义和狭义之分。广义的精泛指人体内的一切精微物质。如精、血、津液等，均可称之为精，为维持人体生命活动的基本物质。狭义的精是指禀受于父母的生殖之精，其与生俱来，是构成胎儿的原始物质。

先天之精和后天之精 所谓先天之精，就是指来源于父母的生殖之精，它是孕育胎儿和生育后代的原始物质，又是繁衍后代的物质基础。后天之精指胎儿出生后，依赖于脾胃的运化功能从饮食物当中摄取的水谷之精。先天之精和后天之精均藏于肾中，二者相互依存、相互促进。先天之精的存在和产生的激发、推动作用，为后天之精的摄取提供了物质基础和前提条件，而后天之精又不断地补充先天之精，使其不断充盛和完善。中医将先后天之精的关系概括为"先天生后天，后天养先天"。

肾所藏之精，称为肾精：按其来源有先天之精、后天之精之分，先天之精又称之为"生殖之精"。后天之精，分藏于五脏，具有滋养脏腑功能，故又称为"脏腑之精"。二者相互作用，共同促进人的生长发育和生殖，维持人体的正常生理功能（见图 3–2–15）。肾藏精主要表现在促进生长发育生殖与推动调节脏腑功能两个方面。

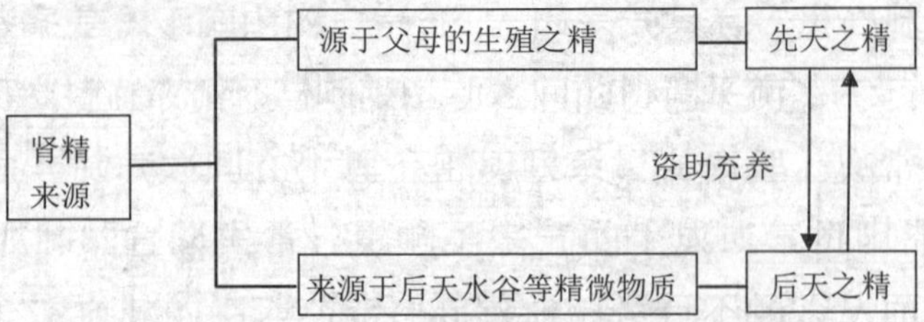

图 3–2–15　先后天之精关系图

（2）藏精主生长发育与生殖　所谓藏就是贮藏、储藏的意思，肾藏精指肾有闭藏精气生理功能，不使精气无故流失。肾藏的精可以转化为气，称之为肾的精气。而肾中精气的盛衰，决定着人的生长、发育与生殖。《内经》认为，人从幼年开始，肾中精气就逐渐充盛，出现齿更发长的生理变化；到了青春期，肾的精气进一步充盛，身体迅速发育，天癸至，具备生殖力，表现为女子月经来潮，男子精气排泄。

《素问·上古天真论》描述了人的生长壮老已的生命过程，其中，男子以八岁为一个阶段，女子以七岁为一个阶段来计算。如“女子七岁，肾气盛，齿更发长；二七而天癸至，任脉通，太冲脉盛，月事以时下，故有子；三七，肾气平均，故真牙生而长极；四七，筋骨坚，发长极，身体盛壮；五七，阳明脉衰，面始焦，发始堕；六七，三阳脉衰于上，面皆焦，发始白；七七，任脉虚，太冲脉衰少，天癸竭，地道不通，故形坏而无子也。丈夫八岁，肾气实，发长齿更；二八，肾气盛，天癸至，精气溢泻，阴阳和，故能有子；三八，肾气平均，筋骨劲强，故真牙生而长极；四八，筋骨隆盛，肌肉满壮；五八，肾气衰，发堕齿槁；六八，阳气衰竭于上，面焦，发鬓颁白；七八，肝气衰，筋不能动，天癸竭，精少，肾藏衰，形体皆极；八八，则齿发去。”

所谓天癸，是指肾的精气充盛到一定程度所出现的一种促进并维持生殖功能的物质。青春期，肾的精气充盛，形体盛壮，天癸至，人具备生殖能力；进入到中年，肾的精气逐渐衰减，形体开始衰老，表现为发堕齿槁等；到了老年，肾的精气进一步衰减，形体衰老，天癸枯竭，女子出现绝经，男子可停止排精，从而失去了生殖力。

可见，人的整个生命活动的生、长、壮、老、已的过程，均是肾的精气由弱到强，由盛转衰直至消亡的过程。肾中精气的盛衰，决定着人的生长、发育和生殖功能的正常与否，如果肾的精气虚衰，在生命活动的各个过程都会出现相应的病理变化。例如，幼年时期，肾的精气不足，可见小儿的五迟（立迟、行迟、语迟、齿迟、发迟）、五软（手足软、口软、头软、颈软、肌肉软）等病症；在成年人，肾的精气亏虚，既可见发齿脱落、耳聋目花、记忆力减退、身体衰弱等早衰之象，还可见男子精少、不育，女子月经迟发、闭经、不孕等生殖功能异常之征。中医在治疗这些病证时，往往着眼于肾，采用“补肾填精”的方药，如钱乙的六味地黄丸、朱丹溪的大补阴丸予以治疗。此外，肾藏精，主生长发育与生殖的理论对养生保健具有十分重要的指导意义。保养肾中精气，是中医防止早衰，促进生殖功能，延年益寿的基本原则。见图 3–2–16 肾藏精生理病理示意图。

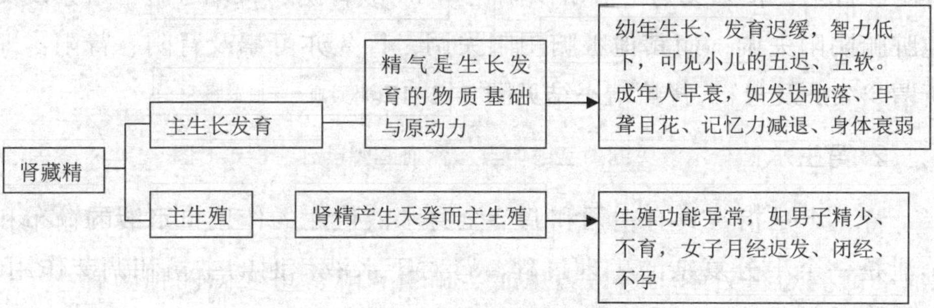

图 3–2–16 肾藏精生理病理示意图

肾精、肾气、肾阴、肾阳这四个概念非常重要。肾精可以转化为肾气，肾气通过肾阴、肾阳对各脏腑气化起着重要的推动和调控作用。肾精化生肾气，肾气又称为元气、真气，是化生脏腑之气的根本。气分阴阳，肾气亦分为肾阴与肾阳。肾阴是肾气中具有滋润、濡养、宁静作用的部分，又称元阴、真阴；肾阳是肾气中具有温煦、推动、兴奋作用的部分，又称为元阳、真阳。二者相互制约，相互为用，共同维持生理功能的协调平衡。

肾阳为一身阳气之本，能推动激发脏腑经络的功能，温煦脏腑官窍，促进精血津液的化生和输布运行。肾阳充盛，脏腑形体官窍得以温煦，其功能活动得以推动，各种生理活动维持正常。若肾阳虚衰，温煦、推动力弱，则脏腑功能减退，出现精神不振、腰膝酸软、畏寒蜷卧、尿清便溏、男子阳痿早泄，女子宫寒不孕等虚寒性病证，临床常用温补肾阳的金匮肾气丸或右归丸治疗。

肾阴为一身阴气之源，能滋润、濡养脏腑组织，调节脏腑的气化功能及精血津液的化生。肾阴充足，脏腑形体官窍得以濡润，其功能活动得以调控。若肾阴不足，滋润、濡养及宁静等功能减退，出现口干形瘦、潮热盗汗、五心烦热等虚热性病证。临床常用滋补肾阴的六味地黄丸或左归丸治疗。

由于肾阴肾阳皆以肾中精气为物质基础。因此，肾阴虚或肾阳虚至一定程度皆可累及对方的化生，导致阴损及阳或阳损及阴，终至阴阳两虚，可用阴阳双补之法治疗，可以采用早晨服用温补肾阳的金匮肾气丸，以顺天时振奋肾阳；晚上服用滋补肾阴的六味地黄丸，以顺应天时大补肾阴。肾阴、肾阳又为“五脏阴阳之本”。故肾阴、肾阳亏虚常可累及其他脏腑阴阳失调；而其他脏腑阴阳失调，日久亦可累及肾阴、肾阳，即所谓“久病及肾”，肾藏精小结见图 3–2–17。

2. 肾主水

肾主水是指肾具有主司和调节全身水液代谢的作用。水液的输布和排泄是一个十分复杂的生理过程，肾对于水液代谢的主司和调节作用，主要体现在以下两方面：

（1）促进脏腑组织的气化作用：肾气及肾阴、肾阳对水液代谢过程中各脏腑之气的功能，尤其是脾肺之气的运化和输布水液的功能，具有促进和调节作用。水液代谢过程中，胃、小肠、大肠中的水液，经脾气的运化转输作用，并输送至肺，再经肺气的宣发、肃降输布周身，以发挥滋润和濡养作用，并将宣发至皮毛肌腠的水液化为汗液排泄；脏腑形体官窍代谢后所产生的浊液，由肺的肃降作用输送至膀胱，再经肾气的蒸化作用，吸清排浊。可见，机体水液的输布与排泄，是在肺、脾、肾、胃、小肠、大肠、三焦、膀胱等脏腑的共同参与下完成的。肾阴、肾阳是各脏腑阴阳的根本，肾阴、肾阳通过对各脏腑阴阳资助和促进作用，主司和调节着机体水液代谢的各个环节。

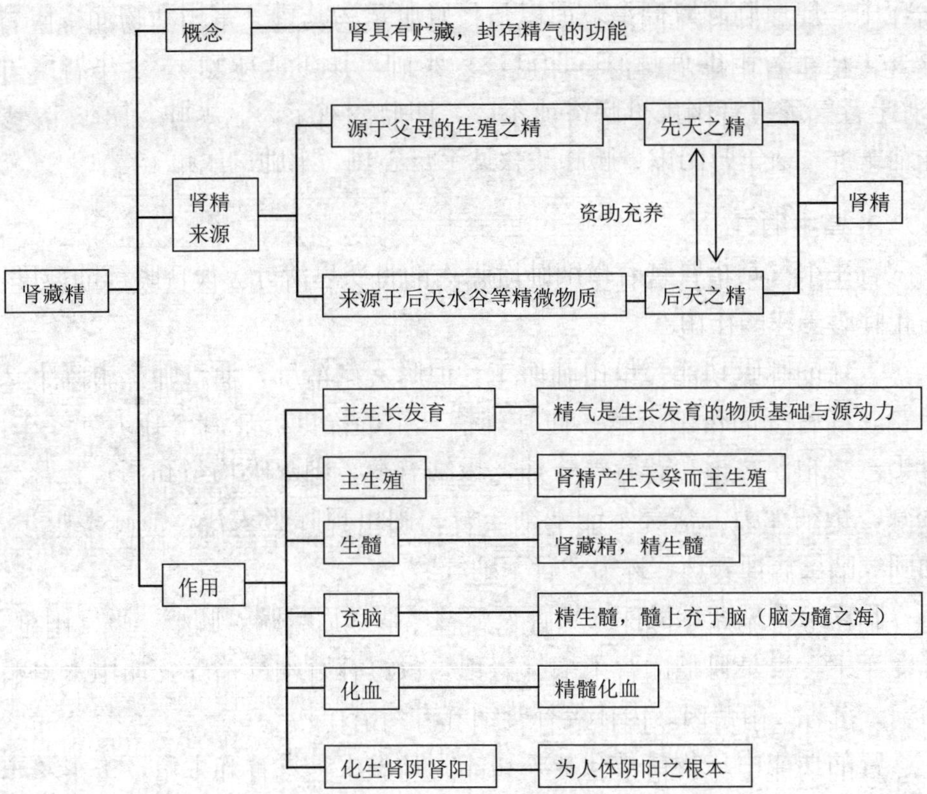

图 3-2-17 肾藏精小结图示

（2）主司膀胱开阖与尿液排泄：尿液的生成和排泄是水液代谢的一个重要环节，各脏腑组织代谢产生的浊液，通过三焦水道下输于膀胱，在肾气的蒸化作用下，分为清浊：清者重新吸收，由脾气的转输作用通过三焦水道上腾于肺，重新参与水液代谢；浊者则化为尿液，在肾与膀胱之气的推动作用下排出体外。肾阴、肾阳协调平衡，肾气的蒸化作用正常，输于膀胱的水液才能升清降浊，化生尿液和排泄尿液。

尿液的生成和排泄在维持机体水液代谢平衡过程中，起着极其关键的作用。膀胱具有贮存和排泄尿液的作用，但尿液的生成、贮藏和排泄都依赖于肾气的作用。肾气的气化与固摄功能正常，肾阴、肾阳的推动和调控作用协调，膀胱开阖有度，尿液才能正常生成、贮藏和排泄。若肾气不足，固摄无力，则见多尿、遗尿、小便失禁；若肾阳虚衰，气化不利，则见少尿，小便不利，甚至水肿等病证。临床在水肿、尿少等疾病治疗中一般要肺脾肾同治，但以治疗肾脏最为关键。常用药物如金匮肾气丸（适于肾阳虚见腰冷、四肢冷、水肿、尿少或尿频），济生肾气丸（适于肾气虚或肾阳虚见腰冷或不冷、四肢冷或不冷、水肿、尿少），麦味地黄丸（适于肾阴虚、腰膝酸软见手足心热、水肿、尿频）等。

3. 肾主纳气

肾主纳气是指肾具有摄纳肺所吸入的自然界清气，保持吸气的深度，防止呼吸表浅的作用。

人体的呼吸功能，虽由肺所主，但吸入之清气，通过肺之肃降下达于肾，经肾气的摄纳潜藏，使其维持一定的深度。故有“肺为气之主，肾为气之根”之说。若肾气充沛，摄纳有权，则呼吸均匀和调；若肾气衰减，摄纳无力，清气不能下纳至肾，则出现呼吸表浅，或呼多吸少，动则气喘等病理表现，称为“肾不纳气”。

临床上常见老年慢性支气管炎患者，活动后气喘、胸憋，吸气困难、气浮于上，这是典型的肾不纳气表现，可以补肾纳气治疗，如用人参蛤蚧散、沉香、山萸肉、肉桂等补肾纳气方药治疗。

肾的功能中，藏精是其基本功能。其主生长发育和生殖，主水及主纳气等功能，都是其藏精功能的具体体现。肾精化生肾气，肾气主司人体的生长发育和生殖；肾气分阴阳，肾阴与肾阳是脏腑阴阳的根本，对脏腑气化具有促进和调节作用，并主司和调节全身水液代谢；肾气的封藏与摄纳作用，维持呼吸的深度，以利气体交换。

（二）生理特性

1. 肾主蛰守位

肾主蛰是指肾具有潜藏、封藏、固摄的生理特性，是对其藏精功能的高度概括。《素问·六节藏象论》说：“肾者主蛰，封藏之本，精之处也。”肾的主蛰、封藏、固摄作用，对于防止人体精、气、血、津液过量亡失、维持呼吸平稳、深沉具有重要意义。肾主藏精、主纳气、主生殖、司二便等功能，都是肾主蛰藏的具体体现。肾气封藏则精气充满，生机旺盛；若肾气封藏失职，则见遗精、滑精、滑胎、呼多吸少、动则喘甚、遗尿，甚则小便失禁、大便滑脱及女子带下、崩漏等。临床常以补肾填精固摄、纳气为法治疗，常用水陆二仙丹、金锁固精丸治疗肾虚滑精、失精；用缩泉丸治疗肾虚尿频、遗尿；用麦味地黄丸治疗肾虚不纳气的动则喘甚；用《傅青主女科》的两地汤治疗肾阴虚崩漏；肾阳虚型带下病可用温肾助阳，涩精止带的内补丸（《女科切要》）治疗。若精关不固，精液下滑，带下如崩，谓之白崩。治宜补脾肾，固奇经，佐以涩精止带之品，方选固精丸（《仁斋直指方》）。

守位，是指肾中相火涵于肾中，潜藏不露，以发挥其温煦、推动等作用。相火与君火相对而言：君火，即心之阳气，心之生理之火；相对于心火，其他脏腑之火皆称为相火，生理状态下是各脏腑的阳气，又称“少火”，病理状态下各脏腑的亢盛之火，又称“壮火”。相火以其所在脏腑的不同而有不同的称谓：肝之相火又名“雷火”，肾之相火又名“龙火”。鉴于肝肾乙癸同源，又有“龙雷之火”之合称。《素问·天元纪大论》指出：“君火以明，相火以位”。即君火在心，主司神明，以明著为要；相火主要在其他脏，尤以肝肾为要。相火以位即以潜藏守位为要，故谓之以“龙潜海底，雷寄泽中”。肾阳潜于肾阴之下，肝阳寄于肝血之中。心神清明，生命活动有序，相火潜藏守位，以发挥其温煦、推动作用；肝肾之阴充足，涵养相火，相火则潜藏于肝肾之中而不上亢。反之，肝肾阴虚不能制约相火，相火妄动，则见盗汗、早泄、性欲亢进，可用知柏地黄丸滋阴清相火。

2. 肾为水火之宅、脏腑阴阳之本

肾主一身阴阳，为五脏六腑之本，乃水火之宅，内寓真阴（命门之水）、真阳（命门之火）。五脏六腑之阴，非肾阴不能滋养，五脏六腑之阳，非肾阳不能温煦。肾阴，又称元阴、真阴、真水、命门之水，对人体阴液起着滋润和濡养作用，为人体阴液的根本。肾阳又称元阳、真阳、真火、命门之火，对人体脏腑组织起着温煦和推动的作用，为人体阳气的根本。肾阴肾阳对立制约、互根互用共同维持全身脏腑的正常生命活动。若肾阴虚或肾阳虚，常可累及其他脏腑的阴阳失调，出现心肾阴虚，肺肾阴虚，肝肾阴虚，或心肾阳虚，脾肾阳虚等；而其他脏腑阴阳亏虚，日久亦可累及肾阴肾阳，导致肾阴、肾阳亏虚，即所谓“久病及肾”。对于心肾阴虚而见失眠、心烦、腰膝酸软可用黄连阿胶汤治疗；肺肾阴虚的干咳少痰可用养阴清肺丸治疗；肝肾阴虚的两目干涩、腰膝酸软可用杞菊地黄丸治疗；心肾阳虚而见水肿、心悸可用真武汤治疗；脾肾阳虚五更泻可用四神丸治疗。凡此种种都源于肾阴肾阳为脏腑阴阳的根本，治疗时则需兼补肾脏，以调节肾中阴阳。

（三）与志、液、体、窍、时的关系

1. 在志为恐（惊）

肾在志为恐惊是指肾的功能与恐惊的关系密切。恐与惊皆指人处于惧怕的心理状态。但两者有别：恐由内生，为自知而胆怯；惊自外来，为不自知，事出突然而惊。若过度的惊恐，则损伤脏腑精气，导致脏腑气机逆乱，而见二便失禁，遗精滑泄，或手足无措，心悸不安等，故有“恐则气下”之说。汉语中“屁滚尿流”常用来形容惊吓、恐惧后的生理反应，描述的就是肾气下陷、二便失禁的状态；反之，肾气亏虚之人，则易于惊恐不安。可见，临床上补肾可以防惊恐；反之，惊恐伤人，首先补肾。

2. 在液为唾

肾在液为唾，是指唾液的分泌与肾的功能关系密切。唾，是口津中较稠厚的部分，多出于舌下的舌下腺，有润泽口腔、滋养肾精的功能。足少阴肾经挟舌本，唾由肾精所化，经肾经直达舌下，故称“肾为唾”。由于唾源于肾精，若吞而下咽，可滋养肾精；若多唾久唾，则能耗伤肾精。正如李时珍指出：“津液乃人之精气所化。”精盈则肾水上升，化为津液，津液再予咽下，能润心，使心火免于过盛，水火相济，阴平阳秘，谓之“自饮长生酒”。《本草纲目》还记载：“人有病，则心肾不交，肾水不上，故津液干而真气耗也。”治疗上可以用益智仁 30g 煎水饮用。鉴于唾液有重要养生功效，古代养生家取名“金津”“玉液”“琼浆”“甘露”“玉醴”“华池神水”等美称。文字学以水从舌边为“活”字，意为舌旁之水（唾液）能维持人体的生命活力，常以唾液摩面还可以美容润泽肌肤、祛斑除痘。

3. 在体合骨，生髓，其华在发

肾主骨生髓，肾精具有主司骨骼生长、化生骨髓的作用。肾藏精，精生髓，髓居于骨中称骨髓，骨的生长发育，有赖于骨髓的充盈及其所

提供的营养。肾精充足，髓化有源，骨骼得养，则坚固有力；若肾精不足，髓化无源，骨骼失养，则见小儿囟门迟闭，骨软无力，以及老人骨质脆弱，易于骨折等。临床治疗小儿五迟五软、老年骨质疏松等，均从填补肾精入手。

髓分骨髓、脊髓和脑髓，皆由肾精所化。肾精的盛衰，不仅影响骨骼的发育，而且也影响脊髓及脑髓的充盈。肾精充足，髓海得养，则思维敏捷，精力充沛；若肾精不足，髓海空虚，脑失所养，则见“脑转耳鸣，胫酸眩冒，目无所见，懈怠安卧”（《灵枢·海论》）等症。民间常用猪脊髓填补肾精、以形补形，治疗腰脊痿软无力、脑力不足等症。

齿与骨同源于肾，皆由肾精充养，故称“齿为骨之余”。肾精充足，则牙齿坚固、不易脱落。若肾精不足，则牙齿松动、脱落及小儿齿迟等。

发的生长赖血以养，故称“发为血之余”。但发的生机根源于肾，肾藏精，精化血，精血旺盛，则毛发粗壮而润泽。发为肾之外候，故发之生长与脱落，润泽与枯槁，常能反映肾精的盛衰。青壮年精血旺盛，发长而润泽；老年人精血衰少，发白而脱落。若肾精不足，发失所养，则见头发枯萎，早脱、早白等。临床治疗白发脱发一般选用七宝美髯丹（制何首乌、白何首乌、赤茯苓、白茯苓、牛膝、当归、枸杞子、菟丝子、补骨脂）或八珍汤合二至丸，这些药物配伍的主要原则是补养气血兼填补肾精，其理论基础就是“发为血之余”“肾其华在发”。可见，中医理论对于指导临床意义重大。

4. 在窍为耳及二阴

耳为听觉器官，耳的听觉功能灵敏与否，与肾精盛衰密切相关。肾精充盈，髓海得养，则听觉灵敏；若肾精虚衰，髓海失养，则听力减退，甚则耳鸣耳聋。

二阴，指前阴和后阴。前阴是指排尿和生殖的器官，后阴是指排泄粪便的通道。二阴主司二便，尿液的生成及排泄依赖于肾气的蒸化和固摄。若肾气虚衰，无力固摄，则可见尿频、遗尿、尿失禁等病证，临床用缩泉丸温肾缩尿；若肾阳虚，无力气化，出现尿少或癃闭，则需用金匮肾气丸温补肾阳、助阳化气治疗。粪便的排泄，亦与肾气的推动和固摄作用有关；若老年肾阳虚，肠道失温运，周身冷感，大便细软难排，则选用温肾阳、润肠通便的济川煎；若肾阳虚，固摄无权而致大便失禁、久泄滑脱等，则用四神丸温肾止泻治疗。在这里，提醒大家，临床便秘一证不都属于肾的问题。实际上，最常见的是大肠热盛或津血亏虚的便秘。热盛便秘，大便粗硬难解，可以用大黄10g或番泻叶3~5片泡水喝即可；而肠道津血亏虚的便秘，则大便干如羊屎，可用增液汤（生地30g、麦冬30g、玄参30g）或麻仁润肠丸、五仁丸等"增水行舟"。还有一种类型是气虚便秘，大家很少听说，其主要表现是粪质不干，但细软难排，2~3天排一次，也不腹胀，但临厕努挣、周身乏力，治疗应该补气通便，一般用生白术30g煎煮即可补气通便。

另外，前阴是人的外生殖器，其生殖功能与肾气的关系密切，故前阴性器官又有"外肾"之称。前阴以主房事和生殖。肾的精气充盛，则精液及时溢泻，男女阴阳合而有子。肾的精气不足，则可导致外阴发育不良或生殖力弱，而见男子阳痿、早泄、遗精或不育等，女子则见月经量少、后期或不孕等。对于男子精少不育者可以选用五子衍宗丸，肾阴虚可以选用六味地黄丸、左归丸等。肾阳虚可以选用金匮肾气丸、右归丸等，见图3-2-18。

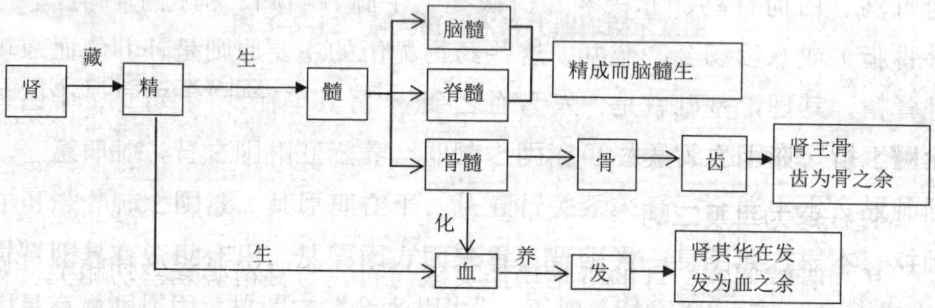

图3-2-18 精与体窍华关系

5. 在时为冬

肾的功能与冬季关系密切。肾主封藏功能顺应冬季"藏"的气化特点而相应加强，表现为气血转化为肾精潜藏于肾，津液由体表下输于肾增多，少汗多尿，脉沉、面色黑。如冬季气候寒冷，万物蛰伏闭藏。肾为水脏，主藏精而为封藏之本，同气相求，故以肾应冬，肾精"藏"的气化特点。若素体阳虚，或久病阳虚，如阳虚性慢性肺病、心脏病、胃肠病、骨关节病等，易在冬季寒冷时复发。根据这一理论，临床治疗上提倡“用寒远寒”，冬季注意保暖、少食寒凉伤阳之品。本节内容小结如表 3-2-5。

表 3-2-5 肾生理功能小结

- （1）生理功能
  - 主藏精
    - 促进生长发育和生殖
    - 推动和调节脏腑功能
  - 主水液
    - 促进脏腑组织的气化作用
    - 主司膀胱开合与尿液排泄
  - 主纳气：摄纳自然界清气，保持吸气的深度
  - 主藏志：人的记忆力或意志活动与肾有关
- （2）生理特性
  - 主蛰守位
  - 为水火之宅，脏腑阴阳之本
- （3）与志液体窍时的关系
  - 在志为恐
  - 在液为唾
  - 在体合骨，主骨生髓，其华在发
  - 在窍为耳及二阴
  - 在时为冬

第三节 六 腑

六腑指胆、胃、大肠、小肠、三焦、膀胱。六腑，是中空器官，共同的生理功能是受盛和传化水谷，将饮食物进行初步消化，并且吸收其精微，化其糟粕排出体外。六腑的“腑”在古代指的是一个“广”，里面一个“人”一个“寸”。这个“府”代表的就是府库的意思，就是储藏粮食的一个仓库。既然是储藏粮食的一个仓库，它就既有入又有出，还有出入的意思。六腑共同的生理功能是传化饮食物，即是说六腑有变化、传导之意。说明六腑对饮食物首先具有受纳、腐熟、消化、传化之作用。六腑总是处在消化、传化这种虚实交替的过程之中。故《素问·五脏别论》云：“六腑者传化物而不藏，故实而不能满也。所以然者，水谷入口，则胃实而肠虚；食下，则肠实而胃虚。”六腑的共同生理特性，是以降为顺、以通为用，六腑功能特点是“传化物而不藏”由上往下运动，所以是“以降为顺”。另外，六腑最忌不通畅，所以又可以说是“以通为用”。只要六腑通畅，则其功能就能正常发挥。

在饮食物消化吸收过程中，从口腔到肛门一共经过七个重要的关隘，《难经·四十四难》称为"七冲门"，即飞、户、吸、贲、幽、阑、魄。飞门，为口唇，我们一般说"飞吻"就是用唇来发挥作用的，所以说飞门指的是唇；户门为牙齿，如果把口腔比喻成一间房子，牙齿就是负责房屋开关的户门，上下牙齿就像两扇门，一开一关，所以牙齿指的是户门；吸门为会厌，会厌部位具有吸纳饮食物的功能，所以吸门指的是会厌；贲门为胃上口；幽门为太仓下口，也叫胃的下口；在大、小肠交会的地方有一个关口叫作阑门，类似于阑尾的地方；在食道的最末端有一个开口，中医把它叫作魄门，也称为下极，就是最下面的、最低端的一个地方。下极（肛门）为什么又叫魄门？古人认为肺与大肠相表里，肺肃降有助于大肠传导糟粕，而肺又能藏魄，所以大肠末端叫魄门。也有学者认为魄通粕，糟粕之意，亦通。消化系统的组成见图 3-3-1。

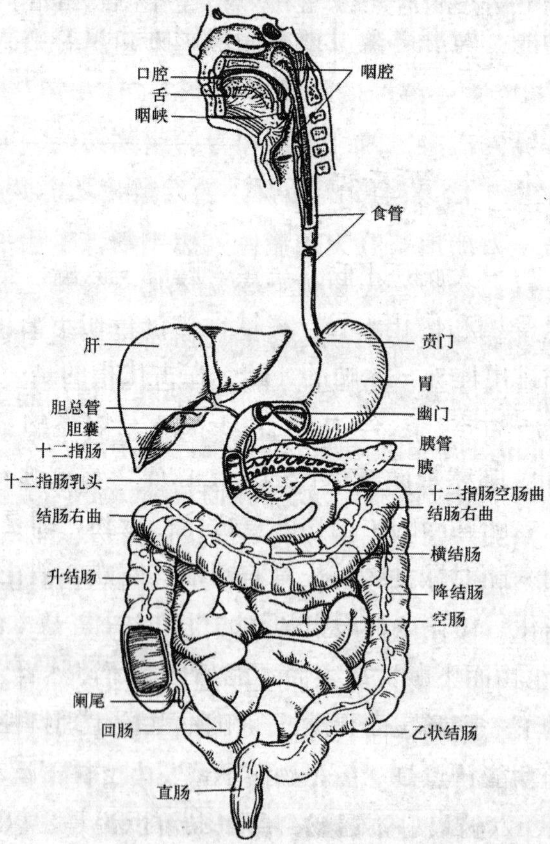

图 3-3-1　消化系统示意图

一、胆

胆位于右胁下，位于肝之短叶之间，胆与肝脏互为表里。胆的形态是一个囊性的、中空的器官。《灵枢·本神》云“胆者，中正之官，决断出焉”是说胆的功能是主决断的，判断的能力取决于胆。同时，它是中正的，不偏不倚。《灵枢·本神》称胆为“中精之腑”，就是说胆内藏精汁，胆汁即是精汁。胆又名为“中清之腑”，是说胆汁贵于静谧，切忌烦扰，清净为要。胆为中空器官而类腑，其内藏的胆汁应适时排泄，具有“泻而不藏”的特性，故胆为六腑之一，又因其内藏精汁，与六腑传化水谷，排泄糟粕有别，故又属奇恒之腑，见图 3–3–2。

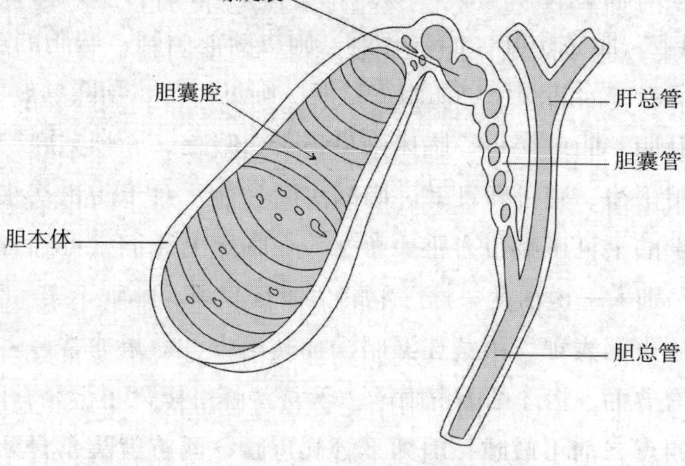

图 3–3–2 胆囊解剖图

这个图就是胆囊的形态图，这个里面有胆囊体、胆囊腔、螺旋襞、肝总管、胆囊管以及胆总管等。胆的主要功能表现在两个方面：

（一）贮藏和排泄胆汁

胆汁为黄绿色液体，味苦，为肝之余气所化生。如《东医宝鉴》说：“肝之余气，泄于胆，聚而成精。”胆汁在肝内生成后，在肝的疏泄功能作用下，输送入胆囊，贮藏起来，在进食时则贮存于胆囊的胆汁又借助于肝胆的疏泄作用流入肠腔，以助消化。肝胆对消化的影响，不但表现在胆汁的生成及排泄上，还表现在肝胆的疏泄功能对脾胃升降的调节作用，只有肝胆的疏泄功能正常，胆汁的生成和排泄有序，脾胃升降协调，饮食物消化吸收才得以正常进行。反之，则会引起相应的病理变化。如肝胆的疏泄功能失常，胆汁不能得以正常生成和排泄，脾胃升降紊乱，可见胁痛、腹胀、腹泻、食欲不振、恶心、呕吐；胆汁上逆于口，可见口苦、呕吐黄绿苦水等；若胆汁外溢肌肤，则出现面黄、目黄、小便黄的黄疸症；胆汁瘀积在胆囊，日久生湿、生热，还会形成胆结石。中医常使用茵陈蒿汤（茵陈、黄芩、黄连、栀子）等清利肝胆湿热的方药来治疗肝胆湿热黄疸和胆结石病。

（二）主决断

胆的生理功能，还与人体情志活动密切相关，主要表现为对事物的决断及勇怯方面。《素问·灵兰秘典论》说："胆者，中正之官，决断出焉。"生理上，胆主决断，胆气旺盛，则决断能力强；若胆的功能失常，则会出现情志方面的变化。如胆火过盛，则见口苦、烦躁易怒、胁痛等，治宜清泄肝胆。胆虚痰火，临床则见口苦、呕逆、心烦不寐、惊悸不宁等症，从胆论治，则可获良效。胆的决断功能，对于防止某些情志刺激给人体带来的不良影响也有重要意义。在临床上我们常见到有的患者说胆特别小，别人一说话就一惊一乍的，而且心烦、睡眠不实、舌苔黄腻，这是胆虚痰火的表现，用黄连温胆汤加减治疗，效果非常好。我曾经治过一个韩国学生，望诊见面色晦暗，舌苔黄腻带黑，主诉经常胆小怕事，每天夜里两点之前不敢睡，因为不管几点睡，两点就醒，看见阳台上有穿黑色衣服的鬼。按照子午流注观点，夜里 11 点到 1 点是胆经当令，1 点到 3 点是肝经当令，所以这个时段寐而易醒，就是肝胆经功能紊乱的表现其苔黄腻带黑为"热极似水"，观黑苔，故拟方黄连温胆汤加减，日泻 10 余次，1 周之后幻觉消失，已能安寐。

二、胃

胃位于腹腔之内，横膈膜以下，上接食管，下连小肠。胃又称"胃脘"，分为上、中、下三部。上部为上脘，包括贲门；下部为下脘，包括幽门；上下脘之间为中脘，包括胃体。其中贲门上接食管，幽门下连小肠。关于胃的具体形态，从《内经》对胃形态的具体描述来看，与现代解剖学中的胃基本相似，见图3–3–3，图3–3–4。

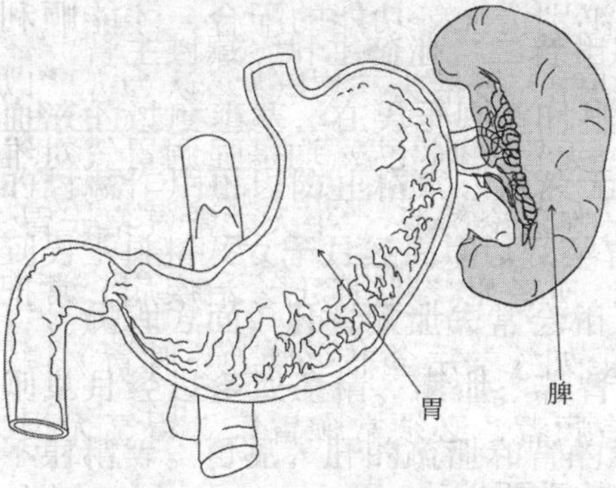

图3–3–3　胃与脾的位置关系

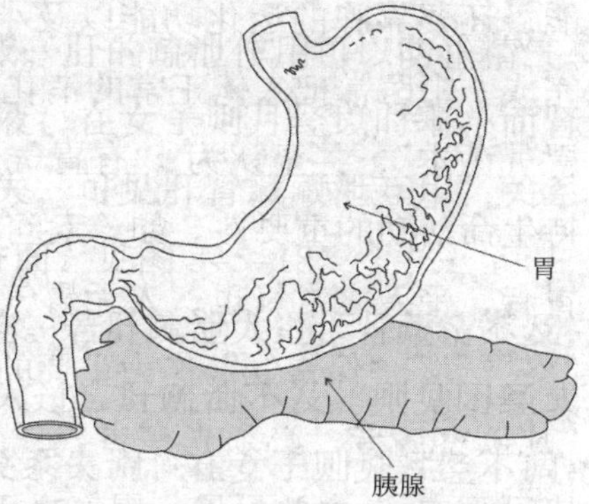

图3–3–4　胃与胰腺的位置关系

（一）主受纳、腐熟水谷

受纳，是接受和容纳之意。胃主受纳，是指胃有接受和容纳饮食物的生理功能。饮食入口，经过食道，到达于胃，由胃来容纳之并停留一定时间，以利于消化吸收，故称胃为“太仓”或“水谷之海”。

所谓腐熟，即初步消化的意思。受纳于胃的水谷在胃的不断蠕动及胃中阳气的蒸化下，使水谷变成食糜，有利于进一步消化吸收，这个过程，中医称之为腐熟。只有经过胃的腐熟，水谷才能游溢出人体所需要的精微物质，人的气血才得以化生和充盛，脏腑组织才能得到水谷精微的充养而发挥其各自的生理功能，故又称胃为“水谷气血之海”“五脏六腑之海”。如《灵枢·玉版》说：“人之所受气者，谷也；谷之所注者，胃也；胃者，水谷气血之海也。”《灵枢·五味》亦说：“胃者，五脏六腑之海也，水谷皆入于胃，五脏六腑皆禀气于胃。”均强调了胃的受纳、腐熟功能对化生气血、濡养脏腑、维持全身正常功能的重要作用。如果胃的受纳和腐熟功能失常，必然引起饮食物消化吸收障碍。如胃的受纳功能失常，可见胃纳不佳，饮食无味，甚或不思饮食等。可用健胃消食的健胃消食片治疗。胃的腐熟功能失常，一般分为两种情况：一为腐熟功能太过，如胃火亢盛，腐熟功能亢进，表现为吞酸嘈杂、消谷善饥等，可用清泻胃火的牛黄清胃丸治疗。二为胃的腐熟功能减退，可见胃脘部胀满疼痛，食欲不振，甚或饮食停滞等，可用六君子丸或保和丸治疗。

饮食物的消化吸收，是一个复杂的生理过程，除了胃的受纳腐熟功能，还要靠脾的运化功能以及小肠的泌别清浊等功能的配合，才能顺利完成。中医常把人体正常的消化吸收功能，概括为“胃气”。认为人“以胃气为本”，甚至认为，“有胃气则生，无胃气则死”，均是强调胃气对维持生命活动的重要性。如《素问·平人气象论》说：“平人之常气禀于胃，胃者，平人之常气也，人无胃气曰逆，逆者死。”临床上诊治疾病，常把“察胃气”、“保胃气”作为重要的原则。如《景岳全书·杂证谟·脾胃》说：“凡欲察病者，必须先察胃气；凡欲治病者，必须常顾胃气。胃气无损，诸可无虑。”由此可见，胃气之于人体的重要性。

（二）主通降，以降为和

通降，即通利、下降之意。胃主通降，是指胃有通利下降的生理特性，以通降为正常。饮食物经过胃的受纳腐熟并保留一定时间后，必须下降到小肠，泌别清浊，其清者经脾的运化输布周身，浊者继续下降到大肠，形成糟粕排除到体外。所以胃主通降的功能关系到饮食物的整个消化吸收及排泄。此外，胃气主降和脾气主升的功能是相反相成的，胃气主降，使饮食物及时下降到小肠，泌别清浊；脾气主升，及时把水谷精微输布周身，脾胃升降有序，纳运相得，共同完成饮食物的消化吸收。

胃的通降功能失常，中医称为胃失和降及胃气上逆。胃失和降，则存留于胃的饮食物不能及时下降，影响了胃的受纳腐熟，可见脘腹胀满或疼痛、口臭、大便秘结等症，为饮食积滞，不通则痛，食积日久化热之象，临床常用加味保和丸、木香槟榔丸、枳实导滞丸这些消食导滞清热的方药进行调理。若胃气不降，反而上逆，则可见恶心、呕吐、呃逆及嗳气等症。所谓呃逆，就是指胃气上冲，引起膈肌痉挛，上逆于咽喉，喉中呃呃连声，声短而频的一种病理表现。嗳气就是从胃中有气体上冲咽喉，声缓而长的一种表现，是饮食积滞的饱食之息从胃直冲咽喉，所以会有酸腐气息。无论是嗳气，还是呃逆，以及恶心呕吐，均是胃气上逆。中医常采用和胃降逆的方法治疗，常用橘皮竹茹汤、旋覆花代赭石汤治疗。

三、小肠

小肠位于腹腔，其上端接幽门与胃相通，下端接阑门与大肠相连，迂回叠积于腹腔内。对于小肠的具体形态，古代医家进行了仔细观察并有详细记载，与现代解剖学小肠近似。

（一）主受盛和化物

受盛，即接受，以器盛物之意。化物，即消化、转化饮食物的意思。小肠的受盛功能主要体现在两个方面：一是指经过胃初步腐熟的饮食物要适时下降到小肠，由小肠来承受之；二是指下降到小肠的饮食物要在小肠内停留到一定的时间，以便进一步充分地消化和吸收。小肠的化物功能，包括消化、转化、传化之意，是指将水谷化为精微物质，经脾转输，以营养周身。故《素问·灵兰秘典论》说："小肠者，受盛之官，化物出焉。"西医学认为，人体主要的消化吸收器官是在小肠，小肠内膜有很多皱褶，长度为 6~7 米，胰液中的各种酶类，如胰蛋白酶、胰淀粉酶、胰脂肪酶以及胆汁中的胆汁酸等也输送在肠道，小肠液有很多酶类，如蛋白酶、淀粉酶、脂肪酶等，所以肠道是一个重要的消化吸收器官。

在病理上，若小肠的受盛功能失常，则可见腹部胀闷疼痛。此为不通则痛，可用金铃子散治疗；如化物功能失常，可致消化、吸收、转输障碍，出现消化不良，腹泻便溏，甚或完谷不化等，可用参苓白术散治疗。

（二）泌别清浊

泌，即分泌；别，即分别。所谓清浊，是指饮食物中的精微物质及食物残渣，而食物残渣又包括糟粕及废水。小肠泌别清浊的功能，具体表现为以下三个方面：一是"分"，即由胃下降到小肠的饮食物，在小肠"化物"功能的作用下，分为水谷精微及食物残渣两部分；二是"吸"，即吸收水谷精微，通过脾的运化功能，转输于心肺，并布散于周身，以维持人体正常的生理功能，小肠在吸收水谷精微之时也吸收部分水液，故又称"小肠主液"；三是"排"，即泌别清浊后的食物残渣，分为糟粕及废水两部分，糟粕下降到大肠，形成粪便而排出体外。而多余的废水则通过小肠的渗泌作用进入膀胱，生成尿液排出体外。如《医宗必读》说："小肠……泌别清浊……水液渗入膀胱，滓秽流入大肠。"见图 3–3–5。

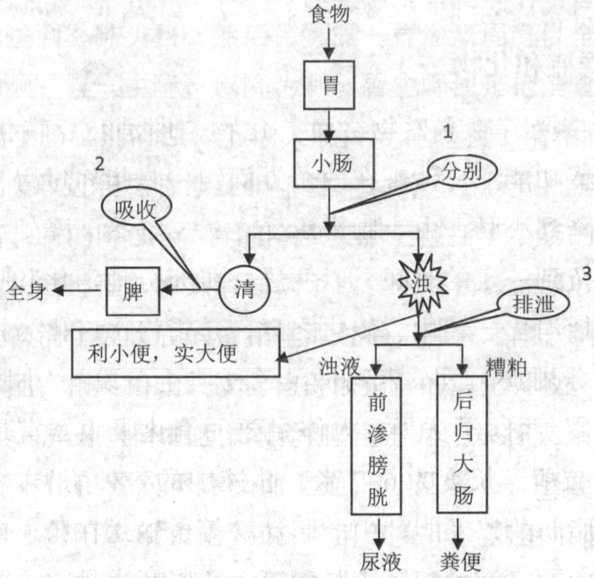

图 3–3–5　小肠泌别清浊示意图

由此可见，小肠在饮食物消化吸收中至关重要，小肠的生理功能正常，则饮食物消化吸收充分，清浊各走其道。其清者输布周身，营养脏腑；其浊者，则糟粕下归大肠，形成粪便排出体外，浊水则渗入膀胱，生成尿液排出体外。正如《类经》说："小肠居胃之下，受盛胃中水谷而分清浊，水液由此渗于前，糟粕由此而归于后，脾气化而上升，小肠化而下降，故曰化物出焉。"在病理上，小肠生理功能失常，不但引起消化吸收功能失常，出现腹胀、腹痛、消化不良等症，还可导致二便排泄的异常，如小肠泌别清浊失常，则水液不能及时渗泌膀胱，水谷并走大肠，可见大便稀薄、小便短少等症。中医多采用"利小便以实大便"治法，使浊水残渣各走其道，则腹泻自止。在临床上我们可以选用参苓白术散来治疗这种小便短少、大便溏稀。经常有考试题考到"利小便、实大便"的原则是利用了小肠的哪一项功能，备选答案是泌别清浊，二是受盛化物正确答案是泌别清浊。

四、大肠

大肠位于腹中，其上口通过阑门与小肠相接，其下端为肛门，又称为“魄门”。大肠分为回肠和广肠两部分，与西医学大肠近似。

大肠的传导功能，是胃的降浊功能的体现，同时亦与肺的肃降功能密切相关。肺气的肃降，可推动糟粕下行，有利于大肠的传导。故《医经精义·脏腑之官》说:“大肠之所以能传导者，以其为肺之腑，肺气下达，故能传导。”

（一）传导和排泄糟粕

饮食物在小肠泌别清浊后，其清者即水谷精微经脾转输到心肺，布散周身，其浊者即糟粕则下降到大肠，大肠将糟粕经过燥化变成粪便，排出体外。所以《素问·灵兰秘典论》说：“大肠者，传道之官，变化出焉。”意即大肠是负责传递、疏导的道路，经过变化把食物变成粪便排出体外。

大肠的主要功能是传导糟粕，所以大肠功能失调，主要表现为大便排泄的异常。主要有四个方面的病理改变。一是大肠液亏便干如羊粪，可用增水行舟的增液汤、五仁丸治疗；二是大肠实热便秘粗硬，可用大承气汤治疗；三是大肠湿热痢疾，里急后重，便有脓血，可用白头翁汤、马齿苋、黄连素清大肠的湿热；四是大肠虚寒腹泻可选用附子理中丸或者是四神丸，大肠虚寒的“冷积便秘”，用济川煎或大黄附子汤治疗。

（二）大肠主津

大肠在传导糟粕的同时，还能同时吸收其部分水分，因此又有“大肠主津”之说。由于大肠有吸收水分的功能，故能使糟粕燥化，变为成形之粪便而排出体外。若大肠吸收水分过多，则大便干结而致便秘，在临床上常见排便间隔时间越长，大便就会越干燥，这是大肠吸收水分过多之缘故；反之，若大肠蠕动过快，吸收水分过少，可见腹泻，大便稀溏。

由于大肠的传导功能与肺、脾、肾、胃等脏有关,《内经》也有：“魄门亦为五脏使”之说，故这些脏腑发生病变，也可引起大肠传导功能失常，如脾肾阳虚，温煦、运化功能障碍，影响到大肠的传导，则见下利清谷或五更泄泻，可用四神丸调理；肺失肃降，大肠传导失司所见便秘，可用杏仁、桑白皮降肺气通便；胃强脾弱，约束津液，不得四布，但输膀胱，致小便数、大便难，用脾约丸治疗。

为什么称“小肠主液，大肠主津”呢？在大肠和小肠吸收的营养物质中，小肠是一个主要的吸收精微物质的场所，故在小肠吸收的营养物质比较多，所以小肠吸收的水分中所含的精微物质较多，质地稠厚，故称小肠主液，而大肠传导糟粕，大肠吸收的水液中含的精微物质比较少、质地稀薄，称大肠主津。

五、膀胱

膀胱又称“脬”，位于小腹中，为囊性器官。膀胱上通于肾，下连尿道，开口于前阴，与外界直接相通。关于膀胱的形态，古医书亦有描述，与现代解剖学中的膀胱基本一致。膀胱与肾在五行均属水，通过足太阳膀胱经与足少阴肾经相互络属，构成表里关系。主要生理功能是贮存尿液和排泄尿液。

（一）贮存尿液

摄入人体的津液通过肺、脾、肾、三焦等脏腑的作用，敷布全身，濡养脏腑组织，维持全身功能。代谢后的部分浊液，又经过这些脏腑的气化作用，下输于肾，经肾气的蒸化作用，升清降浊，清者回流体内，重新参与水液代谢，浊者下输于膀胱，由膀胱贮存。故《素问·灵兰秘典论》说：“膀胱者，州都之官，津液藏焉，气化则能出矣。”

（二）排泄尿液

尿液贮存在膀胱之中，经过气化才能排出到体外，故尿液的适时排泄，是膀胱的功能。膀胱排尿功能的正常离不开肾气的作用，膀胱的气化，实际上隶属于肾的蒸腾气化。肾和膀胱之气的作用协调，则膀胱开阖有度，尿液可适时地从溺窍排出体外。

膀胱的贮存尿液和排尿功能，是肾气与膀胱之气的协调。如果肾气和膀胱之气的激发和固摄作用失常，膀胱开阖失权，既可出现小便不利、尿有余沥甚或癃闭，又可出现尿频、尿急、遗尿、小便失禁等。故《素问·宣明五气》说："膀胱不利为癃，不约为遗尿。"

膀胱的贮尿和排尿功能，全赖于肾的气化作用和固摄作用的协调。肾对膀胱贮存尿液和排尿功能的影响，主要体现在两方面，一是膀胱中尿液的生成和排泄，主要靠肾的气化功能。只有肾的气化功能正常，膀胱中尿液才得以正常生成、尿液才能正常排泄；二是尿液的贮存，主要靠肾气固摄作用的调节。只有肾中精气充足，固摄功能正常，膀胱才能发挥正常的贮存尿液功能。只有肾的气化功能和固摄作用的协调有序，膀胱才能开阖有度，尿液才得以正常贮存和排泄。如果肾气虚，肾失气化，膀胱不利，就是肾不能气化推动，膀胱阖而不开，会出现小便不利，甚至癃闭。小便不利就是排尿不畅快；癃，即小便点滴而下，闭，即小便全无。另外，若肾气虚、不能固摄，膀胱失约，膀胱开而不阖，则见遗尿和尿失禁。遗尿为晚上睡着觉尿床，小便控制不住；尿失禁就是白天醒觉状态下憋不住尿。

由于膀胱通过尿道与外界直接相通，故湿热毒气易从外直接侵入膀胱，出现膀胱湿热证，主要表现是尿频、尿急、尿痛，类似于西医的急性泌尿系感染，患者常见舌苔黄腻。在临床上可以选用八正散、萆薢分清饮进行治疗，西药常用诺氟沙星（氟哌酸）之类的抗生素。对于肾失气化，肾气不能固摄而出现的癃闭或者遗尿这些病变，由于都和肾气虚密切相关，均可"异病同治"，选用补肾气、温肾阳的药物进行治疗。我在临床上治疗过一个老年妇女，总是尿频、尿急，甚至晚上睡着觉尿床，经过西医诸多检查，什么病也没有，但是从中医来看，属于肾阳虚不能固摄而出现遗尿、尿失禁，使用金匮肾气丸三个月之后，她的遗尿、尿失禁完全好了。同样也遇到另一个患者，排尿不畅快，每次都是点滴而下，甚至全无，伴有腰酸腰冷，显然也属于肾阳虚，其病机为肾阳虚气化不利而致，同样，施以金匮肾气丸两月余痊愈。可见，临床完全相反的两个疾病（尿失禁、癃闭）都用温补肾阳的金匮肾气丸治愈，显示了辨证论治的神奇。这里，需要大家对于中医的理论一定要活学。肾阳虚为什么可以出现完全相反的症状？

根源在于肾阳的双向调节作用。若肾阳虚，气化不利，膀胱阖而不开，则可排尿不畅，甚或癃闭；若肾阳虚，固摄失常，膀胱失于约束，开而不阖，则可见小便频数、量多，遗尿甚或尿失禁。理解了肾阳“这”之一双向调节原理，很多临床疑难问题就会迎刃而解。

六、三焦

（一）概念

三焦，为六腑之一，是上、中、下三焦的合称。指的是人体位于人胸腹腔的一个大腑，它在人体中最大，而且没有表里配合，所以古人把它称为孤独无偶的腑，也就是所谓的“孤府”。

关于“焦”字的含义，历代医家认识不一。有认为“焦”当作“膲”者，膲为体内脏器，是有形之物；有人认为“焦”字从火，为无形之气，能腐熟水谷之变化；有人认为“焦”字当作“樵”字，樵，槌也，节也，谓人体上、中、下三节段或三个区域。

三焦是中医藏象学说中一个特有的名词，位于躯体和脏腑之间的空腔，包含胸腔和腹腔，人体的其他脏腑器官均在其中，是上焦、中焦和下焦的合称，即将躯干划分为三个部位，横膈以上内脏器官所在的胸腔为上焦，包括心、肺；横膈以下至脐的内脏器官所在的胸腹腔为中焦，包括脾、胃、肝、胆等内脏；脐以下内脏器官所在的腹腔为下焦，包括肾、大肠、小肠、膀胱、子宫等。

对于三焦，目前学术界有诸多争议，主要是对于三焦的部位之争以及对它功能的不同认识。

1. 有名而无形说

关于三焦部位之争，古人认为三焦只有名称，没有具体的实质性的脏器，如《难经·二十五难》说：“心主与三焦为表里，俱有名而无形。”《难经·三十八难》亦说：“脏唯有五，腑独有六者，何也？所以腑有六者，谓三焦也。有原气之别焉，主持诸气，有名而无形。”唐代孙思邈著《备急千金要方》、明代李梴著《医学入门》等，亦宗此说。

2. 有名有形说

多数医家持此种观点，但对三焦的具体部位与形态又有多种说法。有人认为三焦为人之脂膜，如宋代陈无择在《三因极一病证方论》说："三焦有形如脂膜"即认为三焦是脏腑外的那些包着脏腑的油脂膜；清代唐容川在《血证论》指出："三焦，古作'膲'，即人身上下内外相联之油膜也。"有人认为三焦为整个胸腹腔。如张景岳在《类经》中说三焦为"脏腑之外，躯体之内，包罗诸脏，一腔之大腑也"即提出三焦是"一腔之大腑"这一概念，是指只要是在脏腑的外面，躯干的里面，所有这些空腔的地方都属于三焦，张景岳这一观点目前在学术界普遍认可。近代有些医家还用解剖学观点解释三焦，提出淋巴系统、皮下脂肪、组织间隙、微循环等观点，可资参考。

3. 部位"三焦说"

关于三焦的具体部位与形态，从解剖学角度划分，一般认为包括上、中、下三部，因而有部位"三焦说"，也就是说把人体当中的横膈膜以上的部位包括心肺和头目都属于上焦；横膈膜以下，肚脐以上包括脾胃肝胆的部位属于中焦；肚脐以下包括肾、膀胱、大小肠、子宫的这些部位属于下焦。从解剖位置来看，肝胆是居于中焦的。因为肝藏血，肾藏精，精血互生，所以在中医温病学中，从功能角度划分，则又将肝归属于下焦。

（二）功能

关于三焦的部位，可谓"仁者见仁、智者见智"，但是关于三焦的功能，学术界的认识基本是一致的。总体上而言，对于三焦整体功能的认识分为两个方面。

1. 主持诸气，总司全身的气机与气化

所谓"诸气"，是指全身各种各样的气。如脏腑经络之气、营卫之气、宗气、元气等。气机，泛指气的升降出入运动。气化，是指通过气的运动产生的变化，包括精、气、血、津液各自的新陈代谢和相互转化。总司，即总管之意。因三焦是"脏腑之外，躯体之内，包罗诸脏，

一腔之大腑”，故凡各种气的升降出入运动必以三焦为通路，三焦也是人体各种物质新陈代谢和相互转化的场所，所以能总司全身的气机和气化。

三焦之所以能主持诸气，总司全身的气机与气化，主要取决于其能通行元气。元气，是由肾精所化生的最根本、最重要的一种气，是人体生命活动的原动力，能够推动人体的生长发育，激发各脏腑组织器官的生理功能。元气以三焦为通道布达全身。这很抽象，我们打个比方来说明这个问题。肾精及其所化生的元气就像一棵大树的根，蕴含着最重要的生机，发出之后要向树干、枝叶弥散，对人体而言，弥散到中焦就形成了脾胃之气，弥散到上焦就成了心肺、头目之气，弥散到经络就成为了经络之气，因而肾元之气通过下焦、中焦、上焦向全身来敷布，从而激发推动全身各脏腑的生命活动。故《难经·三十八难》指出三焦为“元气之别焉，主持诸气”,《难经 · 六十六难》亦说：“三焦者，原气之别使也，主通行三气，经历于五脏六腑。”“三气”，指宗气、营气、卫气。可见，三焦是人体之气升降出入的道路，人体之气，是通过三焦而布散于五脏六腑，充沛于周身上下内外，正如《中藏经 · 论三焦虚实寒热生死顺逆脉证之法》说：“三焦者……总领五脏六腑、荣卫经络、内外左右上下之气也；三焦通，则内外左右上下皆通也，其于周身灌体，和内调外，荣左养右，导上宣下，莫大于此者也。”由此可见三焦在人体整体气机、气化过程中的重要性所在。通调三焦气机也成为临床重要治则之一。

2. 疏通水道，运行水液

水道，即水液运行的道路，三焦有疏通水液运行的道路，并运行水液的功能。人体的津液代谢，是由肺、脾、肾、膀胱等脏腑的协同作用而完成的，但必须以三焦为通路，津液代谢才得以正常运行。故《素问 · 灵兰秘典论》说：“三焦者，决渎之官，水道出焉。”这里的“决”，即是疏通之意。“渎”，指沟渠。决渎，即是疏通水道。三焦是负责疏通沟渠的，让排泄废液的各种通道通畅。三焦疏通水道，运行水液的全过程是靠“三焦气化”来完成的。如果三焦气化功能失常，水道不畅，必然会引起津液代谢失常，出现尿少、痰饮、水肿等病变。如在上焦，水之上源是肺的宣发肃降，通调水道，在中焦是脾的运化水液，在下焦是肾阳的蒸腾气化，升清降浊，司膀胱开阖，膀胱的贮尿排尿等，这些脏腑协同配合保证水液代谢的正常进行。如果三焦气化不利，位于三焦的肺脾肾功能异常，水液代谢障碍，不能发汗，不能排小便，多余的水液在体内停留就会形成痰饮、水肿这一系列病变。所以对于水液代谢障碍出现的痰湿、水肿的病变，一定要鼓舞三焦的气化功能，在上焦助肺的气化功能，可以选用防己黄芪汤加桂枝、麻黄补肺宣肺、散水助发汗，在中焦可以选用苓桂术甘汤，健脾行水助转运；在下焦可以选用真武汤助肾与膀胱气化排尿。只要振奋三焦气化，停于体内的痰饮水湿皆可蠲除。

三焦主持诸气与运行水液这两个方面的生理功能，是相互关联的。因水液的运行要依赖于气的升降出入运动；而人体之气只能依附于津液才得以正常运行。打个比方，肾藏元阴、元阳，肾阴（元阴）为人体之真水，肾阳（元阳）为人体之真火，肾水从下焦向中焦、上焦的布散，必须借助于肾阳真火的温煦气化推动，就像一盆凉水必须加热变成水蒸气才能上升一样，同理，从肾中发生的元气向中焦、上焦的布散也必须靠蒸动肾中的真水才能循三焦布散而不至于散失。可见，三焦中流动的津液和气是“津中有气，气中有津”，气与津液的运行代谢，均以三焦作为通路。实际上，三焦还有运行水谷的生理功能，如《难经·三十一难》说：“三焦者，水谷之道路也。”说明三焦还是饮食物消化、吸收和排泄的通道。

三焦，作为一腔之大腑的功能，主要是主持诸气，总司全身的气机和气化，疏通水道，运行水液，而作为部位三焦的功能特点主要是：上焦如雾、中焦如沤、下焦如渎。

（三）三焦功能特点

1. 上焦如雾

指上焦有开发和宣散的作用，比喻心肺将水谷精微像雾露一样灌溉周身的作用，如《灵枢·决气》说“上焦开发，宣五谷味，熏肤，充身，泽毛，若雾露之溉”。由于上焦接受来自中焦脾胃的水谷精微而布散，故又称“上焦主纳”。根据这一思想，清代的吴鞠通在《温病条辨》里提出：“治上焦如羽，非轻不举”。就是治疗上焦的病变，用药上要用像羽毛一样轻轻上浮的药物，如果不是这种轻轻上浮的药物就不能上举到上焦中去，比如说上焦风热引起的头痛，常用银花、连翘、桑叶、菊花，这些都属于治上焦如羽一些药物。

2. 中焦如沤

沤就是沤渍。在农村沤粪的过程，就是让粪便发酵的过程。比喻脾胃的消化吸收功能，因为饮食物要在小肠中受盛化物要储存一段的时间，在储存的过程中要对它进行转化，对它进行消化吸收，类似于农村的沤粪的这个过程，所以说中焦如沤比喻脾胃的消化吸收的功能。《温病条辨》指出：“治中焦如衡，非平不安。”指的就是治疗中焦的病变。用药上要用偏于平衡的药物，这个药物的性质既不是升浮的，又不是沉降的，它的作用偏于作用在中焦脾胃，如果不是性质比较平和的药物，就不能作用到中焦，比如说用白术、党参、白蔻仁、砂仁，这些药性味甘平，其作用靶点在中焦脾胃，所以说“治中焦如衡，非平不安。”衡，实际上也是古代的一种称量的器具，就是秤杆，秤杆其取在平，秤杆为了公平交易，既不能过高也不能过低，秤杆以平衡为要，就像治中焦一样，药物的性味应该是平和的。

3. 下焦如渎

所谓渎，是指排泄糟粕和尿液的沟渠。《温病条辨》提出：“治下焦如权，非重不沉。”下焦如渎，指的是下焦像沟渠一样负责排泄糟粕和水液的，所以治疗下焦病变一定要用药性比较沉重的，直驱下焦的药物。权，就是古代的秤锤，锤都是铁制的，比较重，所以治下焦要用质地比较沉重的药物，即非重不沉，如芒硝、大黄性味比较重，直驱下焦，直达病所。可见，根据三焦不同的功能，吴鞠通确立了相应的治则，对于临床理解和应用有重要的指导意义。

关于六腑在饮食物消化吸收中的作用见图 3-3-6。

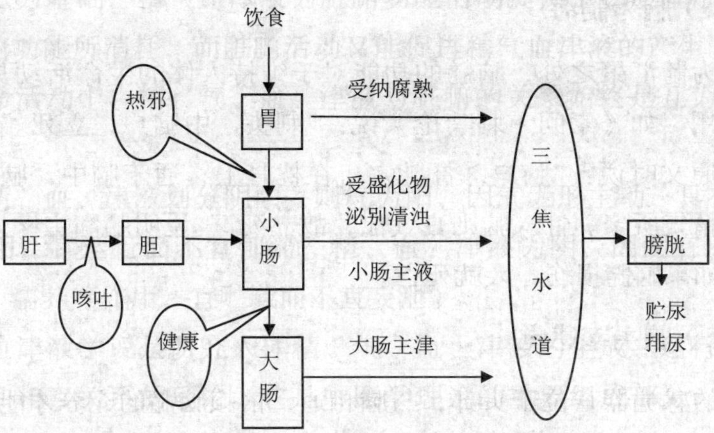

图 3-3-6　六腑在饮食物消化吸收中的作用

第四节　奇恒之腑

奇恒之腑，是指与一般的六腑不同的一类脏器组织。主要包括脑、髓、骨、脉、胆、女子胞。其特点是，在形态上多为中空器官，因而称腑，在功能上多贮藏人体精气，藏而不泻，与六腑传化水谷，泻而不藏之特点有别，故称“奇恒之腑”。如《素问·五脏别论》说：“脑髓骨脉胆女子胞，此六者，地气之所生也，皆藏于阴而象于地，故藏而不泻，名曰奇恒之腑。”

在奇恒之腑中，重点给大家介绍脑和女子胞。

一、脑

所谓脑，就是大脑，《灵枢·海论》云“脑为髓之海”，肾藏精、主骨、生髓、通脑。肾主髓，髓聚在脑，故称脑为“髓之海”。《素问·脉要精微论》提出：“头者，精明之腑”，头是负责视物作用的，精明指的是视物作用。明代的李时珍也提出了：“脑为元神之腑”，认为人体的最重要的、最本原的“元神”藏在大脑。可见，脑对于人体的精神、意识、思维活动意义重大。脑的功能主要体现在以下三个方面：

（一）脑为髓海

脑为髓汇聚之处，脑髓的功能对于维持人体的生命活动具有极其重要的作用。如《素问·刺禁论》说："刺头，中脑户，立死。"张景岳注释这段原文时说："脑户，督脉穴，在枕骨上，通于脑中，脑为髓之海，乃元阳精气所聚。针入脑则真气泄，故立死。"说明脑髓主宰人体的生命活动，如果脑髓损伤，人就死亡。

（二）脑主宰感觉

人的感觉器官位于头部，与脑相通，依赖脑髓的充养才能发挥视觉、嗅觉、听觉等感觉功能。只有脑髓充盈才能耳聪目明，感觉灵敏。若髓海不足，脑髓空虚，在幼年可见聋、哑、视力低下；在成人可见耳聋目花，发齿早落，嗅觉降低。如《灵枢·口问》说："上气不足，脑为之不满，耳为之苦鸣，头为之苦倾，目为之眩。"例如，中风后遗症或者中风先兆，会出现面部麻木或者舌麻，这种麻木的感觉就是脑梗死的一种临床表现，故大脑出现问题了，往往导致感觉异常。

（三）脑主宰肢体运动

脑为髓之海，脊髓亦通过督脉等与脑相通，脑髓和脊髓对肢体的运动有着重要的影响。如脑髓或脊髓受到损伤，可导致肢体运动失常，如偏瘫、截瘫甚至全身瘫痪。中医多采用疏通经络，补脑填髓的方药，如核桃、猪脑、猪脊髓、鸡血藤等治疗。

关于"脑主神明"还是"心主神明"，历代医家多有争论。争论的根源在于从解剖角度还是从整体观的功能角度。自《内经》以降，历代诸多医家，对脑与精神活动的关系，做了较深入的探讨，如明代医家李时珍在《本草纲目》中提出"脑为元神之府"，而清代医家汪昂在《本草备要》认为"人之记性，皆在脑中"，清代王清任在《医林改错》中也明确指出"灵机记性不在心在脑"。这些论述无疑丰富了中医学对脑的认识，是中医在解剖学方面认识脏腑功能的重要进展。然而，由于中医的藏象学说的特点是以五脏为中心，认为神志活动分属于五脏，主要仍是归属于心，这是从整体功能角度得出的认识，对临床辨证治疗脑有重要指导意义。如临床治疗精神分裂症、抑郁症、失眠等病症，多从五脏入手，特别是从心来治疗均取得较好疗效。具体而言，如血不养心可见失眠、多梦、健忘，可用酸枣仁口服液养血安神；热陷心包可见神昏谵语，可用安宫牛黄丸清心开窍；痰迷心窍可见神志不清、哭笑失常，可用温胆汤化痰开窍；痰火扰心可见狂躁妄动、精神分裂，可用礞石滚痰丸清化痰热；肝郁气滞可见心烦失眠、多疑善虑，可用解郁安神片等解郁安神。治疗这些病证从调整五脏气血、阴阳入手而获效。可见，中医学多用藏象理论为指导来治疗神志方面的疾病，这亦是中医学理论的独特之处。临床注重心脑相关、五脏与脑相关的研究则将有助于藏象学说的继承和发展。

二、髓

髓分骨髓、脊髓、脑髓，骨髓位于骨骼之中，脊髓位于脊椎骨形成的空腔之中，脑髓位于颅腔之中。髓由精所化生，其主要功能为养骨充脑、主灵性技巧、化生血液的作用。

（一）养骨充脑、主灵性技巧

髓有滋养骨骼，充养脊髓、脑髓，主灵性技巧的功能。髓化生于先天之精，赖于后天之精充养。髓生化有源，则骨骼坚硬有力，腰脊挺拔，脑力充沛，耳聪目明。若先天不足或后天失养，骨髓生化无源，可见骨软无力，腰膝酸软无力，以及眩晕、耳鸣、记忆力减退、痴呆等。中医一般用血肉有情之品，如兔脑、猪脊髓、猪腰子等，通过填补精髓法来治疗此类病症。

（二）化生血液

精生髓，髓可化血，精髓与血液生成密切相关，而肾藏精生髓，故肾中精气盛衰影响髓的生成与血液的盈亏。

此外，髓与肾关系最为密切。肾藏精，肾精充盛，则髓生化有源；脾为后天之本，化生精微补充肾精使髓化源不竭。若先天禀赋不足，肾精亏虚，或后天脾胃病变，化源匮乏，都会导致髓的不足，而失去养骨充脑的作用。

髓与肾经和督脉的功能密切相关。足少阴肾经自下而上，贯脊属肾，肾经气血充养骨髓腰脊。肾经气血逆乱或不足，可致骨厥或足痿。督脉起于胞中，循脊上行头颅，入络脑，与肾、髓、脑关系密切，故督脉经气不利可影响髓脑的功能，精髓不足亦可导致督脉的经气不利。

三、骨

骨即骨骼。有藏髓、支撑形体、保护内脏的作用。肾藏精主骨生髓，骨与肾的关系最密切。髓藏于骨，充养骨骼，故称“骨者，髓之府”。骨骼借助筋膜肌肉联结，构成躯体主干，支撑头颅腰脊；形成胸廓，保护内脏；组成四肢，与筋肉协调，进行屈伸运动。肾精不足，多累及骨，可见骨骼发育迟缓，如小儿囟门迟闭，骨软弱无力或骨骼畸形，成年人腰膝酸软，不耐久立、久行等。故古人有“久立伤骨”之说，临床常用骨碎补、续断、海狗脊等补肾药物治疗骨骼病变。

四、脉

脉即血脉，是血液运行的通道，又称“血府”，有约束、通行血液的功能。脉与心直接相连，心气推动血行脉中，故脉为心所主。脉分布于周身上下，约束血行，推动血运，濡养脏腑组织，维持正常生命活动。脉又受肺、脾、肝等脏的影响。肺朝百脉，肺气将富有清气的血液通过百脉输送全身；脾气统摄血行经脉之中而不得外溢；肝调畅气机，使脉道气血通利。若心肺气虚，血行迟缓，甚则瘀阻，可见脉涩或结代，可用益气活血之法治疗；若肝失疏泄、失于藏血，或者脾气虚弱、不能摄血，血溢脉外，可见各种出血现象，此时则需调肝理脾、固摄血液。

五、女子胞

女子胞，又称子宫、子脏或者胞宫，女子胞位于人体的小腹部，膀胱之后，女子胞主要的生理功能是排泄月经和孕育胎儿，与肝脾肾心等脏及任督二脉关系密切。

（一）生理功能

1.主持月经

女子胞是月经发生的器官。月经，又称月信、月水、月事，因其定时来潮如月之盈亏，故称为月经。是女子性发育成熟后子宫周期性出血的生理现象。月经的产生，是脏腑经脉气血及天癸共同作用于女子胞的结果。女子青春期，肾中精气充盛，产生天癸，生殖器官发育成熟；冲任气血充盛，精血藏贮于女子胞，定时排泄如月之盈亏。月经的正常是女性受孕生殖的基础。

2.孕育胎儿

女子胞是女性孕育胎儿的器官。女子发育成熟后，月经应时来潮，有受孕生殖的能力。受孕之后，脏腑经络之精血气下注于冲任，到达女子胞以养胎，月经停止来潮，培育胎儿以至成熟而分娩。

（二）与脏腑经脉的关系

1. 肾中精气和天癸的作用

肾中精气对于人体女子胞的生理功能意义非常重大。《素问·上古天真论》说："女子七岁，肾气盛……二七而天癸至，任脉通，太冲脉盛，月事以时下，故有子……七七，任脉虚，太冲脉衰少，天癸竭，地道不通，故形坏而无子也。"就是说，在生理方面，青春期，人体肾气进一步充盛，天癸至，任脉通、太冲脉盛，月经就会按时来潮，才具有生殖能力。老年期，肾气衰，天癸竭，人失去生殖能力，主要表现就是月经闭止，故肾中精气盛衰与女子胞排泄月经的功能密切相关。病理上，在育龄期，若肾气虚，则见月经迟发、月经量少、经闭，甚至不孕等症，可用补肾填精的黄精、熟地、当归达到补肾填精、增益气血的目的。

2. 心肝脾三脏与女子胞功能密切相关

女子胞的功能是排泄月经和孕育胎儿，除了肾中精气和女子胞关系密切之外，心肝脾三脏与女子胞功能也密切相关。因为心主血脉，是血液运行的原动力，而肝主藏血能够调节血量的分配，月经的来潮往往是肝主疏泄、调节血量输送到胞宫的一种表现；脾为后天之本，气血生化之源，对于月经量的多少起着决定性作用，故临床对于月经量少或不孕证，中医除了填补肾精、温壮肾阳外，均要兼顾调理心肝脾功能。

3. 女子胞和冲任二脉的功能密切相关

冲脉和任脉，是人体经络系统的两条重要经脉。冲、任二脉，同起于胞中。冲脉与肾经并行且与阳明脉相通，能调节十二经气血，与女子月经排泄关系密切，有“冲为十二经脉之海”，“冲为血海”之称；任脉与足三阴经相会，能调节全身阴经，为“阴脉之海”。任脉又与胎儿孕育密切相关，故有“任主胞胎”之称。青春期月经来潮的前提就是任脉通、太冲脉盛，如果冲任二脉不通或气血不足，月经就会不调，也会出现不孕症；老年期，冲任二脉虚损不通，就会绝经，从而失去了生殖能力。在治疗不孕症的时常用通补奇经的方法，就是疏通、调补冲任二脉的方法。一般要使用血肉有情之品，如鹿茸、龟甲胶、鹿角胶、鳖甲、龟甲等等，其效果优于草木无情之品。

第五节　脏腑之间的关系

人体是一个统一的有机整体。人体各脏腑器官通过经络的沟通，在生理上相互联系，在病理上也互相影响。脏腑之间的关系主要体现在呼吸、饮食物消化吸收与排泄、血液的生成运行、津液代谢、精神情志的调节等方面。同时，也通过阴阳、五行等方面构成内在联系。深入理解和掌握脏腑之间的关系对于指导中医临床辨证论治具有重要的理论意义。

脏腑之间的关系是藏象学说中比较重要的内容，对这部分内容的学习和把握要建立在以前讲过的脏腑知识基础上，另外大家要掌握一定的学习方法。在这里建议大家要从思路上先弄明白从哪些方面梳理脏腑关系。一是要先记住每个脏腑的功能；二是在每个脏腑的功能中找到其间可以联系的点。如心肺关系。心主血脉、心藏神，而肺主气、司呼吸，主宣发肃降、朝百脉、主治节。其中联系点就是气与血的关系；三是从生理病理角度来论述每一种关系。如生理上，心主血对肺主气有什么影响，肺主气对心主血有什么影响。病理上，也是从心主血与肺主气异常的相互影响上讨论；四、从阴阳关系上找联系，如肝肾阴阳的相互影响；五、从五行关系上找联系。如肝主疏泄可以防止脾土的壅滞、脾土可以制肾水等。明此思路，对脏腑关系的理解则昭然矣。

一、脏与脏之间的关系

脏与脏之间的关系，即存在五脏分属于五行，生理上，按五行生克关系依次资生或依次制约或病理上依次相乘或相侮外，还存在着阴阳之间的关系和精、气、血、津液、神之间的关系。目前大多从各脏的生理功能、病理变化等方面来阐释五脏之间的相互关系。

（一）心与肺的关系

心与肺同居上焦。在生理上心主血，肺主气、司呼吸、朝百脉。故心与肺的关系，主要体现在气与血、血液循环与呼吸运动的关系方面。

1. 肺气助心行血

心主血脉，能够推动血液在经脉内不断运行，但其功能的发挥需要借助于肺气的资助。因肺主呼吸，肺吸入之清气与脾胃运化来的水谷精微之气结合生成宗气，宗气贯心脉而助心行血。只有肺主呼吸功能正常，宗气生成足，心脏得到宗气的推助，才能维持正常的血液循环，即所谓“气为血之帅”“气行则血行”。

2. 心血布散肺气

肺主呼吸，呼出体内浊气，吸入自然界清气，从而完成体内外气体交换。但肺吸入的清气，必须依附于心血的运载才能布达周身，浊气也要依附于血液送达于肺才能呼出体外，故只有心主血脉功能正常，血液运行通利，则气机调畅，呼吸调匀，即所谓“血为气之母”“血以载气”。

经常有一个考点，询问：“联结心主血脉和肺主呼吸之间的中心环节是什么？”答案是积于胸中的“宗气”。因宗气具有“贯心脉而行呼吸”的作用，从而维持血液循环与呼吸运动之间的协调平衡。

由于心血与肺气之间在生理上密切联系，在病理上亦常互相影响。若肺气虚损或肺的宣降失常，影响了宗气的生成或气机阻滞不畅，必然会影响到心主血脉的生理功能，导致血液运行不畅，从而出现胸闷、疼痛、心悸，甚则口唇青紫、脉结代等心血瘀阻之象。治疗时除用丹参、当归等活血通脉外，还要注意运用补气、行气之品如党参、枳壳等。反之，若心气不足或心阳不振，血脉运行不畅而瘀阻于肺脉时，也必然会影响到肺主气的功能，使呼吸不利，宣降失常，出现胸闷、咳喘、呼吸困难等症，此时则要心肺同治，可用补心气、活血、宣降肺气之法。可考虑生脉饮合丹参饮加杏仁、桑白皮之属。心与肺的关系见图 3-5-1。

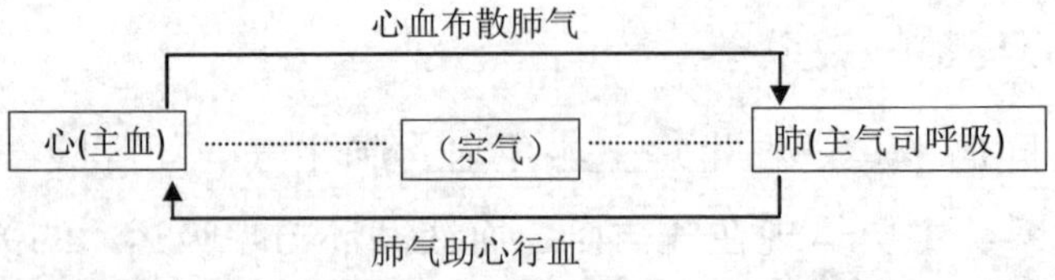

图 3-5-1　心主血与肺主气相互依存关系示意图

（二）心和脾的关系

心主血脉，推动血行；脾能生血，统摄血液，又为气血生化之源。故心与脾的关系主要表现在血液的生成和运行方面。

1. 血液生成方面

脾主运化，为气血生化之源，脾气健运，则血液化生充足，而心有所主。心主血脉，水谷精微中的营气、津液奉心阳“化赤为血”，心气推动血液运行全身，则脾得其养；心主神志，调节脾胃运化功能，从而有助气血化生；五行“火生土”，心火温煦脾土，对于脾运化水谷，生成气血亦有重要的作用。所以，心主血、心藏神、心属火，脾主运化、生血，相互为用，维持血液的生成，见图 3-5-2。

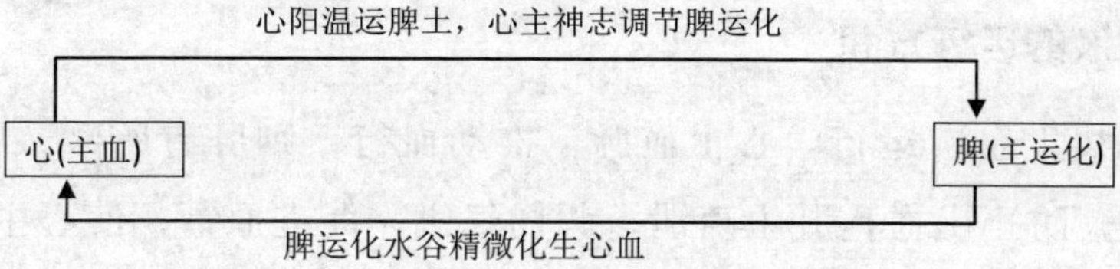

图 3–5–2 心与脾在血液生成方面关系示意图

2. 血液运行方面

人体血液的运行，除了靠心气的推动、肺气的资助外，还需依赖于脾气的统摄。心气行血，为血行之动力；肺气生成宗气，有助行血；脾气摄血，为血行之约束。只有脾气强健，统摄血液生理功能正常，血液才能在心气的推动、肺气资助下在经脉内正常运行而不溢出脉外。心肺脾等脏相互配合，维持血行的正常。心脾在血行中的关系，见图3–5–3。

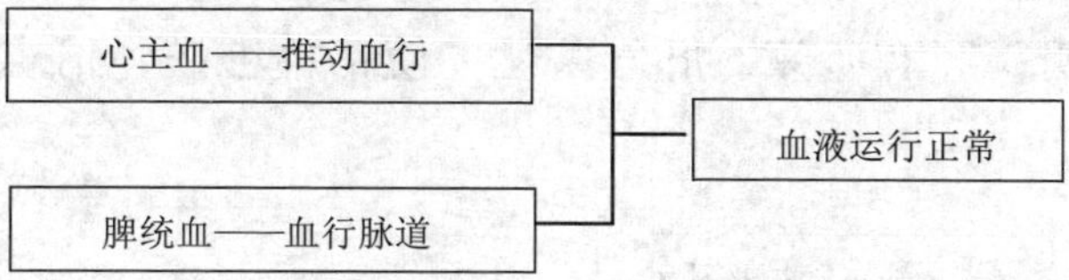

图 3–5–3 心与脾在血液运行中相互协同关系示意图

3. 病理方面

心脾两脏的病变也常相互影响：如思虑过度，不仅可以耗伤心血，出现心悸、健忘、失眠、多梦，也可引起脾的运化功能失常，出现纳呆、腹胀等症；若脾失健运，气血生化无源，或劳心过度，血液耗损过多，最终可以导致“心脾两虚”，出现眩晕、心悸、失眠、多梦、腹胀、食少、体倦、面色无华等症，这里的“心脾两虚”，指的是心血不足，脾气亏虚。心血不足，不能养心，所以出现眩晕、心悸、失眠、多梦、面色无华，脾气虚不能运化，出现腹胀、食少、体倦等症，中医往往采用补益心脾的方法如人参归脾丸、人参健脾丸予以治疗。

（三）心与肝关系

心主血，藏神；肝藏血，调畅情志。心与肝的相互关系主要表现在血液的运行和情志的方面。

1. 血液的运行方面

心肝共主血液运行。心主血脉，推动血行，则肝有所藏。肝藏血，调节血量，防止出血；肝主疏泄，调畅气机，促进血行，使心主血脉功能正常，二者共同维持着血液的正常运行，见图 3–5–4。

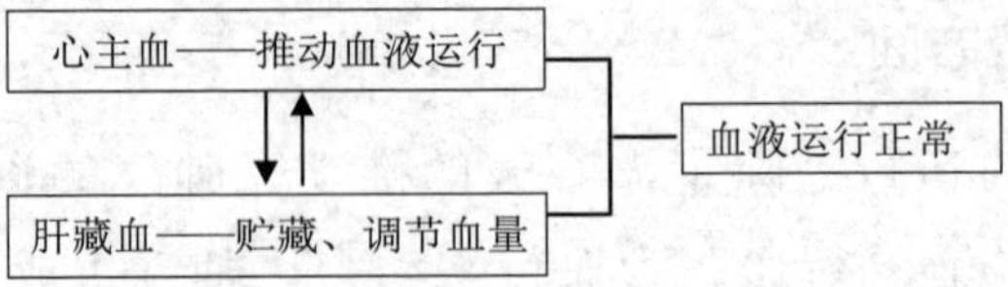

图 3–5–4　心主血与肝藏血相互关系示意图

2. 情志方面

心肝共主神志活动。心藏神，主精神活动；肝主疏泄，调畅情志。二者协调，维持正常的精神情志活动。血是神志活动的物质基础。心血充足，心神清明；肝有所藏，肝气条达，使精神饱满，情志舒畅，见图 3–5–5。

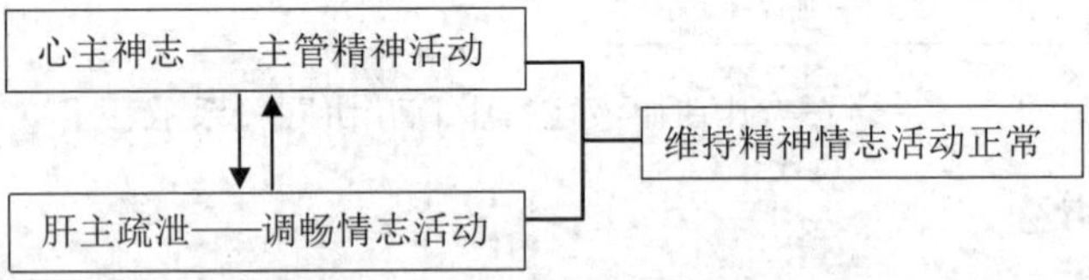

图 3–5–5　心主神志与肝调节情志相互关系示意图

3. 病理方面

心肝功能失常相互影响，主要变现在心肝血虚、心肝火旺两个方面，心肝血虚，是指心血虚和肝血虚同时存在，主要表现为心悸、健忘、失眠、多梦心血虚之象，以及两目干涩、肢体麻木、爪甲苍白等肝血虚之象，可选用选养血安神口服液合杞菊地黄丸，调补心肝血虚；心肝火旺主要表现为心烦、失眠、急躁易怒等精神情志异常，可用牛黄清心丸合丹栀逍遥丸，或龙胆泻肝丸，清泻心肝之火。

（四）心与肾的关系

心居上焦，为阳脏，五行属火，主血脉，主藏神；肾居下焦，为阴脏，五行属水，主藏精，主藏志。故心肾关系主要表现为心肾相交，及精血互生、精神互用的关系。

1. 心肾相交

生理方面，从五行来看，心在上，在五行属火，而肾在下，在五行属水，心火必须下温肾水，则肾水不寒；肾水必须上济于心，则心火不亢。这样发挥心肾相交、水火既济的作用。在中医理论中强调气机升降，古人认为，宇宙和人体都是气机升降的生化之宇，气机升降的一般规律是阳主升，阴主降，但是在“物极必反”的时候，还有一个规律叫作“升已而降，降已而升”，就是生到了极点，就要降，降到极点就要升。心与肾比，分别在至高点和最低点，所以他们的气机升降是特点是“物极必反”的结果。另外，这一认识也是天人相应思辨的结果，心在五行属火，通于南方和太阳光照充足的夏季；肾在五行属于水，通于北方和太阳光照不足的冬季。地下水的热量主要来自太阳辐射的能量，而天空的云露来自地湿的蒸腾。这样心火下降、肾水上升就与自然界阳光、云雨雾露“天人相应”了，见图 3–5–6。

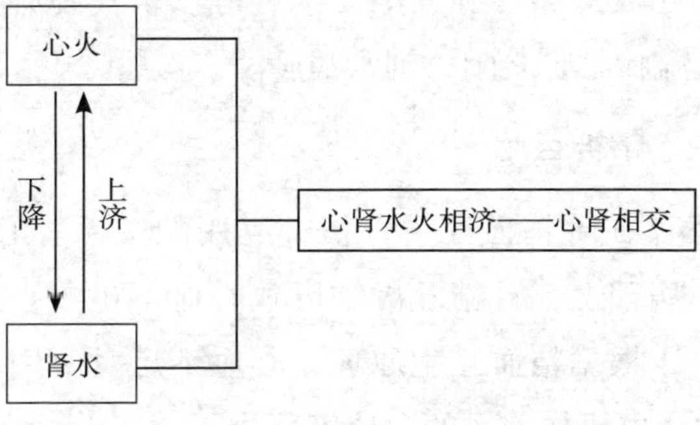

图 3–5–6 心肾水火互济示意图

从阴阳来看，心肾水火互济原理在于心肾阴阳的互资、互制。心有心阴、心阳之分，肾也有肾阴、肾阳之分。心位于上，上者主降，故心阳下降，以温肾阳，肾阳暖，以温煦肾水，使肾水不寒；肾居于下，下者主升，故肾阴上济，以滋心阴，制约涵敛心阳，使心阳不亢，从五行来看也叫心火不亢。心阳（火）下降，肾阴（水）上升，水火互济，维持阴阳调和状态，称作“心肾相交”或“水火既济”，见图 3–5–7。

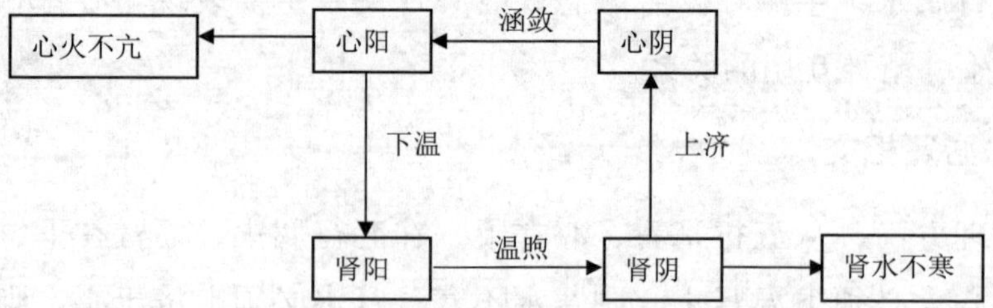

图 3–5–7 心肾阴阳水火相交示意图

病理方面，心肾不交、水火不济表现有二。

一是水亏火旺 心肾阴虚，又叫“水亏火旺”，临床可见肾阴虚于下的腰膝酸软、早泄、男子梦遗、女子梦交等症，及心火亢于上眩晕、耳鸣、失眠、多梦、心烦等症，治疗上既要泻心火又要补肾水，即采用“泻南补北”法，可选用黄连阿胶汤，用黄连泻心火、阿胶养肾阴，这样才能使人体心肾相交、水火既济；也有用黄连地黄汤来治疗者，也取效。

二是心肾阳虚 就是心肾的阳气虚衰。如若心之阳气虚衰，心火不能下行以温肾水，或肾阳虚衰，寒水不化，水气上凌于心，可见到心悸怔忡、短气、形寒肢冷、水肿、小便不利等“水气凌心”之症。可选用真武汤和十枣汤温壮心肾之阳，利水消肿。

2. 精血互生，精神互用

心肾之间还存在着精血互生，精神互用的关系。心主血，肾藏精，精血可以互生。病理上，肾精亏虚常可致心血不足，心血虚最终亦可引起肾精亏虚。临床根据精血互生原理，心血不足时要用填补肾精的熟地等；肾精不足时，也要加养血的白芍等药物。

心藏神，肾藏志，肾精又可化髓而汇聚于脑。故心肾功能失调，常可致神志活动失常。若心肾精血不足，出现失眠、多梦，要养心血填肾精，可以选用柏子养心丸或者是天王补心丹。

（五）肺与脾的关系

肺主一身之气，通调水道；脾为生气之源，运化水液。所以脾肺关系主要表现在气的生成和津液的代谢方面。

1. 在气的生成方面

肺脾共主人体气的生成。肺主呼吸，吸入自然界的清气。脾主运化，化生水谷之精气。清气和谷气是体内诸气生成的基础，其中与宗气生成关系最密切。宗气走息道助肺呼吸，贯心脉助心行气血，宗气下行以资先天之气，故与全身之气盛衰有关。可见，宗气的生成主要依赖于肺脾两脏，故有“肺为主气之枢，脾为生气之源”的说法。在五行中，脾属土，肺属金，脾土与肺金之间是母子关系。故薛雪在《薛生白医案》指出：“脾为元气之本，赖谷气以生，肺为气化之源，而寄养于脾也。”见图 3–5–8。

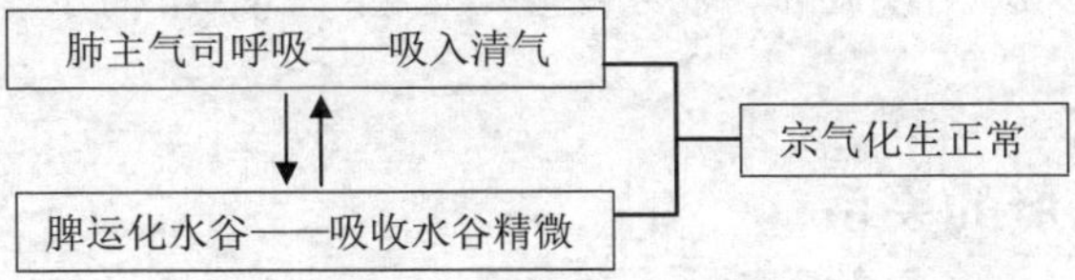

图 3–5–8　肺与脾对宗气生成作用示意图

2. 水液代谢方面

肺脾协调，共主津液代谢。肺为水之上源，主行水，通调水道，主宣发肃降，而脾位于中焦，脾主运化水液，为水液升降出入之枢纽。两脏既分工又合作，在水液的生成、运行和排泄及维持水液代谢的平衡方面发挥重要的协同的作用。如水饮经过脾胃的消化吸收，并由脾上输至肺，通过肺的宣发，将津液输布于周身、皮毛。多余的水液，在肺的肃降作用下，经过脾的转输，下降到肾与膀胱。升降出入，有序不乱，维持动态平衡，见图 3–5–9。

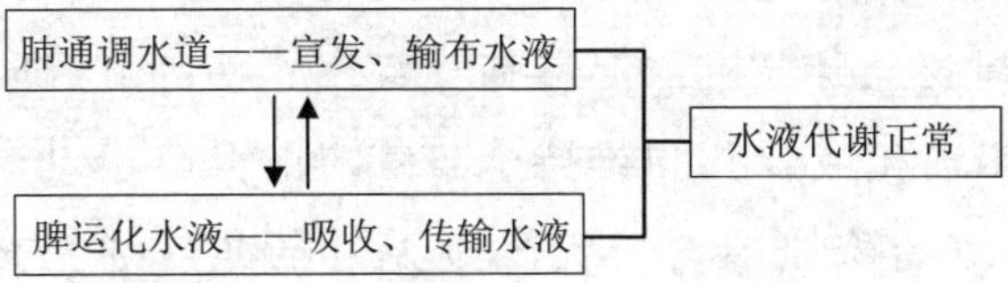

图 3–5–9　肺与脾对水液代谢作用示意图

病理上，肺脾两脏常互相影响。主要表现为气的生成不足及津液代谢障碍两个方面。

若脾气虚，不能化生精微上滋于肺，日久累及肺气亦虚，此为土不生金；若肺气虚损，不能为脾布散水谷精微，脾气亦衰，此为子病及母，最终导致脾肺两虚证。临床可见少气懒言、语声低微、咳喘无力、食少纳呆、腹胀便溏、倦怠乏力等症，治疗上常采用“培土生金”或“脾肺双补”的方法。常用四君子丸或六君子丸治疗。

若脾气虚，水湿不运，湿浊内生，化成痰饮，聚集于肺，导致肺之呼吸不利，宣降失常，可见咳嗽、气喘、痰多。此证其标在肺，其本在脾，故有“诸湿肿满皆属于脾”“脾为生痰之源，肺为贮痰之器”之说。反之，肺气虚弱，宣降失常，水湿停聚，困阻中焦，脾胃运化失常，转输不利，可见咳喘无力、倦怠身重，腹胀便溏、水肿、小便不利等湿浊困脾之象，可以选用防己黄芪汤合参苓白术丸补肺利水，健脾祛湿加以治疗。

（六）肺与肝的关系

肺主一身之气，其气主降；肝主调畅全身气机，其气主升。肺与肝的关系主要体现为调节气机升降方面。

在生理上，肺位于膈上，主肃降，应秋气，其气以下降为顺；肝位于膈下，主升发，应春气，其气以上升为和。因此，肺与肝的关系，主要体现在气机的升降方面。《素问·刺禁论》提出了“肝生于左，肺藏于右”，是说天地阴阳左升右降，人与之相应，肝由左升，肺从右降。之所以如此，源于古人面南而立，左手对应太阳初升的东方，应肝气春生，右手对应太阳落山的西方，应肺金秋收。因此，肺为五脏六腑之华盖，其气以清肃下行为顺。肺气降则全身气机升降协调，有利于肝气上升并防止其升发太过。肝主少阳春生之气，其气以升发为宜。肝气的升发条达，调畅全身气机，促进肺气宣发，使肺气肃降如常。两脏气机一升一降，相辅相成，共同维持全身气机的升降运动。如《医碥·五脏生克》说：“气有降则有升，无降则无升，纯降则无升。何则？浊阴从肺右降，则胸中旷若太虚，无有窒塞。清阳则以从肝左升，是谓有降有升。”

病理上，肺肝病变易相互影响，导致气机升降失调。如肝失疏泄，影响肺的宣降，可见咳嗽气急，咳引胁痛、咳痰带血等，中医称为“木火刑金”，可用“佐金平木”法治疗，常选用黛蛤散，其中海蛤壳是帮助肺金的肃降，青黛是泻肝火；肺失清肃，则肝气上逆，可见咳嗽、眩晕头痛、胸胁胀满等（见图 3-5-10）。

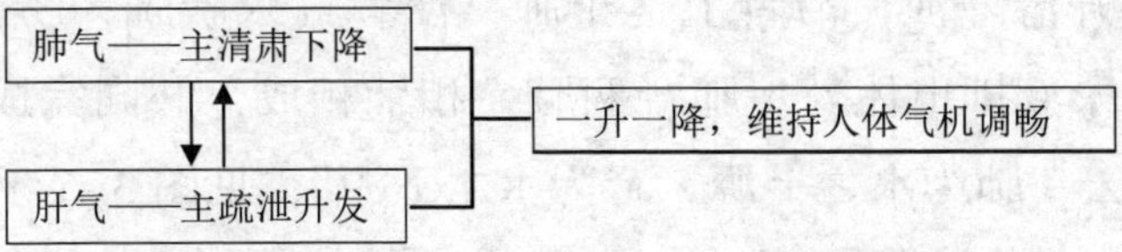

图 3-5-10　肺与肝对气机调节作用示意图

（七）肺与肾的关系

肺主呼吸，为气之主；肾主纳气，为气之根。肺主行水，肾为水脏。所以，肺肾关系主要表现在呼吸运动和津液代谢方面。

1. 呼吸方面

肺主呼气，肾主纳气，肺为“气之主”，肾为“气之根”，中医认为人的呼吸运动是由多个脏腑协同完成的，其中最关键的就是肺肾的协同。肺主呼吸，肺吸入的清气，必须依赖于肾的纳气作用才能防止呼吸表浅，保持一定的呼吸深度，故《类证治裁·喘症》说：“肺为气之主，肾为气之根，肺主出气，肾主纳气，阴阳相交，呼吸乃和。”（见图 3-5-11）。

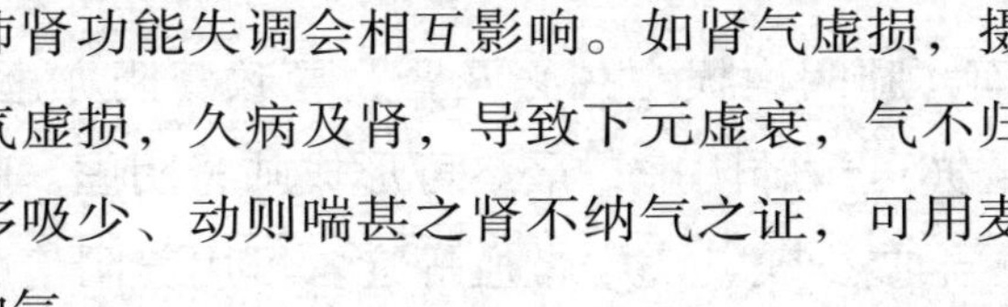

图 3-5-11　肺与肾对呼吸运动作用示意图

病理上，肺肾功能失调会相互影响。如肾气虚损，摄纳无权，则气浮于上，或肺气虚损，久病及肾，导致下元虚衰，气不归根，均可出现呼吸困难、呼多吸少、动则喘甚之肾不纳气之证，可用麦味地黄丸或人参蛤蚧散补肾纳气。

2. 水液代谢方面

肺主通调水道而肾主水液，故肺肾在水液输布和排泄方面也发挥协同作用，肺是“水之上源”，肾为“主水之脏”，位于下焦，蒸化水液，升清降浊，主宰全身水液代谢的过程。肺肾共同主司津液输布、排泄。如肺气宣降，通调水道。宣发津液外出腠理为汗，肃降水液下行至下焦。肾气蒸腾，升清降浊，清者上达于肺，浊者输入膀胱；膀胱开阖有度，使津液化为尿液排出体外。肺肾两脏，相辅相成，共同完成津液的输布与排泄，故云“肺为水之上源，肾为水之下源”，见图 3–5–12。

病理上，肺肾功能失调会相互影响。若肺失宣肃，水道失于通调，水液不能下输到肾及膀胱，出现尿少、水肿；而肾的气化失司，水气内停，寒水上泛射肺，可见水肿、尿少，咳喘不能平卧等，是谓“寒饮射肺”。临床均可补肺、宣肺、降肺与利水同用，或温肾利水，泻肺平喘并举，补肺可用黄芪、生白术，宣肺可用麻黄、桂枝等，降肺可用杏仁、桑白皮等，利水可用防己等；温肾利水，泻肺平喘可用真武汤与葶苈大枣泻肺汤。

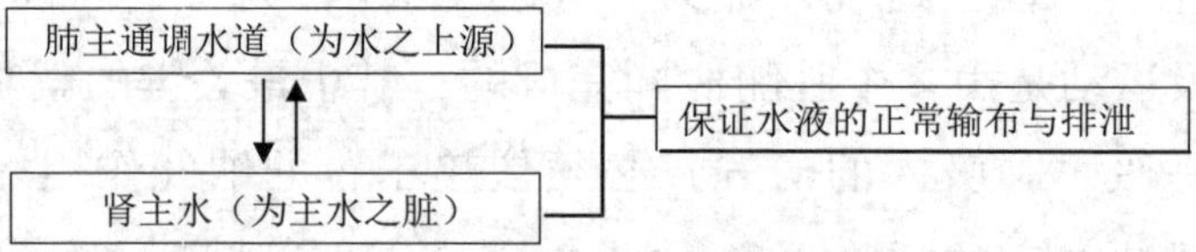

图 3–5–12　肺与肾对水液代谢作用示意图

3. 肺肾金水相生

意即肺、肾之阴相互滋养，即肺之阴液可滋养肾之阴液，肾之阴液亦可滋养肺之阴液。其原理在于，从五行关系来看，金能生水，故肺阴对肾阴具有资助作用，从阴阳方面来看，肾阴为一身阴液之根本，对肺阴具有滋润作用，故谓之“金水相生”。正如《时病论》说：“金能生水，水能润金。”

在病理方面，肺阴虚损，久必及肾，导致肾阴亦虚；而肾阴虚衰，不能滋养肺阴，亦可致肺阴虚，最终可形成肺肾阴虚，临床可见腰膝酸软、潮热盗汗、干咳少痰、痰中带血等症。可用养阴清肺丸合知柏地黄丸治疗。我曾治过一个 5 岁小男孩，其母带他来看病时说：前几天爬完山以后突然出现气喘、呼多吸少、吸气困难。平时手心脚心觉热，脉象寸关细滑尺弱。考虑肺肾阴虚，肾不纳气，施用了麦味地黄丸合知柏地黄丸加减，用了三付药之后，吸气困难大愈。

（八）肝和脾的关系

肝主疏泄，藏血；脾主运化，生血、统血。所以肝脾关系主要表现在饮食物的消化吸收和血液的生成及运行方面。

1. 饮食物的消化吸收方面

脾主运化，摄入到人体内的饮食物，必须经过脾胃共同作用，才能使水谷化为精微并输送到全身。但脾胃的消化吸收功能与肝的关系极为密切，主要体现在两个方面。一是肝之余气化生胆汁，在肝的疏泄功能调节下，胆汁适时排入肠腔，有助于脾胃的运化。二是肝主疏泄，调畅气机，促进脾胃的升降运动。只有肝主疏泄功能正常，胆汁分泌和排泄正常，脾胃升降有序，饮食物中的水谷精微才得以正常的消化吸收。反之，脾的运化功能，对肝之疏泄亦有一定影响，只有脾气强健，饮食物及水液得以及时输布而不壅滞，肝之疏泄功能才能正常发挥。

病理上，若肝失疏泄，即可影响脾胃的运化功能。一方面由于胆汁的生成排泄障碍，不能及时排入肠腔，脾胃运化功能减弱，可见胁胀、口苦、厌食。另一方面由于肝失疏泄，气机不畅，影响了脾胃的正常升降，临床可见胸胁胀痛、急躁易怒、食欲不振、腹胀、痛泻等“肝脾不和”之象，还可见胸胁胀痛、恶心呕吐，呃逆嗳气等“肝胃不和”之象，五行学说则认为是“木乘土”，对于“肝脾不和”可用痛泻要方治疗，对于“肝胃不和”可用舒肝和胃丸或气滞胃痛冲剂治疗。反之，若脾失健运，水湿内停，湿蕴化热熏蒸肝胆，胆汁排泄异常，肝之疏泄不利，可见胁肋胀痛，身面目俱黄，此为脾病及肝，五行学说称之为“土壅侮木”。可用茵陈蒿汤治疗，见图 3-5-13。

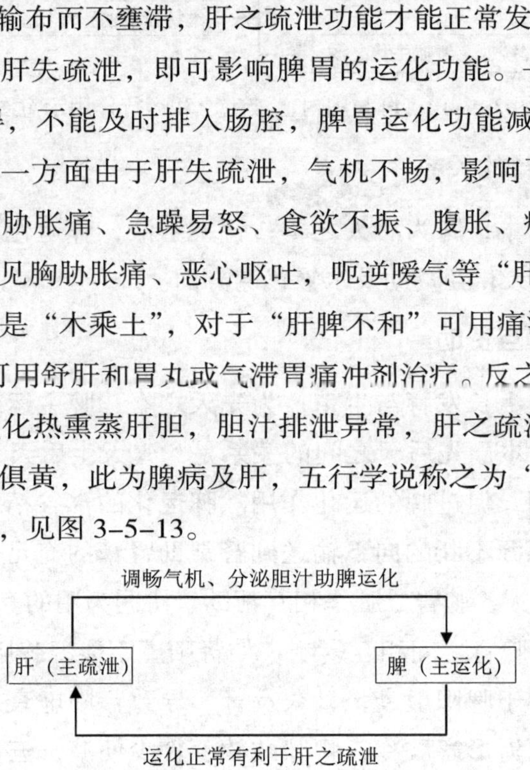

图 3-5-13 肝主疏泄与脾主运化关系示意图

2. 在血液的运行和生成方面

脾主运化生血，血足则肝有所藏；肝主疏泄促进脾运化，助血液化生。肝藏血以调节血量，血液藏泻有度；脾统血防止血逸脉外，能保障血液运行。肝与脾在调节血液生成、运行等方面相互协调，维持血液的生理功能。

从病理方面，肝脾功能不正常常相互影响，如肝血虚少或肝不藏血，均可影响肝之疏泄，疏泄失常，则可致脾之运化失常，出现爪甲苍白、两目干涩、纳呆食少、消瘦等症。反之，脾气虚弱，运化不利，水谷精微吸收障碍，血液化源不足，或脾不统血，失血过多，均可导致肝血亏虚，出现食少、消瘦、眩晕、视物模糊、肢体麻木、女子月经量少，甚或经闭等病症，可采用健脾养肝血之法，八珍汤为首选，也可常食用大枣、山药、枸杞子、阿胶等，见图 3–5–14。

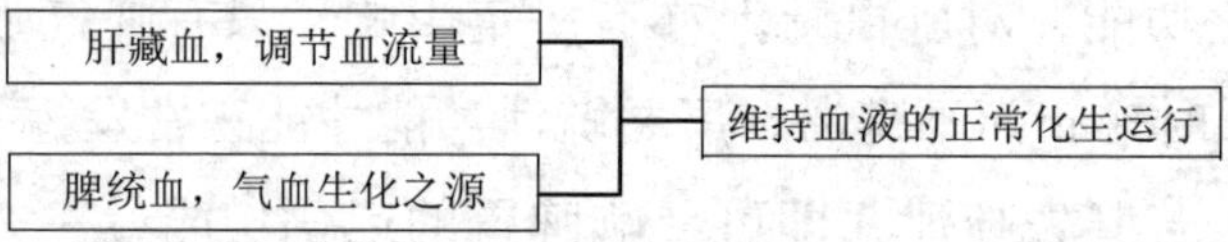

图 3–5–14　肝与脾对血液生成和运行作用示意图

（九）脾和肾的关系

肾为先天之本，脾为后天之本；肾主水液，脾运化水液。脾肾关系主要体现在先后天相互资助及水液代谢方面。

1. 先后天相互资助

肾藏精，主生长发育与生殖，为先天之本；脾主运化，为气血生化之源，为后天之本。先后天之间的关系是“先天生后天，后天养先天”。肾阳能够温脾阳，促进脾的运化作用。脾运化的水谷精微，作为后天的精微物质又能源源不断的向下输送到肾帮助肾精的充足，所以说先天生后天，后天养先天，脾肾二脏是相互帮助、协同为用的。

在病理上，脾肾之间相互影响。如肾阳虚不能温脾阳，则脾阳虚衰，运化不利；或由于脾阳虚衰，日久及肾，导致肾阳虚衰，最终导致脾肾阳虚。临床表现为形寒肢冷、腰膝酸软、食少便溏，五更泄泻。可用四神丸治疗；若脾病日久，运化失职，水谷精微化源匮乏，无以滋养先天，则肾精虚衰，人体生长发育迟缓，生殖功能障碍，在小儿可表现为生长发育不良，出现“五迟”“五软”；在成人可见腰膝无力、早衰、阳痿不育、经少不孕等。可用健脾补肾填精之法，可用四君子丸和六味地黄丸或十全大补汤或者是黄精赞育胶囊调补脾肾之精气，能够促进生育、防止早衰，见图 3-5-15。

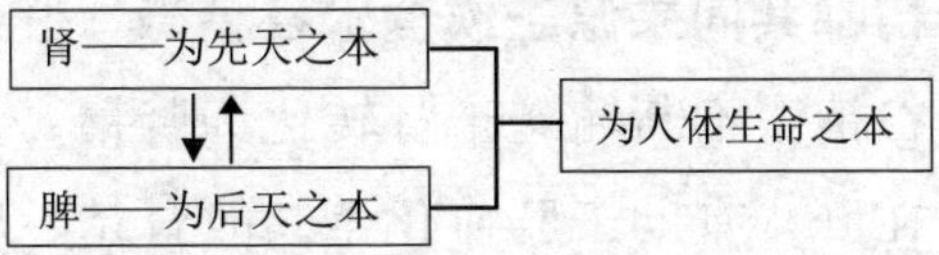

3-5-15 肾先后之本关系示意图

2. 在水液代谢方面

脾肾主司水液代谢。肾主水，主持调节全身水液代谢，肾之气化促进脾气运化水液。脾输布津液，使肾升清降浊得以实现，防止水停下焦。脾肾协调，与其他相关脏腑共同维持水液代谢的平衡。

在病理方面，如果肾阳不足，脾阳不振，水湿泛溢，可导致水液代谢障碍，出现尿少、水肿、泄泻、小便不利等，可用五苓散合真武汤等治疗，见图 3-5-16。

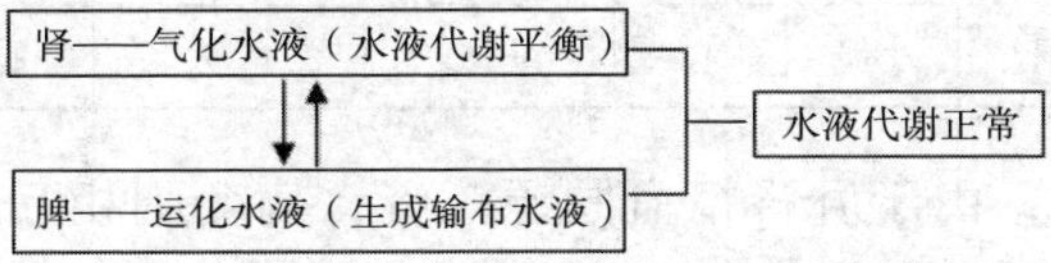

图 3-5-16 脾肾水液代谢示意图

（十）肝与肾的关系

肝藏血，肾藏精；肝主疏泄，肾主封藏。肝肾关系主要体现于精血同源和泄藏互用关系方面。

1. 精血同源

精血同源，是指肝肾同源，精血互生的关系，又叫乙癸同源关系。机制有二：

（1）肝肾精血互生互化 肝藏血，肾藏精，肾精能够养肝血，肝血又能够充养肾精，就是指肾精和肝血二者互为来源，所以叫精血同源。见图 3-5-17。

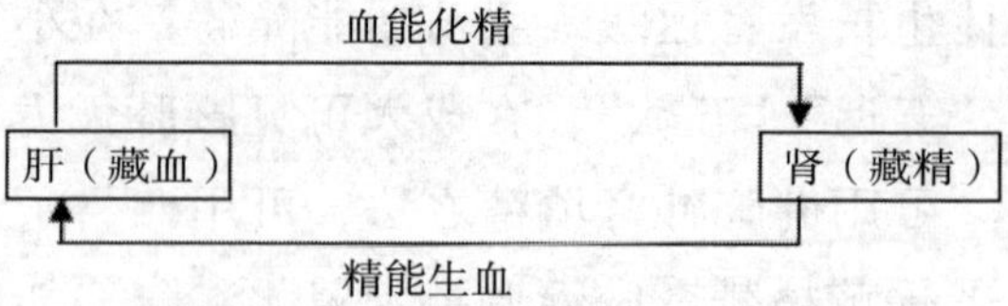

图 3-5-17　肝肾同源关系示意图

（2）肝血和肾精都共同来源于饮食水谷精微　肝血、肾精都是水谷精微变化来的，水谷精微不断输送于肾转化为肾精，水谷精微在心肺作用下化为血液贮存在肝，有助于肝血化生，故肾精、肝血共同来源于饮食水谷精微。

乙癸同源，乙、癸指肝肾，乙、癸名称来源于十天干，十天干是指甲乙丙丁戊己庚辛壬癸。十天干和脏腑的对应关系中，肝属于东方乙木，肾属于北方癸水，所以肝肾同源，又称作“乙癸同源”，见表 3-5-1。

表 3-5-1　天干与脏腑对应简表

日干	甲	乙	丙	丁	戊	己	庚	辛	壬	癸
方位	东方		南方		中		西方		北方	
五行	木		火		土		金		水	
脏腑	胆	肝	小肠	心	胃	脾	大肠	肺	膀胱	肾

在病理方面，由于肝肾精血同源互资，病变则相互影响。若肾精亏虚或肝血不足，均可导致精血两亏，出现腰酸耳鸣、头晕目眩、男子精少、女子经闭等，可用五子衍宗丸治疗。

若肾阴虚不能养肝阴，可导致肝肾阴虚，肝阳上亢，出现腰膝酸软、眩晕耳鸣、头沉头胀、舌红少苔、头重脚轻，甚则肢麻震颤等症，这些表现常见于高血压的患者，其病机又叫“水不涵木”，在治法上可用“滋水涵木”法，常用镇肝息风汤治疗，以滋肾阴，平肝阳。若肝阴亏虚，病久及肾，导致肾阴不足，肝肾阴亏，临床可见腰膝酸软、失眠健忘、眩晕耳鸣、五心烦热等阴虚内热之症。可遵循“虚则补其母”“实则泻其子”的原则，用知柏地黄丸治疗。正如《医宗必读》说：“东方之木，无虚不可补，补肾即所以补肝；北方之水，无实不可泻，泻肝即所以泻肾。”这些论述可谓经验之谈，有很高的临床指导价值。

2. 藏泄互用

肾主封藏、肝主疏泄，二者相反相成，肝的疏泄作用可以防止精气、血液的过度壅塞，在男子则适时排泄精液，在女子则月经以时下，而肾的封藏作用可以防止精气、血液无故流失，可见肝肾藏藏泄互用，关系到男子排精及女子月经周期以及孕育等方面，见图 3–5–18。

病理方面，肝肾藏泄失常会相互影响。若肝疏泄太过，肾藏精不及，则见月经过多或遗精、滑泄；若肾封藏太过、肝疏泄不及，则见闭经或不射精等。可见，肝的疏泄和肾的藏精关系失调，在女子则见月经不调，在男子则见遗精、滑泄等病变，故临床治疗月经病或者男子排精方面的病变，要从调理肝肾入手，临床常可采用加味逍遥丸和六味地黄丸或金匮肾气丸加减治疗。

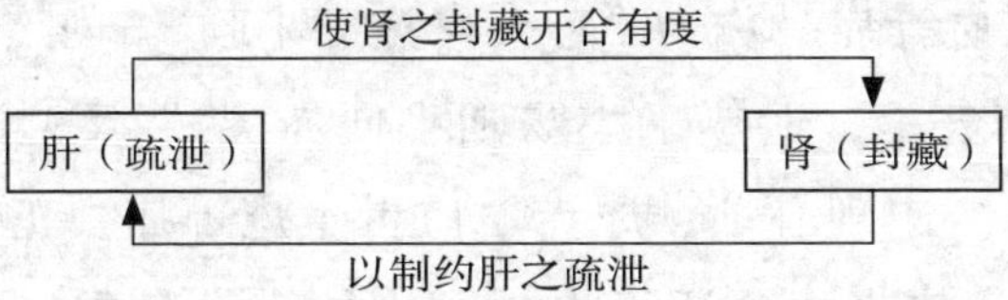

图 3–5–18　肝疏泄与肾封藏关系示意图

二、五脏与六腑之间的关系

脏与腑之间的关系主要表现在阴阳表里相合的关系，五脏属阴，六腑属阳；五脏为里，六腑为表。一脏一腑构成表里关系的依据在于，在结构上密切相关，在生理上相互联系，在病理上又相互影响。

在结构上，相互表里的脏腑位置一般比较接近，如脾与胃以膜相连，胆附于肝之短叶之间、肾与膀胱同位于下焦等。在经络上相互络属，与脏相联系的经脉属脏络腑，与腑相联系的经脉属腑络脏。这样就把位置比较远的心与小肠、肺与大肠连接成一个表里相合的脏腑。

在生理上，脏与腑的联系更为密切，总体而言，脏腑之间藏泻互用，相反相成。五脏主贮藏精气，藏而不泻，满而不实。六腑主传化水谷，泻而不藏，实而不满。脏与腑在功能上相反相成。五脏主藏，可防止精气的过量耗散外泄；六腑主泻，可防止水谷的壅塞不通。在具体生理活动中，脏与腑之间还互相促进，如肺气肃降，有利于大肠的传导，而大肠的传导也有助于肺气的肃降；脾主升清，有利于胃主降浊，而胃主降浊又有利于脾主升清。

在病理上，脏与腑之间常互相影响和传变，如心经有热，可以循经下移于小肠，小肠火亦可循经上扰于心等。因此，在临床治疗上，常“脏病治腑，腑病治脏”，从脏腑关系上进行调节。

（一）心和小肠的关系

心与小肠通过经脉相互联系，心经属心络小肠，小肠经属小肠络心。在生理上相互联系，小肠泌别清浊，其清者经脾转输于心，可转化为心血，心主血脉，将气血输送于小肠，有利于小肠的受盛和化物。在病理上，心与小肠互相病变常相互影响传变，如心火炽盛，可以循经下移于小肠，引起小肠泌别清浊的功能失常，出现心烦失眠、小便短赤，灼热疼痛甚或尿血等症，称为“心火移热于小肠”。如《血证论》说：“心者……与小肠相表里，遗热于小肠则小便赤涩。”反之，小肠有热，也可循经上扰于心，出现心烦、尿赤、口舌生疮等症。正如《备急千金要方》说：“病苦身热来去，汗不出，心中烦满，身重，口中生疮，名曰小肠实热也。”可用导赤散导心火下出于小肠。

（二）肺和大肠的关系

肺与大肠通过经脉的相互络属而构成表里相合关系。肺经属肺络大肠，大肠经属大肠络肺。在生理上，肺主肃降，肺气、肺津的下降可以推动、濡润大肠的传导，有助于糟粕下行。而大肠传导正常，腑气通畅，亦有利于肺气、肺津的下降。在病理上，肺失清肃，津液不能下达，大肠失润，传导失常，可见大便干结难下，甚至如羊屎。中医称为“津亏便秘”可用增液汤治疗；若肺气虚弱，推动无力，大肠传导无力，可见大便细软难排、临厕努挣、乏力倦怠，中医称之为“气虚便秘”，可用生白术 30g 煎水服用。反之，若大肠腑气不通，传导不利，则肺气壅塞而不能下降，出现便秘、胸闷、咳喘、呼吸困难等，可用宣白承气汤治疗。肺与大肠病理的相互影响可以概括为：“上窍不通，则下窍不利，下窍不利，则上窍为之闭塞。”在治疗中，中医常通过通腑泻热的大承气汤治疗肺热咳喘，亦常采用宣降肺气的杏仁、桑白皮、枳壳治疗大肠腑气不通，见图 3-5-19。

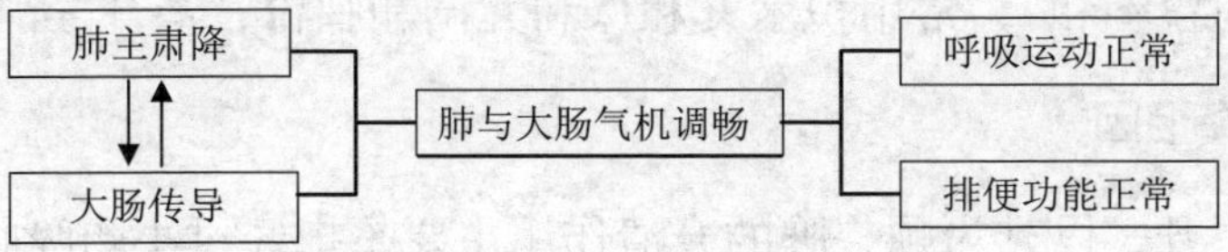

图 3-5-19　肺与大肠之间关系示意图

（三）脾与胃的关系

脾与胃以膜相连，通过经脉相互络属而构成表里相合关系。脾与胃在生理上密切配合，共同完成饮食物的消化吸收，表现在三个方面，见图 3-5-20。

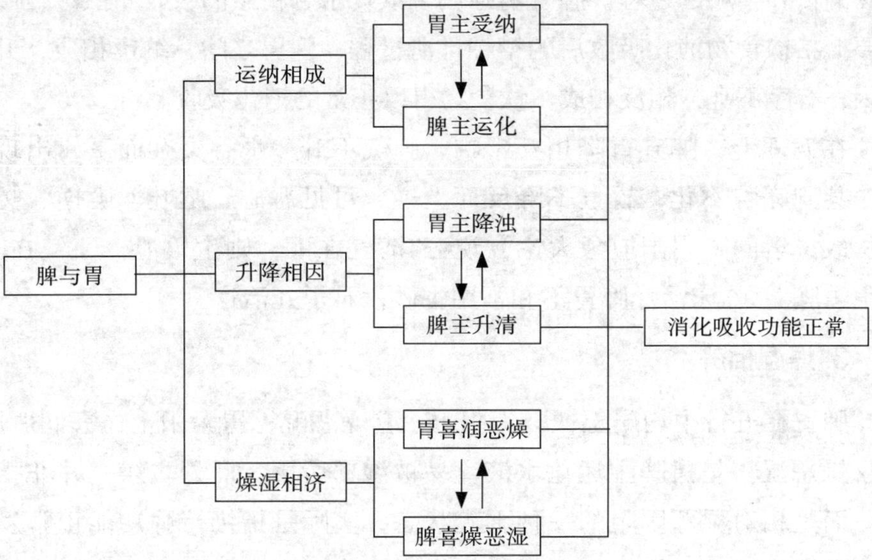

图 3-5-20　脾胃关系示意图

1. 纳运相成

脾主运化，胃主受纳，受纳与运化相辅相成。胃主受纳，将饮食物摄入后进行初步的消化腐熟，称为“游溢精气”；脾主运化，将水谷精微之气及时输布于周身组织器官，称为“脾为胃行其津液”。只有胃的受纳和脾的运化紧密配合，才能完成饮食物正常的消化吸收，正如《景岳全书》说：“胃司受纳，脾司运化，一运一纳，化生精气。”

在病理上，胃主受纳与脾主运化相互影响，胃之受纳失常则脾失健运，脾失健运则胃纳失常，出现脘腹胀满、不思饮食、恶心呕吐等，中医称为“脾胃不和”，常用枳术丸和保和丸调和脾胃，消食导滞。

2. 升降相因

脾气主升，以升为顺。脾的升清作用主要是把经过小肠吸收的饮食物向上输送，输送到心肺头目，然后像雾露一样灌溉周身供全身的营养，故其气以上升为顺；胃气主降，以降为和。胃主降浊是把消化后剩余的食物残渣向下送到小肠泌别清浊，下输大肠传导，以利于糟粕和废液的排泄。饮食物的消化吸收过程尽管涉及胆、胃、大肠、小肠等，但中医主要概括为“脾的升清、胃的降浊”。胃的降浊实际上包括了小肠的泌别清浊以及大肠的传导糟粕的过程。脾升清强调了饮食水谷精微的吸收布散、胃降浊主要概括饮食物消化吸收后的糟粕排泄过程，脾胃之间，纳运相成，升降相因，有序不乱，相反相成，饮食物得以正常的消化吸收。

在病理上，脾升胃降相互影响。脾气不升，水谷夹杂而下，出现泄泻，甚则完谷不化；胃气不降反而上逆，可见恶心、呕吐、呃逆、嗳气等，故《素问·阴阳应象大论》说：“清气在下，则生飧泄，浊气在上，则生䐜胀。”临床治疗脾胃不和常用香砂六君子丸治疗。

3. 燥湿相济

脾胃在五行中均属土，脾为阴土，喜燥恶湿；胃为阳土，喜润恶燥。脾喜燥恶湿，是指脾主运化水液，易被湿邪所困。此处之燥，并非指燥邪，而是相对湿邪困阻的一种干爽状态，实际是指维持脾功能正常发挥的一种湿度状态；胃喜润恶燥，是指胃为水谷之海，阳气亢奋，易化燥伤津。注意，这里用的是“润”而不是“湿”，润是指湿度适中的一种状态，而燥是湿度过少的燥邪。此外，脾属阴，阳气易损，胃属阳，阴气易伤，故有喜恶之偏性。正如《临证指南医案》说：“太阴湿土，得阳始运，阳明燥土，得阴自安。以脾喜刚燥，胃喜柔润故也。”正因为脾胃有此特性，故临床上脾阳易损，而导致水湿不运，出现湿浊内生；胃阴易伤，而致消化异常，出现食欲不振、口干、咽干等。在治疗中亦应注意禁忌苦寒伤阳之品以保护脾阳，禁忌辛温燥烈之品保护胃阴。日常生活中少吃生冷及辛辣刺激食物是保护脾阳、胃阴的饮食原则。

（四）肝与胆关系

胆附于肝，有经脉相互络属，构成表里关系，肝与胆的关系，主要表现在消化与情志方面。

1. 消化方面

肝与胆在消化方面的联系，主要表现在两个方面，一是胆汁的生成和排泄方面。胆汁为肝之余气所化，只有在肝主疏泄功能正常的情况下，胆汁才能生成并适时排入肠腔，以助消化。另一方面，肝胆均属木，均有疏泄功能，能促进脾胃的升降和运化。同时，胆汁还可以涵敛肝阳，有利于肝的疏泄。

在病理上，若肝失疏泄，可影响胆汁的生成、排泄并引起消化功能异常。临床可见胁痛、食欲不振、消化不良、口苦等；若胆汁排泄障碍，亦可引起肝之疏泄异常，临床可见口苦、纳呆、腹胀、胁肋胀痛，甚或可见黄疸，常以疏肝利胆之柴胡疏肝散治之。

2. 情志方面

肝主疏泄，调畅情志，肝主谋虑，胆主决断，与人之勇怯相关，肝胆之间相互为用。如《类经》说："胆附于肝，相为表里，肝气虽强，非胆不断，肝胆相济，勇敢乃成。"肝胆病变，可引起精神、情志异常，如肝胆气虚痰扰，可见多疑善虑、胆小易惊等，可用温胆汤治疗。肝胆火旺会出现胁痛、易怒和失眠，治疗上要清肝利胆，可以选用龙胆泻肝丸进行治疗，见图 3–5–21。

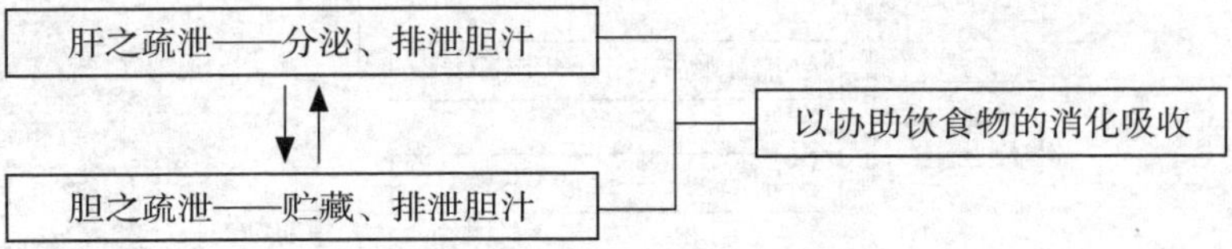

图 3–5–21 肝胆关系示意图

（五）肾与膀胱的关系

肾为水脏，膀胱为水腑，在五行同属水。两者密切相连，肾与膀胱通过经脉相互络属，构成表里相合的关系。肾与膀胱的关系主要表现在水液代谢方面。在生理上，膀胱的贮尿和排尿功能，均依赖于肾的气化与固摄作用的协调，只有肾气充足，气化有力，摄纳有权，膀胱才能开阖有度，尿液才得以正常的生成和排泄，见图 3–5–22。

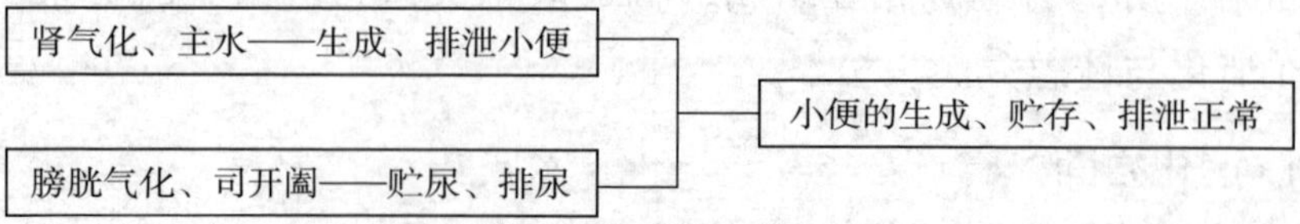

图 3–5–22　肾与膀胱关系示意图

在病理上，肾的功能失常，常会影响到膀胱。如肾气虚衰，固摄无权，则膀胱开而不阖，可见尿频、小便清长、遗尿甚或尿失禁；若肾阳虚衰，肾失气化则膀胱不利，膀胱阖而不开，可见小便不利，甚或癃闭。此两种情况都可以从调补肾气入手治疗。

三、六腑之间的关系

六腑与腑之间的关系，主要表现在饮食物的消化、吸收与排泄方面。

在生理上，腑与腑之间互相配合，虚实更替，维持饮食物代谢的协调平衡。如饮食入胃，经胃的受纳腐熟，下降到小肠，泌别清浊，其清者通过脾的运化，输布于心肺和周身；其浊者，分为废水和食物残渣，下输于膀胱和大肠，形成尿液和粪便排出于体外。在饮食物消化、吸收和排泄过程中，以三焦为场所。胆汁也能促进饮食物的消化。六腑在饮食物消化吸收中的作用见图 3–5–23。

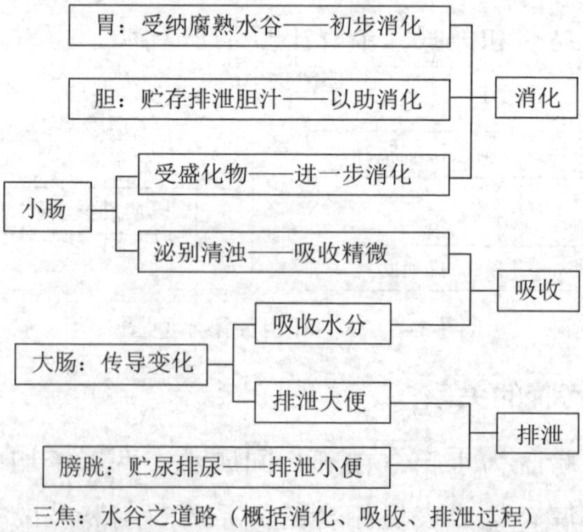

图 3–5–23　六腑之间关系示意图

病理上，由于六腑的生理特点是以通为用，泻而不藏，所以，六腑病变多表现为实证。由于饮食物消化、吸收和排泄是一个复杂的生理过程，是多个脏腑互相配合，协同作用的结果，其中某一脏腑发生病变，均可影响其他与之有关的脏腑，出现消化吸收功能的异常。如胃有实热，消灼津液，可致大肠传导不利，出现大便秘结不通；而大肠腑气不通亦可导致胃气不降，出现恶心，呕吐等。又如胆气不利，影响及胃，出现口苦、呕吐酸绿苦水等。再如小肠清浊不分，水谷并走大肠，则可见尿少、大便泄泻等。

四、五脏与奇恒之腑之间的关系

五脏与奇恒之腑具有相似的生理特点。奇恒之腑虽大多没有自身所属的经脉（胆为六腑之一，故除外），但与奇经八脉有较多的联系，而五脏及其所属经脉与奇经八脉之间也有密切的联系，因而五脏与奇恒之腑之间在生理上存在着相互资助、相互为用的关系，在病理上也相互影响。

（一）五脏与女子胞

女子胞的主要功能是产生月经和孕育胎儿，而月经的产生，胎儿的孕育，都有赖于神的调控、气的推动和精血的充养。心藏神，主生血行血；肝主疏泄，调畅气机和情志，藏血而为血海；脾为气血生化之源，并能统血；肾藏精，主生殖而为先天之本，因而皆与女子胞的功能密切相关。女子胞的发育有赖于“天癸”的作用，而天癸乃肾精肾气充盈到一定程度时体内出现的一种精微物质。肾精肾气充足，天癸至，冲任二脉通畅、充盛，则女子月经来潮并开始排卵，因而具备了生殖能力。五脏之中，女子胞与心、肝、脾、肾的关系最为密切。

心藏神，主司机体的一切生理和心理活动，女子胞发生月经和孕育胎儿的功能，都与人的精神情志活动相关，都受心神的调节，故心神内守，心情舒畅，是女子月经按时来潮和适时排卵以成孕育的重要条件。心又主司血液的化生和运行，而女子以血为本，故心血充盛以养心脉，心气充沛以行血通畅，对女子胞的发生月经和孕育胎儿功能，具有重要的资助和促进作用。若心神不宁，或心血不足，或心气虚衰，都可影响胞宫的功能而导致月经周期失调，甚或不孕。

肝主疏泄而藏血，能调畅全身气血与情志。女子胞的主要生理作用在于血的藏与泄。肝主藏血，为血海，为妇女经血之本。肝血充足，下注冲脉血海，则冲脉，血海充盈；肝主疏泄，调畅气机，气行则血行，故使任脉通，太冲脉盛；肝气疏泄，气机畅达，气血和调，则情志舒畅。故肝的疏泄和藏血功能正常，可使气血和调，心情舒畅，月事以时下，卵子适时排。因此，肝与女子胞的关系主要体现在月经和孕育方面。女子以血为体，以气为用，经、带、胎、产是其具体表现形式，无不与气血情志相关，无不依赖于肝之藏血和疏泄功能，故有“女子以肝为先天”（《临证指南医案·卷九》）之说。

脾主运化，主生血统血，为气血生化之源。血为水谷之精所化，和调于五脏，洒陈于六腑，女子则上为乳汁，下为月经。女子胞与脾的关系，主要表现在经血的化生与经血的固摄两个方面。脾气健旺，化源充足，统摄有权，则经血藏与泄正常。

肾藏精，为先天之本。肾中精气的盛衰，决定着人体的生长发育和生殖能力。肾与女子胞的关系主要体现在天癸的至竭和月经、孕育方面。天癸是促进生殖器官的发育和生殖功能成熟所必需的精微物质，是肾中精气充盈到一定程度时的产物。因此，女子到了青春期，肾中精气充盈，天癸至，在天癸的作用下，胞宫发育成熟，女子应时行经和排卵，具有了生育能力。反之，进入老年，由于肾中精气衰少，天癸逐渐衰竭，因此月经闭止，生育能力也随之丧失。

（二）五脏与脑

藏象学说将脑的生理病理统归于心而分属于五脏，认为心是君主之官，五脏六腑之大主，神明之所出，故将人的精神意识思维及情志活动统归于心，称之曰“心藏神”。但又把神分为神、魂、魄、意、志五种不同的表现，分别由心、肝、肺、脾、肾五脏主司，即所谓“五神脏”。脑的功能与五脏密切相关，五脏精气充盈，功能旺盛，才能化生五神并发挥其生理作用。

“心脑息息相通，其神明自湛然长醒”（《医学衷中参西录·痫痉癫狂门》)。心有血肉之心与神明之心：血肉之心即主运血之心脏；“神明之心……主宰万事万物，虚灵不昧”(《医学入门·脏腑》)，实质为脑。心藏神，脑为元神之府；心主血，上供于脑，血足则脑髓充盈。故心与脑相通。临床上脑病可从心论治。

肺主气，朝百脉，助心行血。肺之功能正常，则气充血足，魄生而主司感觉，故脑与肺有着密切关系。

脾为后天之本，气血生化之源。脾胃健旺，气血化源充足，则五脏安和，九窍通利，故清阳出上窍而上达于脑。脾胃虚衰则九窍不通，脑失所养，所以，从脾胃入手益气升阳是治疗脑病的主要方法之一。李杲力倡“脾胃虚则九窍不通论”，开升发脾胃清阳之气以治脑病之先河。

肝主疏泄，调畅气机，又主藏血。气机调畅，血气和调，则脑清神聪。若疏泄失常，肝气抑郁或亢逆，则见精神失常，情志失调，或清窍闭塞，或为中风昏厥；若肝失藏血，神失所养，魂不得涵养而飞荡，则见运动障碍或梦呓夜游等。

肾藏精，精生髓，髓充脑，脑为髓海。髓由精化，《医碥·卷四》云：“在下为肾，在上为脑，虚则皆虚”，故肾精充盛则脑髓充盈，肾精亏虚则髓海不足。“脑为髓海……髓本精生，下通督脉，命火温养，则髓益之”“精不足者，补之以味，皆上行至脑，以为生化之源”(《医述》引《医参》)。所以，补肾填精益髓为治疗脑病的重要方法。

总之，藏象学说认为，五脏是一个系统整体，人的神志活动虽分属于五脏，但以心为主导。脑虽为元神之府，但其生理病理与五脏休戚相关，故脑病亦从五脏论治。对于情志活动异常的病证，决不能简单地归结为心与脑的病变，而应从五脏论治，才能取得较好疗效。

（三）五脏与脉

脉是血液运行的通道，又称“血脉”。脉的柔韧、舒缩以及血液的畅行，与五脏的功能密切相关。

心主血脉，心脏与脉管连接为一个密闭的血液循环系统，血液在此系统中运行不息，主要依赖心脏的搏动，而心脏的正常搏动，又是心气及心阴和心阳的推动和调控协调作用的结果。心气及心阴和心阳，不仅推动和调控着心脏的搏动，而且还推动和调控着脉管的舒缩。心气虚则推动无力，可致心脏搏动无力，血行缓慢，甚或瘀滞脉虚无力；心阳虚则温煦无权，可致心动迟缓，血行瘀滞脉搏见迟缓无力；心阴虚则凉润功能减退，可致心动过速，血流加快脉搏见细数。心血在脉中运行，不仅濡养全身脏腑形体官窍，而且濡养心脏、脉管及心脉（心脏本身的血管）本身。心血不足，或血质异常，心脏、脉管及心脉因其失濡或濡养失常可出现硬化性病变。此外，心藏神，神驭气，神对心脏的搏动、血管的舒缩及血液的运行具有一定的调节作用。

脾主统血，脾气健运，固摄和控制血液在脉中运行而不溢出脉外。脾气虚弱，统血无权，脉管固摄血液的能力减退，可致血液逸出脉外而见各种出血。脾又为血液生化之源，与血液生成的数量和质量皆有密切关系，因而与脉的柔韧和舒缩有关。

肺主气，朝百脉，辅助心脏推动和调节血液的运行。血液的生成质量与肺的呼吸功能有关。若呼吸正常，气体得到充分交换，血液中的清气含量丰富，对心脏、脉管及心脉则有较好的濡养作用。

肝主疏泄，调畅气机，气机畅达则心脏搏动有序，脉管舒缩有度；肝主疏泄，调畅情志，使人心情舒畅，既无抑郁又无亢奋，则维持心脏搏动稳定及脉管舒缩有度。因此，肝气疏泄功能正常发挥，则血液运行通畅而无瘀滞。

肾阴肾阳是五脏阴阳之本。肾阳资助心阳，促进心脏的搏动和脉管的收缩；肾阴资助心阴，减缓心脏的搏动及促使脉管舒缓。临床上既可见心肾阳虚，温煦推动无力的心率缓慢的心脏病，又常见心肾阴虚，凉润宁静功能减退的心率快速的心脏病。

另外，气候寒冷或暑热、情志过激、过度劳累及饮食失宜等，对心脏、脉管、心脉等均有不同的影响。避免过寒过热，保持心情舒畅，注意劳逸适度和饮食卫生，是预防心脏血管疾病的重要措施。

（四）五脏与骨、髓

肾藏精，精化髓，髓充骨，精足则髓满骨充，骨骼发育健全，身体强壮。髓，作为奇恒之腑，是指盛纳脊髓的脊髓腔。肾藏精，精化髓，肾精充足则脊髓得以充养。由于肾精的充盛与五脏六腑之精是否充足有关，故骨与髓的发育与五脏精气也有密切的关系。

结语

藏象学说是中医基础理论的核心，主要探讨人体结构组成及其生理功能，与西医学认识人体结构和功能不同的是，中医学在解剖学基础之上，主要采用“以表知里”（又叫“以象测脏”）、以病理反证生理、长期临床实践反复验证等“活体观察”方法来认识人体内在脏腑的“应时而变”的变化规律，实质把握的是人体在“天人相应”过程中整体功能的不同状态，是**整体功能**的子系统。而西医学认识到的脏腑则是纯粹的解剖知识，实质是局部脏器结构及其功能活动，是**局部形态结构**的子系统。前者宏观、整体、动态，后者微观、局部、静态，二者是交叉关系、高层次与低层次关系、调控软件与调控硬件的关系。理解中西医关于脏腑知识的深刻差异与关系是掌握藏象理论的关键。在本章学习中大家要深刻理解中西医同名脏器的不同内涵（西医脏器以组织、细胞、分子、原子等粒子为内涵；中医脏腑以精、气、阴阳、五行等哲学术语为架构），以及中医学独有而西医学没有的脏腑（三焦）等的内涵。本章主要学习方法主要是中西医学互参，以加深认识、体悟中医藏象之奥秘。

思考题

1. 何谓肝藏血？从生理、病理的角度论述之。
2. 何谓脾主统血？试述脾统血的生理特点及病理表现。
3. 试述女子胞的生理功能及其与脏腑经络的联系。
4. 人体的消化过程主要与哪些脏腑有关？这些脏腑各起何作用？
5. 人体的水液代谢过程主要有哪些脏腑参与？这些脏腑各起何作用？
6. 试述心肾两脏在生理病理方面的联系。
7. 试述脾胃在生理病理方面的联系。

第四章

精气血津液

学习目的

通过学习本章内容掌握精气血津液的概念、生理功能、代谢过程，理解其在人体生命活动中的重要作用，树立中医学的生命物质观，为进一步深化认识中医藏象理论和学习中医病因与发病理论奠定基础。

关键词汇

精　气　气机　气化　血　津液　气为血之帅　血为气之母　元气　宗气　营气　卫气

人体这一“生化之宇”之所以有生生不息的生命活动，在于人体内周流上下内外的精气血津液的不断运动，精气血津液可以说是人体生命之源。精为生命之根；气由精所化，又能促进精的化生，是生命的动力；血为脉中红色液体，循环周身提供生命所需的营养；津液为人体一切正常水液的统称，分布周身，与血液互生互化，为人体各个组织代谢提供水环境。人体精气血津液上下内外环流分布均匀，符合天人相应的气化“圆运动之理”，即为健康，反之，精气血津液上下内外环流分布不均匀，气化活动不能“周圆”，人体就会出现精气血津液偏颇所导致的各种疾病。因此，精气血津液的循环运动对于人体健康与生命至关重要。

中医学将人体的物质组成用精气血津液来描述。精气血津液是脏腑功能活动的产物，同时又是脏腑功能活动的物质基础。它们和脏腑之间的关系是互为基础，精气血津液为脏腑功能活动提供了物质基础，又不断地为脏腑功能所消耗，而脏腑活动又能促进精气血津液的产生。所以，在人体生命活动中，精、气、血、津液与脏腑的关系始终是互为因果的关系。

气与精、血、津液划分阴阳，则气为阳，因气无形主动，具有推动、温煦等作用，宜运行而不宜郁滞；精、血、津液为阴，因阴有形主静，具有滋润、濡养等作用，宜贮藏而不宜妄泄。

精气血津液学说是研究人体精、气、血、津液的生成、运行以及其生理功能和相互关系的理论。它是中医学理论的重要组成部分，与藏象学说和经络学说有着同等重要的地位。

第一节 精

一、精的概念

精是构成人体和维持人体生命活动的基本物质。精的概念最早来源于“水地说”。在古代哲学范畴中，“水地说”是古人对自然界万物生成本原的最朴素的认识。自然界的水为地之经脉，土地中之精华，是万物赖以生长发育之根源，因而在“水地说”的基础上引申出“精”的概念，水地生万物也就嬗变为精为万物之原。如《管子·水地》说：“人，水也。男女精气合而水流形。”水，即精，凝停相合而为人。水、地皆为有形之物，因此，人体内的精也属有形之物，因而在理解上可以认为精是液态的精微物质。由于分类标准不一样，精有不同名称。

（一）广义之精与狭义之精

1. 广义之精

泛指一切构成人体并具有重要生理功能的精微物质。涉及维系人体生命现象和生理功能活动的所有物质，包括精、血、津、液等。诚如《读医随笔·气血精神论》：“精有四：曰精也、曰血也、曰津也、曰液也。”实际上是对人体内所有精微物质的总称。

2. 狭义之精

是指肾中所藏的精气，即肾精。《素问·六节藏象论》说："肾者主蛰，封藏之本，精之处也。"肾精以禀受于父母的先天之精为基础，得后天之精的不断充养而壮大，是繁衍生命和激发人体各脏腑功能的基本物质。

（二）生殖之精与脏腑之精

1. 生殖之精

是指藏于肾中具有生殖和繁衍生命功能的精微物质。故《素问·上古天真论》说："男子二八，肾气盛，天癸至，精气溢泻，阴阳和，故能有子。"这里的"精气"即指生殖之精。

2. 脏腑之精

是指藏于脏腑之中的化生脏腑功能活动的精微物质。它是从饮食物中摄取，由脏腑功能活动所化生的营养物质。脏腑之精以先天之精为基础，又受后天水谷之精以滋养灌注。《素问·上古天真论》说："肾者主水，受五脏六腑之精而藏之。"脏腑之精既是五脏六腑生理功能活动的产物，又是脏腑功能活动的物质基础。

（三）先天之精与后天之精

1. 先天之精

是指禀受于父母的生殖之精，与生俱来，是构成人体胚胎发育的原始物质。《灵枢·决气》说："两神相搏，合而成形，常先身生，是谓精。"可见，先天之精是人体生命的本源，现代研究认为，先天之精具有遗传性。

2. 后天之精

是指饮食水谷在脾胃等脏腑功能的作用下而生成的精微物质。《素问·经脉别论》说："食气入胃，散精于肝，淫气于筋。食气入胃，浊气归心，淫精于脉。"在脾胃等脏腑生理功能的作用下，饮食水谷化生为精微物质，转输到五脏六腑，营养全身。

中医学精的含义，在概念上有交叉和重叠的现象，如脏腑之精中既有先天之精的成分，又有后天之精的成分，生殖之精源于先天之精而藏之于肾，后天之精源于脏腑之精而藏之于脏腑等。这种概念上的不同，反映了中医学从不同角度对精的功能、内涵的不同认识，也说明了精作为一种生命活动的物质基础的重要性。

二、精的生成

人体之精的生成来源有先天与后天两个方面。人体之精来源于父母生殖之精和后天饮食水谷所化生的后天之精。《景岳全书·脾胃》云："人之始生，本乎精血之原；人之即生，由乎水谷之养。非精血，无以立形之基；非水谷，无以成形体之状。"说明父母生殖之精是基础，饮食水谷之精是补充。

（一）先天之精

先天之精禀受于父母的生殖之精，是构成人体胚胎的原始物质。当父母的生殖之精相结合形成胚胎之时，它便转化为新的生命个体。正如《灵枢·天年》所说，人之始生，"以母为基，以父为楯"。在母体从饮食物中吸取的各种营养物质的不断充养下，先天之精逐渐化生新的生命体的所有脏腑器官组织，成为生命的原始物质，直至胎儿发育成熟娩出。这种先天之精主要藏之于肾，当新的生命体形成之后，便成为其自身的生殖之精，可以繁衍后代。

（二）后天之精

后天之精来源于水谷，又称"水谷之精"，主要由脾胃运化的水谷精微所产生，是人出生后赖以维持生命活动的基本物质。人体生命的维持，不仅以肾中先天之精为基础，还需要不断得到来自饮食水谷的精气的充养，才能源源不断地输布于五脏六腑等组织器官，以维持其正常的功能活动。

先天之精与后天之精之间相互融合、相互依存、相互为用，共同构成了人体之精。在生命活动的进程中，人体之精在持续不断地被消耗，又及时不断地得到补充。只有保持人体之精的充盈，才能使人的生命呈现正常的生长壮老已的规律。无论是先天之精还是后天之精的匮乏，都会导致精虚不足的病理变化。

三、精的贮藏与施泄

（一）精的贮藏

人体之精分藏于五脏，但主要藏之于肾。《素问·六节藏象论》云：“肾者主蛰，封藏之本，精之处也”。肾精的主要成分为先天之精，但又受到后天之精的资助方能保持肾精充盈以发挥其各种生理功能。因此，五脏皆藏先天之精和后天之精，肾中亦含先天之精和后天之精，并且还在后天之精的资助下不断化生生殖之精，以维持生殖功能和繁衍生息。肾的藏精功能主要依赖于肾气的封藏作用，使肾精藏于肾中而不妄泄于外，以保证肾藏精功能的正常发挥。若肾气亏虚，封藏失职，可造成失精等病理变化。

（二）精的施泄

人体之精的代谢方式主要有两个途径。分藏于五脏之精一方面濡养脏腑组织，化气以推动和调控各脏腑的生理功能；另一方面则转化为生殖之精而适时排泄以繁衍生命。生殖之精是在先天之精的基础上，得到后天之精的不断资助而逐步旺盛，并适时排泄，以维持和调控正常的生殖功能。《素问·上古天真论》云：“肾者主水，受五脏六腑之精而藏之，故五脏盛，乃能泻”。“五脏盛，乃能泻”是说五脏精微充盛才能泄精于肾，肾精充沛才能泄精于外。大家要体会“五脏藏精气而不泻”的准确内涵，不是指五脏只藏不泻，而是不像六腑那样外泻水谷糟粕。五脏实际上是既藏精也泻精，藏精与泻精动态平衡才能维持五脏健康。

四、精的功能

精主闭藏和静守于内，与气之运行不息相比较，其性属阴。精除了具有繁衍生殖的重要作用外，还具有濡养脏腑、化生气血、生髓充脑、化神等功能。

（一）繁衍生殖

由先天之精和后天之精化合而成的生殖之精，是新生命体形成的原始物质，同时也具有繁衍生殖功能。

先天之精与后天之精相互融合、相互依存，使肾精逐渐充盈，而肾精所化生的肾气激发、推动和促进了生殖功能的成熟。《素问·上古天真论》指出人体出生以后，体内禀受于父母的先天之精由于不断得到后天水谷之精的充养而逐渐充盈，以发挥其生理效应，不仅能促进骨骼的生长和骨髓的充盛，而且也促进了人体生殖器官的发育。在女子十四岁（二七），男子十六岁（二八），机体产生一种促进和维持生殖功能的物质——“天癸”，女子表现为“月事以时下”，男子表现为“精气溢泻”，从而具备了生殖功能。男女媾精，阴阳和调，胎孕始成。至女子四十九岁（七七），男子六十四岁（八八），脏腑功能衰退，肾中精气衰减，天癸竭尽，女子停经，男子精枯，则丧失了生殖和繁衍能力。所以肾中精气充盛与否与人的生殖、繁衍能力密切相关。肾中精气充盛，则人类生殖和繁衍功能强盛；肾中精气不足，则生殖繁衍功能低下，女子表现出月经量少而不孕、男子表现出精少而不育，故运用补肾填精法可治疗不孕不育等生殖功能低下的病证。常用的药物有五子衍宗丸、毓麟珠等。

（二）促进生长发育

肾精决定着机体的生长发育，人体生、长、壮、老、已的生命规律与肾中精气的盛衰密切相关。

在《素问·上古天真论》中描述了人在出生以后，由于“先天之精”不断地得到“后天之精”的培养，肾中精气亦逐渐充盛，出现了幼年时期的“齿更发长”等生理现象。随着肾中精气的不断充盛，在女子二十一至二十八岁左右（“三七”至“四七”），男子二十四至三十二岁左右（“三八”至“四八”），肾中精气盛极，表现出生命的壮盛，“真牙生”“发长极”“筋骨隆盛”“肌肉满壮”。以后，随着肾中精气由充盛而逐渐趋向衰退，人也就转入了衰老期。在女子三十五至四十九岁左右（“五七”至“七七”），男子四十至六十四岁左右（“五八”至“八八”），开始出现面容憔悴、头发变白并开始脱落、牙齿脱落、筋骨懈惰之象。所以，肾藏精功能失常，肾精亏少，就会影响人体的生长发育，在小儿出现生长发育迟缓或障碍，表现出筋骨痿软等症；在成人出现未老先衰，表现出齿摇发脱等象。这为临床上运用补肾方法治疗小儿五迟、五软及防治成人早衰提供了理论依据。常用的六味地黄丸就是钱乙创立的治疗肾精方虚的著名方剂。

（三）濡养脏腑

人体之精具有滋润、濡养脏腑组织器官的作用。先天之精和后天之精充足，则输布于五脏六腑的脏腑之精也充盈。脏腑组织得到精的滋养和濡润，各种生理功能活动得以正常发挥，呈现出精力充沛、呼吸平稳、体温恒定、脉搏和缓有力、行态稳健等有序的整体生命现象。若先天之精禀赋不足，或后天之精化源匮乏，五脏六腑之精衰竭，则脏腑器官组织等失去滋润和濡养，脏腑生理功能低下、甚至衰竭。如肾精不足，则生长迟缓、发育低下，或早衰早亡；肺精不足，则呼吸功能下降、少气乏力、皮肤憔悴枯槁；肝精不足，则视力模糊、眩晕、筋脉拘挛、四肢屈伸不利。

（四）生髓化血

髓分为脑髓、骨髓和脊髓。肾藏精，精生髓，髓充养于脑，脑髓充盈，则人体意识清晰，思维敏锐，记忆力强，耳聪目明，反应敏捷，行为灵活；髓充养于骨，骨髓盈满，则骨骼生长坚固、体格健壮、四肢有力、牙齿坚固光泽；髓充养于脊，脊髓盈满，则督脉强健，阳气充沛。若肾精不足，脑髓空虚，则可见思维迟钝、记忆衰退、头晕目眩、智力减退，甚至痴呆，可用六味地黄丸、天王补心丹或紫河车、生地、熟地、杜仲、天冬、麦冬、龟甲等；肾精不足，骨骼失养，则可见小儿生长迟缓、囟门闭合不良、骨软无力，或老年骨质脆弱、易于骨折，可用六味地黄丸、仙灵骨葆胶囊等；肾精不足，脊柱失养，则可见腰背、腰骶酸痛，可用大补阴丸等。临床上预防治疗骨质疏松、老年痴呆、腰脊疼痛均可用补肾益髓之法，此为异病同治。

肾藏精，精生髓，精髓是化生血液的原始物质。如《张氏医通·诸血门》所说："气不耗，归精于肾而为精；精不泄，归精于肝而化清血；肾精充足，肝有所养，血液充足。故精足则血旺，精亏则血虚。临床上运用血肉有情之品如紫河车、鹿角胶、龟甲胶、鹿茸等补益精髓可以治疗血虚证。

（五）化气化神

精可以化为气。先天之精所化生的先天之气，水谷之精所化生的谷气，再加上肺吸入的自然界清气，三者结合形成一身之气。先天之气（即元气），是人体生命活动的原动力，分布于脏腑经络则为各脏腑经络之气，有推动调控各脏腑经络功能和人体新陈代谢的作用。精能化气，故精是人体正气之本，精气充盈，则五脏功能强健，抗病力强，不易遭受病邪侵袭，故《素问·金匮真言论》云："夫精者，身之本也。故藏于精者，春不病温。"反之，精气亏损，则五脏之气虚衰，抗病力弱，容易遭受外邪入侵。补精、填精之品，如百合补肺精、石斛补脾精、枸杞子补肝肾之精。

精能化神，神可驭精，精足则神旺，精亏则神衰。只有积精，才可全神，故保持精气旺盛是维持正常思维活动和情志变化的根本。

第二节　气

一、气的概念

什么是气？气是构成宇宙万物最基本的物质，同时又是构成人体和维持人体生命活动的最基本的物质。

在气的概念中，提到了"最基本的物质"，而前面讲精的概念时也提到"基本物质"，到底精和气谁最基本？这便涉及宇宙的创世哲学。中国的创世理论是分化发生的思想——如老子的《道德经》第四十二章云："道生一，一生二，二生三，三生万物。"这里的"道"指的是"无"，是宇宙未分化的混沌的虚空，也有认为是宇宙变化的规律。"一"指的是一元之气，也有认为"道即气"，因气的本然状态就是虚空。"二"指的是阴阳二气，"三"是指阴阳交感化生的统一体。因此，按照老子的创世哲学是"有生于无"，宇宙本源即是气。中医气的概念源于"云气说"，而云气说，认为云的聚散产生万物，进而引申为气的聚散化生万物。因此，从创世界哲学角度来看，先有虚空的气，气聚形成精，而精散又归为气，所以《素问·阴阳应象大论》有“气归精”“精化为气”之说，说明精气相互转化。因此，从发生学角度来看，气是最本源的，所以是“最基本物质”。

再者，古代哲学的精气说形成早于元气一元论，但由于精气学说源于“水地说”，而水、地皆为有形之物，人体内的精也属有形之物，这都不符合当时占主导地位的“有形生于无形，无形化为有形”之原则，皆难以成为宇宙万物的生成之原，因而没有得到进一步发展。始见于《易传》与《管子》的精气学说，在《吕氏春秋》《淮南子》《黄帝内经》《论衡》中有所发展，并在两汉时期被元气说所同化，嬗变为“元气一元论”。可见，只有“元气一元论”思想才能符合中国有机自然观的分化发生思想，这也说明元气是宇宙万物的本源，是构成万物最基本物质。

气的基本概念在理解上要涉及以下三点：

第一，气是构成宇宙万物最基本的物质。关于气的文字记载，最早见于甲骨文,《说文解字·气部》说：“气，云气也，象形。”可见，气的原意是对云气的表述。**春秋战国时期，**气作为哲学概念逐步形成。最初，以《管子·内业》为代表的**宋钘、尹文**学派主张“精气学说”，认为“精也者，气之精者也。”当时，精、精气、气的概念基本相同，皆把精的概念抽象为无形可见而运动不息的极细微物质。如《管子·心术下》说：“一气能变曰精。”精即能够运动变化的气，无形无状，因而可为宇宙万物的构成本源。《管子·内业》说：“凡物之精，此则为生，下生五谷，上为列星，流行于天地之间……是故此气，杲乎如登于天，杳乎如入于渊。”可见《管子》已将精称为“气”，精即是气。《黄帝内经》也认为精气是充塞于宇宙（太虚）之中的极细微物质，如《素问·五运行大论》说：“虚者，所以列应天之精气也。”《素问·天元纪大论》说：“太虚寥廓，肇基化元，万物资始。”如此将精或精气的概念规定为存在于宇宙之中的无形可见而运动不息的客观实在，是宇宙万物的共同构成本源，从而与气的概念同一，汇流于气学范畴中，发展为“元气一元论”。精气学说是气的学说的早期概念。在《黄帝内经》成书的时期正是精气学说风靡的时代。因此，在中医学理论体系内保留着精气学说的思想。**东汉时期，以王充**为代表的古代哲学家继承“精气学说”，创立“元气学说”。《论衡·谈天》说：“元气未分，混沌为一”；又在“言毒”篇说：“万物之生，皆禀元气”。同时代的《难经》也相应地第一次使用“原（元）气”的概念。宋代张载《正蒙》等著作，提出“太虚即气”的学说，其后，明清的哲学家方以智、顾炎武、王夫之、戴震等进一步发展气一元论，使气成为中国古代哲学的最高范畴。回顾历史，可以看到，中国古代哲学家是凭元气及其运动变化来认识宇宙变化的。

第二，气是构成人体的最基本物质。中医学的奠基之作《黄帝内经》中的《素问·宝命全形论》提出：“人以天地之气生，四时之法成”；“天地合气，命之曰人。”其认为人的形成是天地之气交感的一个产物，人是天地之气变化而来的，所以说气是构成宇宙万物最基本的物质，同时气又是构成人体的最基本的物质。因为人体出生之前是靠父母的精气遗传交合产生而来，所以《灵枢·天年》说：“人之始生，何气筑为基，何立而为楯？……以母为基，以父为楯（shǔn）。”意即人的生命来源于父母之精气，谓之“先天之气”。

第三，气是维持人体生命活动的最基本的物质。《素问·宝命全形论》说：“天食人以五气，地食人以五味，设或人体一刻无气、七日绝谷，则生命危殆。”说明人一旦出生之后，就要不断地吸入自然界的清气，同时又要不断地食入水谷之精气，所以人体之气是由先天的精气、后天自然界的清气和水谷之精气构成。所以人体之气，是构成人体的最基本的一个物质。《素问·六节藏象论》也提到：“天食（音饲）人以五气，地食人以五味，五气入口藏于心肺，五味入口藏于肠胃，津液相生，精乃自成。”这就是说人的生命活动一刻也离不开自然界的清气和水谷之精气，只有靠这些气在体内结合，才能不断地维持人体进行生命活动。如果人不呼吸了，不吃饭了，生命就会终止。即“人绝水谷则死”。所以气又是维持人体生命活动的一个最基本的物质。

第四，气是活力很强且无形可见的极其微细的物质。气是充实在宇宙中的最基本的物质，其本然状态是虚空，聚而成形（精），散则为气。正是气的聚散产生万事万物的变化。老子云“道生一，一生二，二生三，三生万物，万物负阴而抱阳，冲气以为和。”自然界的宇宙之道产生出来“一”，这个一元之气是整个宇宙万物的本源，这个一元之气的运动变化产生出“二”，即阴阳二气。元气动则生阳，静则生阴。阴阳二气交感之后又会产生出自然界的万事万物来。但是这个气到底是什么，为什么气能够演化出纷繁复杂的世界？原因就是气是一个活力很强的物质，它是充斥在整个宇宙中不断运动变化着的一种无形而微细的物质，这种无形可见的、极其微细的物质，由于具有不断运动的特点，所以才能够产生自然界纷繁复杂的各种变化。因此对于气的概念，第一要领会到它是无形的，第二要领会到它是活力很强的，另外，还要理解到它是极其微细的一种物质。

第五，气是物质、能量、信息的统一体。对于气的物质性的理解，要放在中国古代文化的层面上来。目前对于气的理解是：它是物质、功能、信息的一体化的产物。因为中医对于物质的理解不像西医那样建立在物质结构的划分上，而是通过它的功能表现来把握这种物质，通过它的各种外在的征象来认识这种物质，所以中医对于气的这种物质内涵，赋予了功能的认识、信息的认识，因此，对于气，要认识到它有时指的物质，有时指的功能，有时又指的是气的信息变化。这三个层面的含义都要理解。

二、气的生成

（一）气的生成

主要有三个方面：一是肺吸入自然界的清气，二是脾胃运化来的水谷之精气，三是肾精所化之气包括先天之气（即元气）。

（二）相关脏腑

气的生成主要与肺脾肾相关。**首先，肾为气之根。**先天之精是肾精的主要成分，先天之精所化生的先天之气，是人体之气的根本，因而肾藏精的生理功能对于气的生成至关重要。**其次，肺为生气之主。**肺主气，主司宗气的生成，在气的生成过程中占有重要地位。一方面，肺主呼吸之气，将自然界的清气源源不断地吸入人体内，同时不断地呼出浊气，保证了体内之气的生成及代谢。另一方面，肺将吸入的清气与脾气上输水谷精微所化生的水谷之气二者结合起来，生成宗气。

第三，脾胃为生气之源。饮食物进到脾胃，通过脾胃的运化产生出人体的水谷精微之气。所以人体气的生成是与肺脾肾三脏密切相关的。其中，由于脾胃的功能最为重要，所以把脾胃称作“后天之本，气血生化之源”，见图 4-2-1。

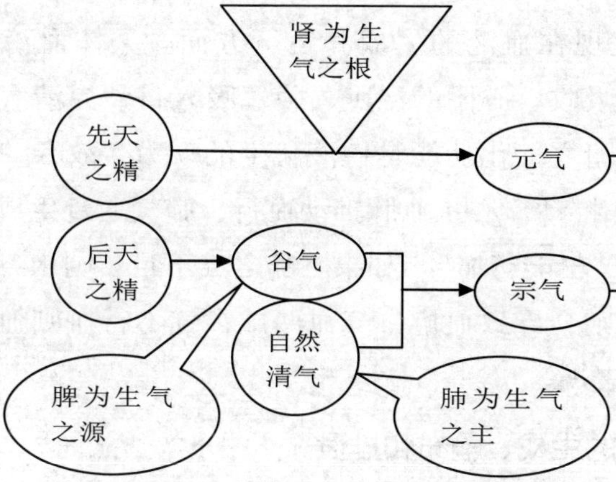

图 4-2-1　气的生成与相关脏腑的关系

三、气的功能

气，对于人体具有十分重要的作用。《难经·八难》说：“气者，人之根本也。”分布于人体不同部位的气，各有其功能特点，但概括起来主要有以下六个方面：

（一）推动作用

推动作用是指气是活力极强的精微物质，具有推动人体生长发育，激发和推动各脏腑组织器官的功能活动，并促进血液在脉管内循行及津液的生成、输布和排泄等作用。气的推动作用主要表现在四个方面：

1. 推动生长发育

人从一个受精卵到胚胎再到幼儿、少年、青年、老年，这一系列的生、长、壮、老、已的过程，都是靠元气推动。如果元气虚，人体的生长发育就会迟缓。在病理方面，如果肾气虚，人体生长发育就会迟缓，到了中年之后就会早衰。

2. 推动各脏腑经络的生理功能

气的推动作用除了表现在促进生长发育之外，还表现在推动各脏腑经络的生理功能，如肺的宣发肃降功能脾——的运化功能均靠元气的推动作用。

3. 推动血液的生成和运行

气的推动作用还表现在血液的生成和运行方面。人体血液的生成依赖于脾胃之气的消化吸收、心阳的温煦、肺气吸入自然界清气的作用共同协作才能完成，脏腑之气化功能是血液化生的动力，故云“气能生血”。血液运行也靠气来推动。心主血脉推动血行，肺气通过生成宗气贯心脉而行气血，此皆为“气能行血”。如果脏腑之气不足，则水谷不能化生精微并转化为血液，则会导致血虚、气血两虚；气不行血则血瘀、甚则出现血随气逆等临床表现。

4. 推动人体的津液的生成、输布和排泄

人体津液代谢也与气的推动功能密切相关，因为气属阳而津属阴，气行则津行，气停则津停，所以津液的生成、输布和代谢也是靠气的推动作用才能完成的。如果气滞则水停，出现痰饮水湿等病变。

可见，气的推动作对于人体的生长发育、脏腑生理功能、血液循环以及津液生成、输布和排泄过程都有重要的推动作用。在临床上各种生长发育迟缓、脏腑功能低下以及血虚、血瘀以及津停的病变都要考虑到调理气机（或者补气或者行气），这样才能够振奋人体的各种生长发育功能和相关脏腑生理功能，促进津血代谢。

（二）温煦作用

温煦作用是指气的运动是人体热量的来源，通过气化产生热量，使人体温暖，消除寒冷。人体正常体温的维持，主要依靠气的温煦作用的调节。《难经·二十二难》说：“气主煦之。”生理方面，气的温煦功能正常，各脏腑组织器官、经络等的生理活动才能进行正常，体温才能维持保持恒定；机体内的血和津液等液态物质，也要依靠气的温煦，才能维持正常的循环运行，故云“血得温而行，得寒而凝”。在病理方面，如果气虚，温煦作用减退，便会引起畏寒怯冷，四肢不温，或血行滞缓，津液凝聚等病变。温补学派和火神派用四逆汤，即附子、干姜、甘草等来扶助正气的温煦作用。

（三）防御作用

气的防御作用是指气有护卫肌表，抗御外邪的作用。人体之气旺盛，脏腑经络功能正常，防御和战胜邪气的力量就强，则不易受邪而患病；一旦邪气侵害机体，气能够驱邪外出，则可使人体恢复健康。《素问·刺法论》说："正气存内，邪不可干。"若正气不足，防御和战胜邪气的力量减弱，则容易受邪而发病。故《素问·评热病论》又说："邪之所凑，其气必虚。"临床上常见到一些患者容易反复感冒，主要原因就是卫气的防御功能降低，不能抵御外邪，可以服用玉屏风散（黄芪、白术、防风）补肺气、补卫气，增强气的防御作用。

（四）固摄作用

固摄作用，主要是指气对于精、血、津液等液态物质具有固护、统摄和控制，防止其无故流失的作用。生理方面，气能控制血液，使其在脉管内循行；固摄肾精，使其不妄泄而耗损；控制汗液、尿液、唾液、胃液、肠液等，使之正常分泌和排泄，防止其无故外泄和流失，从而维持体内水液代谢的相对平衡。病理方面，若气虚不能摄血，可发生各种出血证，如脾不统血的出血证，可以用补中益气丸来进行治疗。另外，固冲汤治疗这种由于脾不统血导致的崩漏出血效果也很好；若气不摄津固精，则可导致自汗，多尿或小便失禁，滑精、早泄等。对于卫气虚经常自汗出、鼻流清涕的，可以用玉屏风散加生脉饮来固表止汗或者用黄芪桂枝汤来调和营卫。对于肾气虚、肾气不固导致的多尿、小便失禁或者流涎、泄泻、遗精、滑精早泄者，要注意用金匮肾气丸或麦味地黄丸固护肾气。

（五）气化作用

气化，是指通过气的运动而产生的各种变化。包括精、气、血、津液等各自的新陈代谢及其相互转化。气化作用的过程，实际上就是体内物质代谢和能量转化的过程。如水饮变成体内津液、代谢后生成汗液和尿液排出，这是津液的代谢过程，饮食物消化后变成残渣，然后变成糟粕和废液，最后化为粪便和尿液排出，这是饮食物的代谢过程；饮食物化生精气血津液、精气血津液也相互转化，如气化为精，精化为气，气化为血，血化为气。这些生命物质的相互转化过程，也是气化过程的一个方面。对于气化这一概念，一定要理解到它是通过气的运动产生的各种变化，既包括了精气血津液各自的新陈代谢，又包括了它们之间的相互转化这两个层面。如果气化功能失常，则影响到饮食物的消化和吸收，影响精、气、血、津液的生成和转化，影响汗液、尿液等的排泄，从而使代谢功能发生异常。所以说，气化功能实际上包括了体内物质代谢和能量转化的过程。中医之气化是从宏观角度对人体的微观物质和能量代谢的一个综合概括，西医学所说的物质和能量代谢过程是对微观过程的一个具体描述。二者角度和使用词汇不同，但实质则一。

如果气化功能失常，人体的脏腑对精气血津液的各自的代谢和相互转化的功能就会发生障碍，所以中药调节人体的功能失常或者精气血津液的代谢紊乱，实际上调的就是气化过程。

需要指出的是，气化作用的一个更具体的含义是指肾气在水液代谢中的调节作用，特别是肾中阳气对水液在体内升降循环的蒸化推动作用。如果肾阳虚，气化不利，可引起水液代谢障碍，发生尿少，小便不利，水肿等病症，要用温肾利水法治疗。

（六）营养作用

营养作用是指气作为维持着人体生命活动的基本物质，对人体脏腑、经络等组织器官，具有营养作用，如营气、水谷精气等。气能“肥腠理”“荣四末”，“内注五脏六腑”，营养内外上下。生理上，水谷精微的营气能够化生血液，营养全身；肺吸入的自然界的清气与脾气上输水谷精微所化生的水谷之气二者结合生成宗气，能够贯心脉行气血，对全身发挥濡养作用；阳气对全身的营养作用还表现在养神则精、养筋则柔。如《素问·生气通天论》云：“阳气者，精则养神，柔则养筋”，意即人体的阳气，营养精神，则精神爽慧；营养筋脉，则筋脉柔软。如临床上常见的患者嗜睡、困倦、乏力，即气虚，神失所养所致，用补气健脾升阳之法，如补中益气丸或人参归脾丸治疗。

四、气的运动

（一）气机的概念

气的运动称作气机。气的运动在人体当中的形式很多，但是中医指出了气的运动的基本形式就是升降出入四个方面。它主要体现在脏腑的功能活动中。比如说，肺的宣发肃降就是气的升降的过程，或者说是气的升出和降入的过程；而脾胃的升降，脾气的升、胃气的降，也是气的升出和降入的过程；肾的升清降浊也是气的升出和降入的过程；肝升、肺降同样体现了气的升出和气的降入的两个方面。所以气是看不到的、无形的，但是气的运动是可以通过脏腑功能活动观察到的。人体之气机具体到某个脏腑可能有所侧重，但整体上必须保持平衡，这样人体才能维持协调有序的稳定状态。

（二）生理表现

中医把气的正常的运动状态称作气机调畅，而气的运动不正常、失去了升降出入的平衡，就叫作气机失调，所以气机调畅是生理的概括。

（三）病理表现

气机不调或者气机失调是气的运动的病理的概括，气机失调在临床上表现的形式主要有气滞、气逆、气陷、气闭、气脱几个方面。

1. 气滞

气滞就是气机停滞，是气的运动在身体局部发生阻滞不通，治法为疏通气滞，如肝气郁滞主要表现为胁肋胀痛，用柴胡、郁金、香附疏肝理气；脾胃气滞主要表现为脘腹胀满，用木香、砂仁等。

2. 气逆

气逆指的是气的上升太过或下降不及，如肝气上逆主要表现在头胀头痛，用钩藤、生龙骨等降肝气；胃气上逆主要表现在恶心呕吐，呃逆，用陈皮、竹茹、旋覆花、丁香等降胃气；肺气上逆主要表现在咳嗽、喘息等，可用浙贝母、杏仁、白果等降肺气。气逆主要表现在肝肺胃这三脏的气逆方面。对于气逆证一定要降肺气、降胃气、降肝气。

3. 气陷

气陷指的是气的上升不及或者下降太过，其主要的表现是脾气虚、无力升清而气陷于下，主要表现为泄泻、腹胀、脏器脱垂等，治疗气陷一定要升举清阳，比如黄芪、柴胡、升麻等药物组成的补中益气丸都有补气升清阳之功。

4. 气闭

气闭指的是气不能外达而结聚在内。呼吸方面，主要表现为呼吸困难、喘促；神志方面，表现为昏迷不醒、两手握固、牙关紧闭，如感受山岚瘴气，或者盗墓贼盗墓时墓地毒气会闭阻阳气于内突然晕厥，急救措施是指压人中直到苏醒。

5. 气脱

气脱是指气不能内收而外脱。主要表现为昏迷，伴口开、手撒、遗尿，与气闭所造成的昏迷是原则性区别的。气闭之昏迷是实证，两手握固、牙关紧闭，而气脱之昏迷是口张手撒、二便失禁。气脱急救用独参汤（人参 30g）急煎，顿服。

综上，气的运动失常临床表现各异，要准确辨识气滞、气逆、气闭、气陷、气脱，并根据气的不同的变化分别采用适宜的治疗方法。

五、气的分类

《内经》记载的气有 70 余种，从分类上看有自然界之气，如天气、雨气、云气；有人体之气，如营气、卫气、宗气等；有病气，如邪气、湿气、风气、寒气、热气等。本节主要介绍的是人体之气的分类。人体的气是多种多样的，由于气的来源、分布的部位不同，其功能特点也有所差异，主要分为以下四大类：

（一）元气

1. 概念

元气又叫真气，是人体最根本、最重要的气，它是人体生命活动的原动力。人们常拿人和一棵树来比类，大树的根是树的动力本源，而人体的本源就是元气。元气是藏在肾中的，所以元气是人的生命活动的本源之气，是生命活动的原动力。

2. 生成与分布

元气主要由肾中精气所化，但是它又要靠脾胃运化的水谷精微之气不断地充养，方能化生充足的元气。所以它是以肾中精气为主，同时又有脾胃运化的水谷精气来培育，这两部分共同组成了元气。

元气通过三焦布散周身。联想到自然界的树，树到了秋冬树枝树梢上都没有叶子了，而到了春夏它的叶子又开始生发，它的生机来源于哪里呢？就是来源于树根当中的动力。通过树根的动力向上逐渐输送营养到枝条，所以树木才能发芽、长大、开花、结果。而人体的生机在于元气，元气通过位于下焦的肾向上弥散到中焦，再向上弥散到上焦，再向上输送到头目，都是元气以三焦为通道来激发推动全身的生命活动的。所以说，元气是通过三焦布散周身的，三焦是元气运行的一个通道。

3. 生理功能

元气的主要生理功能就是推动作用：一是激发推动人体的生长发育和生殖；二是维持人体的生命活动，三是推动血液循环，四是推动津液代谢。所以人的生机是不是旺盛，脏腑功能是否强盛、津血循环是否正常，都是起源于元气的推动作用，元气盛，生长发育就会旺盛，元气衰，生命力和脏腑活动、津血循环代谢就会衰弱，就会早衰甚至早夭。大补元气最佳之品就是野山参。

（二）宗气

1. 概念

宗气，又称“大气”或“动气”。《医门法律·大气论》说：“大气，即宗气之别名。宗者，尊也，主也，十二经脉奉之为尊主也。”宗，有本始之意，是积于胸中的后天宗始之气。

2. 生成与分布

宗气由肺吸入的清气和脾胃运化的水谷精气结合而成。因此，肺的呼吸功能与脾胃的运化功能正常与否，直接影响着宗气的盛衰。宗气生成以后，首先聚集于胸中，而后贯注于心肺之脉。《灵枢·刺节真邪》说："宗气留于海，其下者，注于气街；其上者，走于息道。"海，指胸中部位"上气海"而言。又名膻中，位置是两乳头连线的中点，是宗气汇聚的地方。如果宗气虚，语言不利，可以针灸气海穴或膻中穴，这对于调补宗气非常重要。

3. 生理功能

宗气的生理功能主要体现在三个方面：

（1）走息道以司呼吸。人体呼吸的强弱是靠宗气来维持的，说话声音很洪亮，呼吸很强大，语言很流畅这些都和宗气密切相关，所以如果气短、语声低微，可以用拇指按压膻中穴顺时针揉30下，逆时针揉30下，这样就可以补宗气，帮助言语和呼吸保持正常。

（2）贯心脉以行气血。肺为相傅之官主要作用是辅助心脏推动血行，肺之所以能够辅助心脏推动血行，其中介环节就是宗气，所以宗气可以贯心脉，推动血液运行到全身，故全身肢体之寒温、血脉之运行，视听觉、感觉功能，心脏的强弱等，都和宗气的盛衰密切相关。

（3）凡人的视听言动都与宗气相关。宗气灌注于心脉，循血液周流于全身，故视物、听觉、言语、动作等一系列生命活动都和宗气息息相关，可见，宗气对于人体生命活动的维持意义重大。故清·周学海在《读医随笔》中指出："宗气者，动气也。凡呼吸声音，以及肢体运动，筋骨强弱者，宗气之功用也。"

（三）营气

1. 概念

营，是营养、营运之意。营气，又称"荣气"，是行于脉中而具有营养作用的气。由于营是行在脉中的，而卫是行在脉外的，所以脉中的营气跟脉外的卫气相比属阴，有时候把它称作"营阴"，而把卫气称作"卫阳”。营气是水谷精微中的精华部分，所以《内经》称作“其清者为营，浊者为卫”，清者为营指的就是营气是水谷精微中的精华部分、精专部分进到血脉中而形成的。

2. 生成与分布

营气主要来源于脾胃所运化的水谷精气，由水谷精气中精华部分所化生。营气运行于血脉之中，并能循脉上下，营运于全身，故《素问·痹论》说：“营者，水谷之精气也，和调于五脏，洒陈于六腑，乃能入于脉也。故循脉上下，贯五脏，络六腑也。”营气与血液的关系极为密切，所以常以“营血”并称。

3. 生理功能

营气的生理功能是化生血液和营养全身。营气与津液调和，共注脉中，化为血液，保持了血液量的恒定。营气循血脉流注于全身，五脏六腑、四肢百骸都得到营气的滋养，为全身脏腑组织提供了生理活动的物质基础，因此营气的营养作用在生命活动中非常重要。营气化生血液和营养全身的生理作用是互相关联的。若营气亏少，则会引起血液亏虚，全身脏腑组织因得不到足够营养而出现生理功能减退的病理变化。

（四）卫气

1. 概念

卫气指的是行于脉外之气，由于卫气行于脉外，它的性质慓疾滑利、运动极强，所以卫气又称作“卫阳”。卫气的组成主要是水谷精微当中的强悍的部分,《内经》把它称作“其浊者为卫”，这个浊者不应该理解成废弃的东西、不好的东西，要理解成慓疾滑利、运动极强的这一部分精微物质。

2. 生成与分布

来源于脾胃所运化的水谷精气，由水谷精气中“慓疾滑利”的部分所化生。卫气分布不受脉管的约束，运行于脉外，布散于全身内外上下。如《素问·痹论》说：“卫者，……不能入于脉也，故循皮肤之中，分肉之间，熏于肓膜，散于胸腹。”

3. 生理功能

卫气的生理功能有四个方面：

（1）护卫肌表、防御外邪。卫气的主要功能是护卫肌表、防御外邪入侵。气的防御的作用，主要强调的是卫气的这种护卫肌表、防御外邪之功能。经常反复感冒，源于卫气抗邪力降低，用玉屏风散治疗。

（2）温养脏腑皮毛。肢体之所以温暖是由于卫气中卫阳的温煦作用，如果感受寒邪之后，体表寒冷，是由于寒邪束缚了卫阳之气，卫阳不能发挥温煦的作用而出现的。有的人经常畏寒、手足冷，为卫气温养功能降低，多吃红参泡水或煲汤有佳效。

（3）调节汗孔的开合，控制汗液的分泌和排泄。体表的汗出是否正常和卫气的功能密切相关，如果卫气虚不能够控制汗孔开合则自汗；如果卫气失司，汗孔闭而不开则无汗出。故腠理的开合、汗液的排泄和卫气密切相关。故《灵枢·本脏》说：“卫气者，所以温分肉、充皮肤、肥腠理、司开合者也。”临床无论自汗或无汗，均需生黄芪 30g 补肺卫之气以固表或助汗源。

（4）维持体温相对的恒定。体温的恒定也和卫气的温煦作用密切相关。气的温煦作用是指气对机体有温暖、熏蒸作用。“气主煦之”（《难经·二十二难》），即指气可以通过气化产生热量，气自身的运动和对脏腑组织器官生理活动的推动，均能动则生阳而产热，故可以温煦人体，维持人体体温恒定；若气虚，则温煦作用减弱，可出现畏寒喜暖，四肢不温，体温低下，脏腑功能低下，血和津液运行迟缓或停滞等寒性病理变化。若气聚而不散，气郁化热，则又可出现发热等症。临床无论气虚生寒、气郁化热、抑或气虚血瘀、气虚痰湿水肿，均以调气为先，或补气，或理气。

第三节　血

中医所言的血与西医的血有类同的地方，但又不完全相同。通过血的概念、生成、分布以及功能等方面内容的讲解，希望帮助大家厘清二者的联系与区别。

一、血的概念

血，即血液，是脉管中流动的红色液体，是构成人体和维持人体生命活动的基本物质之一。血主于心，藏于肝，统于脾，循行于脉中，是人体不可缺少的营养物质。

第一，血是运行在脉管中的。《素问·脉要精微论》认为“脉为血之府”，所以血一定是指在脉中运行的液体；

第二，血特指人体中带有红色的液体。如果不是红色的液体肯定不是血液；

第三，血是构成人体和维持人体生命活动的基本的物质之一。人体的基本物质，除了气以外还有血和津液。血主于心，言心生血、心行血，通过经脉的运输，储存到肝脏。肝藏血，人寐血归于肝，人寤血行于诸经。血统于脾，言血循行除了由心气推动外，还需要由脾来统摄血液，防止溢出脉外。因此，中医血的概念与心肝脾相关。从“运行在脉中的红色液态物质”层面来看，中西医概念有类似的地方。

二、血的生成

血液的生成应该从两方面来理解，一是血液的生成要有物质基础，二是血液的生成离不开脏腑功能的气化活动。就物质基础而言，主要有两个方面的物质来源：

（一）水谷精微化血

饮食物通过脾胃的消化吸收变成人体有用的精微物质，精微物质又可以分为营气和津液两个部分，营气和津液进入脉内，经心肺的气化作用变为血液。如《灵枢·营卫生会》所说：“此所受气者，泌糟粕，蒸津液，化其精微，上注于肺脉，乃化而为血，以奉生身，莫贵于此，故独得行于经隧，命曰营气。”《灵枢·痈疽》曰：“中焦出气如露，上注溪谷，而渗孙脉，津液和调，变化而赤为血。”《四圣心源·精华滋生》也云：“水谷入胃，脾阳磨化，渣滓下传，而为粪溺，精华上奉，而变气血。”《脾胃论·用药宜忌论》又云：“水入于经，其血乃成。”说明血液的化生离不开脾胃运化的水谷精微。水谷精微化生的营气和津液是化生血液的主要物质基础。

（二）精化血

肾中所藏之精也是生血的物质基础。精和血之间，存在着相互资生和相互转化的关系。如《侣山堂类辨》云：“肾为水脏，主藏精而化血。”精化血机制有二：一是肾藏精，精生髓，髓化血。从西医学来看，脊髓有造血干细胞，对于化生血液是必不可少的，证明中医“精化血”理论的正确性。二是“精不泄，归精于肝而化清血。”（《张氏医通》）精藏于肾，血藏于肝。肾中精气充盛，则肝有所养，血有所充；肝的藏血充盈，则肾有所藏，精有所资，故又有“精血同源”“肝肾同源”之说。

西医学认为人体血液的主要成分由血浆、血细胞组成。这与中医理论很相似。其中津液类似于血浆，而营气类似于血细胞。不同点在于营气指的从功能角度认识血中营养物质，命名为“营气”，而西医学从形态学角度认识血中营养物质，命名为“血细胞”，血细胞又可以再分为红细胞、白细胞、血小板等。

关于造血所需的主要原料，西医认为有蛋白质、碳水化合物、铁、铜、叶酸、维生素C、维生素B_{12}以及多种微量元素和激素等物质，这与中医认识的水谷精微（营气+津液）和肾精类似，但西医更加精细化，中医比较笼统，是高度概括。

（三）化生血液的相关脏腑

有了造血的原料之后，是不是人体的血液一定充足？这不一定。因为血液的化生还取决于脏腑的气化功能。在血液化生过程中需要五脏功能的协调配合才能完成。

首先，脾胃的运化。《灵枢·决气》指出：“中焦受气取汁，变化而赤，是谓血”，即血液的化生离不开脾胃之气的运化功能。中焦接受水谷之气后能够产生人体需要的精微物质，这些精微物质能够泌别出营气和津液两个部分，津液和营气入于脉中就成为血液的组成部分。故云“脾胃为气血生化之源”，通过脾胃的运化功能可以把水谷精微变成人体需要的造血原料营气和津液，这是血液化生的最基本的物质来源。

其次，心肺的气化。在水谷精微产生之后，营气和津液怎样变成了红色的液体呢？中医认为这个环节主要是离不开心和肺的功能。因为营气和津液都不是红色的，都是液态的或者气态的物质，这些物质结合在一起必须送到心脏，在“心神”作用下，奉“心阳”温煦而化赤。“心神”为什么能够把这些液态的或者气态的无色物质变成红色的液体呢？中医认为主要离不开“心阳”强大的温煦作用。因“心为阳中之阳脏”，通于夏气。夏天来临，一派火热之象，而人体需要的精微物质遇到火热的蒸腾也会变成赤色的液体，所以中医认为水谷精微化血离不开心神的调控和心阳的温煦蒸化作用。同时，也需要肺吸入自然界清气的作用。通过肺的呼吸功能吸入自然界清气，清气和脾胃运化的水谷精气结合，形成宗气入于脉中，推动血液在全身循环不息，故肺在血液的化生过程中也起了非常重要的作用。

再次，肾精的气化。肾精也能化血。中医认为肾精化血的机制有两个方面：一是肾精生髓。《素问·生气通天论》云“骨髓坚固，气血皆从”是说肾精充沛了，肾精能够营养骨髓，营养脊髓，骨髓、脊髓中的一些造血干细胞就能够化生人体红色的液体，产生血液。因此，肾精化血的机制之一就是通过脊髓、骨髓的作用。

最后，肝脏的转化。肾精化血的第二个机制是“肾精不泄，归精于肝则化清血”，这说明血液的化生与肾和肝的关系都非常密切。《张氏医通》指出：“精不泄，归精于肝则化清血。”正常男子按月、按日定期会有精液满溢外泄的过程，如果人体精液满溢之后不外泄，这些精就会归藏在肝，通过肝脏的作用转化为人体需要的血液。可见，血液的化生过程中离不开心、肝、脾、肺、肾五脏的功能。这个知识点也是常考的，在选择题当中经常会考血液的化生和哪些脏腑相关，大家要选择五脏皆相关，血液化生过程见图 4–3–1。

比较西医和中医对血液生成的认识，西医认为其生成就像田径场上的接力跑，参与者有胚胎的卵黄囊、肝、脾、肾、淋巴结、骨髓等。造血始于人胚的第 3 周，此阶段还没有什么器官形成，一个叫卵黄囊（位于胚体腹方包围在卵黄外的具有丰富血管的膜囊）的胚胎组织担起造血的第一责任。人胚第 6 周，人体器官形成，肝脏开始造血。人胚第 3 个月，脾是主要的造血器官。人胚第 4 个月后，骨髓开始造血，这是人体最重要的造血组织。出生后，肝、脾造血停止，骨髓负起造血的全部责任。中医认为与生血相关的脏腑有心、肝、脾、肺、肾五脏。其中肾与西医肾、卵黄囊、骨髓造血有关。脾与西医脾和淋巴结有关，肝与西医肝有关。而中医认识到的心肺的作用西医没有提及。

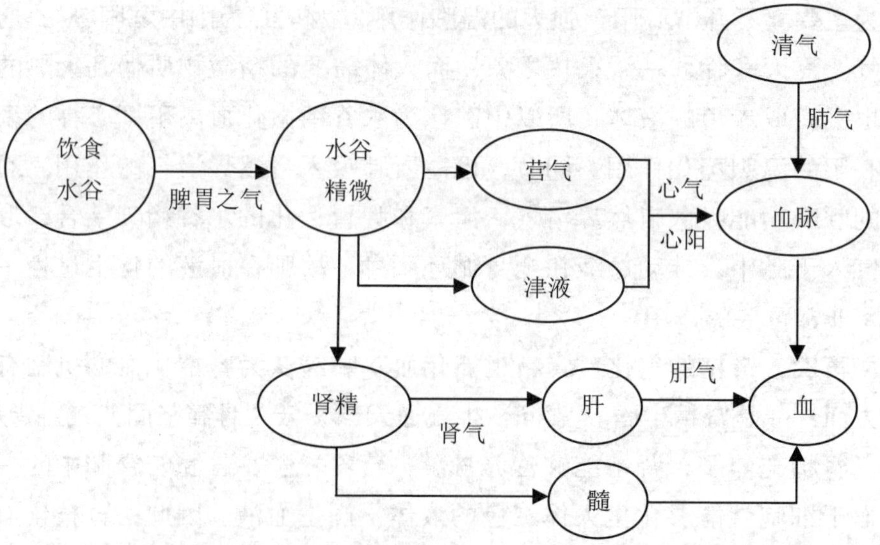

图 4–3–1　血液化生过程

在这个示意图中，大家看到饮食水谷经过脾胃之气的作用然后变成人体需要的水谷精微，这个过程中医叫作“中焦受气取汁”，“受气”是指接受水谷之气，“取汁”，是指取出来其中的有用的精微物质，包括营气和津液两个部分。营气和津液化生之后，通过脾的升清作用送到心，在心气（阳）的蒸化、温煦作用下，贯注于心脉，化生为红色的液体。同时，肺气能够吸入自然界中的清气，自然界中的清气与脾胃运化的水谷精微结合形成宗气以后可以贯通于心脉推动血液在体内的循行。此外，肾精在化血过程中也有着非常重要的作用，肾精可以转化为肾气，肾气通过把肾精推动到肝脏当中去，在肝内能够化成清血。同时，肾精能够养髓，髓又能够生血，在这个示意图当中大家可以明显地看到五脏都和血液的化生密切相关。

三、血的运行

最值得深入探讨的是，尽管中西医都认为血液循行“如环无端”，但中医关于血液循行的认识与西医大相径庭。

（一）血液运行影响因素

中医认为血液的循行主要受到四个因素影响：

1. 气的温煦和推动作用

中医认为血液为液态，属于阴，主宁静而不主动，而气主阳，阳主运动，所以血液的循行和分布取决于气的温煦和推动作用。气推动血，血则行，同时血液的循行还离不开气的温煦作用。因为中医认为血“得热则行、得寒则凝”。所以，当阳气充盛，温煦和推动功能正常，则血行如常，反之血行减慢、甚至瘀滞。

2. 气的固摄作用

中医认为血的运行虽然依赖气的推动作用，但还要依赖于气的固摄作用。如果单纯有气的推动作用，或者推动作用太强，就会血溢脉外而出血，因此要维持血液的正常运行，还必须有气的固摄作用，防止血溢于脉外，这样血的循行才能正常，因此，气的固摄作用在血液的正常循环过程中也非常重要。

3. 脉道是否通畅

脉为血之府，脉道的通畅与否对于血液的循行至关重要。如果脉道中有痰浊、瘀血或脉道管壁变厚，如现在常见的动脉粥样硬化，则血行就会受到障碍。

4. 血液的清浊和黏稠的状态

血液的清浊与黏稠也会影响血流状态。如血过于黏稠，则血行减慢，日久成血瘀，进而形成现代所说的“血栓”；血中浊气太盛，也会导致血行不畅，日久成瘀。

（二）相关的脏腑功能

血液循行与心肝肺脾四脏密切相关。在血液的循行中，一方面需要推动力，另一方面需要固摄力，推动力主要依赖于心、肺、肝，而固摄力主要来自脾和肝。

1. 心主血脉

心主血脉，心气推动血液在脉中运行全身。心脏、脉管和血液构成了一个相对独立的系统。心气充足与推动功能的正常与否在血液循行中起着主导作用，心主血脉是血液运行的根本动力。故《医学入门》说：“人心动，则血行诸经，……是心主血也。”

2. 肺司呼吸、朝百脉，主治节

肺具有助心行血脉的作用。血液的运行离不开宗气的推动，而宗气主要是靠肺司呼吸、朝百脉、主治节的作用而贯心脉、行气血；肺气宣发与肃降，调节全身的气机，随着气的升降而推动血液运行至全身。

3. 肝藏血、主疏泄

肝主疏泄，调畅气机，是保证血行通畅的一个重要环节；同时，肝主藏血，是肝气固摄作用的一个体现。在肝气疏泄功能的协调下，可以根据人体不同生理状态的需求，调节脉道中的循环血量，以维持血液循环及流量的平衡。另一方面，肝藏血的功能还可防止血逸脉外，以避免出血的发生。肝气通过藏血、疏泄的协调配合，保证血液正常循行。

4. 脾主统血

脾主统血取决于脾气的固摄作用，脾气健旺则能统摄血液在脉中运行，防止血逸脉外。

由上可知，血液的正常运行，是在心、肺、肝、脾等脏的共同作用、相互配合下进行的，任何一脏的功能失调，都有可能引起血行失常。如心气虚，运血无力而致“心血瘀阻”；脾气虚，不能统血而致崩漏、肌衄；若肝气暴张上逆，则血随气涌，亦可致吐血、呕血等。

与血液运行的相关脏腑是考试点，大家要记住是四个脏——心、肺、

脾、肝，而在血液生成中相关的脏是五个脏。

（三）血行的结构基础和方向

血液循行于脉管之中，环周不休，运行不息，以供给机体各脏腑组织器官营养之需要。血液的正常循行，依靠气的推动作用，也是各个脏腑经络及某些组织器官共同作用的结果。其循行的结构基础是脏腑经脉，方向分为离心和向心两个方向，见图 4–3–2。

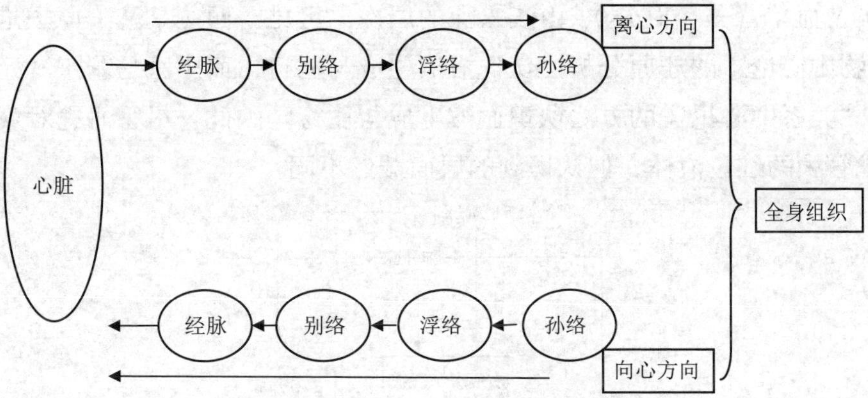

图 4–3–2　血液循环示意图

此血液循行是环周不休的。首先，从心脏出来之后先到达经脉，然后别络、浮络、孙络。经脉指的就是大的脉，而络脉是网状的细小的脉，孙络是最细小的络脉，相当于西医学所说的毛细血管。这是向离心的方向运行血液达到全身各个组织，同时血液在全身各个组织发挥完濡养、滋润作用之后，要朝向心方向来回流，这个回流的过程是通过孙络、浮络、别络和经脉然后再回到心脏。可见，血液循行的结构基础是在脏腑经络系统中进行的，先在大的经脉循行，之后循行在网状的络脉，最后才到达细小的孙络。就经脉流注次序而言，经络学说认为是循着肺、大肠、胃、脾、心、小肠、膀胱、肾、心包、三焦、胆、肝、肺的方向依次循环的，详见经络学说的十二经脉的流注次序。

而西医认为的血液循环见图 4–3–3 所示。

为什么中西医关于血液循环具体路径的认识如此不一致？原因在于西医是以“还原论”思路认识到具体形态的血液在脉管中循行的具体路

径，而中医学对血液循行的理解是建立在“气”学说基础之上的，探讨和关注的着眼点是“气血循环”“形气转化”。尽管西医也认识到“血红蛋白携带氧气”为动脉血、“血红蛋白携带二氧化碳”为静脉血，但在治疗思想中始终关注的重点是有形的“血细胞”，而对“气”的缺乏采取的方法是“缺什么，补什么”，靠吸氧解决。中医则善于用补气药促进“营气化生”，关注的焦点是“气血关系”。后世叶天士据此创立了卫气营血辨证，就是基于中医的气血循环、气血关系，探讨疾病由气（卫分、气分）及血（营分、血分）、由浅入深的层次。可见，西医是基于原子论的“实物中心论”的还原分析法认识血液生成与循行，而中医是基于“元气论”“关系中心论”的方法认识血液生成与循行。因此，尽管研究对象都是脉管中的红色液体，但认识到的层面截然不同。

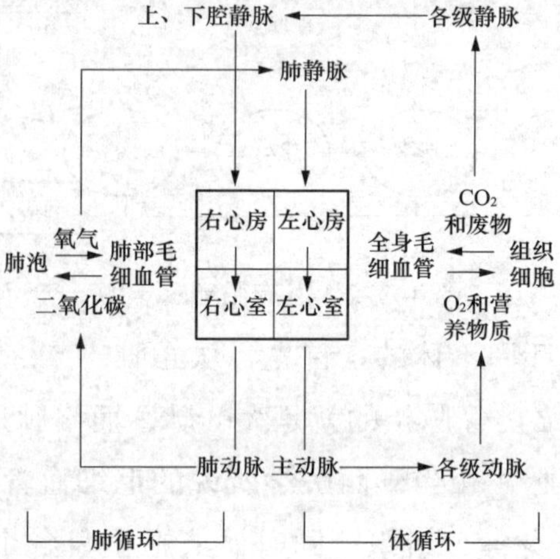

图 4-3-3 西医血液循环示意图

四、血的功能

血液的功能主要有营养、滋润、化神、化生经水和乳汁几个方面。

（一）营养滋润作用

血液的主要功能是对全身的营养和滋润作用。血液在脉中循行，内至脏腑，外达皮肉筋骨，运行不息，灌溉周身，对全身各脏腑组织器官起着营养和滋润作用，以维持正常的生理活动。《素问·五脏生成》说：“肝受血而能视，足受血而能步，掌受血而能握，指受血而能摄。”血液的营养和滋润作用，主要是营气和津液共同作用的结果。生理上表现在面色红润、肌肉丰满壮实、皮肤和毛发润泽、感觉和运动灵活等方面。如果血液生成不足，或耗损过多，或血的营养滋润作用减弱，则均可引起全身或局部血虚的病理变化，出现头昏目花、面色不华或萎黄、毛发干枯、肌肤干燥、肢体麻木等临床表现。可用四物汤或服用阿胶、红枣、桂圆肉、猪肝、猪血等补血食品治疗。

（二）化神

血液，是精神活动的主要物质基础。血液为什么能化神呢？其机制在于，精神活动需要消耗能量，而能量的产生以消耗血液为前提。只有血液充足才能转化为气，气为精神活动提供需要的能量。因此，《素问·八正神明论》说："血气者，人之神。"《灵枢·平人绝谷》中又说："血脉和利，精神乃居。"血液充盛，则精力充沛，神志清晰。如果血虚、血热或血液运行失常，可以出现神志方面的多种病变。如心血虚、肝血虚常有多梦、失眠、惊悸不安等见症。临床可用酸枣仁口服液、柏子养心丸养血达到安神、益智的效果。

（三）生乳汁和化生经血

《赤水玄珠》说："夫血者，水谷之精气也，和调五脏，洒陈六腑，男子化而为精，女子上为乳汁，下为经水。"若血液亏虚，则经水无源，乳汁亦见缺少，临床则可见经少，甚则经闭，以及缺乳等症。

这一点结合西医学可以很好地理解。正常女子月经一月一排，当怀孕、生子之时，月经就会发生相应的变化。怀胎十月，血液会供给胎儿，孕养胎儿，这时月经停止。产后血液又会化生乳汁来哺育胎儿，此时仍不行经。因此，只有血液充盛，则乳汁才充足。临床上治疗产妇乳汁不下或者是缺乳的方法都是益气养血，如用**八珍汤**加通经下乳的王不留行、漏芦等。临床上有很多患者月经量特别少，往往一日即净，其主要原因就是精血亏虚，可用八珍益母丸养血活血，也可用阿胶枣、大枣、乌鸡当归汤等。妇女以血为用，凡女子的经少、乳汁少或者是不孕不育，都要养血补血，还可以用十全大补汤，十全大补汤就是在八珍汤的基础上加上黄芪和肉桂，其益气养血功效更强。

西医认为血液具有的功能是：为身体各处输送氧气，主要由红细胞负责输送营养，例如葡萄糖、氨基酸、脂肪酸等；带走废物，如二氧化碳、尿酸、乳酸等；提供免疫功能，由白细胞及抗体负责；信息功能，例如激素及组织损坏信号；调节体内的酸碱值；调节体温；液压功能等，西医对这些功能的认识与中医比较，同中有异。相同点是输送氧气、输送营养、提供免疫功能，相当于中医的滋润濡养作用；其余的，如带走废物、信息功能、调节体内的酸碱值、液压功能，中医没有认识到。而中医认识到的化神和化生乳汁、经血，西医也没有提及，这些大家要注意比较。特别是临床上贫血与血虚是完全不同的两个概念，不能混淆。

第四节　津　液

一、津液的概念

津液，是体内各种正常水液的总称，包括各脏腑组织器官的内在体液及正常的分泌液，如胃液、唾液、肠液、关节腔液等。津液，也是构成人体和维持人体生命活动的基本物质。

1. 津液是人体中各种正常水液的总称

“各种”指种类繁多，或一切。“正常水液”中的“水液”，别名津液，是正常的，不是异常的。异常的水液，叫水湿、痰湿、水饮、水肿。如说咳痰，这个痰或者肢体水肿，虽然也是液态的，但它不叫津液，为什么呢？因为它不是正常的液态物质。大家注意到血液也是液态的，唾液、关节腔液、胃液、鼻涕、眼泪也是液态的。为什么血液叫血，而唾液、鼻涕、关节腔液、胃液等叫津液呢？原因就在于它们颜色的区别。所以，大家在理解津液时，一定认识到它是除了人体中红色的液态物质外一切无色透明的正常液态物质的总称。

津液包括人体内在的体液及正常分泌液。分泌液又有哪些呢？包括体内分泌液，如胃液、肠液、关节腔液，及排在体外的分泌液，如眼泪、泪液、鼻涕、唾液、尿液，这些都是人体的津液的一个组成部分。

2. 津液是构成人体、维持人体生命活动的基本物质

除了理解津液是人体各种正常水液的总称这个概念外，还要记住“也是构成人体、维持人体的生命活动的基本物质”，名词解释就经常考“气血津液”概念，答案最后半句都要提到“是构成人体、维持人体的生命活动的基本物质”，这样回答才算完整。在人体当中，中医对津液的认识不像西医那样要分辨得具体细致，如西医学对“体液”定义是“机体含有大量的水分，这些水和溶解在水里的各种物质总称为体液，约占体重的60%。体液可分为两大部分：细胞内液和细胞外液。存在于细胞内的称为细胞内液，约占体重的40%。存在于细胞外的称为细胞外液。细胞外液又分为两类：一类是存在于组织细胞之间的组织间液（包括淋巴液和脑脊液），约占体重的16%。另一类是血液的血浆（约占体重的5%）。”但中医对津液代谢异常各种临床表现的研究及津液与气血关系的认识是中医特色所在。

3. 津与液的关系

津和液同源于饮食水谷，但在性状、流动性、分布部位、功能上及病理上有所不同，因而又有一定的区别。

（1）津和液的相同点：是同源于水谷精微，均依赖脾胃运化的而生成。注意水谷和水谷精微的概念不同，水谷的含义是指饮食物，即没有被消化的、比较粗糙的东西，如米、面、馒头等。而水谷精微，指的就是饮食物通过脾胃的消化吸收后获得的水谷之精华。

（2）津和液的不同点

①性状方面：津相对比较清稀，所含的营养物质相对少，而液相对较稠厚，所含的营养物质相对多。小肠主液与大肠主津的提出，也是从津液的性状和内含营养物质的多少来划分的。

②流动性方面：因为津比较清稀，故流动性比较大；而液比较稠厚，故流动性小。

③分布方面：津分布在体表、皮肤、肌肉和孔窍，而液分布在骨节、脏腑、脑、髓。体表、皮肤、肌肉、孔窍这几个部位都是相对表浅的，

而骨节、脏腑、脑、髓这几个部位是相对深在的。《灵枢·决气》中有“腠理发泄，汗出溱溱，是谓津”，是说体表出的汗津由津蒸化而来；《灵枢·五癃津液别》又说：“津液各走其道，故三焦出气，温肌肉，充皮肤，为其津；其流而不行者，为液”，说明津、液分布不同。

④功能方面：津和液也是不一样的，津具有滋润作用，而液具有润养作用。津的滋润作用强调的是提供水分，有水分就能滋就能润，它不强调养，因为它所含的营养物质少。而液的作用是濡养，因为液比较稠厚，所含的营养物质多，所以它的作用就是能够又濡又养，濡有一个三点水，就是润的作用，养，就是有营养之意。津和液比较，大家要掌握。

⑤病理方面：津和液生理上可分不可离，津和液之间可以相互转化，故津和液常同时并称。但病理上，伤津、脱液则有轻重之不同。如果单纯有口干、口渴、大便干、小便短少，为伤津；如果形瘦骨立、大肉尽脱，犹如皮包骨头，为脱液。伤津比较轻，而脱液相对重，临床辨治，又须加以区分，要注意分辨，见表 4–4–1。

表 4–4–1　津液比较表

异同 \ 项目		津	液
相同	同源于水谷精微，均赖脾胃运化而生成		
不同	性状	质地较清澈	质地较稠厚
	流动性	流动性大	流动性小
	分布	体表、皮肤、肌肉、孔窍	骨节、脏腑、脑、髓
	作用	滋润	濡养

二、津液的生成、输布与排泄

津液的生成、输布和排泄，是一个极其复杂的生理过程，是多个脏腑综合作用而完成的。《素问·经脉别论》说：“饮入于胃，游溢精气，上输于脾，脾气散精，上归于肺，通调水道，下输膀胱，水精四布，五经并行。”即是对津液的生成、输布和排泄过程的简明概括。津液的生成、输布和排泄是津液教学的重点和难点，也是考点。

首先，津液的生成依靠脾胃、小肠、大肠。津液来源于饮食水谷，胃在受纳腐熟饮食物的过程中“游溢精气”，吸收部分水精之气，小肠受盛化物“泌清别浊”，吸收大量水液成分，大肠在传导过程中吸收剩余的水液，所有水液都在脾的运化作用下消化吸收，转送到周身。

其次，津液的输布主要依赖脾、肺、肾、三焦。津液的输布主要是通过脾的转输、肺的宣降和肾的蒸腾气化，以三焦为通道布散于全身而环流不息。“脾气散精”，一方面将津液输布到全身以滋润和灌溉各组织器官，另一方面，将津液上输于肺，然后由肺再宣发到全身。肺对津液的输布作用，称作“通调水道”。通过肺的宣发作用，将津液输布于全身体表，以发挥营养和滋润作用；通过肺的肃降作用，将津液下输于肾和大肠。肺在津液的输布中起着重要的作用，故称肺为“水之上源”。肾在津液的输布中起主宰作用，主要依赖于肾中阳气的蒸腾气化作用。肾阳能够温煦、推动、促进脾、肺以及三焦等脏腑在水液代谢中的作用，并且通过升清降浊直接影响尿液的生成并控制膀胱的开合，从而对全身水液代谢的平衡起着主导和调节作用。

再次，津液的排泄主要依赖于肺、肾、膀胱的气化。津液的排泄，主要依赖于肺的宣降、肾的蒸腾气化和司膀胱开合的作用。肺的宣发，一方面呼出浊气，排出部分代谢后的水液，另一方面，宣发卫气和津液到体表，并将代谢后的水液作为汗液排出于外；经过肺的肃降下降到肾的水液，浊中之清经过肾的蒸腾气化再上输于肺，浊中之浊下降到膀胱，经过肾和膀胱的气化作用排尿于外，此外，大便也带走部分水液，主要依赖于肺气肃降和肾司二便作用。可见代谢后多余的水分通过汗、尿、呼气、大便等排出体外。

在津液生成、输布、排泄的整个过程中，离不开三焦和肝的作用，三焦为水液代谢的通路。肝主疏泄，调畅气机，促进津液代谢。关于津液的生成、输布和排泄，见图 4–4–1。

水液代谢与哪些脏腑最相关，是一个经常考到的考点。如果选三个最相关的脏，首先在上焦，首选的是“水之上源”——肺。肺宣发肃降、通调水道是水液代谢最相关的一个脏；在中焦要选脾，脾主运化水液，负责调节水液输布的过程；在下焦要选肾，肾升清降浊，司膀胱的开合，在水液代谢中起到总的开合闸门的作用。所以，最相关的三个脏是肺脾肾。如果再选一个最相关的腑，要选三焦，因为三焦的主要功能是通行元气，是水液运行的道路。水液在体内由液态变成气态，或者由气态又变成液态，整个气化过程及上下环流都是在三焦通道中进行的，故《素问·灵兰秘典论》说："三焦者，决渎之官，水道出焉。"

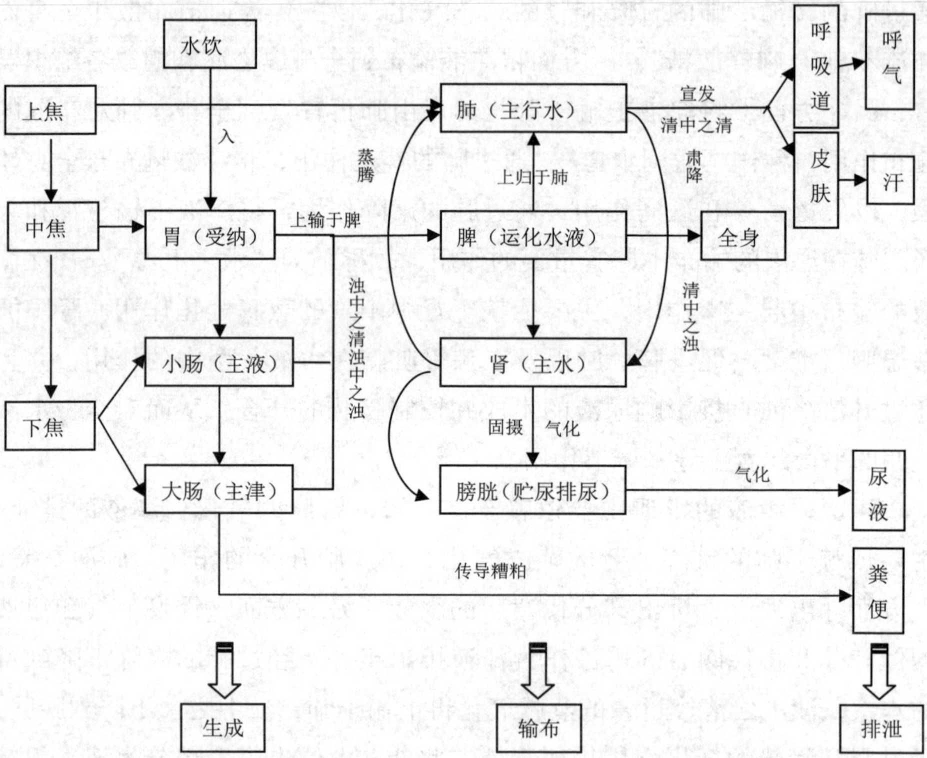

图 4-4-1　津液代谢示意图

在临床上一般将上半身肿责之于肺，下半身肿责之于肾，周身肿责之于脾。如患者晨起颜面水肿，为肺失宣降，由外邪犯肺引起则宣肺利水，用越婢汤治疗。由肺气虚引起，则补肺气利水，用防己黄芪汤治疗；如果患者下肢肿甚，腰酸，为肾不气化，要补肾利水，用济生肾气丸或者真武汤治疗；如果患者脸肿、四肢肿、胸腹肿，周身水肿，为脾失运化，我在临床上常用五苓散合五皮饮，健脾利水。

三、津液的功能

津液主要功能是滋润和濡养、组成血液、维持体温恒定、排泄废物四个方面。

（一）滋润濡养

《灵枢·决气》说："腠理发泄，汗出溱溱，是谓津。……谷入气满，淖泽注于骨，骨属屈伸，泄泽，补益脑髓，皮肤润泽，是谓液。"说明津液有滋润濡养作用。如润泽皮毛肌肤，濡润眼、鼻、口等官窍，濡养脏腑，充养骨髓与脑髓，滑利关节等。此外，渗入血脉的津液，成为血液的重要组成部分，并且具有充养和滑利血脉的作用。临床上常见患者秋天皮肤干燥，因为秋天阳气收敛向体内运行，体表就得不到阳气的温煦，没有阳气的推动，津液也不能在体表发挥滋润、濡养的作用，失去津气的濡润，皮肤就会干燥，治疗上要滋阴润燥，用一些凡士林外用，或沙参 5g、石斛 5g、玉竹 5g 等滋阴生津的药品泡水喝。

（二）组成血液

津液渗入到脉中与营气合则化为血，故有"津血互生互化"，又叫"津血同源"之说。津能生血，故血虚之人，可养阴生津助血液化生。

（三）维持体温恒定

人体津液的代谢，对机体体温的恒定、阴阳的平衡起着重要的调节作用。津液的代谢常随机体体内生理状况和外界环境的变化而变化，通过津液的自我调节使机体保持正常状态，如气候炎热或体温较高时，津液化为汗液向外排泄以散热，而使小便减少；气候寒冷或体温偏低时，腠理密闭，汗不外泄而保温，且小便增多。正如《素问·五癃津液别》云"天暑衣厚，则腠理开，故汗出；天寒则腠理闭，气湿不行，水下留于膀胱则为溺于气"。若当体内丢失水液后，则多饮水以增加体内津液，由此可调节机体的阴阳平衡，维持体温恒定，和正常的生命活动。

（四）排泄废物

津液在代谢过程中，可将人体代谢后的废物，通过脏腑的气化作用及时排出体外，以保证生理功能的正常发挥。如经皮肤汗孔排出的汗，经肾与膀胱排出的尿，其中就包含有许多代谢废物。若排汗或排尿异常等，就会使代谢废物潴留于体内，而产生水、湿、痰、饮等多种病理变化。

西医学研究表明，汗水除了98%~99%为水分外，还包括无机成分和有机成分两类，都是体内的代谢产物。无机成分主要是氯化钠（约为300mg/100ml）、碳酸钙等盐类，有呈酸性的，也有呈碱性的。有机成分中，1%~2%为少量尿素、乳酸、脂肪酸等。这些酸碱成分过多堆积会直接腐蚀皮肤、破坏皮肤的组织细胞，导致皮肤老化。而汗液中的有机成分在体表堆积，在高温天气的推动下，更有利于微生物在体表大量繁殖。因此，出汗之后要及时清洗，以免汗液中的毒素伤到皮肤。

正常人尿液的主要成分是水，占96%~97%，固体成分占3%~4%。正常成人每天排出固体物质中，无机盐中一半是钠、氯离子；有机物中有尿素、少量的糖类、蛋白质及体内多种代谢产物。所以排汗、排尿都有助于把代谢废物排走。如果汗、尿排泄障碍，代谢废物无法排泄，会引起多种毒素堆积的病变。

第五节　精气血津液之间的相互关系

精、气、血、津液是构成人体和维持人体正常生理功能的基本物质，它们主要来源于脾胃所运化的水谷精微，在性状、分布及功能上虽各有不同的特点，但相互之间又存在着相互依存、相互促进、相互转化、协调制约的密切联系。由于生理上的相互依存、相互促进、相互转化、协调制约，在病理上则互相影响。用这些关系可以指导临床辨证治疗，因而，也是中医系统辨证思维的体现。

一、精与气的关系

气无形、主动，属阳；精有形、主静，属阴。精与气在生理上的关系表现为精能化气，气又能生精和摄精，两者之间存在着相互化生，相互促进和制约的密切关系，在病理上也相互影响。

1.精能化气

人体之精在气的推动和激发作用下可化生为气。藏于肾中的先天之精可化为元气，后天脾胃运化产生的水谷之精可化为水谷之气。精为气化生的本源，精足则人体之气得以充盛，从而输送到全身，以充养各脏腑形体官窍四肢百骸，完成其生理活动。因此，脏腑功能活动正常，又能促进气的生成。故精足则气旺，精亏则气衰。临床中，失精与精虚的患者也常有气虚表现，治疗气虚患者常需填精补气。

2. 气能生精

气能生精是指人体之气的气化活动能促进精的化生。脏腑之气充足，功能旺盛，不断消化吸收、运化水谷之精转化为人体之精，则脏腑之精充盛，使藏于肾中的先天之精不断得以充养并逐渐充盛，从而维系着人体之精的储藏与利用之间的平衡，因此，精的化生依赖于气的充盛，气是人体之精化生的动力。如《素问·阴阳应象大论》云:“气归精”,《类经》也指出：“人之精血，由气而化，故气归于精”，精的化生依赖于脏腑的气化运动，治疗精亏可兼用补气之法。

3. 气能摄精

气不但能促进精的化生，又能固摄精，使精聚而充盈，防止无故耗损外泄，这是气的固摄作用的体现。临床中，对于气虚而致的精亏、失精的病症，多采用补气生精、补气固精的治疗方法，如常用金锁固精丸治疗肾气虚遗精证，用五子衍宗丸治疗男子精少不育证。

二、精与血的关系

精与血均为液态物质，受到后天水谷的滋养，精能化血，血能生精，精血之间具有相互资生和相互转化的关系，故有“精血同源”之说。

1. 精能化血

精是化生血液的物质之一，先天之精和后天水谷之精形成脏腑之精，分藏于脏腑之中，以化生脏腑之气，资助脏腑功能的正常发挥。脾运化的水谷精微中的精华部分化为营气，清稀部分化为津液，营气与津液均为血液的组成部分；肾藏精，精生髓，髓养骨,《素问·生气通天论》曰：“骨髓坚固，气血皆从”，可见精髓是化生血液的重要物质基础；肾精不泻，归精于肝也可促进血的化生。因此，先后天之精充足，则脏腑之精充盛，全身血液化生有源。临床以补肾填精之法治疗血虚，即是精能化血理论的体现，如《景岳全书》的归肾丸中的熟地、山萸肉、枸杞子、菟丝子等均为补肾填精之品以助养血，治疗精血亏虚的月经量少等症。

2. 血能生精

血液是脏腑气化活动的物质基础，后天水谷之精的化生需要脾胃等脏腑气化活动的协同配合才能完成，只有血液充盈，脏腑气化功能强，后天水谷之精才能充足，进而不断滋养肾精，使肾精充沛。因此，血液充盛则精足。反之，血液虚少则精亏。临床中血虚之候常伴有肾精亏损之症，治疗肾精不足之证常加当归、白芍等养血之药。

三、精与津液的关系

精与津液的关系主要体现在水谷之精与津液的关系，“精血同源”，精与血同源互化，血与津液又是同源互化的，它们均来自于脾胃运化的水谷精微，故精与津液也是同生互化的。在病理状态下，精亏可伴津液不足，反之，津液亏耗也可致精虚，临床上，滋阴生津与填精常并举，如胃阴损伤出现食欲不振，口干咽燥，舌红少苔，脉细数者，用《医学衷中参西录》的益胃汤治疗，其中的沙参、玉竹、麦冬与生地的配伍，即是滋阴生津与填精并举的范例。

四、气与血的关系

气属阳，血属阴。气的功能以推动、温煦为主；血的功能以营养、滋润为主。《难经·二十二难》说：“气主煦之，血主濡之。”故气血之间存在着“气为血之帅”“血为气之母”的密切关系。具体体现在以下两个方面：

（一）气为血之帅

1. 气能生血

气能生血，是指水谷精微之气和脏腑之气化活动是血液生成的基础与动力。营气和津液是血的主要组成部分，均源于水谷精微之气，它们均是在脾胃之气的气化作用下所化生的。营气和津液转化成血液，也离不开气的运动变化。因此，气旺则血旺，气虚则血虚。故临床治疗血虚病证时，常配以益气药物以提高疗效。为了帮助大家理解，我举例加以说明。

（1）水谷精微之气生血。气能生血这个概念比较抽象，我们结合生活中的常识来理解就会豁然开朗。比如，孕妇为了生个好宝宝，医生常建议补充叶酸、铁元素，多吃大枣、阿胶、桂圆等，即补充造血原料，如果造血原料不足，孕妇就易出现有眼睑苍白、口唇淡白、爪甲苍白，伴失眠多梦等贫血或血虚状态。这说明血液化生离不开造血原料，这些造血原料，从中医来看就是“水谷之气”。水谷之气充，则化生的营气足，这样才能生血有源。

（2）脏腑之气的气化活动化血。临床上有的人吃了很多“造血原料”，但还是贫血或血虚，其根源在于其脏腑转化这些原料的“气化”功能不足。故“气能生血”的“气”，除了理解为“水谷之气”外，还有“脏腑的气化功能”这一含义。所以，气能生血的机制要从两方面来理解，一是水谷精微之气——营气能够化生血液。二是脏腑之气的气化活动是化生血液的动力。如果脏腑之气不足，则不能化生血液。只有脏腑之气充足，血液化生的动力才能强健，血才能够源源不断地产生。

根据气能生血的原理，临床上常用当归补血汤治疗血虚患者，其中黄芪 50g、当归 10g。补气的黄芪是养血的当归 5 倍，其机制在于补气能生血，是“气能生血”理论在临床的应用。

2. 气能行血

气能行血指血液的正常循行，有赖于气的推动作用。机制有二：

（1）气直接推动血行。宗气是指肺吸入的自然界清气和脾胃运化来的水谷精微之气结合，聚集在胸中而成。宗气能灌注于心脉，直接推动血液的运行。

（2）气通过鼓舞脏腑之气间接推动血行。一身之气不直接推动血液运行，而是通过鼓舞脏腑之气，使脏腑之气旺盛来推动血行。如一身之气足，则五脏之气旺，心气的推动，肺气的敷布，肝气的条达都有助于血液的运行。

生理上，气行则血行，病理上，气滞则血瘀。如气虚行血无力，可形成瘀血，而气机郁滞，血行亦可瘀滞。临床治疗血瘀病证，常配合补气或理气等药物。如临床常见的中风半身不遂患者，出现乏力、倦怠，语言謇涩、行动迟缓、舌边瘀斑，其病机是气虚血瘀，用补阳还五汤来补气活血，其中有黄芪补气，有桃红四物汤加减来活血行血；还有一类血瘀的患者，表现是舌尖有瘀斑、瘀点、易怒、郁闷，两胁肋胀痛，此为气滞血瘀，治疗要行气活血，常用血府逐瘀汤，理气活血。可见根据“气能行血”原理，在调血时，要适当调气，或补气，或理气。

3. 气能摄血

气能摄血，是指气对血液具有统摄、控制作用，使之正常循于脉中而不溢于脉外。气能摄血的机制主要是气的固摄作用，与气的固摄作用相关的两个脏是肝和脾。肝的藏血作用、脾的统血作用，都可固摄血液行于脉内，防止血液溢于脉外。在生理方面，气能摄血，防止血溢于脉外；在病理方面，如果气虚不能统摄血液，则可以导致各种出血病证，称为“气不摄血”。治疗时，必须用补气摄血的方法，以达止血的目的。如功能失调性子宫出血，中医叫“崩漏证”，表现为：血颜色淡、时间长、乏力、倦怠、腹部胀坠感，为气虚不摄血，用补中益气汤补气升阳摄血。

（二）血为气之母

血为气之母，是指血能载气，血能生气。

1. 血能载气

血能载气是指血是气的载体，气必须依附在血中而不至于散失。由于气的活力很强，易于逸脱，所以气必须依附于血或津液，才能布达于全身发挥其生理效应。

结合西医学来看，血液红细胞中的血红蛋白要和肺吸入的氧气结合，称为“氧合血红蛋白”，含“氧合血红蛋白”的动脉血运行到周身组织中将血红蛋白运载的氧气释放到组织中发挥营养作用，帮助组织进行新陈代谢。同时，组织代谢后的二氧化碳也会与血红蛋白结合，成为静脉血，再运到肺通过呼气排出体外。这个过程充分证明中医“血载气”的正确性。

病理上，如果气失去依附，则浮散无根；血脱者，气亦随之而脱，出现“气随血脱”的病理变化。如大失血的患者，出现乏力、面白、气短的表现，即为“气随血脱”。所以，在治疗大出血时，往往运用益气固脱之法，可以用独参汤 30g 煎水服用来补气固脱。

2. 血能生气

血能生气是指血液给气提供充分营养，使气保持旺盛。其机制是：各脏腑组织之气的化生和气的功能发挥以血液为物质基础，是离不开血液的营养作用的。如心气、肝气、脾气、肺气、肾气，这五脏之气之所以充盛，离不开五脏中的血液的濡养。只有脏腑中血液充足，血中运载的气才能鼓舞脏腑的功能，使脏腑发挥强大的作用，进而产生人体需要的气。所以说气的化生和功能的发挥离不开各个脏腑中血的濡养作用。生理上，血足则气旺，病理上，血虚则气弱，会导致全身功能低下，出现气血两虚。临床治疗气虚病症，常配用补血之法。如临床上患者出现了倦怠、乏力、食少等气虚的表现，除了用黄芪、党参、白术等补气之外，还要用当归、白芍等养血，典型的方剂是八珍汤，即补气的四君子汤与养血的四物汤合用，通过气血双补，使正气充沛。

五、气与津液的关系

气属于阳，津液属阴。气和津液的关系，与气和血的关系相似。具体表现在以下几方面：

1. 气能生津

津液来源于摄入的饮食物，有赖于胃的“游溢精气”，小肠的泌别清浊、主液，大肠主津及脾运化水液的功能。其机制主要在于气是津液化生的动力，即津液的化生离不开气的推动和化生作用。所以，脾胃大小肠之气健旺，则化生的津液就充盛；脾胃大小肠之气虚衰，则影响津液的生成，从而使津液生化不足，甚至气津两亏。如临床上常见的舌尖剥落苔、口渴、口干舌燥、心悸，就是心气阴亏虚。因舌苔的形成是胃气蒸发津液上承于舌，剥落苔代表气虚不能生津，气津匮乏，不能上承于舌。因此，治疗上要补气生津，可用生脉饮治疗，其中，党参补气，麦冬、五味子养阴生津。

2. 气能行津

气能行（化）津是指津液在体内的输布、环流及排泄，全赖于气的升降出入运动。由于脾气的转输、肺气的宣降、肾阳的蒸化，才能使津液输布全身，并使代谢多余的津液转化为汗液和尿液排出体外，从而维持水液代谢的相对平衡。如果由于气虚或气滞导致气的升降出入运动不利，则津液的代谢障碍；反之，若津液发生停聚时，气的升降出入运动亦随之而不利。因此，气虚、气滞均可使津液停滞，形成水湿、痰饮；而津液停聚也可阻滞气机，二者互为因果。临床治疗时，补气、行气与利水之法常须并用，才能取得较好效果。如肢体水肿、带下量多，乏力、倦怠、食少为脾虚湿盛、水液停聚。用**完带汤和五苓散**健脾补气利水。如腹水、胁肋胀痛、善太息，为气滞水停，用柴胡疏肝散疏肝行气，用五苓散利水消肿。可见，在临床上见水不能只治水，见带也不能只是治带，要想到水液运行的动力——气，一定通过调气来治疗水湿停留的病变，这就是“气能行津”理论给予临床的启示。

3. 气能摄津

气能摄津是指气对津液具有固摄、控制作用，从而防止津液的过度流失。生理方面，其主要的机制是肺气固摄涕液、汗液，脾气固摄涎液、肾气固摄尿液和唾液、肝气固摄泪液、心气固摄汗液。脏腑之气通过对津液的输布和代谢有节制地控制作用，从而维持着津液的正常的量、防止过多的散失，以及津液正常的生理功能。病理方面，气虚固摄作用减弱时，可发生多汗、漏汗、遗尿，可用缩泉丸治疗。心肺气虚自汗者，可用玉屏风散合生脉饮治疗。故凡津液外泄过多者，都要注意补气摄津。

4. 津能载气

津能载气是指气在体内的存在，不仅依附于血，且依附于津液，故津液亦是气的载体。生理上，津足则气旺。其机制是脉外的津液运载卫气和元气，防止卫气无辜地脱失。脉中的津液是组成血液的成分，运载的主要是营气。病理上，津耗则气伤。在多汗、多尿或大吐大泻等津液大量流失的情况下，亦可出现“气随津脱”的病证。《金匮要略心典》所说的“吐下之余，定无完气”，即是此意。治疗上以益气固脱为主，同时要补液养津，可以用生脉饮补气摄津生津。

5. 津能化气

津能化气是指津液在其输布过程中可以化生为气以输布于脏腑组织和形体官窍。生理上，津足则气旺。其机制有三：一是津液为脏腑活动的物质基础，在其输布过程中，经过脏腑阳气的蒸化作用，能转化成气，以输布于脏腑组织和形体官窍发挥润养作用，犹如液态的水加热到100℃以上变成气态，这是“津化气”的过程；二是存在于脉内的津液，通过与营气结合化生血液，而血液又会濡养脏腑组织鼓舞脏腑之气的化生，所以津能濡养脏腑，助化生脏腑之气；三是脉外津液运载卫气、元气，卫气到达体表官窍时也能溢出于津液发挥作用，元气经过三焦到达周身也会溢出发挥激发、推动作用。病理上，如果津亏则气弱，出现气阴两伤或气津两伤，临床所见如口渴、尿少、乏力等症，可用西洋参10g、沙参10g泡水喝以生津益气。

六、血与津液的关系

血和津液，都是液态物质，亦都具有滋润和濡养的作用，两者之间亦存在着极其密切的关系，有“津血同源”之说。津血同源应该从两方面来理解。

（一）同源于水谷精微

津血同源，即津和血有共同的来源。所谓共同的来源就是水谷精微，两者都是脾胃运化来的、水谷精微化生出来的人体需要的营养物质，这是第一个内涵。

（二）津血互生互化

津血同源第二个内涵指的是津和血两者互生互化，津可以变成血，血也可以变成津。具体而言，脉内的血液渗出到脉外就为津液，脉外的津液渗入到脉内就为血液，见图 4–5–1。

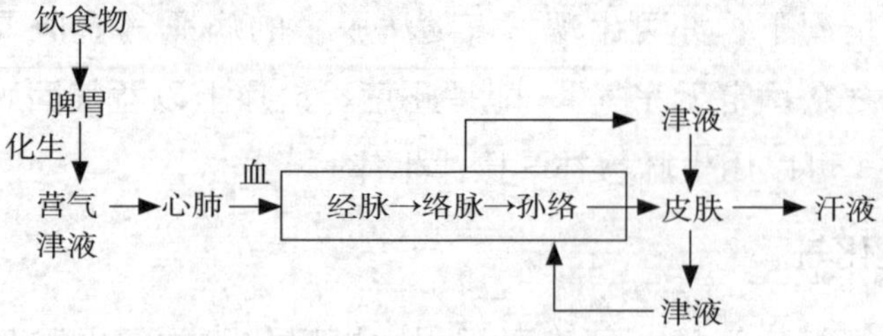

图 4–5–1　津血同源、血汗同源示意图

在津血同源的基础上，还有一个“血汗同源”的概念。血汗同源是指血液和汗液共同来源于水谷精微，血液可以化为汗液。为什么血液可以化为汗液呢？因为血液的成分是营气和津液，其中的津液渗出脉外就形成津液。津液濡润皮肤，如果津液从皮肤汗孔排出就形成汗液，所以有“血汗同源”的说法，见图 4–5–1。

在病理情况下，血和津液之间也多相互影响。如失血过多，可导致津液的损伤，出现口渴、尿少、皮肤干燥等病理改变；反之，严重的伤津脱液，也会影响到血液，导致血脉空虚，津枯血燥等病变。因此，对于失血患者，临床上不宜采用发汗等疗法，对于津亏患者，也不要在用放血和破血方法。如张仲景的《伤寒论》提出“衄家不可发汗”，“亡血家不可发汗”。《灵枢·营卫生会》也提出“夺血者无汗，夺汗者无血”。

需要指出的是，“夺血者无汗，夺汗者无血”需要从两个层面来理解。一是大失血或血虚之人，不要再用发汗方法；出汗很多之人，不要再用放血、破血疗法。从这个层面来说，无，理解成“勿”，禁忌之意，但理解上应该为慎用。二是大失血或血虚之人，出汗很少；出汗很多之人，血虚、血少。从这个层面来说，无，理解成“少”“没有”。无论哪一个含义，其生理基础都是津血同源、血汗同源。

例如，感冒后由于大量出汗，出现心悸、眩晕。这是汗出亡阳导致心血不足，为“夺汗者无血”之血虚。再如，少汗之人，从调补气血治愈，为气血亏虚导致的无汗，即“夺血者无汗”之少汗、无汗。我见到过一例患者，瘦瘦小小的，他说：“我最大的问题就是不出汗，冬天冷不出汗，夏天再热也不出汗，甚至跑步也不出汗”。他面色萎黄、舌质瘦薄、脉比较弱，考虑血汗同源，血虚就不可能出汗。所以给他用八珍汤益气养血，用了一个月之后，他告诉我说："老师，我现在活动时开始出汗了"。所以在临床上遇到无汗的患者一定要想到补血补气，这就是"夺血者无汗的道理"。

关于"夺血者无汗"是禁汗还是慎汗也需要注意。如大失血的产妇不慎又受了风寒，能否用发汗治疗？根据"夺血者无汗"，似乎是禁汗。但实际上，对"无"作"勿"来解释的理解，最好理解成"慎用"，而不是"禁用"。即要在补血的基础上微微发汗，发汗药物的剂量要轻、发汗的力量要弱，禁用发汗力量强的麻黄，可用发汗力相对小一些的荆芥、防风，且量要少。

结语

气血津液是构成人体的物质基础。如果说藏象探讨的是关于人体结构组成和功能活动的话，气血津液则是脏腑功能活动的物质基础，也是脏腑功能活动的产物。中医学关于人体物质组成与西医学的认识不尽相同，中医以气血津液名之，西医以体液、淋巴液、血液、能量等名之。中医认识气血津液虽然也讨论各自的物质成分、分类、组成等，但大都是宏观的、粗略的，中医对人体物质构成认识的精髓在于从气血津液的功能及其之间的关系角度来把握，实质是"关系中心论"。离开了气血津液的各自功能及其之间的关系，气血津液学说精神实质就难于把握。临床上调节气血津液的关系是中医治疗的优势所在，其理论根基即源于此。而西医学关于人体物质构成的体液、淋巴液、血液、能量等的认识可谓"至精至微"，但其关注的重点是其中各实物粒子的"独立行为"，实质是"实物中心论"，临床上遇到各"实物粒子"的疾病，如细菌感染炎症等，效果显著，而遭遇各"实物粒子"关系紊乱的疾病则无从下手。因此，学好本章可为以后的"气血津液失常"病机及调理气血津液治则的学习奠定基础，也可为理解中医治疗优势提供启迪。

在本章学习中要充分领会人体中气路（气运行）、水路（津液代谢）、血路（血液循环）之间的转换过程，这三者分别代表者人体由浅入深的三个层次，也是后世叶天士卫气营血辨证的思想渊源之一；还要领会气血津液代谢与相关脏腑的关系，这对于临床从脏腑辨治气血津液疾病具有重要的指导意义。

病案分析

孙某，35岁。2006年8月诊。患者自述不规则阴道出血2年。经期量多，淋漓不断，曾服多种止血药及激素类药无效。现症：近两日突见阴道流血暴注下迫，色淡、头晕、乏力、面色苍白、四肢不温、舌质淡、苔薄白、脉滑细无力。

【问题】

1. 从患者病史来看是气病及血，还是血病及气？

2. 用气血关系理论分析症状出现的机制。

【答案】

1. 血病及气。现有出血史2年，后出现乏力等气虚之象。

2. 不规则阴道出血2年，经量过多、淋漓不断，这是失血的表现。失血时间较长导致血虚，故颜色淡，这是血虚的表现。同时，就诊时又出现了头晕、乏力、面色苍白、四肢不温、舌质淡，这是阳气不足。因先有出血，后造成阳气亏虚，故正确答案是：气随血脱。其原理是血能载气。

思考题

1. 什么是气？气的生理功能是什么？

2. 元气、宗气、营气和卫气的生成、分布和功能？

3. 血和津液的生理功能是什么？

4. 气和血、气和津液、血和津液之间的关系是什么？有何临床指导意义？

第五章

经　　络

学习目的

通过学习本章内容，掌握经络系统的组成、十二经脉的走向交接规律、分布规律、气血流注次序；理解奇经八脉、经别的功能、经络的功能、经络的应用；了解十二经筋、十二皮部的功能与应用，为理解中医整体结构观中的原创思维奠定基础。

关键词汇

十二经脉　奇经八脉　经别　别络　经筋　皮部　六合　阳脉之海　阴脉之海　十二经脉之海　十五别络　脾之大络　十六别络　孙络　浮络

第一节　概　　述

一、经络学说的重要性

经络学说是研究经络系统的生理功能、病理变化，以及经络与脏腑关系的学说。简而言之，就是研究经络的学说。经络学说是中医理论体系的一个重要组成部分。经络学说不仅用来指导针灸、推拿和按摩，还用来分析人体的生理联系、病理变化，以及指导诊断和方药治疗。经络学说与藏象学说和气血津液学说共同构成了中医生理体系的框架，称为“中医的生理学”，它对于指导临床各科都有重要的意义。正如《灵枢·经脉》所说：“经脉者，所以决死生，处百病，调虚实，不可不通。”《医学入门》亦云：“不识十二经络，开口动手便错。”即是说如果学医的人不了解经脉，不了解经络学说的内容，开口或动手就会出现错误。

首先，在生理上，经络是联络全身、运行气血的道路。因此，简单地说，经络就是一个道路。这个道路能够联络全身、运行气血。以前我们学藏象，学了心开窍于舌，心在窍为舌。那么它具体的理论依据是什么呢？是心的经脉向上与舌相通，即，心的经脉通于舌。因而说，心开窍于舌。所以心的功能和舌的关系是密切的。“心和，舌则能知五味。”心的功能正常，心和舌的功能才能正常。舌能知五味，味觉功能才可以正常。

其次，在病理上，经络为传递病邪、传递病变的通道。比如，肝的气火上逆时可以引起咳血，咳血是出自于肺的；也可以引起呕血，或吐血，呕血或吐血是出自于胃的。因此，肝的气火上逆所引发的出血，可以出于肺，也可以出于胃。简单地讲，就是肝火犯肺、肝火犯胃。如果用经络来进行解释，可以解释的更加确切。因为肝的经脉是夹胃入肺中的。肝经最后与肺经相连。当肝火上炎时，经脉、经络就变成了传递病邪的一个途径。所以，肝火可以沿着经脉循行去影响到肺和胃，而火热能够灼伤脉络，进而迫血妄行，从而引发出血。灼伤肺的脉络，便引起咳血；灼伤胃的脉络，便引起呕血或吐血。

第三，经络学说可用来指导诊断和指导治疗。指导诊断实际上就是对其解释病理现象的一种应用。通过分析病理就可以对诊断做出指导。而在临床治疗过程中，针灸治疗的选穴可以循经选取穴位。用药可以选择引经药，起到引经报使的作用。所以它也可以指导临床的诊断、指导疾病的治疗。总而言之，经络学说是中医理论体系的一个重要组成部分。

二、经络学说的形成和发展

经络学说的形成是以古代的针灸、推拿、气功等医疗实践为基础，经过漫长的历史过程，结合当时的解剖脏腑知识，并受到阴阳五行学说及古代天文学、天人相应等思想的深刻影响而逐步上升为理论的。关于经络的形成方法有三种说法：一是由点及线说，二是由线及点说，三是内景反观说。各种说法都有一定道理，但又不是一种方法单独形成的，是三种方法结合而产生的。经络学说的发展历程与中医理论体系一样，经历了春秋战国秦汉、魏晋唐宋、明清及近现代。

1. 春秋战国至秦汉时期——经络理论确立时期

最早记载经脉概念的历史典籍是1973年底在长沙马王堆三号墓出土的两部灸经：《足臂十一脉灸经》和《阴阳十一脉灸经》，其中只有脉名而无经名，只有关于十一经脉循行、主病及应用灸法进行治疗的记载，但没有穴位名，脉与脏腑关系也未建立，诸脉之间亦无联系。

《内经》和《难经》的问世，标志着经络学说的形成，经络作为最早的名词，首见于《内经》，如《灵枢·邪气脏腑病形》云："阴之与阳也，异名同类，上下相会，经络之相贯，如环无端。"《灵枢·邪客》云："地有十二经水，人有十二经脉。"把人体的经脉或血管比喻为自然界河水的流动。《内经》系统论述了十二经脉循行部位、属络脏腑，以及十二经脉发生"是动病""所生病"病变的证候，记载了十二经别、经筋、皮部等内容，同时指出了十二经脉和十五别络的区别，对奇经八脉也有分散论述，还记载160个穴位名称，这是关于经络学说最早、最详尽、细致的论述。《难经》提出了完整的奇经八脉起止循行和病候，创"奇经八脉"一词，明确了奇经八脉的作用，更加完善了经络学说的内容。东汉末年，张仲景结合临床实践经验，在《伤寒杂病论》以六经论伤寒，以脏腑论杂病，把疾病的发生、发展、传变与经络及其所属脏腑联系起来，开创了把经络辨证理论与临床实践密切结合的先河。

2. 晋隋唐宋时期——经络理论临床应用深化发展时期

晋、隋、唐、宋时代，是中医药发展史上鼎盛时期，亦是经络学说应用于临床应用发展的重要阶段。晋代皇甫谧《针灸甲乙经》记载穴位349个，王叔和的《脉经》详细记载了辨十二经脉、奇经八脉病证的脉象诊断。唐代甄权对古代经络穴位图（明堂图）进行修订，得到孙思邈的高度评价；南宋王执中主编的《针灸资生经》，对穴位又有所增补；宋代王唯一主持铸造经络穴位模型“铜人”，并编著《铜人腧穴针灸图经》，较甄权的明堂图又进了一步；滑伯仁在《十四经发挥》中将任督二脉与十二经并论，补充总结了任督二脉病候，进一步充实了经络辨证的内容；元代滑寿著《十四经发挥》成为后世学习经络的参考书。金元时期中医学在理论和临床上都有新的突破和发展。张元素在《珍珠囊》书中创立药物归经理论，认为制方必须“引经报使”，才能使药物专入其经而更好地发挥效用；其后，李杲的《用药法象》、王好古的《汤液本草》，在此基础上均对经络辨证用药有所发展；朱震亨则在《丹溪心法》中补充了十二经脉病候。

3. 明清时期——分经论治深化发展时期

明·李时珍在《奇经八脉考》中整理和阐发了奇经八脉的循行、脑穴及病候理论。叶天士运用奇经八脉理论结合临床经验提出了“久虚不复，必延及奇经”，“初病气结在经，久病则血伤入络”，为后世从络脉论治久病顽疾提供了理论指导。清代由于针灸学术很少发展，经络专书很少，但对分经辨证和用药比较重视，如他对奇经阴阳失调和奇经虚实证的详细论述，至今仍广泛应用于临床。杨继洲的《针灸大成》，总结了16世纪以前的针灸经验，对经络学说的临床应用及发展做出了贡献。

4. 经络学说现代研究进展——实质研究和临床应用深化发展时期

新中国成立后，针灸基础理论及经络研究日益深入，经络研究作为科研课题，在经络生理、病理、诊断、治疗及生物学基础方面取得了一定进展，主要分为三个阶段：

20世纪50年代中期到60年代中期这一时间段，从1956年经络实质的研究被列为全国自然科学发展规划的重点项目起，到“文革期间”经络曾一度被视为糟粕止。其主要的研究方向为：经络的形态学研究和皮肤电现象的观察，初步发现经穴有低电阻的趋向。据此有人认为皮肤的良导经络现象即是经络通路的客观证据。

20世纪70年代初期到80年代末期这一时期，以1972年解放军309医院对循经感传现象进行调查起，到经络的研究被列入国家攀登计划前为止。其主要研究方向有三个方面，即：循经感传等经络现象及其机制的研究；经穴脏腑相关及其联系途径的研究；经脉循行路线的客观检测及其物质基础的研究。

20世纪90年代初至今 1990年“经络的研究”被列入国家攀登计划（即国家基础性研究重大关键项目计划），我国的经络研究全方位展开。主要在神经生物学、生化、物质基础等方面取得一定成果。这一时期内经络的研究转向多学科协同攻关。针对经络的各种研究方向在原有的基础上进一步深入。同时，随着许多其他领域的科研人员相继介入，经络研究队伍不断壮大，科研水平整体提高，经络研究步入了一个新的发展时期。

科学发展到今天，我国对经络的研究也倾注了很大的力量，国家的七五、八五、九五，在这几个五年计划中，有关经络研究的攀登课题、攻关项目都已经立项，做了非常深入的研究。但迄今为止，可以说，我们仍然没有发现经络的实质。经络究竟是什么？各种说法也层出不穷，至今尚无一致答案。

第一，经络是运行气血的道路，所以有人指出经络属于血管；第二，经络具有联系作用，能够联络全身，所以也有人认为经络属于神经系统，是神经；第三，也有的观点认为经络是神经和血管的一种整合；第四，甚至还有人提出，经络是宇宙场与人体场相互感应所形成的。这些认识，都没有反应经络的实质或者反映经络的本身。尽管经络的实质没有被找到，但是在广泛深入研究的基础上，因经络的存在而反映出来的生理现象都得到了证明。比如，我们讲的循经感传现象，即针刺某一个部位，沿经络循行，其他部位也有酸麻重胀感觉的现象。有些人有经络敏感现象，即，扎某个穴位以后可以在相应的经脉上产生敏感反应，出现一条红线的现象；对于针感的诱导，也可以对针感进行阻滞的现象等，都得到了很好的证明。此外，针刺麻醉技术也曾在国际上引起过轰动。早在美国总统尼克松访华期间，他就在上海目睹了针刺麻醉手术的全过程，不由赞叹中国针灸的神奇。因此，针灸治疗得以流传美国，并在当今的美国纳入医保范畴，得到政府的认可，甚至在全世界针灸理论与疗效都正在赢得广泛的认可和赞扬，这一切，都离不开经络学说的指导。所以尽管经络“看得见，摸不着”，也就是说经络的感传现象看得见，而经络的实质找不到，但是经络的客观存在是不容置疑的。

经络就是人体的一个组织结构，这个组织结构有一定的循行，有它的实质所在。最新研究表明，经络实质上是人体中的一个“耗散结构”。“耗散结构”是物理学家普利高津提出的一个理论，是说在一个开放的巨系统中，系统和环境不断进行物质能量的交换，当达到一定阈值后，系统会出现一种有序结构，一旦物质和能量交换丧失，这种活的有序结构就会瓦解。如日常生活中我们烧热水，不断加热，相当于给壶水系统以能量，100℃以下时，水面是平静的，当继续加热超过100℃后，水面出现“六角形花纹”，这种花纹就是“耗散结构”，一旦不再加热，这种结构就消失，水面归于平静。人体中的经络就是靠饮食水谷和自然界清气提供能量以维持的这样一种活的“耗散结构”，一旦停止呼吸和饮食，这种结构就不再存在。所以，活体上可以感知经络的存在，尸体上经络就没有了，这也是经络“看得见，摸不着”的机制所在。

第二节　经络学说的内容

一、经络学说的概念

经络是运行全身气血，联络脏腑肢节，沟通上下内外的通路。经络是一个道路，能够运行全身的气血，能够联络全身，联络脏腑肢节，沟通上下内外。也有的书称作“沟通表里上下”。表里上下和上下内外是基本相同的。经络就是一个道路，它的含义有两个方面：一是气血运行的道路，二是联络全身的道路。也有的人提出来，所谓的经络是经脉和络脉的总称。可能把它称为经脉和络脉的总称，更能反映问题，而称之为一个道路能够运行气血、能够联络全身，是我们现代人所讲出来的。随着对经络研究的深入，对经络本质的揭示可能还会产生一些新的认识和看法。因为随着医学的发展，认识深度也会随之增加。

二、关于经脉和络脉的区别

所谓脉是经络系统的主干，大多是纵行分布的，是直行的。为什么说是多为纵行、多为直行呢？是因为五十六条经脉当中只有带脉是横行的。五十六条经脉是如何计算出来的？十二经脉各有两条，左右是对称的，所以十二经脉共有二十四条；十二经别也是左右对称的，也是二十四条，加起来是四十八条；奇经八脉有八条经脉，因此，四十八条加上八条，总共是五十六条经脉。而五十六条经脉当中，只有带脉起于季胁，如腹部腰带一样环腰一周，也只有带脉是横行的。其余五十五条经脉都是纵行的。因此，经脉多纵行分布，而且一般常为"线状分布"。其循行部位较深。《内经》云："伏行于分肉之间。"分肉指肌肉，前人称肌肉外层为白肉，内层为赤肉，赤白相分，或谓肌肉间界限分明，故名。《内经》用了一个"伏"字，"伏"的意思是"潜伏"。所以我们讲经络的分布，循行部位深的就是经脉，浅的就是络脉，而且经脉与脏腑有着密切的联系，即十二经脉与脏腑有络属关系。但是，十二经别和奇经八脉则没有这样的络属关系。络脉是经脉的分支，既有纵行的也有横行的。它是纵横交错的。络脉纵横交错，就像网络一样遍布于全身，一般常称为"网状分布"。而络脉分布的部位、循行的部位是比较浅的，而且与脏腑没有直接的联系，这也是经脉和络脉最主要的区别。

《医学入门》提到"经者，径也"，这个"径"，是我们今天所讲的直径的"径"。径直者曰"经"，直行的、纵行的就是"经"。而经之支脉旁出者为"络"。经的支脉、经的分支属于络的范畴。经脉和络脉共同把人体的脏腑、器官、孔窍以及皮肉筋骨等组织连接成了一个有机的统一的整体。这有机整体是如何构成的？一些复杂的组织如何构成了一个内外协调统一的整体？对此，我们认为主要是依靠着经络的联络作用，见表5-2-1。

表 5-2-1　经络的概念及经络区别简表

- 经络：经脉和络脉的总称，具有 { 运行全身气血 / 联络脏腑肢节 / 沟通上下内外 / 调节功能活动 } 的作用
- 经络
  - 经脉：经，路径。经脉是主干，纵行于固定的路径，多循行于深部
  - 络脉：络，网络。络脉是分支，纵横交错，网络全身，多循行于浅部

三、经络系统的组成

经络系统是由经脉和络脉组成的。经脉有三，分别为十二经脉、奇经八脉和十二经别。经别是属于经脉系统的，是因为经别的循行是比较深的。因为十二经脉和奇经八脉不同，有奇经，所以就有了正经的说法。即十二正经、奇经八脉。经脉是经络系统的主干，是能够数得清的，也是最主要的。而络脉是分支，络脉也有三个部分，分别为别络（或称为十五别络、十六别络）、浮络（浮而可见者）、孙络（细小者）。经脉主干，络脉则是经脉的分支。1984 年出版的《中医基础理论》五版教材当中所提出的关于经络系统的组成分别为经脉、络脉、经筋和皮部。2005 年出版的刘燕池、雷顺群主编的《中医基础理论》提出的关于经络系统的组成分别为经脉、络脉、连属组织。在连属组织中包括经筋和皮部，即将五版教材的"经筋和皮部"合成为"连属组织"。2012 年出版的高思华、王键主编的《中医基础理论》提出的关于经络系统的组成分别为经脉、络脉、连属部分。在连属部分中包括外连十二筋经和十二皮部，内属五脏六腑，即是增加了"内属五脏六腑"的内容。可见，关于经络系统的组成认识是不断深入发展的。这些组成部分在多选题当中是有所涉及的，比如编成几组题来询问我们经络系统的组成是什么。答案就是以所学教材为标准答案。按照最新认识，其基本要素应该有：经脉、络脉、连属组织（外连经筋和皮部、内属脏腑），见表 5-2-2。

表 5-2-2 经络系统的组成简表

- 经络系统
  - 经脉
    - 十二正经——人体内规则循行的十二条经脉，是经络系统的主体
    - 奇经八脉——十二经脉以外的八条重要经脉
    - 十二经别——十二经脉别行分出的十二条重要支脉
  - 络脉
    - 别络——较大的和主要的络脉
    - 浮络——浮现于体表的络脉
    - 孙络——细小的络脉
  - 连属组织
    - 外连
      - 经筋——十二经脉连属于筋肉的体系
      - 皮部——十二经脉及其所属络脉在皮表的分区
    - 内属——脏腑

关于经络系统的组成，按照五版教材的观点，经络系统分别是由经脉、络脉、经筋和皮部这四个部分所组成，而经脉就包括了三个部分，分别为十二经脉、奇经八脉和十二经别。十二经脉又可称作十二正经，络脉有的称为十五别络，也有的称为十六别络，所谓的十六别络就是十五别络再加上胃之大络，另外还有细小的称为孙络，浮而能见者称为浮络。此外，还有十二经筋、十二皮部。这是五版教材当中所提到的经络系统的组成。如果用形式逻辑来进行分析，那么这个组成是值得商榷的。为什么呢？十二筋经和十二皮部都是分别属于十二经脉的。所谓十二经筋，是十二经脉之气结、聚、散、络于肌肉关节的体系。结、聚、散、络四个字是杨上善《太素》提出来的，即是说，十二经筋是十二经脉和肌肉关节的连属部分，它要从十二经脉之气来进行调节。而十二皮部，是指十二条经脉在皮肤的一个分区，《素问·皮部论》说“皮有分布”，即十二经脉在皮肤的分区，而如果用这个内容来分析十二经筋和十二皮部，它们都是属于十二经脉连属在经筋关节肌肉或分布在皮肤的部分，那么我们分类时就不能把十二经脉和经筋、皮部并列称，而应该属于“连属组织”，所以刘燕池、雷顺群主编的《中医基础理论》教材做了调整。高思华、王键主编的《中医基础理论》又增加的“内属五脏六腑”，就把与经络有关的组织结构全方位展现出来了，因此，我们对知识的理解一定要全面，具体内容应该理解清楚。

第三节 十二经脉

经络系统组成理解了之后，我们就要讲解经络学说中的十二经脉了。十二经脉的内容也是经络这一章最基本、最重要的内容，也是我们要重点讲述和介绍的部分。

一、十二经脉的名称

首先，我们看一下十二经脉的名称，以前我们学习使用经脉名称时比较简单，就提一个脏或是一个腑的名称就可以了。比如讲五脏、六腑之间的关系时，我们提到肺的经脉属肺络大肠，大肠的经脉属大肠络肺，所以肺和大肠之间依靠经脉的络属关系构成了一对表里关系。我们只讲“肺经”或者是“大肠经”这样一个脏或者一个腑的名称就可以了。但是我们学完经络学说以后，我们再讲到经脉的名称，单用一个脏或腑的名称是不够的。关于十二经脉的名称，见表 5–3–1。

表 5–3–1　十二经脉的名称

手足阴经	手三阴经	手太阴肺经、手厥阴心包经、手少阴心经
	足三阴经	足太阴脾经、足厥阴肝经、足少阴肾经
手足阳经	手三阳经	手阳明大肠经、手少阳三焦经、手太阳小肠经
	足三阳经	足阳明胃经、足少阳胆经、足太阳膀胱经

从上表可以看出，所谓十二经脉的名称，实质包括了三个要素，这三个要素分别是手或足，阴或阳，脏或腑三个要素。

①**手足：**就经脉循行而言，分布于上肢的为手经，而分布于下肢的则是足经。十二经脉手有六经，即手三阴、手三阳；足亦有六经，即足三阴、足三阳。

②**脏腑：**十二经脉的第二个要素就是关于脏腑的名称。我们在学习五脏六腑时学了十一个脏腑，现在讲经络时讲的是十二经脉，涉及十二个脏腑名称。在此，大家一定记住，增加了心包，把它作为一个脏加入进来，心包也可以称作心包络或包络，变成了六个脏以和六腑相配，即六个脏配六个腑。以前我们讲五脏六腑的表里关系，即肝合胆、心合小肠、肺合大肠、脾合胃、肾合膀胱，六腑中没有提到的是三焦，对三焦没有过任何描述。现在，就可以提出三焦与心包是相表里的。因此，用十二个脏腑来命名十二条经脉。

③**阴阳：**十二经脉名称的第三个要素是阴阳的名称。脏腑的名称属于五脏者，在四肢是分布在肢体内侧面循行的，因为内侧面属阴，而五脏也是属阴的，所以把它称之为阴经。而属于六腑的，则循行在肢体的外侧面，因为外侧面属阳，而六腑也属阳，所以把它称作阳经。综上，关于十二经脉的命名原则见表 5–3–2。

表 5-3-2 十二经脉的命名原则

- 命名原则
  - 阴阳
    - 阴：分布四肢内侧面的经脉
      - **太**阴经、**少**阴经、**厥**阴经——太少厥，阴气由多到少——三阴、二阴、一阴
    - 阳：分布四肢外侧面的经脉
      - **阳**明经、**太**阳经、**少**阳经——阳太少，阳气由多到少——三阳、二阳、一阳
  - 脏腑
    - 脏为阴，每一条阴经分别隶属于一脏
    - 腑为阳，每一条阳经分别隶属于一腑
  - 手足
    - 手：行于上肢，起于或止于手的经脉，命名为手经
    - 足：行于下肢，起于或止于足的经脉，命名为足经

关于手足三阴三阳的问题，需要着重讨论一下。《内经》认识自然界和人体所用的归类方法，是一个阴阳的分类法。阴阳是自然界的基本规律。作为宇宙一个“大道至简”的纲领，“阴阳”运用一分为二的思想，把所有的事物分成了相对的两个方面，但是自然界复杂、多变，仅仅用阴阳定性是不够的，因阴阳之气的多少各有所不同。因此，《内经》又根据阴阳之气多少的不同，即依靠量的多少，进一步把阴阳分成三阴三阳。而三阴三阳在中医学中是非常复杂的，因为《内经》所讲的三阴三阳在不同的篇中它们所包含的意思是各不相同的。至今尚未有统一的观点。尤其是运气学说中的三阴三阳更为复杂。我们所讲的三阴三阳，仅仅是局限在经络学说中的运用，不能用现在所讲的三阴三阳去解释其他的问题。下面我们看一看具体的三阴三阳划分与作用。

根据阴阳气的多少分为三阴三阳。根据阴多少的不同，把阴分成了三个，分别是太阴、少阴和厥阴。太者，大也，太就是大的意思。所以说太阴的阴气是最多的、是最盛的。太阴的阴气最多，而少阴的少，少者，少也。所谓的少阴就是阴气少，阴气减少了就称之为少阴。比太阴的阴气要少。第三个是厥阴，厥者，尽也。所以厥阴的阴气是最少的。厥阴是阴气尽，阴气最少之意。根据阴气多少的不同把阴分为了太阴、少阴和厥阴。根据阳多少的不同，也把阳分为了三个方面。第一个是阳明，因为阳明的阳气是最盛的。《素问·太阴阳明论》云：“两阳合明谓之阳明”，把两个阳放在一起就是阳明，二总是要大于一的，所以阳明的

阳气是最盛的。第二个是太阳，太阳，太者，大也，所以太阳的阳气是旺盛的，但是太阳的阳气不是最盛的，而太阳的阳气比阳明要少。当然，这个说法仅仅是用来解释经络当中的三阴三阳。而在运气学说的六气当中的三阴三阳又有另外的一个说法。而少阳的阳气是最少的，所以按照阳的多少的不同，分别把阳分为阳明、太阳和少阳三个部分，这是关于《内经》根据阴阳多少的不同，把阴阳再次分为三阴三阳的一个说法。

划分三阴三阳的作用是解决表里配合和四肢分布问题。首先，三阴三阳的表里配合特点是"多配多、少配少"。所谓的表里配合，表指的是阳，里指的是阴，因为阳是主表的，阴是主里的，所以表里配合就是阴阳配合。《内经》在讲到阴阳配合关系时，是多的和多的相表里；少的和少的相表里；最少的和最少的相表里。也就是说，太阴和阳明是相表里的。太阴和太阳是没有表里关系的，有时我们喜欢"对号入座"，与太阴关系密切的就选太阳，与少阴关系密切的就要选少阳，实际上是不对的。太阴的阴气最盛，而阳明的阳气最多，所以太阴和阳明是相表里的；而少阴和太阳是相表里的；厥阴和少阳是相表里的。印证了"多的和多的相表里、少的和少的相表里、最少的和最少的相表里"这句话。我们看表 5-3-3，显而易见，太阴和太阳，少阴和少阳，是没有任何关系的，多的是太阴、阳明；少的是少阴、太阳；最少的是厥阴、少阳；**其次，十二经脉在体表分布规律是"多位于前、少位于后，最少位于中"。**十二经脉在体表的分布规律是多的分布在前，也就是说太阴、阳明在前；少的分布在后，即少阴和太阳分布于后；而最少的分布在中，厥阴和少阳，一个阴气尽、一个阳气最少，所以分布在中。十二经脉在体表的不同部位，分别划分为前中后三个不同的部分与三阴三阳相合，这是三阴三阳在体表的具体分布规律，可以帮助我们去理解经脉的名称；另一方面也可以解决表里关系以及十二经脉的分布规律问题。

表 5-3-3　十二经脉表里关系表

表	手阳明经	手少阳经	手太阳经	足阳明经	足少阳经	足太阳经
里	手太阴经	手厥阴经	手少阴经	足太阴经	足厥阴经	足少阴经

十二经脉的名称包括了手足、脏腑和阴阳这三个要素。手的三条阴

经的名称分别为手太阴肺经、手厥阴心包经、手少阴心经。手的三条阳经分别为手阳明大肠经、手少阳三焦经、手太阳小肠经。而足的三条阴经分别为足太阴脾经、足厥阴肝经、足少阴肾经。足的三条阳经分别为足阳明胃经、足少阳胆经和足太阳膀胱经。以上，分别是手的三条阴经、手的三条阳经、足的三条阴经和足的三条阳经的名称，共有十二条经脉。关于十二经脉的名称，这十二个名词，是基本概念，掌握它是基本功。因为有的老师在考试时，包括考针灸，出的题目不一定三个要素都有，如问："足太阴经所下接的经脉是"，如果连经脉名称都不熟悉，就答不出来了。如果名词熟悉，知道足太阴经是脾，那就很容易按照经脉循行规律得出结论：下接手少阴心经。

二、十二经脉的走向和交接规律

①**走向规律**。走向是指的十二经脉的循行方向。走向的规律就是循行方向的规律。在马王堆汉墓出土的资料中，有《足臂十一脉灸经》《阴阳十一脉灸经》。其中，都只记载了十一条经脉。在《灵枢·经脉》记载了十二经脉的循行规律。至于为什么从十一条经脉变成了十二条经脉，我们现已无从考证。《足臂十一脉灸经》和《阴阳十一脉灸经》里所讲的经脉的走向都是从下向上，从外向里的，即都是向上循行、向内循行，而到了《灵枢·经脉》所记载的十二经脉与其完全不同。有向上的，也有向下的；有向内的，也有向外的，展现了一个非常完美的走向规律。如《灵枢·逆顺肥瘦》说："手之三阴，从脏走手；手之三阳，从手走头；足之三阳，从头走足；足之三阴，从足走腹。"是说手三阴经分别起于胸中，走向手指末端，交于手三阳经；手三阳经均起于手指末端，走向头面部，交于足三阳经；足三阳经分别起于头面部，走向足趾末端，交于足三阴经；足三阴经分别起于足趾，走向腹腔、胸腔，交于手三阴经。这样，就构成了一个"阴阳相贯，如环无端"（《灵枢·营卫生会》）的循环路径。

此处的脏指的是胸。因为手的三阴经分别是手太阴肺经、手少阴心经和手厥阴心包经，而肺心是在胸中的。对于心包历来有不同的认识，如果按照我们今天所讲的心包裹心，是为心包膜，它也是在胸中的。此外，《难经》中所讲的心包，是有名而无形的。《难经》讲到"三焦、心包，皆有名而无形”。它认为，心包也是有名而无形的。肺、心、心包，分别对应手太阴肺经、手少阴心经、手厥阴心包经，这三条阴经所属的脏均在胸中。所以从脏走手，也就是从胸走手。“手之三阳，从手走头”，指的是手的三条阳经，是从手指的末端向头面部循行。因为手三阴经从胸走手，到了手指端要终止，下接的是手三阳经，手三阳经分别为手阳明大肠经、手太阳小肠经、手少阳三焦经，都是从手指末端向头面部循行的，此处的头指的是头面部，而到了头面部，手三阳经也要终止。“足之三阳，从头走足”，足的三条阳经分别是足阳明胃经、足少阳胆经、足太阳膀胱经。这三条阳经从头面部向足趾末端循行，此处的足指的是足趾端，到了足趾端之后，足三阳经也要终止，终止以后向下相交的是足的三条阴经。“足三之阴，从足走腹”，足的三条阴经分别为足太阴脾经、足厥阴肝经、足少阴肾经。足的三条阴经需要从足向腹部循行，最后，足三阴经再向上行，从腹到胸，到胸中去与手三阴经相交。方向是从下向上的、从外向内的。可见，十二条经脉从上向下，或从下向上；由里及外，或由外及里的循行，其走向规律是：**手三阴经从胸走手，手三阳经从手走头，足三阳经从头走足，足三阴经从足走腹到胸。**关于十二经脉的走向规律，既可以考简答题，也可以考填空题，选择题中也经常会见到，所以对这四句话大家一定要记住，见图 5–3–1。

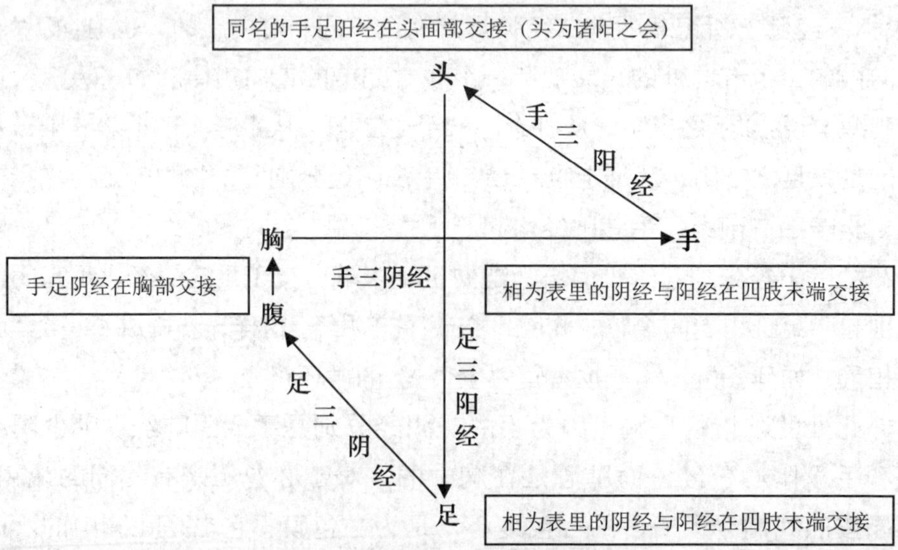

图 5–3–1　十二经脉的走向交接规律示意图

②十二经脉交接规律。在十二经脉的循行衔接过程中，其交接的部位呈现出明显的规律性。即：相为表里的阴经与阳经在四肢部衔接，其中相表里的手三阴经与手三阳经在上肢末端（手指）交接，相表里的足三阳经与足三阴经在下肢末端（足趾）交接；同名的手、足阳经在头面部相接；手、足阴经在胸部交接，见图 5-3-1。

③十二经脉交接具体规律的进一步分析

手太阴经在上肢内侧前端，向下在食指端接手阳明经，手少阴经在后端向下在小指端交于手太阳经，手厥阴经在中线向下在无名指端接手少阳经，手里表两经相交，是手阴经接阳经。而足三阴经与足三阳经相交，就在足趾端相交。它的具体规律是表里两经相交，比如足少阳胆经向下与足厥阴肝经在足大趾端相交，是阳经在前，阴经在后，所以称为表里两经相交，是足阳经接阴经。比如足阳明胃经向下在足大趾端与足太阴脾经交接，是阳经在前，阴经在后；而足太阳膀胱经往下，在足小趾端与足少阴肾经交接，也是阳经在前，阴经在后；足少阳胆经向下在足大小趾端丛毛际与足厥阴肝经交接，也是阳经在前，阴经在后。所以把它称为表里两经相交。这是阴经和阳经的具体的交接规律，相交的部位是手指端或足趾端。总之，手三阴是在手指端交接手三阳的，具体的规律是里表两经相交；足三阳和足三阴是在足趾端相交的，具体的规律是表里两经相交。

手三阳和足三阳是在头面部相交的，即阳经交接于头面部。进一步分析其具体规律是手足同名的阳经相交。手足同名的阳经有三对，如手阳明与足阳明，手太阳与足太阳，手少阳与足少阳，是指三阳的名称是相同的。如手太阳小肠经与足太阳膀胱经相交于目锐眦，目锐眦就是内眼角。

手三阴与足三阴是在胸中相交的，阴经在胸中相交接。手三阴交足三阴，它的具体规律是不能同名经相交的。如果是手足同名的阴经相交，那么十二经脉运行气血的通道就不是一个圆环，而会是三个小的圆环。如手太阴肺经向下在手指端交于手阳明，就是里表两经相交。手阳明在头面部交接下一条经脉，如果是手足同名经相交，则应该交于足阳明经。足三阳经从头走足，在足趾端交于足三阴，具体规律是表里两经相交，与足阳明胃经相表里的是足太阴脾经，则足阳明交于足太阴。足三阴经从足走腹，上至胸，在胸中交于手三阴。如果是同名阴经相交，那么足太阴向下应该是交于手太阴的。如果足太阴交了手太阴，四条经脉就构成了一个圆环。十二条经脉就变成了三个圆环，而不是一个大的环。所以，阴经相交是不能与同名阴经相交的。这些阴经交接有哪些内在规律可循呢？简而言之，是**“足经交手经、由多交少，从最少交多”**地交接。比如足太阴，足太阴如果交于手太阴是“多交多”，阴气最盛，这是不对的，应该交阴气少者，比太阴的阴气少的是少阴，所以，足太阴交的是手少阴；而足少阴再往下交比少阴的阴气少的应该是厥阴，所以，足少阴肾经再向下交的是手厥阴心包经；而足厥阴肝经再往下交，厥阴已经是最小的了，没有比厥阴更小的了，那么就要交一个最多的，所以，足厥阴肝经再往下交的是手太阴肺。这是**足三阴交手三阴的一个具体规律和方法**。另外一个有助于记忆的方法是：太阴是三阴，而少阴是二阴，所以足太阴交手少阴；少阴是二阴，厥阴是一阴，所以足少阴交手厥阴；而足厥阴最少，再往下就交一个最多的，足厥阴是一阴，手太阴是三阴，所以足厥阴交手太阴。如果用数字来讲，可以变成三二一三。即足三阴交手二阴，足二阴交手一阴，足的一阴交手三阴，是三交二、二交一、一交三。也就是三二一三的交接规律。以上就是关于十二经脉相接规律的进一步的认识和分析，希望大家能理解，以便于记意。

三、十二经脉的分布规律

十二经脉的循行既在体内与脏腑相络属，又循行于体表。这里要讲解的是十二经脉在体表的分布规律，它与十二经脉的循行规律有所不同。因为十二经脉是左右对称的，左、右侧各有一条，所以十二经脉一共是二十四条经脉，左右对称地分布于全身。在体表的分布也是有一定规律的。为了认识和分析十二经脉在体表的分布规律，我们把躯干、头面部、四肢做了一个划分，分成三个不同的部位来进行解析，见表5-3-4。

表 5-3-4　十二经脉体表分布规律

- 十二经脉分布规律
  - 四肢
    - 阴经：在内侧面
      - 前缘：太阴
      - 中线：厥阴
      - 后缘：少阴
    - 阳经：在外侧面
      - 前缘：阳明
      - 中线：少阳
      - 后缘：太阳
  - 头面部
    - 阳明经：面部、额部
    - 太阳经：面颊、头顶、头后部
    - 少阳经：头侧部
  - 躯干部
    - 手
      - 手三阳经行于肩胛部
      - 手三阴经均从腋下走出
    - 足
      - 足三阳经
        - 阳明经行于前(胸、腹面)
        - 太阳经行于后(背面)
        - 少阳经行于侧面
      - 足三阴经：行于腹面
      - 自内而外顺序：肾经、胃经、脾经、肝经

（以上）十二经脉左右对称分布

1. 四肢部位

阴经分布于四肢内侧面，阳经分布于四肢外侧面。其分布规律大体上是太阴、阳明经在前缘；厥阴、少阳经在中线；少阴、太阳经在后缘。其中，下肢内侧内踝上 8 寸以下的经脉分布不符合上述规律，即：足厥阴肝经在前，足太阴脾经在中，在内踝上 8 寸处两条经脉交叉，复归于常，见表 5-3-5。

表 5-3-5　十二经脉在四肢部的分布规律

阴经（属脏）	循行部位（阴经行于内侧，阳经行于外侧）		阳经（属腑）
手太阴肺经	上肢	前缘	手阳明大肠经
手厥阴心包经		中线	手少阳三焦经
手少阴心经		后缘	手太阳小肠经
足太阴脾经 ※	下肢	前缘	足阳明胃经
足厥阴肝经 ※		中线	足少阳胆经
足少阴肾经		后缘	足太阳膀胱经

※ 在内踝 8 寸以下，足厥阴肝经在前，足太阴脾经在中线，足少阴肾在后缘

十二经脉在四肢部的分布规律，讲起来比较简单，但理解起来比较难。如果从内容上来分析，首先，手的三条阴经和手的三条阳经是分布在上肢的；足的三条阴经和足的三条阳经是分布在下肢的。其次，阴经是分布在内侧的；阳经是分布在外侧的。这种分布符合我们所讲的阴阳的基本规律，即，内为阴而外为阳。所以阴经在内侧，阳经在外侧。而在肢体，上肢和下肢分别又有前缘、中线和后缘三个不同的部位，分别有前中后三条不同的线。太阴是阴气最多的，阳明是阳气最多的，多的是分布在前的，所以，太阴和阳明是分布在前缘的；少阴是阴之少，太阳是阳之少，所以，少阴和太阳是相表里的，少阴和太阳也就分布在后缘；而最少者厥阴是阴气尽，少阳是阳气最少，所以，厥阴和少阳是相表里的，厥阴和少阳也就分布在肢体的中线。这样，把肢体分为了前缘、中线和后缘。这三条线分别是多者太阴、阳明在前；少者少阴、太阳在后；而最少者厥阴、少阳在中。这就是关于十二经脉在四肢分布的具体规律。

此外，关于肢体的前中后这三条线需要做一个说明，因为它非常具体，又非常抽象。手经在上肢，足经在下肢；阴经在内，阳经在外；多的在前，少的在后，最少的在中。

先来看上肢内外、前后三条线的划分。解剖学在描述人体时，就像大家所看到的解剖挂图一样，非常精确，且直观可见，解剖挂图上的四肢是张开的，甚至连手掌都是张开的。解剖学所讲的肢体的侧，有桡侧和尺侧。拇指这一侧指的是桡侧，而小指这一侧指的是尺侧，因为拇指这边有桡骨，小指这边有尺骨，所以是桡侧和尺侧。而上肢内侧面（掌心）这一侧以前叫屈侧，而上肢外侧面（手背）这一侧以前叫伸侧，也有提到的是掌侧和背侧，即手掌这一侧和手背这一侧。中医学所描述的名词所使用的解剖姿势中，站立时的手是贴到身体两侧的，掌心是向着身体的。当掌心向着身体以后，上肢可分出内外前后。所谓的掌侧就是内侧，手背这一侧就是外侧。当手掌贴在身体两侧的时候，也会分出前后，所以，上肢既有内外又有前后，手掌这侧是内侧，而手背这侧是外侧。当手掌贴在身体两侧时，拇指是向前的，而小指是向后的。所以，如果从拇指向小指侧方向，就有了前中后的区别，即上肢内侧的前缘、上肢内侧的中线和上肢内侧的后缘；而上肢的外侧也有前中后三条线，分别是：

上肢外侧的前缘、上肢外侧的中线和上肢外侧的后缘。整条手臂都是一样的。什么是上肢的内侧、外侧分别有的前、中、后三条线，通过讲解，相信大家对其具体部位就清楚了。有了具体部位的概念，就能够帮助我们来理解手部经脉的分布了。上肢内侧前缘、中线和后缘，上肢外侧的前缘、中线和后缘分别对称分布着十二经脉中的六条经脉。

再来看下肢内外、前后三条线的划分。下肢也有内侧和外侧之分，下肢的内侧和外侧我们理解起来是有些困难的。当人体站立时两脚并拢能够相贴近的部分就是所说的下肢的内侧，所以下肢的内侧是非常少的。上肢可以讲是两个面，我们看得非常清楚：手掌心这侧是上肢的内侧，而手背这侧是上肢的外侧，实际上是两个面。而下肢是一个圆柱体，所谓下肢的内侧是从膝盖和腘窝的中线前后纵切，靠近两腿相贴近的两个部分是内侧，反方向则是外侧。那么，下肢内侧的前缘是指挨着膝盖中线最近的内侧前缘、下肢内侧的中线是指内侧裤缝对应处、下肢内侧的后缘是指内侧裤缝后与足跟接近处；而下肢外侧的前缘是指挨着膝盖中线最近的外侧前缘、下肢外侧的中线是指外侧裤缝对应处、下肢外侧的后缘是指外侧裤缝后与足跟接近处。这六条线分别对应下肢的六条经脉。十二条线分别有十二条经脉，这是一个一一对应的关系。

无论上肢和下肢，其分布的一般规律是：**内侧面由前向后依次分布的是“太厥少”（太阴、厥阴、少阴）；外侧面由前向后依次分布的是“阳少太”（阳明、少阳、太阳），**这是考试常考到的内容。

关于内踝上 8 寸的问题。即在内踝 8 寸以下，足厥阴肝经在前，足太阴脾经在中线，足少阴肾经在后。到内踝 8 寸以上，才恢复足太阴脾经在前，足厥阴肝经在中，足少阴肾经在后。这是考试经常出现的考点，与足厥阴肝经和足太阴脾经的起点是有关系的。足太阴脾经的起点是足大趾内侧端赤白肉际的隐白穴。什么叫赤白肉际呢？因为足背颜色是深的、是赤的、是红色的；而足掌（脚底）颜色是浅的、是白色的。在这个深浅二色交界的地方有一个边际，就是赤白肉际。手掌和手背有一条交界的线也是赤白肉际。足太阴脾经的起点是起于足大趾内侧端，两脚相并，大趾是有内外的，两个大趾相近、相靠的那是内侧端。而足厥阴肝经是起于足大趾脚掌后的丛毛际，可见，脾经在后，肝经在前。因此，在内踝上 8 寸处需要让足厥阴、足太阴两条经脉交叉，当两条经脉交叉以后，才有足太阴脾经在前、足厥阴肝经在中、足少阴肾经在后的一般规律。所谓内踝上 8 寸，不是我们量体裁衣时的 8 寸，8 寸的长短是因人而异的，对于不同身高的人，8 寸的长短是不一样的。实际上，它只是一个比例，是人为地把它做了一个划分，每个人用自己的手来度量，所谓“手指同身寸”，常见的同身寸法见图 5–3–2，度量简单方法是：从内踝起，两个四横指（6 寸），再加两拇指（2 寸）。

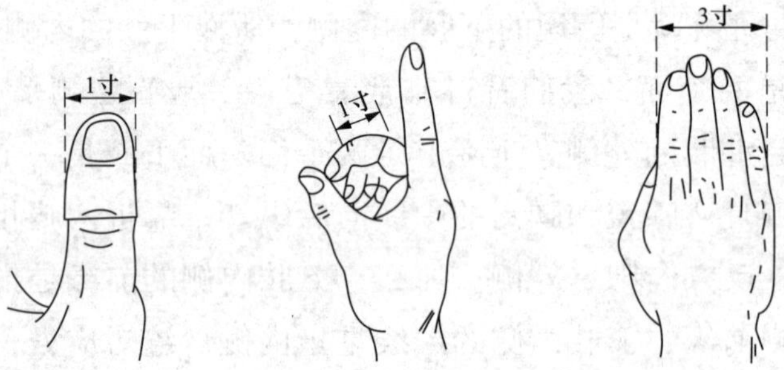

图 5–3–2　手指同身寸度量法示意图

2. 头面部位

“头为诸阳之会”，头面部主要分布的是手足阳经。其中，手、足阳明经行于面部、额部；手、足少阳经行于头侧部；手、足太阳经行于面颊、头顶及头后部。

头面部分布着手三阳经和足三阳经，即分布的是手足六阳经。阴经没有上头。头面部所分布的就是六条阳经。所以，我们把头称作“诸阳之会”。头部的阳气是充盛的，所以头面部是耐寒的，而这就是中医学对生命现象的一种解释。把头面部分成前中后三个部分，则阳在前，阳明的阳气最盛，正所谓“两阳合明谓之阳明”，所以，它分布在前；而太阳的阳气是次于阳明的，所以太阳经分布在后面；少阳是阳气最少者，所以少阳是分布在中的。头面部的前中后是如何来分的呢？当人直立时，面额部属于前，而头的两侧属于中。手足太阳经是交接于目内眦的，即交于内眼角。所以，足太阳膀胱经起于目内眦的睛明穴。左侧一条，右侧一条，左右对称的。然后两条经脉向上循行，经过头顶，再经过后头部，也就是枕部，然后再向下一直到了项部，再向下到肩部。手足太阳经行于后，这个后是面额、头项和后头部（也可以叫头后部或枕部）。实际上，头除了前中后以外，还有一个部位是头顶，如果按照十二经脉具体的循行，在体表循行于头项的，是属于足太阳的。但是中医理论对头顶进行了进一步的划分，把头顶称为颠顶部。颠顶部分布的是足厥阴肝经。刚才谈到阴经不上头，的确，阴经在体表是没有上头的，但足厥阴肝经具体的循行是在体内上行连接目系出于额，上行与督脉会于颠，其经气是到达了颠顶部的。所以，有时候我们要讲三个分布，但学中医诊断以及以后的中药和方剂时，我们就要讲四个分布。多一个什么部位呢？正是多一个颠顶部，而颠顶部分布的是什么经呢？是足厥阴肝经。我们增加这个部分实际上是为了解决临床问题，以后大家学中药会学到，吴茱萸治疗的是颠顶痛、干呕、吐涎沫。它所治疗的病变是颠顶的头痛以及干呕、吐涎沫，所以颠顶是属于足厥阴肝经的。这是关于头面部十二经脉分布的一个具体规律。

掌握了十二经脉在头面部的分布规律有什么意义？一是指导诊断，二是指导治疗。可以根据头部的不同部位或不同部位的头痛，来诊断相应经脉的病变。如面额痛者就可以诊为阳明头痛。牙痛是属于阳明经的，牙痛的部位是在面额部。而头的两侧痛或者是偏于一侧的头痛，也就是偏头痛者，被称作少阳头痛，是与少阳经有关系的。而后头疼痛延及项部被称为太阳头痛，这与太阳经的经气失调是有关系的。而颠顶痛是属于厥阴经的，又称作厥阴头痛，与足厥阴经的经气失调有关。只是在头顶痛，或前头痛，或前后左右都痛，甚至整个头都痛的病变也是有的。不同部位的疼痛，我们就可以根据经脉在头面部分布的规律，来诊断相应经脉的病变，这就是在诊断方面的意义。

指导治疗又包括了两个方面：第一，可以指导我们选取相应的穴位，指导针灸选穴。如果面额痛者，我们就选阳明经的穴位，或者是要以阳明经的穴位为主。如果是偏头痛或头的两侧疼痛的少阳痛，我们就要选少阳经的穴位，或者是以少阳经的穴位为主。后头痛连及项背的属于太阳头痛，是要以太阳经的穴位为主。而颠顶痛者我们就要以足厥阴肝经的穴位为主，以此来指导循经选穴。此外，也可以指导临床的用药。中药学中的“引经药”，有“引经报使”的作用。太阳经的引经药，如羌活；

少阳经的引经药，如柴胡、黄芩；阳明经的引经药，如白芷、葛根等。可见，经脉在头面的分布规律，既可以指导针灸，也可以指导临床用药。要而言之，十二经脉在头面部分布见表5-3-6。

表5-3-6　十二经脉在头面部分布

阳明经	面部、额部
太阳经	面颊、头顶、头后部
少阳经	头侧部

3. 躯干部位

十二经脉在其循行分布过程中均与躯干部位发生联系，其分布规律是：手三阴经均出走于腋下；手三阳经皆上行于肩胛；足三阳经贯穿于整个躯干，其中：阳明经行于胸腹面，太阳经行于背面，少阳经行于侧面；足三阴经均行于腹面。循行于腹面的经脉，其排列顺序自内向外依次为足少阴肾经、足阳明胃经、足太阴脾经、足厥阴肝经。

（1）手三阴经。关于它的分布，有两种说法：一个提法是手三阴经都是从腋下走出的。我们现在所讲的分布是指在体表的分布规律，而不是指具体的循行。前面讲到，手三阴经的循行是在胸部的，但是在体表它是从腋下走出的。既然从腋下走出，那么在躯干就无分布，即手三阴经在躯干部是没有分布的。这种说法，比较容易理解，也比较容易说。但还有一种提法，我们在看书时也能看到：手三阴经分布在胸部的外上方。此说法是由何而来的？是因为手太阴肺经有两个穴位，风府穴和云门穴。风府和云门是见于胸部的最外上的，这是不能被忽略的。所以，有的教材是提到了手三阴经分布在胸部的外上方。这两个说法都是可以的。但是，我们今天所用的教材上是说手三阴经从腋下走出，在躯干没有分布。其到手指端的终点分别是：手太阴肺终止于拇指桡侧的**少商穴**、手厥阴心包经终止于中指桡侧端的**中冲穴**和无名指尺侧端的**关冲穴**、手少阴心经终止于小指桡侧端的**少冲穴**。

（2）手三阳经。手三阳经是分布在肩胛部的。手三阳经从手走头，即从手指末端开始，经过上肢的外侧，然后经过肩部而上达头面部与足三阳经相交。这是手三阳的循行特点。有些人认为，手三阳在肩部，是非常圆滑地上达头面部的。但实际上，在肩胛部，手太阳经的分布是曲曲折折的。同时，肩胛部的穴位也非常多。其原因是与中医学对督脉的认识有关系的。中医学认为，督脉的主要功能是总督诸阳经的，因而阳经都要与督脉在大椎进行交会。大椎穴的具体部位是第七颈椎棘突下，即低头时最高的脊柱骨下方。第七颈椎是一个非常重要的解剖部位，因为它的棘突最长。我们计数第几颈椎、第几胸椎，都要以大椎为标志。同时，大椎穴也是所有的阳经与督脉进行交会的“联络站”。手三阳经在经过肩胛时都要与督脉在大椎交会。手三阳经从手指的末端开始（手阳明大肠经起于食指桡侧的**商阳穴**、手少阳三焦经起于无名指尺侧的**关冲穴**，手太阳小肠经起于小指尺侧的**少泽穴**），经过上肢的外侧上肩以后，在肩胛部曲曲折折地分布，其分布非常丰富，所以说，手三阳经是分布在肩胛部的。

（3）足三阴经。足三阴经从足走腹，其在体表是分布在腹部的。至此，足三阴在腹部、手三阴在腋下、手三阳在肩背、足太阳在后头项背，这个认识符合了《素问·金匮真言论》所讲的“背为阳，腹为阴”的理论。前边我们讲到阴阳学说时，曾经提到过，用阴阳可以把人体的组织结构分为两个方面。其中，背是属阳，腹属于阴。但是，这解释起来是比较难的。背在外，腹在内，像胎儿在母体当中的那个样子：背腰在外，胸腹踡在内。但是我们是看不到胎儿的样子的，“面朝黄土背朝天”的说法也不足以去解释“背为阳，腹为阴”的说法。但是当我们讲完经脉的循行时，依据其分布的特点，我们就会有一种“拨开云雾见太阳”的“豁然开朗”之感。因阳经是分布在肩背的，而阴经是分布在腹部的；足三阴经是分布在腹部的，手三阳经是分布在肩胛部的，所以背是属阳的，腹是属阴的。

（4）足三阳经。理解足三阳经的分布对我们的学习又是一个新的难点，因为我们需要用一个新的标准来定义。足三阴在腹，是不是足三阳就在背呢？其实不然。讲到足三阳的分布时，我们建立了一个新的标准，即，把人的躯干都分作阳经在外，然后再把躯干分出前中后。什么是前？胸腹部为前。什么是后呢？腰背部是后。一般我们只提背部不提腰部，实际上背腰部均是后。最后，身体的两侧是属于中的。因为阳明在前，所以足阳明胃经是分布在胸腹部的。足阳明胃经行于前，分布在胸腹部，而足太阳膀胱经行于后，分布在背腰部。大家看一下十二经脉的具体循行，不难发现，足太阳膀胱经在通过项部以后从一条变为了两条，发出了一个分支。所以，背部和腰部所分布的足太阳膀胱经，左右各有两条，共有四条。也就是说，是四条经脉循行在背部和腰部的。除了背部，我们还应该谈到腰部，因为腰部的一些病变，比如腰痛，我们在针灸治疗时，取穴取的是足太阳膀胱经的**委中穴**，即所谓“腰背委中求”。少阳在中，所以足少阳胆经是分布在身体两侧的。一般减肥的时候，针灸医师主张拍打胆经，就是拍打身体躯干两侧和下肢外侧裤缝对应的部位。从上向下拍打，可以泄少阳胆经的邪气，有助于代谢垃圾排出体外。把人体的躯干分出前中后三个不同的部位：面部胸腹为前；后头背腰为后；腋下躯干和下肢外侧裤缝处为中。以此去分布经脉，则阳明在前，即足阳明胃经分布在胸腹，在胸部经过乳头；太阳在后，即足太阳膀胱经分布在背腰；少阳在中，即足少阳胆经分布在身体两侧。

关于十二条经脉在躯干部的分布规律，我们就会产生一个问题：循行在腹面的经脉是非常丰富的，具体到十二经脉就有四条，分别是足阳明胃经和足三阴经，那么，这四条经脉在腹部有没有一个排列的顺序呢？这个规律是有的。首先要提到胸腹的正中线，这是一个解剖标准。在胸腹正中线循行的经脉是奇经八脉的任脉。任脉是“阴脉之海”，能够调节整合所有的阴经。由任脉向外依次排布的四条经脉分别是：肾经、胃经、脾经和肝经。这是考试重点，大家一定要记住。也就是说，足少阴肾经最靠近中线，具体位置是，在胸部行于胸腹正中线旁开 2 寸，在腹部行于胸腹正中线旁开 0.5 寸；其次是足阳明胃经，具体位置是，在胸部行于胸腹正中线旁开 4 寸，过乳头中央，在腹部行于胸腹正中线旁开 2 寸；之后再向外依次是足太阴脾经和足厥阴肝经。这里大家要注意：十二经脉的分布左右是对称的，两侧都有这样的排列规律。也就是说，胸腹正中线向外旁开，向左侧或向右侧都是一样的，都是由内向外从胸腹正中线向外旁开，以胸腹正中线为内，四条经脉依次排列为肾经、胃经、脾经、肝经。这四个汉字是比较容易记的，“肾胃脾肝”。再把三阴三阳的名称符合上去，即，足少阴肾经在最里面，再向外是足阳明胃经，再向外足太阴脾经，最后是足厥阴肝经。十二经脉在躯干部的分布规律可以小结如下表。见表 5–3–7。

表 5-3-7 十二经脉躯干部分布规律简表

- 躯干部
  - 手
    - 手三阳经行于肩胛部
    - 手三阴经均从腋下走出
  - 足
    - 足三阳经
      - 阳明经行于前（胸、腹面）
      - 太阳经行于后（背面）
      - 少阳经行于侧面
    - 足三阴经：行于腹面、自内而外的顺序是：足少阴肾经、足阳明胃经、足太阴脾经、足厥阴肝经

四、十二经脉的表里关系

十二条经脉，即手三阴、手三阳、足三阴、足三阳，通过经别与别络相沟通，十二经脉组成了六对表里相合的关系，也称作“表里六合”。所谓表里六合，指的是三阴三阳为三合，再以手足去分，分为“六合”。其相合规律是：多的和多的相表里；少的和少的相表里；最少的和最少的相表里。手阳明和手太阴又是一对表里关系；手太阳与手少阴是一对表里关系；手少阳和手厥阴是一对表里关系，这就是所说的手之阴阳表里。而足阳明和足太阴也是一对表里关系；足太阳与足少阴是一对表里关系；足少阳与足厥阴是一对表里关系，这是所说的足的阴阳表里，最后形成了六对表里关系，谓之“表里六合”。所谓的表里指的就是阴阳的配合关系，因为阳是主表的，而阴是主里的，表里所代表的就是阴阳，阴阳相合也就被称为“表里相合”见表 5-3-8。

表 5-3-8 十二经脉表里关系简表

- 十二经脉表里关系
  - 含义：手足三阴经、三阳经，其分支及经别和别络相互沟通，组成六对“表里相合”关系
  - 表（阳经）里（阴经）
    - 手
      - 阳明与太阴
      - 少阳与厥阴
      - 太阳与少阴
      - 为表里
    - 足
      - 阳明与太阴
      - 少阳与厥阴
      - 太阳与少阴
      - 为表里
  - 作用
    - 机制：由于相为表里的两条经脉相互衔接和络属于同一脏腑，因而加强脏腑的表里关系
    - 表现：相为表里的脏腑，生理上相互为用，病理上相互影响

五、十二经脉的络属关系

络，是联络，联系；属，也指的是联络。因为十二经脉是内属于腑脏并且外络于肢节的，即十二经脉在外要和四肢百骸相连，在内要和脏腑相连，所以用到了“络属”一词。所谓“属”指的是属于本脏本腑；所谓“络”是指的是络于相表里的腑或脏。即“属于本脏或本腑，络于相表里的腑或脏”，比如，手太阴经是属于肺，络于大肠。属，指的是自身属于本脏或本腑，所以肺经属肺；络，指的是联络于相表里的腑或脏，与肺相表里的是大肠，所以肺经络大肠。“手太阴之脉，起于中焦，下络大肠，环循胃口，上膈属肺”，说明手太阴肺经是起于中焦并向下与大肠相络，向上贯膈属于肺的。这个例子很好地说明了“十二经脉是属于本脏或本腑，络于相表里的腑或脏”这句话的。手阳明经是属大肠而络肺的；足太阴经是属脾，络于与其相表里的胃的，因为脾胃是一对表里关系；而足阳明经是属胃而络脾的。对于阳经，是属腑而络脏的；对于阴经，就是属脏而络腑的。相为表里的两条经脉分别络属于相为表里的脏腑。在阴阳脏腑经脉之间形成了六对相为表里的络属关系，这种关系也可以叫“属络关系”。即，属于本脏或本腑，络于相表里的腑或脏。选择题也会经常考到这个内容，其考查目的，并不在于看你是否理解络属关系，考的是十二经脉的名称。不会考你手太阴肺经属于什么，只会考手太阴经属于什么，所以，学习十二经脉最基本的内容还是十二经脉名称。

六、十二经脉的气血流注次序

所谓的十二经脉的气血流注次序，指的是十二经脉中气血运行的顺序，十二经脉的气血运行是始于肺经的，出自《灵枢·经脉》。在描述十二经脉气血循行时，我们首先描述的是手太阴肺经的循行，但是，手太阴肺经的起点并不是肺，而是中焦。中焦是什么呢？它是气血生化之源，手太阴肺经起于中焦，这句话选择题是可以考的。就问手太阴肺经起于何处。答案自然是起于中焦。为什么肺的病变会影响到胃？为什么咳嗽急了会引起呕吐？西医学讲的是因为咳嗽反射会引起一个呕吐反射，但是运用经络理论能解释得更加清楚：手太阴肺经“起于中焦，下络大肠，环循胃口，上膈属肺”。可知，肺的经脉向下到达大肠，再向上环循胃口，之后通过膈肌，属于肺。将来大家在学习中医诊断时，会问，为什么诊脉独取寸口？因为寸口脉就是上肢内侧的前缘，是手太阴肺经的一个动脉，独取寸口，便可以了解五脏六腑的病变，可以判断全身的病症，其本质就是它起于中焦，另外还有一个原理，就是肺朝百脉。手太阴肺经起于中焦，并且中焦为气血生化之源，所以，血脉是从手太阴肺经开始运行的。之后，逐经相传，一条经传一条经，一条经接着一条经，最后一直传到足厥阴肝经，最后，足厥阴肝经复传至手太阴肺经，走肝入肺，首尾相贯，如环无端，既没有起也没有止。

关于十二经脉的气血流注次序，这个口诀有助于记忆：肺大胃脾心小肠，胱肾包焦胆肝肺。也有的口诀是“肺大胃脾心小肠，胱肾包焦胆肝续”，或“肺大胃脾心小肠，胱肾包焦胆肝详”，主要差别就是最后面是个押韵用的字。后面这种版本虽说是押韵了，但会导致学生误认为十二经脉气血的运行到了肝就停止了。实际上，到了肝以后，它又由肝入肺，是没有结束的，因此建议大家用“肺大胃脾心小肠，胱肾包焦胆肝肺”这句口诀来记忆，虽然不押韵，但是可以帮助我们正确记忆，以免遗漏。十二经脉的任何一条经脉都是上交一经，下接一经。比如大肠经上接肺经下接胃经，考试考这个内容时，可以出选择题，比如，与手阳明大肠经相交的经脉是哪几条？答案就是手太阴肺经和足阳明胃经。如果考手阳明大肠经上接的经脉是哪一条？答案就是手太阴肺经。如果考手阳明大肠经下接的经脉是哪一条？答案就是足阳明胃经，具体流注次序见图 5-3-3。

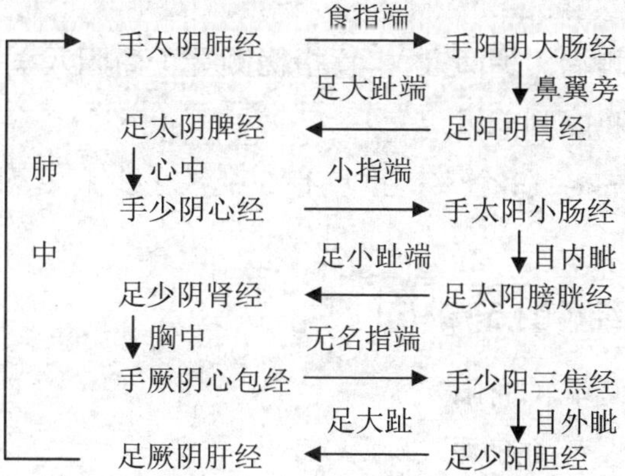

图 5-3-3　十二经脉流注次序图

从图中我们可以清楚地看到十二经脉的气血流注次序。气血流注起于手太阴肺经，手太阴肺经从胸走手，在食指端桡侧的**商阳穴**交于手阳明大肠经；手阳明大肠经从手走头，在鼻翼旁的**迎香穴**交于足阳明胃经；足阳明胃经从头走足，在足大趾端内侧赤白肉际的**隐白穴**交足于太阴脾经；足太阴脾经从足走腹再上胸，在胸中交于手少阴心经；手少阴心经从胸走手，在小指端桡侧的**少冲穴**交于手太阳小肠经；手太阳小肠经从手走头，在目内眦的**睛明穴**交于足太阳膀胱经；足太阳膀胱经从头走足，在足小趾端外侧的**至阴穴**交于足少阴肾经；足少阴肾经从足走腹再上胸，在胸中交于手厥阴心包经；手厥阴心包经从胸走手，在手无名指端尺侧的**关冲穴**交于手少阳三焦经；手少阳三焦经从手走头，在目外眦的**瞳子髎穴**交于足少阳胆经；足少阳胆经从头走足，在足大趾爪甲后的丛毛际交于足厥阴肝经；至此，十二经脉的气血流注并没有结束，而是足厥阴肝经从足走腹再上胸，复交于手太阴肺经，再开始一个新的循行。这样的一个循行五十周而复大会，即一夜运行五十周（《灵枢·营卫生会》）。

七、十二经脉的循行

十二经脉的具体循行内容大纲不做要求，我们本科考试也不进行考察。大家将来如果要考研究生，在它的入学考试当中可能会涉及。所以，大家可以自学。这里只把要点给大家简要罗列出来。

1. 手太阴肺经（图 5-3-4）

起点：中焦

终点：拇指桡侧端（少商穴），食指桡侧端（商阳穴）

循行部位：上肢内侧前缘

主要穴位：左右各 12 个穴，重点有 5 个穴（少商、列缺、尺泽、中府、云门）

2. 手阳明大肠经（图 5-3-5）

起点：食指桡侧端（商阳穴）

终点：对侧鼻翼旁（迎香穴）

循行部位：上肢外侧前缘

主要穴位：左右各 20 个穴，重点有 5 个（合谷、偏历、曲池、臂臑、迎香）

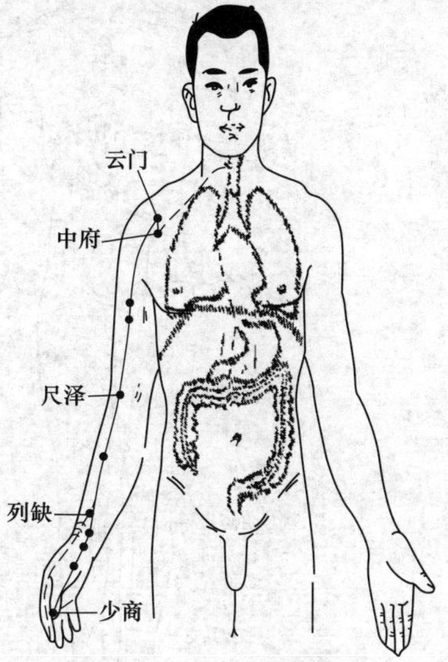

图 5-3-4 手太阴肺经

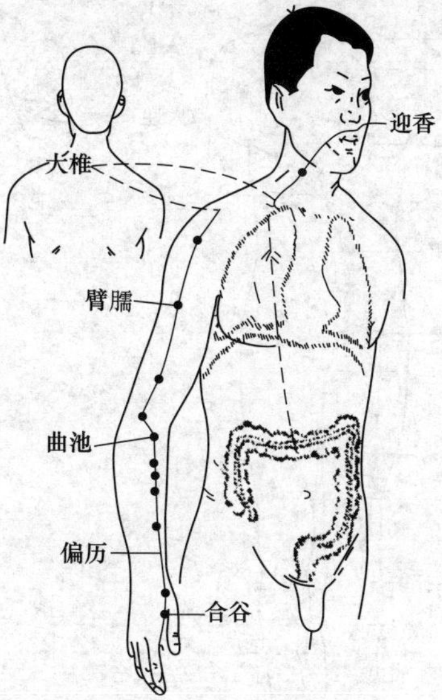

图 5-3-5 手阳明大肠经

3. 足阳明胃经（图 5-3-6）

起点：鼻翼旁（迎香穴）

终点：足第二趾外侧端（厉兑穴）；足中趾外侧端；足大趾内侧端（隐白穴）

循行部位：面额、胸腹、乳头、下肢外侧前缘

主要穴位：左右各 45 个穴，重点穴有 8 个（头维、大迎、缺盆、乳中、天枢、髀关、伏兔、足三里、解溪、厉兑）

4. 足太阴脾经（图 5-3-7）

起点：足大趾内侧端（隐白穴）

终点：心中

循行部位：下肢内侧中线，内踝上 8 寸以上，循行于下肢内侧前缘，腹部

主要穴位：左右各 21 个穴，重点有 7 个（隐白、三阴交、阴陵泉、箕门、府舍、大包、周荣）

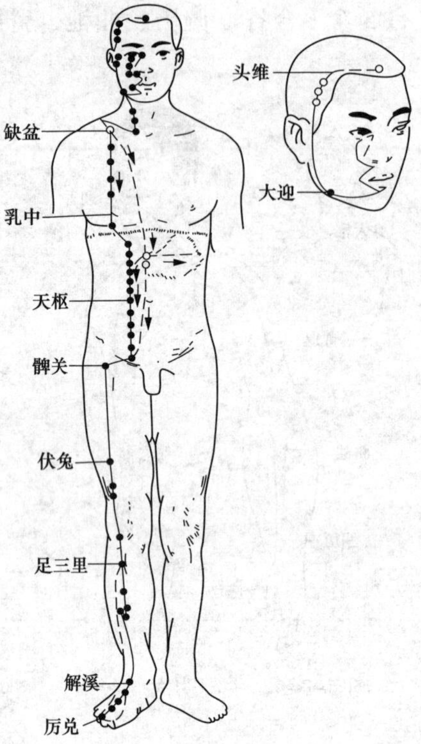

图 5-3-6　足阳明胃经

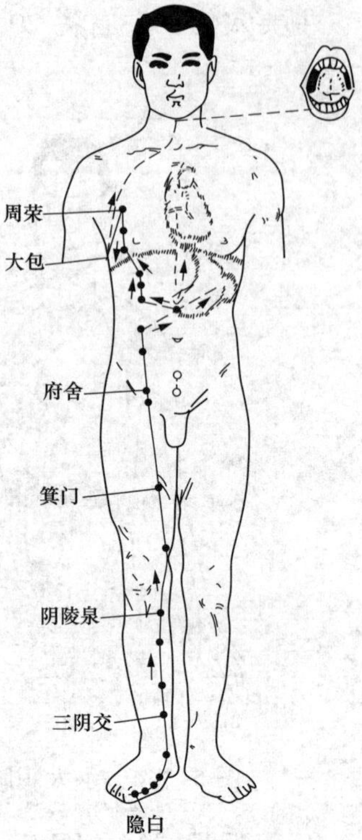

图 5-3-7　足太阴脾经

5. 手少阴心经（图 5-3-8）

起点：心中

终点：手小指桡侧端（少冲穴）

循行部位：上肢内侧后缘

主要穴位：左右各 9 个穴，重点有 4 个（极泉、少海、神门、少冲）

6. 手太阳小肠经（图 5-3-9）

起点：手小指尺侧端（少泽穴）

终点：耳中（听宫穴）、目内眦（睛明穴）

循行部位：上肢外侧后缘

主要穴位：左右各 19 个穴，重点有 6 个（少泽、支正、小海、天宗、天窗、听宫）

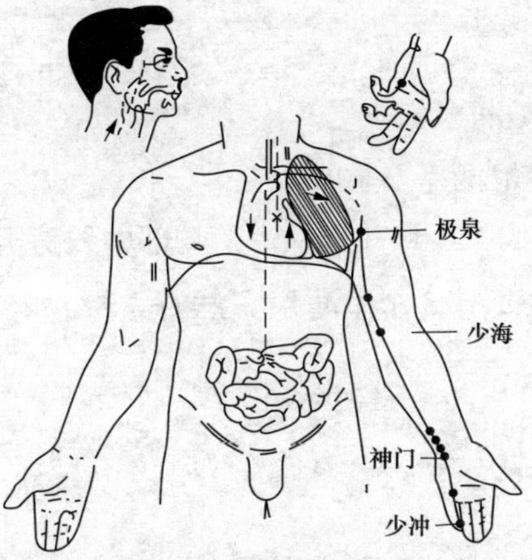

图 5-3-8 手少阴心经

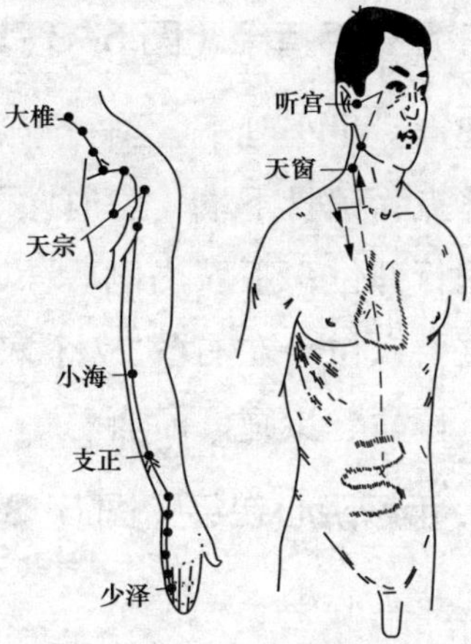

图 5-3-9 手太阳小肠经

7. 足太阳膀胱经（图 5-3-10）

起点：目内眦（睛明穴）

终点：腘窝（委中穴）、足小趾外侧端（至阴穴）

循行部位：后头、项部、背腰部、下肢外侧后缘

主要穴位：左右各 67 穴，主要有 11 个（睛明、通天、络却、天柱、附分、志室、肾俞、上髎、会阳、委中、至阴）

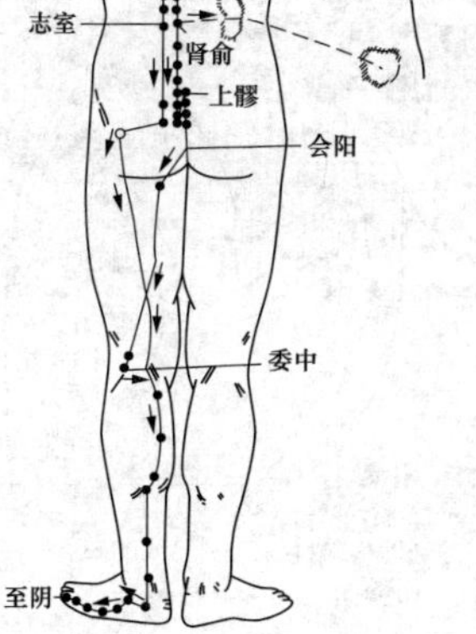

图 5-3-10 足太阳膀胱经

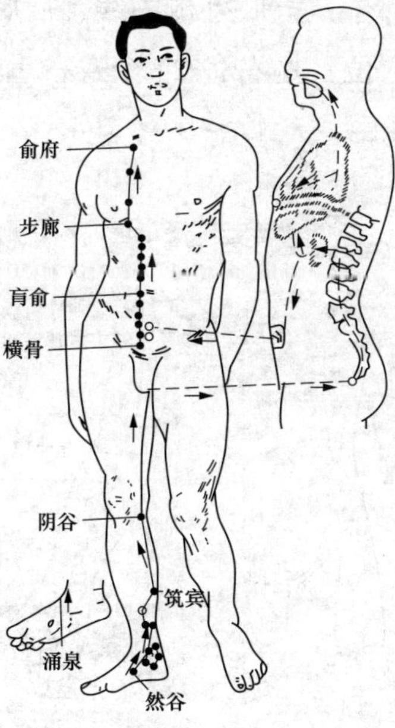

图 5-3-11 足少阴肾经

8. 足少阴肾经（图 5-3-11）

起点：足小趾下，斜行于足心（涌泉穴）

终点：锁骨下端（俞府穴）、舌根两旁、胸中

循行部位：下肢内侧后缘、腹部中线旁开 0.5 寸，胸部中线旁开 2 寸

主要穴位：左右各 27 个穴，主要有 8 个（涌泉、然谷、祝宾、阴谷、横骨、肓俞、步廊、俞府）

9. 手厥阴心包经（图 5-3-12）

起点：心中

终点：手中指桡侧端（中冲穴）、无名指尺侧端（关冲穴）

循行部位：上肢内侧中线

主要穴位：左右各 9 个穴，重点有 6 个（天泉、天池、曲泽、大陵、劳宫、中冲）

10. 手少阳三焦经（图 5-3-13）

起点：无名指尺侧端（关冲穴）

终点：下焦、目眶下、目外眦（瞳子髎）

循行部位：上肢外侧中线，肩胛，耳后、耳上角、耳前

主要穴位：左右各 23 个穴，重点有 7 个（关冲、阳池、天井、肩髎、天髎、瞳子髎、丝竹空）

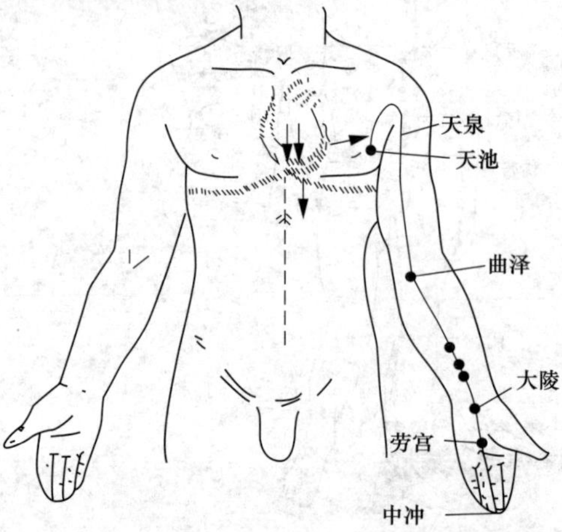

图 5-3-12　手厥阴心包经

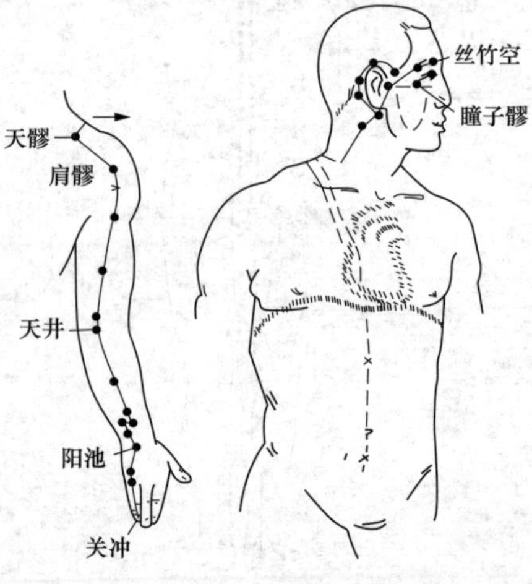

图 5-3-13　手少阳三焦经

11. 足少阳胆经（图 5-3-14）

起点：目外眦（瞳子髎穴）

终点：目外眦后方、臀部（环跳穴）、足 4 趾外侧端（足窍阴穴）、足大趾爪甲后丛毛处

循行部位：头侧部，耳后、耳前，躯干侧面、下肢外侧中线当裤缝处

主要穴位：左右各 44 个穴，主要有 11 个（瞳子髎、肩井、渊液、日月、京门、维道、居髎、环跳、阳交、丘墟、足窍阴）

12. 足厥阴肝经（图 5-3-15）

起点：足大趾爪甲后丛毛处

终点：与督脉会于头顶、环绕唇内、肺中

循行部位：小腿内侧前缘，内踝上 8 寸以上行下肢内侧中线、膝内侧、绕阴器、至少腹、布胁肋、沿喉咙后上鼻咽部、连目系、出于前额

主要穴位：左右各 14 穴，主要有 6 个（大敦、太冲、曲泉、急脉、章门、期门）

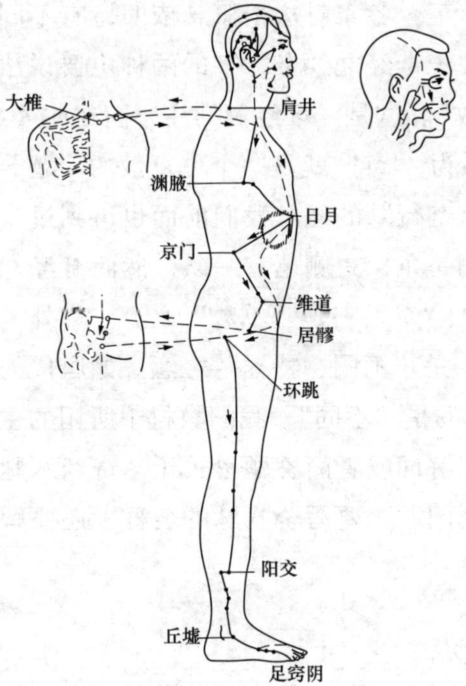

图 5-3-14 足少阳胆经

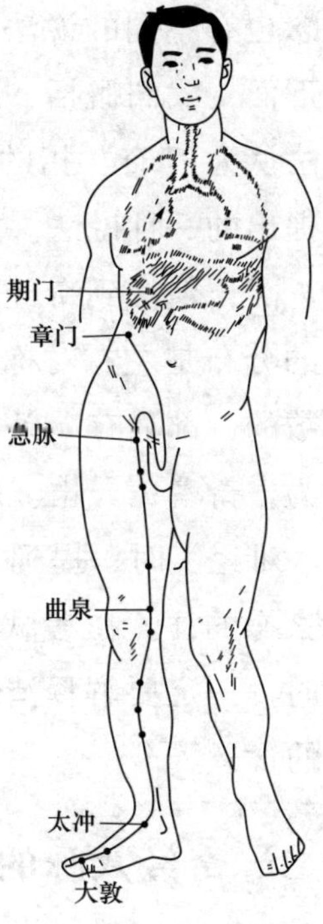

图 5-3-15 足厥阴肝经

第四节 奇经八脉

一、奇经八脉的概念

奇经八脉是指是指在十二经脉之外“别道而行”的八条经脉而言，包括督脉、任脉、冲脉、带脉、阴跷脉、阳跷脉、阴维脉、阳维脉在内。奇者，异也。由于奇经八脉在循行上和与内脏的联系上均有别于十二经脉，故称其为“奇经”。

如果从解词的角度来考虑，单用这八条经脉的名称是不够的。实际上，奇经八脉讲了两个问题：一个问题是关于八脉，即，八条经脉：督脉、任脉、冲脉、带脉，以及阴阳跷脉和阴阳维脉；另外一个问题是“奇经”一词的含义，虽然“督脉、任脉、冲脉、带脉、阴阳跷脉和阴阳维脉”这些名称在《内经》中已有记载，但是“奇经八脉”这个概念最早是由《难经》提出的，不过，当时的医家在注释《难经》时，对“奇经”的概念也有不同的说法，因而，至今各家对这个概念依旧持有不同的观点。下面，我们概括一下目前关于奇经之“奇”字的两种主要说法：一种说法认为，“奇”指的是“单数”。这是《难经》的注家们在注《难经》时就提出的一种说法。如虞庶认为，“奇”就是一个单复数的问题，应当读作“jī”，他提到奇经是“别道奇行”的经。我们前面也讲到过，十二经脉的分布是左右对称的，左侧一条，右侧也有一条，然而奇经八脉都是单数的，都只有一条，因而说，“奇”字是“单数”之意。另外一种说法认为，奇者，异也。即，“奇”是“不同、特异”之意。如唐代的杨玄操注《难经》时，提到“奇”指的是“不同”，我们教材中所用的主要还是杨玄操的注。在考试中，考到解词或者简答题考关于“奇经八脉”的含义时，一定要解释清楚这两个问题：要写全八脉的名称，还要解释出奇经的含义。

二、奇经八脉的循行特点

明·李时珍著有《奇经八脉考》，该书总说云：“奇经凡八脉，不拘制于十二正经，无表里配合，故谓之奇。正经犹夫沟渠，奇经犹夫湖泽，正经之脉隆盛，则入奇经。故秦越人比之天雨降下，沟渠溢满，雾霈妄行，流于湖泽。”故与十二正经相比，奇经八脉循行特点有三：

（一）奇经八脉与脏腑没有直接的络属关系

十二经脉与脏腑的络属关系属于本脏或本腑，络于相表里的腑或脏。如，手太阴经属肺络大肠；手阳明经属大肠络肺。十二经脉与脏腑有直接的络属关系，而奇经八脉则没有这样的络属关系。

（二）奇经八脉没有表里关系

十二经脉是有表里关系的。太阴与阳明相表里；少阴与太阳相表里；厥阴与少阳相表里。三阴三阳再加上手足，最终形成了六对表里关系，也称作“表里六合”，奇经八脉也没有这样的一个规律。

（三）奇经八脉的分布不像十二经脉那样有规律

十二正经均是左右各一，对称分布。奇经只有阴维脉、阳维脉、阴跷脉、阳跷脉左右各一，对称分布，其余督脉、任脉、冲脉、带脉则为单条，不存在对称的情况。

三、奇经八脉和十二经脉的不同

关于奇经八脉和十二经脉的不同点这个内容，我们讲概念时已经做了比较详尽的分析，为什么又把它单列出来呢？主要是因为有些教材当中，专门有一个标题谈到了奇经与正经的不同。因此，我们把此内容列在这里，供大家参考。具体内容由于已经做了详尽的说明，这里就不再赘述。本部分内容小结如下表，见表 5-4-1。

表 5-4-1 奇经八脉的循行特点

循行特点		原理
1	走向和分布不规则	带脉横绕腰腹
		除冲脉一支下行外，余均从下肢或少腹部上行
2	与五脏六腑无属络关系	不与脏腑直接属络，无表里配合关系
3	与奇恒之腑关系密切	冲、任、督三脉均起于胞中
4	奇经八脉之间无表里配合关系	奇经八脉循行各自不同、无对称分布

四、奇经八脉的功能

《难经》认为，按照《灵枢·经水》所讲的，天有十二月，地有十二水，人有十二经脉。这人身之所以有十二条经脉，是因为天人相应，天人合一。即，因为一年有十二个月，所以大地上就有十二条河，经水在这十二条河里奔流。相应地，人体就要有十二条经脉，而地上的河流是水液运行的道路，那么，人身上的经脉就是气血运行的道路。所以，我们讲的经络是能够运行全身气血的。既然有了十二经脉来运行全身气血，还要提一个奇经八脉来做什么？对于奇经八脉功能描述最为清晰的《难经》就讨论了这个问题。书中对此进行解释时，就以水利工程做了一个比喻。它把十二经脉比喻为河流，而把奇经八脉比喻为水库。这就是《难经》所讲到奇经八脉的功能。奇经八脉纵横交叉循行于十二经脉之间，具有如下三方面的生理作用。

第一，进一步加强十二经脉的联系。十二经脉之间是有联系的，十二经脉之间本身就存在着一些联系，在循行的过程当中，既有交接又有相互的接受。而奇经八脉就是对十二经脉的功能活动起到了整合的作用。比如，督脉总督全身所有的阳经，即所谓“督脉是阳脉之海”；而任脉总任全身所有的阴经，即所谓“任脉是阴脉之海”；冲脉为十二经脉之海，可以调节十二经脉的气血；五十六条经脉当中唯一横行的带脉状如腹带环腰一周，起到了约束纵行诸经的作用；阴阳跷脉能够分主一身左右之阴阳；而阴维脉和阳维脉能够联系所有的阴经和阳经，其中，“维”的意思就是“联系、维系”，即所谓“阴维维诸阴，阳维维诸阳”。以上就是奇经八脉对十二经脉进行的整合作用，它从另外一个角度解释了生命活动的联系性。

第二，调节十二经脉的气血。当十二经脉的气血充盛有余时，当十二经的气血盈满时，气血就要流注于奇经八脉。这句话可以出成一个选择题，非常简单，就是询问当十二经脉的气血有余时，要渗注于、流注于什么经脉？我们所要选的自然是奇经八脉。刚才我们也谈到过，《难经》把奇经八脉比喻为水库。当河流里的水多了就要溢入到水库中“蓄积”。“蓄积”这个词，是《难经》的原文，意思就是“储蓄起来以备使用”。当十二经脉的气血不足时呢？那么气血就会从奇经“溢出”。“溢出”这两个字教材当中都用引号作了一个说明，因为这也是《难经》的原文。在此，不论是溢入以“蓄积”，还是“溢出”十二经脉，都是对十二经脉起到调节作用的体现。

第三，参与人体生殖及脑髓功能的调节。奇经八脉在循行过程中与肝、肾、女子胞、脑髓等脏腑发生了一些联系。比如，督脉、任脉、冲脉都是起于胞中的，而督脉是行于体内的，入肾、络脑，所以，奇经八脉与肝、肾、女子胞、脑髓等脏腑有密切的联系。在生理上是相互联系的，而在病理上也是会相互影响的。这是关于奇经八脉的概念，有时候会以简答题的形式进行考查。

五、奇经八脉的循行

奇经八脉，特别是督脉、任脉、冲脉这三条经脉的循行，我们需要再讲解一些知识。虽然和十二经脉一样，奇经八脉的具体循行我们也不需要背诵，但是对其大体循行路线，我们还是应该有所了解的，因为这些是学医的人经常提及的内容。

1. 督脉（图 5-4-1）

（1）督脉的循行

督脉起于胞中，下出会阴，沿脊柱后面上行，至项后风府穴处进入颅内，络脑，并由项部沿头部正中线，经头顶、额部、鼻部、上唇等部位，循行至上唇系带（龈交穴）处，并有支脉络肾。

督脉起于胞中，胞中指的是女子胞，下出会阴，后行于脊内。行于脊内有两种说法，一个是脊前（或称脊内）；另外，行于脊柱里面也可以叫作脊内，我们所标的这条实线和这些点是它在体表的分布；交接的一个黑点指的是督脉上的穴位。行于脊内以后，向内与肾相络，向上与脑相络，所以，督脉与脑、髓、肾有密切的关系。另外，督脉从后向前绕头一圈，最后止于上唇系带处的龈交穴。这几张图，标示得非常清楚。对于督脉的循行，我们知道两点就可以了，第一点是它起于胞中，第二点是行于后背的正中线。如下图，中间的这条线就是后背的正中线。

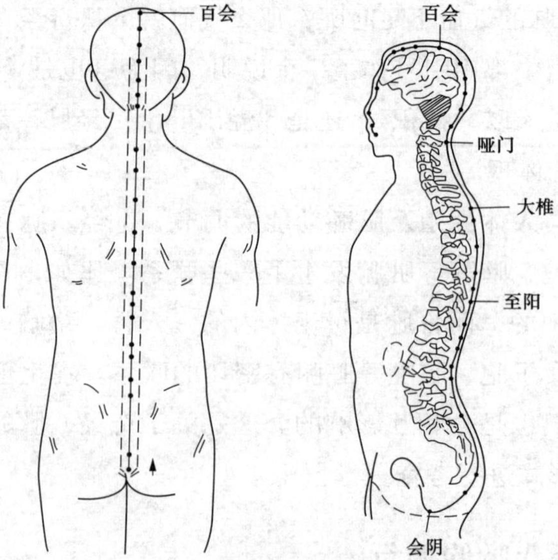

图 5-4-1　督脉

（2）督脉的生理功能

第一，总督并调节所有的阳经。督脉总督诸阳经，为阳脉之海。“督”有“管、督、统帅”的含义。督脉循行在腰背的正中线上，也就多次与手足三阳经和阳维脉相交会，交会的部位就是在大椎穴，也就是第七颈椎的棘突下。虽然在我们今天的针灸挂图上看不到它们发生交会，但是由于手足阳经都会在肩胛部曲折循行，所以，它们是会发生交会的。那么是否有不与督脉交会的阳脉呢？有，是阳跷脉。这一点可以出一个选择题，但是这个题考得非常偏。仅仅在研究生的入学考试中考过，原题是：下述哪条经脉没有与督脉交会？答案就是，阳跷脉。一般说，所有的阳经交督脉于大椎，这也正是督脉能够调节所有阳经的原因所在，但是，阳跷脉是一个例外，前面我们标示得也非常清楚，是手足三阳经和阳维脉在大椎穴处交会于督脉。

第二，属肾、络脑，行于体内，与脑、髓、肾的关系密切。督脉循行于脊里，并从脊里分出属肾，后上行入颅络脑。肾主藏精生髓，脑为髓海，故督脉与脑、髓和肾的功能活动有着密切的联系。这部分内容有时候会出一道选择题，如“与脑、髓、肾关系密切的是哪条经脉？”答案选督脉。关于督脉的内容，归纳如表 5-4-2。

表 5-4-2 督脉的循行及其功能

- 循行部位
  - 起点：胞中
  - 循行：下出会阴，沿脊柱里面(背部正中线)上行，至项后风府穴入颅，络脑，由项沿头部正中线，经额、鼻、上唇至上唇系带处
  - 分支：从脊柱里面分出，络肾
- 功能
  - 1.调节阳经气血（与手足三阳经、阳维脉交会）——调节一身之阳经，为“阳脉之海”
  - 2.与脑、髓和肾的功能相关

2. 任脉（图 5-4-2）

（1）任脉的循行：任脉起于胞中，下出会阴，经阴阜，沿腹部和胸部正中线上行，至咽喉，上行至下颌部，环绕口唇，沿面颊，分行至目眶下。

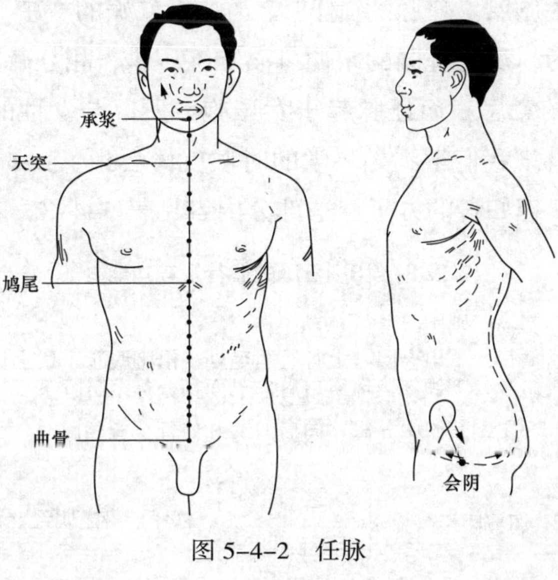

图 5-4-2 任脉

任脉也是起于胞中的，下出会阴，它的起点与督脉是相同的。而任脉的循行是沿着胸腹正中线向上的，最后一直到了颌下的承浆穴。在图上，它的虚线环绕口唇交目眶下，这就是任脉的循行。这一部分内容，记住两点就可以了：第一，任脉也是起于胞中的；第二，任脉循行于胸腹的正中线。不难看出，督脉和任脉是要相交的，它们在下同起于胞中，交于会阴。在上都上头，那么，按照我们的理解，任脉和督脉就会在分

别上头以后，于头顶相交。但是通过对照督脉示意图和任脉的示意图，会发现一个非常奇怪的现象：督脉是绕头一圈，而任脉一上头就停下来了。为什么呢？因为在头面部循行的都是阳经，所谓“头为诸阳之会”，它是所有阳经的交会之处，所以，作为“阴经之海”的任脉是不可能在头部与督脉相交的。古人在绘图时，就已经把这个思想淋漓尽致地体现出来。

（2）任脉的生理功能

第一，总任并调节所有的阴经。督脉是“阳脉之海”，而任脉则是“阴脉之海”。任脉是循行于胸腹部正中线的一条经脉，多次与手足三阴经和阴维脉交会。同样，这里也是没有阴跷脉的，即不是所有的阴经都与任脉进行交会。除了阴跷脉，其他所有的阴脉都与任脉交会，所以说任脉可以整合、调节全身所有的阴经，被称为“阴脉之海”。

第二，任主胞胎。任脉的“任”字与妇女妊娠的“妊”字，字形相同，读音也是相同的，形近音同的字便可以相互假借，相互解释，那么，“任”就是“妊养”的意思。而任脉起于女子胞，所以与女性的生理活动有着密切的联系，将来我们学到妇科学的时候就体会到了：一提到调理冲任，实际上是一张调理妇科的方子。这部分内容见表 5-4-3。

表 5-4-3　任脉的循行及其功能

- 循行部位
  - 起点：胞中
  - 循行：下出会阴，上行至阴毛处，沿胸腹正中线上行至咽喉、下颌部，环绕口唇，沿面颊分行至目眶下
  - 分支：从胞中分出，向后与冲脉偕行至脊柱前
- 功能
  - 1.调节阴经气血 { 与足三阴经 / 阴维脉交会 } 总任一身之阴经，为“阴脉之海”
  - 2.任主胞胎，与妊娠、月经密切相关 { 任通于妊，任起于胞中 / 与月经、生殖机能相关 } 主胞胎

3. 冲脉（图 5-4-3）

（1）冲脉的循行：起于胞中，下出会阴后，在此分为三支：一支向后与督脉相通，上行于脊柱内；一支从气街部与足少阴经相并，挟脐上行，散布于胸中，经喉，环绕口唇，到目眶下；一支沿股内侧下行到足

底，又有支脉从内踝后分出，向前斜入足背，进入足大趾。

关于冲脉的循行，我们只记一个内容就可以了：冲脉起于胞中，即女子胞。实际上，督脉、任脉和冲脉都是起于胞中的，即“冲、任、督三脉“一源三歧”。关于“一源三歧”的内涵：“一源”指的是起点相同，即，它们都是起于女子胞的；“三歧”指的是它们之后的循行部位不同，而这也就决定了它们功能的不同。在考试的选择题中可以考这样的题目：问，“一源三岐”指的是哪三条经脉？指的是督、任、冲三条经脉。冲脉的分支是这样循行的：下出会阴以后，向下可以到足，向上可以到头，前可以至胸，后可以至背，这一点不要求大家掌握，理解就可以了。

（2）冲脉的功能：和任督二脉一样，冲脉的功能也是两个方面：

第一，为十二经脉之海，能够调节十二经脉的气血。“冲”本身就是“重要、要冲、要道”之意，可见冲脉之重要。关于冲脉及其分支的循行特点是起于胞宫以后，上可以至头，下可以至足，前可以到胸，后可以到背，贯穿于全身，这也是它之所以能够调节十二经脉气血，充当总领诸经气血要冲职能的原因所在。这一点不要求大家去记，但是可以帮助我们理解冲脉的功能。

第二，冲为血海。冲脉的血液是旺盛的，而女性的生理活动恰恰是以血液作为基础的。有孕时则孕育胎儿，无孕时则可以发生月经。故冲为血海，能调节月经，对女性的生理活动至关重要。在中医学中，有“四海三余”的说法，“四海”指的是脑为髓海，胃为水谷之海，膻中为气海，肝为血海“三余”指的是爪为筋之余，齿为骨之余，发为血之余。这些都是经常用的一些提法，考试也常会考到。在这里提出了“肝为血海”的说法，因为肝主藏血，所以也有血海之称。但实际上，我们提“冲为血海”更多一些。但是在考试当中，应当把这两种说法都描述一下。关于冲脉和任脉对于女性的生理功能的影响，《素问·上古天真论》云：“任脉通，太冲脉盛，月事以时下，故有子”“任脉虚，太冲脉衰少，天癸竭，地道不通，故形坏而无子”说明任脉通畅，太冲脉气血旺盛，有了月经，也具备了生子的能力。反之，如果任脉和太冲脉虚衰，天癸竭绝，绝经引起衰坏就失去了生育能力。因为任主胞胎，冲为血海，这二者均与女性的生理活动关系非常密切。关于冲脉的内容，见表 5-4-4。

表 5-4-4 冲脉的循行及其功能

- 循行部位
  - 起点：胞中
  - 循行：下出会阴，从气街起与肾经相并，挟脐上行，散布胸中，上行经喉，环绕口唇，至目眶下
  - 分支
    - 从气街分出，沿下肢内侧下行至足踝
      - 入足下而止
      - 向前斜入足背至大趾
    - 从胞中分出，上行于脊柱前，向后与督脉相通
- 功能
  - 1.调节十二经脉气血（上行至头；下行于足）——总领十二经气血，为“十二经脉之海”
  - 2.为血海：与女子月经及孕育相关

4. 带脉

（1）带脉的循行：带脉起于季胁，斜向下行到带脉穴，绕身一周。在腹面的带脉下垂到少腹（图 5-4-4）。

（2）带脉的功能

第一，带脉约束纵行的诸经，固护胎儿，主司女子带下。“带”是“束带、约束”。这与它的循行有关，即，带脉起于季胁，后环腰一周，约束所有纵行的经脉。

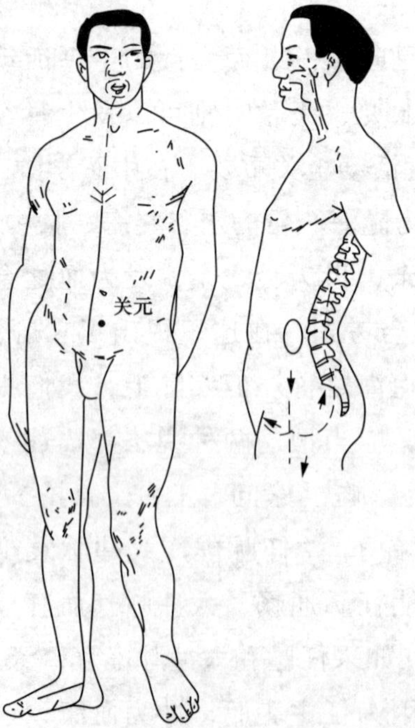

图 5-4-3 冲脉

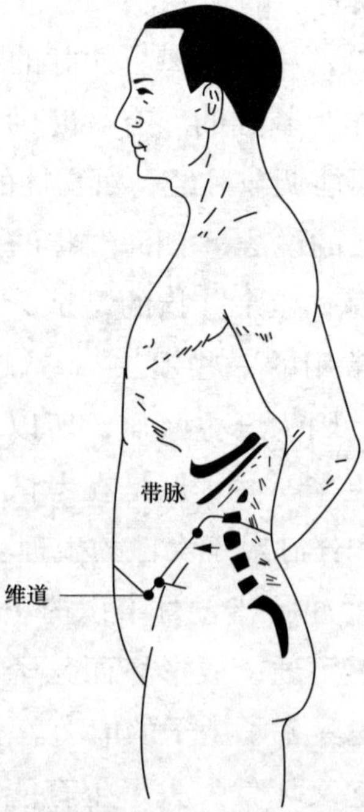

图 5-4-4 带脉

第二，带脉能够固护胎儿，主司妇女的带下。临床发现，凡是见到宗筋痿软不用，或妇女带下过多，中医认为是“带脉不约”引起。这个说法也是现在的教材新加进来的，以前的版本里并没有。关于带脉的内容，见表 5–4–5。

表 5–4–5 带脉循行部位及功能

- 循行部位
  - 起点：季胁
  - 循行：斜向下行至带脉穴，绕身一周
- 功能
  - 约束纵行诸经
    - 带脉围腰一周，状如束带
    - 加强纵行经脉间的联系
    - （以上）诸脉皆属于带
  - 固护胞胎
  - 主司带下

5. 阴跷脉、阳跷脉（图 5–4–5、图 5–4–6）

（1）阴跷脉、阳跷脉的循行：跷脉左右成对。阴跷脉、阳跷脉均起于足踝下。阴跷脉从内踝下沿下肢内侧后方，经前阴，沿腹胸进入缺盆，出行于人迎穴之前，经鼻旁，到目内眦，与手足太阳经、阳跷脉会合。

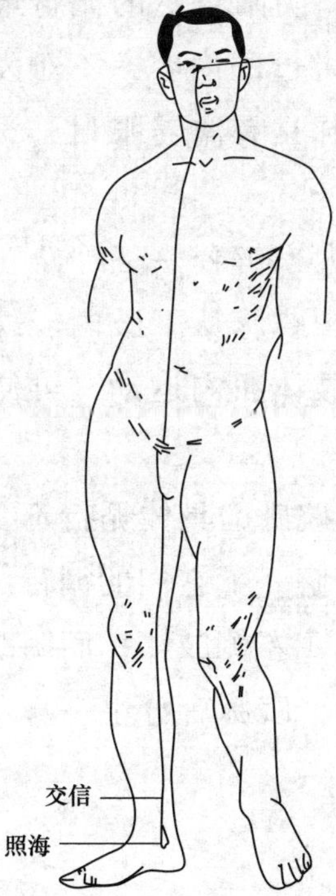

图 5–4–5 阴跷脉

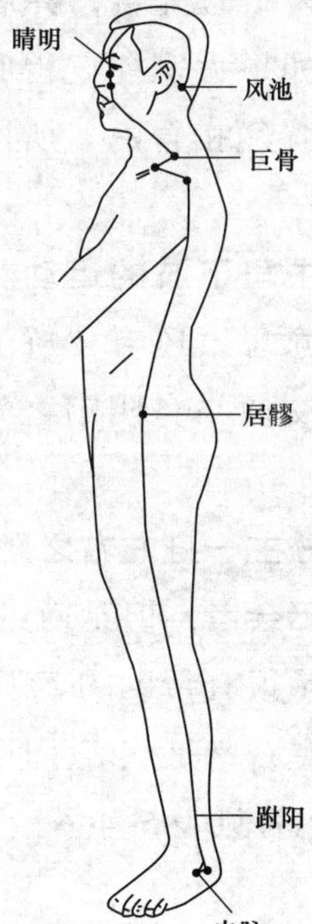

图 5–4–6 阳跷脉

阳跷脉从外踝下沿下肢外侧上行，经腹部，沿胸部后外侧，经肩部、颈外侧，上挟口角，到达目内眦，与手足太阳经、阴跷脉会合，再上行进入发际，向下到达耳后，与足少阳胆经会于项后。

阴跷脉和阳跷脉的示意图，在所有的教材里都一直沿用这个图，因为关于奇经八脉的循行的确是没有规律的，《内经》的描述和后世医家的提法也各有不同，但今天我们各种教材里面所用的图是完全相同的。我们看一下阴跷脉的示意图，它是在右内侧，即，在右腿内侧，然后通过腹，过胸，之后上头，最后止于右侧内眼角。为什么对于阴跷脉的循行，各家都是这样认为的呢？是因为这些部位都是属于阴的。我们再看一下阳跷脉的示意图，它是在左外侧，即，在左腿外侧，然后通过腰，过肩背部，之后上头，最后止于左侧内眼角。同样，为什么呢？也是因为，这些部位都是属于阳的。

（2）阴跷脉、阳跷脉的功能：阴阳跷脉的生理功能比较复杂，主要可以概括为三个方面：

第一，司眼睑开合，并濡养眼目。阴阳跷脉的循行最后是交会于内眼角的，如果大家能记得我们之前讲过的内容，不难发现，它也是与足太阳膀胱经相合的。所以，二跷脉具有濡养眼目、司眼睑开合的功能。

第二，主司下肢的运动。首先给大家解释一下“跷”这个字，它有“桥”的意思，还有“矫健”之义。跷脉从下肢内、外侧分别上行至头面，能交通一身阴阳之气和调节肢体肌肉运动，可使下肢运动灵活跷捷。

第三，分主一身左右之阴阳。尽管跷脉的具体循行不要求大家去记忆，考试也不会考，但是通过简单地了解一下它们的循行，对我们掌握它的功能还是很有帮助的。阳跷脉循行于左侧肢体，而阴跷脉分布于右侧肢体，而左右又是代表了阴阳，所以，跷脉有分主一身左右阴阳的功能，跷脉的内容见表5-4-6。

表 5-4-6 阴阳跷脉循行及功能

- 循行部位
  - 起点：足踝下
    - 阴跷脉起于内踝下照海穴
    - 阳跷脉起于外踝下申脉穴
  - 循行
    - 阴跷脉上行下肢内侧，经前阴，沿腹、胸入缺盆，出行于人迎穴之前，经鼻旁
    - 阳跷脉上行下肢外侧，经腹，沿胸部后外侧，经肩部、颈外侧，上口角左右
  - 止点：均到达目内眦，两经与手足太阳经相会
- 功能
  - 主下肢运动
    - 跷脉从下肢内、外侧上行向头
    - 交通一身阴阳之气
    - → 使下肢活动灵活跷捷
  - 司眼睑开合：跷脉交会于目内眦

6. 阴维脉、阳维脉（图 5-4-7、图 5-4-8）

（1）阴维脉、阳维脉的循行：

阴维脉起于小腿内侧足三阴经交会之处（筑实），沿下肢内侧上行，至腹部，与足太阴脾经同行，到胁部，与足厥阴肝经相合，然后上行至咽喉，与任脉相会。

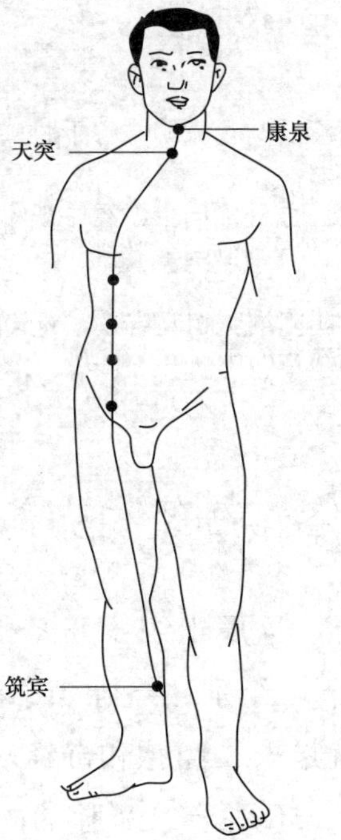

图 5-4-7 阴维脉

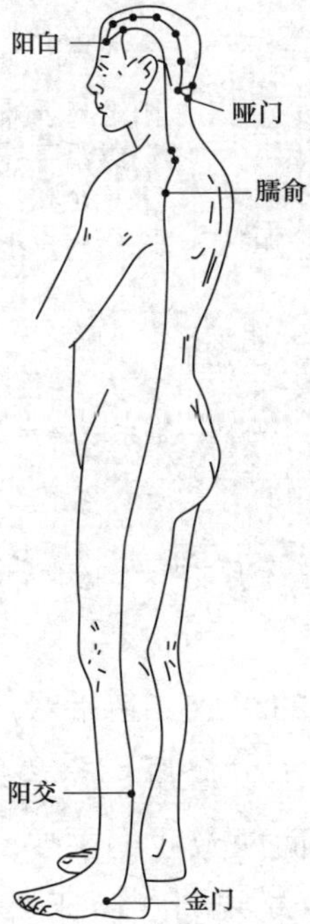

图 5-4-8 阳维脉

阳维脉起于外踝下（金门），与足少阳胆经并行，沿下肢外侧向上，经躯干部后外侧，从腋后上肩，经颈部、耳后，前行到额部，分布于头侧及项后，与督脉会合。

根据上述的描述，可以看出，阴维脉和阳维脉的循行与阴跷脉、阳跷脉有相同之处。阴维脉是循行于右腿，然后也是经过胸腹部而上头的。而阳维脉分布于左腿，然后也是通过肩背部而上头的。维脉的分布也符合内外分阴阳和左右分阴阳的规律。

（2）阴维脉、阳维脉的功能：和其他的奇经八脉一样，维脉的具体循行也不要求大家记忆，但是它们的生理功能在选择题里可能进行考查。维脉的生理功能大家只记住一点即可：**阴维脉联系所有的阴经，阳维脉联络所有的阳经**。“维”字的含义就是“联系、维络”，即，阴维脉，维系诸阴，阳维脉，维系诸阳。对于这个知识点，即使选择题考出来我们也应该不会错，因为它的提示性是非常强的，维脉的内容见表5–4–7。

表 5–4–7　阴阳维脉循行及功能

- 循行部位
  - 起点
    - 阴维起于小腿内侧足三阴经交会之处
    - 阳维起于外踝下
  - 循行
    - 阴维沿下肢内侧上行至腹与足太阴并行于胁，与足厥阴合，上行至咽喉，与任脉合
    - 阳维与足少阳并行沿下肢外侧向上，经躯干向外，从腋后上肩，经颈部、耳后，前行到额与督脉合
- 功能
  - 阴维：维系联络全身阴经
  - 阳维：维系联络全身阳经
  - （二者）阴阳维脉相互维系，对气血盛衰起调节溢蓄作用

第五节　经别、别络、筋经和皮部

经络系统的组成，包括经脉、络脉、连属组织（筋经和皮部等），而经脉当中又有十二经脉、奇经八脉和十二经别，络脉当中有别络、孙络和浮络。像前面两节我们主要介绍的就是十二经脉和奇经八脉。可以说，经络系统中最重要的、描述得最多的，还是十二经脉的内容，而经别、别络、筋经和皮部这几个内容就相对较少了，但是，这部分内容也是经

络系统中必不可少的组成部分，兹分别介绍如下。

一、十二经别

（一）基本概念

十二经别，是十二经脉中最重要的支脉。它们从十二经脉别行分出后，深入躯体深部，循行于胸、腹及头部。由于其与一般经脉不同，但又包括在经脉系统之内，所以称之为“别行的正经”，简称为“经别”。因为经脉有十二条，即十二经脉，所以，经别也有十二，即十二经别。

（二）经别与别络的区别

十二经别的特点是从经脉别出以后循行在胸腹内的分支，实际上，十二经脉的分支既有经别，也有别络，也就是说，别络也是十二经脉的分支，但是，经别是属于经脉范畴的，而别络不是，因为经别是循行在胸腹内的。循行在胸腹内为什么就属于经脉呢？大家应该还记得，最开始介绍经络概念的时候曾经谈到过，经脉和络脉的区别：经脉的循行是深的，而络脉的循行是浅的；经脉大多都是纵行的，而络脉则是纵横交错的。十二经别具备了循行深和纵行的特点，所以十二经别属于经脉的范畴。这个内容只有当大家对经络系统的组成和划分非常熟悉后，才会容易理解。经脉包括了三个组成部分：十二正经、奇经八脉和十二经别。考试中的名词解释考到“经别”时，我们的回答可以非常简单：“别行的经脉”。

（三）十二经别的循行

十二经别的循行特点，可用“离、入、出、合”进行概括。所谓“离”，即十二经别的循行，都是从十二经脉的四肢部位，多为肘、膝以上别行分出；所谓“入”，即经别从正经别出后深入到胸腹腔，此时，表里两经的经别相并而行，并经过相表里的脏腑；所谓“出”，指的是表里两经的经别在胸腹腔内相并而行到颈部后，要向上浅出体表，并上行于头面部；所谓“合”，是指阴经的经别浅出体表后合入与其有表里关系的阳经经别，然后分别注入六阳经脉。每一对相为表里的经别组成一“合”，十二经别共组成“六合”。

十二经别的循行，选择题多能涉及。但是这种题目即便是在医师资格考试中都属于偏难的，我们的期末考试中，最多考到四肢部，不会具体到肘膝。以上就是经别的循行特点，但是不需要大家掌握那么多，只需要大家知道“**离入出合**”是十二经别的循行特点就可以了。

（四）十二经别的功能

十二经别的生理功能主要有以下两个方面：

1. 加强了表里两经在体内的联系

十二经别的循行在进入体腔以后，表里两经的经别是相并而行的，并经过相表里的脏腑，这也就加强了表里两经在体内的联系。这个内容在选择题里可以考查。经别在体内的相互联系需要与别络相区别：别络加强的是表里两经在体表的联系，而经别加强的是在体内的联系，这样我们就不容易搞混了。

2. 加强了体表和体内、四肢和躯干的向心性联系

这也是由它们的循行所决定的。阴经经别从四肢肘膝关节以上别出后，再深入体腔，后浅出于颈部，最后合入阳经经别，这体现了“离入出合”的循行特点，也正是在这个循行过程当中，经别加强了体表和体内、四肢和躯干的向心性联系。

3. 加强了十二经脉与头面部的联系

阴经是不上头的，但是阴经的经别上头，因为十二经别最后都要上行于头面部，这就是经别加强了十二经脉与头面部联系的原因。

4. 扩大了十二经脉的主治范围

十二经脉就是十二条线，我们所用的穴位主要也都是在十二经脉上，然而，经外奇穴，有些是十二经脉循行不到的，但是这些部位十二经别循行到了，因此，它弥补了十二经脉循行的不足，从而扩大了十二经脉的主治范围。例如：足太阳膀胱经的循行是没有到达肛门的，但是足太阳膀胱经的经别是别入于肛的。因而，足太阳膀胱经的穴位，比如**承山**

穴、承筋穴等，都可以用来治疗肛门疾患。这就是十二经别扩大十二经脉主治范围的功能。经别的内容小结如表 5–5–1 和表 5–5–2。

表 5–5–1　十二经别的循行特点

离	从十二经脉分出
入	进入体腔脏腑深部
出	出体表而上头面
合	阴经经别合入阳经经别分别注入六阳经脉
六合	每一对相为表里的经别组成一合

表 5–5–2　十二经别生理功能

1. 加强了十二经脉中相为表里的两条经脉在体内的联系

十二经别
- 进入体腔后
  - 表里两经相并而行
  - 经过相为表里的脏腑
- 浅出体表后
  - 阴经经别合入阳经经别
  - 共同注入体表的阳经

→ 加强了相为表里的两条经脉及脏腑的内在联系

2. 加强了体表与体内、四肢与躯干的向心性联系

十二经别
- 均从十二经脉的四肢部分别出
- 进入体内后都是向心性循行

→ 扩大经络的联系，由外而内传递信息

3. 加强了十二经脉和头面部的联系

- 十二经脉中之六条阳经
- 十二经别中的六条阳经经别
- 足三阴经的经别合入阳经经别
- 手三阴经经别均经喉咙

→ 上达于头面部

4. 扩大了十二经脉的主治范围

十二经别弥补了十二经脉所不及之处，扩大经络穴位主治范围

5. 加强了足三阴、足三阳经脉与心脏的联系

- 足三阴
- 足三阳

的经别上行经过腹、胸
- 加强了脏腑的表里联系
- 均与胸内的心脏相联系

→ 心为五脏六腑之大主

二、别络

（一）十二别络的概念

别络，是经脉的分支，是络脉系统中较大的和主要的络脉。别络有十五条，即十二经脉各有一条，加上任脉、督脉的络脉和脾之大络。另外，若加上胃之大络，也可称之为“十六别络”。

这里需要解释一下，别络是从经脉分出的大多分布于体表的支脉。这是与刚才所讲的经别对比着谈的。二者都是经脉的分支，经别的分布深，而别络的分布浅，又因为深者为经，而浅者为络，所以别络属于络脉的范畴。大家以后会经常见到“十五别络”这个词，所以我们要能记住它的组成，即，十二经脉各有一个别络，任脉和督脉又各有一个别络，到这里就有十四别络了，而这也正好对应滑寿所著的《十四经发挥》一书的“十四经”一词的概念，即十二经脉再加上任脉和督脉。十四别络再加上分布在身体两侧的脾之大络，总共就是十五条。这一点，选择题会考到，比如，给我们五种组合，让我们把正确的选出来。此外，中医学里面还有一个词叫“胃之大络”，如果把胃之大络也计算在内，就是十六别络了。但一般来说，“十五别络”的提法更为多见。别络是络脉当中的主干，是比较重要的络脉，为什么呢？因为它是络之大者。

除了别络以外，还有两个词考试中也经常考到，一个是“孙络”，一个是“浮络”。所谓“孙络”，指的是细小的络脉，形象地说就是孙子辈的络脉，因为辈分小，所以比较细小。《灵枢经》讲过它的概念：谓络之别者为孙，络之小者为孙，即，络再往下分出来的细小分支就是孙络。孙络的功能在我们的考试中并没有涉及，这里简单提一下，孙络具有“溢奇邪，通营卫”的功能。这句话在研究生的入学考试当中经常考到，但这一点大家一般都复习不到，所以算是考得偏深、偏难。考题一般可以问，具有“溢奇邪，通营卫”作用的是什么？正确答案就是孙络。“溢奇邪，通营卫”这句话出自《素问·气穴论》。下面是全国硕士研究生入学统一考试中医综合试题的一道题目：《素问·气穴论》称其具有“溢奇邪”、“通营卫”作用的是：A. 皮部 B. 孙络 C. 浮络 D. 别络 E. 大络。

答案肯定是B。

那么，“浮络”指的又是什么呢？它指的是分布在皮肤表面或浅表部位的络脉。“浮”的含义就是“浮而常见”，这是《灵枢·经脉》中对它的描述，非常确切。关于别络、孙络、浮络这三个词的含义我们应该分别清楚，比如，别络就是络脉系统中较大的和主要的络脉，孙络就是细小的络脉，浮络就是浮于体表而常见的络脉。

（二）别络的功能

别络的生理功能主要有三个方面：

1. 加强了表里两经在体表的联系

刚才我们曾经讲到过，经别也加强了表里两经的联系，但是，经别由于其循行具有“离入出合”的特点，所以它加强的是表里两经在体内的联系，而别络加强的是表里两经在体表的联系。为什么呢？我们分析一下它的循行就可以解释了：阴经别络和阳经别络均在体表循行，而不深入体腔内，通过阴经别络走向阳经和阳经别络走向阴经的途径，别络沟通和加强了相为表里的两条经脉在体表的联系。这个功能在选择题中经常涉及，大家一定要记住。

2. 别络统率全身络脉

别络是络之大者，所以它对其他的细小络脉具有一定的统帅作用，从而加强了人体前中后部位的联系。任脉的别络是散行于胸腹部的；督脉的别络是散行于背腰部的；而脾之大络是散行于身体两侧的，正因如此，别络加强了人体前中后部位的联系，如果我们继续往下分，别络又开枝散叶般分出若干细小的络脉，若浮现于体表则称“浮络”。可以发现，别络最后构成了一道网，从而加强了全身统一的网络联系。

3. 别络灌渗气血以濡养全身

这种提法是受到了西医学中有关血液循环的毛细血管网微循环理论影响而提出的。十二经脉是运行气血的主干，由十二经脉再往下依次分出别络、孙络、浮络，从大逐渐到小，呈网状扩散，最终遍布全身。由于同周身组织的接触面甚广，循行在经脉当中的气血，通过别络、孙络，由线状流注扩展为面状弥散，从而充分发挥了其对整个机体的营养作用。别络部分的小结见表 5–5–3、表 5–5–4：

表 5–5–3　十五别络的循行特点

十二经脉的别络	在本经四肢肘膝以下分出，表里两经的别络相互联络
任脉的别络	分布于腹部
督脉的别络	分布于背部
脾之大络	分布在胸胁

表 5–5–4　十五别络的生理功能

1. 加强了十二经脉中相为表里的两条经脉之间在体表的联系
   - 十二经脉中：阴经别络走向阳经；阳经别络走向阴经——沟通和加强了表里两经之间在体表的联系。
2. 统率全身络脉
   - 任脉别络散布于腹部；督脉别络散布于背部；脾之大络散布于胸胁——加强了人体前、后、侧面的统一联系。
3. 渗灌气血以濡养全身
   - 别络又分为：孙络：由大到小（遍布全身）；浮络：由深至浅（网状扩散）——由此通行气血由线状流注扩展为面状弥散

三、经筋

（一）经筋的概念

十二经筋是十二经脉之气濡养筋肉骨节的体系，是十二经脉的外周连属部分。它具有约束骨骼、屈伸关节、维持人体正常运动功能的作用，正如《素问·痿论》所说："宗筋主束骨而利机关也。"经筋为病，多为转筋、筋痛、痹证等，针灸治疗多局部取穴而泻之。

经筋是指"十二经脉连属于筋肉关节的体系"，但是这个概念大家却很难记住，为什么难？主要还是不理解。"联"和"属"这两个字我们都见过了，"联"是"联系"，也有把它写成"连"的，这都可以。而"属"字呢？我们也解释过，在《灵枢》的第一篇《九针十二原》中，黄帝问岐伯：“余子万民，养百姓而收其租税；余哀其不给而属有疾病”。“属有疾病”指的就是“疾病连续不断”，所以，“属”就是“连”，是十二经脉和筋肉相连接的那个部分，那个体系。那么，筋肉指的是什么呢？它指的就是十二经脉循行路径中的筋和肉以及相应关节周围的肌腱和韧带。关节周围筋肉聚集，对于“筋”有许多不同的认识：例如，静脉曲张我们可以叫作“青筋外露”，那么此处的“筋”指的是“脉管处的筋膜”，在关节周围，“筋”指的是“肌腱、韧带”，而在《太素》当中用的是“‘结、聚、散、络’于筋肉、关节的体系”来为“经筋”下的定义，此时，“经筋”不再是所属经脉的一条看不见的“线”了，而是十二经脉之气结、聚、散、络于筋肉关节的体系，是立体状的，可见的经筋系统。我们到医院做推拿按摩，常听按摩师说：“你肩颈部有大量‘结节’，‘筋结’”，这指的就是经筋不通的病理表现。考试中，选择题经常会出这样的题：十二经脉之气结、聚、散、络于筋肉、关节的体系是什么？那么正确答案就是经筋。

（二）经筋的功能

经筋的生理功能即是《素问·痿论》中所说的“宗筋主束骨而利机关也”。“主束骨”是指“约束骨骼”，“机关”指的就是“关节”，所以，经筋的功能就是“约束骨骼，主司关节的运动”。实际上，是经筋形成了骨连结。以后在大家学到解剖学时，在第一章运动系统中，除了骨骼和肌肉以外，最难理解的部分就是关节的组成，教材当中叫作“骨连结”中医学认为骨连结是依靠筋肉形成的，筋肉就是西医所谓肌腱和韧带。所以，经筋的生理功能就是“约束骨骼，主司关节的运动”。这部分主要内容小结如表 5-5-5：

表 5-5-5 经筋的概念、循行及其功能

- 概念：经筋是十二经脉之气结、聚、散、络于筋肉、关节的体系
- 循行
  - 多分布在浅部
    - 从四肢末端走向头身
    - 多结聚于关节和骨骼附近
    - 进入胸腹腔而不络属脏腑
  - 在体表的循行部位与十二经脉基本一致，但循行走向不尽相同
- 功能：约束骨骼，有利关节运动

四、皮部

（一）皮部的概念

皮部指的是体表的皮肤按经络循行分布部位的分区。在《素问·皮部论》中就提到："皮有分部""皮者，脉之部也""欲知皮部，以经脉为纪""凡十二经络脉者，皮之部也"。因此，可以说"十二皮部"就是十二经脉及其所属络脉在皮表的分区，也是十二经脉之气的散布所在。

皮部的概念比较清楚，比较简单，就是体表的皮肤按经脉分布部位的分区。《素问·皮部论》里讲到"皮有分部"，即，皮肤可以分成十二个区域，这十二个区域分别属于十二经脉，所以就有了"十二皮部"的说法。

（二）皮部的分布特点

由于正经有十二条，所以体表皮肤亦相应地划分为十二个部分，称为"十二皮部"。皮部作为十二经脉的体表分区，与经脉、络脉和经筋的不同之处在于：经脉呈线状分布；络脉呈网状分布；皮部则呈面状划分；经筋是立体状分布。皮部的分布范围大致上属于该经络循行的部位，且比经络更为广泛。后两者可以看得见，也可以摸得着。如果理解了上面的内容，相信大家对于这几个术语就不会感到抽象难懂了。

（三）皮部的功能

1. 抗御外邪

皮部分布于人体的浅表部位，最先广泛地接触到病邪。当外邪侵犯人体时，皮部与布散于皮部的卫气就能发挥其抗御病邪，保卫机体的作用。

2. 传导病变

由于十二皮部分属于十二经脉，而十二经脉又内属于脏腑，所以脏腑、经络的病变亦能在相应的皮部分区反映出来，故在临床上通过观察不同部位皮肤色泽和形态变化，即可以诊断某些脏腑、经络的病变。

3. 指导疾病的诊断和治疗

按照十二皮部理论，不同部位的皮肤和不同的经脉有一个对应关系，而不同的经脉与不同的脏腑也有一定的对应关系，据此可以帮助我们诊治疾病。在诊断方面，可以根据不同部位皮肤色泽和形态的变化来诊断相应脏腑和相应经络的病变。如，背部膀胱经皮部的肝俞穴有结节或筋结，说明肝气不舒，肝经不利。而手厥阴心包经处皮肤泛红、红疹，说明心包经有热，这个诊断价值是非常高的。要指导治疗也会非常确切。在皮肤的一定部位我们还可以敷药，民间广泛流传的“冬病夏治”的穴位敷贴法、敷肚脐疗法、温灸、热熨等诊法，都是在体表局部用一些药物或者用一些物理的方法，以达到治疗或是调节相应脏腑、经络生理功能活动，调节内脏功能，治疗内脏病变的作用。关于皮部的知识小结如表 5-5-6：

表 5-5-6 十二皮部的概念、分布及其功能

概念：十二经脉在皮肤表面的分区

分布：十二经脉的体表分区，其分布范围大致上属于该经络的循行部位

功能：
- 抗御外邪——皮部是人体的屏障，卫气循行其间
- 传导病变——皮部内属于十二经脉，脏腑、经络的病变可反映到皮部

第六节 经络的生理功能和应用

关于经络的生理功能和经络学说的应用，对于临床指导意义非常重大，希望大家能理解并会学以致用。

一、经络的功能

经络的生理功能比较简单，主要是四个方面，这四句话在考试中可能用简答题的形式进行考查，大家只要记住大标题就行了。

（一）沟通联络作用

前面我们谈到过经络的概念，即经络指的是运行全身气血，联络脏腑肢节，沟通上下内外的道路，这个概念的三句话说的就是经络的前两

个功能。首先就是联络脏腑肢节沟通上下内外的功能，即经络将人体形成了一个内外相互协调的有机的统一的整体。

（二）运行气血作用

人体各个组织器官，均需气血的濡润滋养，才能维持其正常的生理活动，而气血之所以能通达于全身，发挥其营养机体的作用，必须依赖于经络的传输方能实现。经络不断地将气血输送到全身各部，在内灌注脏腑组织，在外濡养腠理皮毛。因此，经络既是联络的道路又是通行气血的道路。正如我们之前所讲的：地有十二水，人有十二经，地上的河流是水流通的道路，而人身的经脉就是气血通行的道路。最后，气血灌注到全身，营养全身，故《灵枢·本脏》说："经脉者，所以行血气而营阴阳，濡筋骨，利关节者也"。

（三）感应传导作用

从概念来说，感应传导指的是经络系统对于针刺或其他刺激具有感应、传递、通导的作用，这又称为"经络感传现象"，它指的是当某种刺激作用于一定穴位时，人体会产生某些酸、麻、胀、重的感觉，这种感觉可沿经脉的循行路线而传导放散，中医称之为"得气"或"气至"。经络的这种感应传导作用可以传递各种生命活动信息，沟通人体各部分，引导"气至病所"，反映治疗效应。

如以前有位老中医，在位于内踝上3寸的三阴交扎一针后，患者咽部就会出现酸、麻、重、胀的感觉，以此来治疗咽炎是非常有效的，这就是所说的感应和传导的作用。另外，"烧山火""透天凉"针法，即通过针刺让患者自觉身上冒火，或自觉身上寒冷，这些都是经络感应传导作用的体现。

如果给患者扎针，怎么才能知道"得气"了呢？所谓的"得气"指的是进针以后停留下来，再进一步进行的操作，现在一般要求要在针下出现酸、麻、重、胀的感觉。患者感觉到酸、麻、重、胀，而操作的医生在手下会有一种滞针感，好似进的针被抓住了一样。一旦有了滞针感，患者就会出现酸、麻、重、胀的感觉，这就是所谓的"得气"。得气之后还要行气，其目的是为了使"气至病所"。什么叫行气？行气是在患者得气后再度进行的行针，也就是让患者的酸、麻、重、胀之感沿着经络走向朝病变的部位传递，如果能够到达病所，疗效就会大增。但一般很难做到一次就“气至病所”，所以，需要几次治疗后才会实现。

（四）调节平衡作用

经络能运行气血和协调阴阳，使机体的功能活动保持相对的平衡。当人体发生疾病，出现气血不和或阴阳偏盛偏衰等证候时，即可运用针灸等治疗方法以激发经络的调节作用，从而达到如《灵枢·刺节真邪》所说的“泻其有余，补其不足，阴阳平复”之目的。

关于经络调节功能平衡的机制有两种说法：第一种是，经络本身对身体就有调节作用，第二种是，通过针灸刺激经络来调节功能平衡。大家所看到的、用到的更多的是经络在治疗上对机体平衡的调节作用。实际上，它的调节作用是双向的，比如，位于腕横纹上 2 寸，两筋凹陷中的内关穴是一个经常用的穴位，在我们针刺它时发现，不论心率偏快还是偏慢的患者，在针刺后，心率都会趋向于正常。同样的穴位、同样的针具、同样的手法，却会导致快的变慢了，慢的变快了，这就是经络调节的双向性。“内关穴”是一个非常好的保健穴，正常人也可以按压甚至针刺，但是心率却没有太明显的变化。经络的调节使得人体趋向于正常，趋向于平衡，这是非常神奇的。再比如，针刺位于犊鼻下 3 寸，胫骨前旁开一横指处的另一个非常常用的“足三里穴”，腹泻的患者，针刺以后，肠道的蠕动就会变慢；而肠道蠕动慢甚至便秘的患者，针刺以后，肠道的蠕动却加快了；而正常人，针刺以后，起到的只是很好的保健作用，可以让肠道蠕动速率在一个正常的范围内，正所谓“若要胃肠安，三里久不干”，这又是经络双向调节作用的体现。这一点十分了不起，因为人是需要趋向于正常，趋向于平衡的。以上就是关于经络生理功能的讲解。四句话概括了四个方面，教材里写得详细一些，但是我们讲得比较简单，只需了解一下，记住大标题就可以了，本部分内容小结如表 5–6–1：

表 5-6-1 经络的生理功能

经络功能	含义	机制	生理意义	病理表现
沟通联络作用	经络沟通联系上下内外表里	脏腑与体表、官窍脏腑之间、经脉之间多种联系	通过经络的联系构成有机整体，表现为人体在结构上相互联系，在功能上相互协调，彼此为用	病理上相互影响，互相传变
运输气血作用	气血通过经络布散全身，以营养脏腑组织	循十二经脉流注衔接顺序，与任、督两脉首尾相接如环无端，周流不息，循环往复	十二经脉内属脏腑，外连经筋、皮部，表现为气血运行畅通，脏腑功能强健，抗御外邪能力强大	经气不利，气血失和，御邪不力，外邪易侵
感应传导作用	经络具有感应及传导信息的作用	通过运行于经络之中的经气对信息的感受负载作用而实现	传递生命信息，沟通机体之间的联系，将信息输送到脏腑形体官窍，反映和调节其功能状态	经络不同循行部位可以成为不同脏腑疾病的反应点，出现结节、压痛、筋结等
调节平衡作用	经络可以调节机体的阴阳保持平衡状态	经络通过其沟通联系、运输气血及感应传导作用对各脏腑形体官窍的功能活动进行调节，维持人体阴阳平衡状态	通过经络系统的调节平衡作用，促使人体功能活动，恢复平衡协调	机体经络不通，阴阳失调

二、经络学说的应用

（一）经络学说可以解释病理变化

我们知道，经络是运行气血、联系全身的道路，这个道路有两个作用：一是联络作用，二是供气血运行的作用。如果发生了疾病，经络就成为传递病变的途径。在《素问·皮部论》中指出："邪客于皮则腠理开，开则邪入客于络脉；络脉满则注于经脉；经脉满则入舍于腑脏也"。这段话讲的是疾病从表入里、由浅入深、逐渐加重的一个过程。用经络来解释一些病理变化会解释得非常确切。我把教材上的内容给大家解释一下。比如，足厥阴肝经是挟胃入肺中的，所以，肝火就可以沿着肝经散胃犯肺，因此，我们讲肝火上炎时，就提到肝火犯胃、肝火犯肺，出现呕血或者咯血。足少阴肾经入肺络心，就出现了水气凌心、水寒射肺的症状，即肾脉水液停留而出现心悸、咳喘的症状，出现心悸就是水气凌心，出现咳喘就是水寒射肺。再比如，心的经脉和小肠的经脉是相互络属的，所以心火可以下移小肠，而小肠火盛也可以循经向上影响于心。大肠经是络肺的，所以，由于长期便秘导致的腑气不通就可以引起喘咳。足厥阴肝经抵少腹、入两胁、过两乳，所以肝气郁结的患者常见两胁、两乳、少腹的胀痛。而胃火可以出现牙龈的肿痛，肝火上炎可以出现目赤肿痛，心火上炎可以出现口舌生疮，这些内容都可以用经脉的循行来解释，随着大家将来学习的不断深入会发现，用经络的循行来解释病理变化，会变得非常清晰。

（二）经络学说可以指导疾病诊断

病理和诊断是一对孪生姐妹，把病理倒过来说就是诊断。比如，出现两胁疼痛我们就可以诊断为肝胆疾病；而出现缺盆疼痛就可以反映肺的病变。我们反复提到过的头痛依据其部位的不同，就可以诊断出不同部位的疾病，比如，面额痛者，多为阳明头痛；两侧痛者或偏于一侧痛者，多为少阳头痛；后头部头痛连及项部者，多为太阳头痛；而颠顶痛者，多为厥阴头痛，这就是经络学说对诊断的指导作用。

另外《伤寒论》中的六经分证，就是在经络学说的基础上发展起来的辨证体系，临床应用非常广泛。在临床上的另外一些问题，如在经络的循行部位上或者在某些穴位处出现明显的压痛或者是明显的条索、结节状反应物，往往也有助于疾病的诊断。比如，肺脏的病变，可在肺俞穴处出现结节；风府穴压痛者，也往往反应肺脏的病变；胆囊炎患者，常在膀胱经的胆俞穴处发现条索状反应物或压痛；肠痈，即是我们所讲的阑尾炎，往往在阑尾穴处出现压痛；长期消化不良的人，可以在脾俞穴处见到一些比较异常的变化。经络诊断的内容是非常丰富的，随着学习的深入，大家还会不断地丰富这方面的知识。

（三）经络学说可以指导治疗

指导治疗包括了两个方面的内容，第一是指导针灸治疗，这是大家最容易理解的。学习经络主要是指导针灸，我们在针灸时选什么穴，如何选，也是非常大的学问，其中最重要的思想就是循经取穴。第二，经络学说还可以指导临床辨证用药，帮助我们选取引经药。比如，张元素所创的“引经报使”学说。很重要的一个内容就是中药的归经问题，但是，归经背起来是比较麻烦的，但是用起来却非常好用。不同的药物、不同的脏腑、不同的经脉之间存在特殊的联系，这便可以指导我们临证合理用药。如，治疗头痛，属太阳经的可用羌活，属阳明经的可用白芷，属少阳经的可用柴胡等等。羌活、白芷、柴胡，不仅分别归入手足太阳、阳明、少阳经，且能引导其他药物归入上述各经而发挥治疗作用，这就是引经药，最后这一部分小结如表 5-6-2。

表 5-6-2　经络学说的应用

- 阐释病理变化
  - 外邪由表传里的途径
  - 体内病变反映于外的途径
  - 脏腑病变相互传变的途径
- 指导临床诊断
  - 循经诊断
    - 缺盆中痛——肺病
    - “虚里”痛连左手臂——真心痛
    - 两胁疼痛——肝胆疾病
    - 阑尾穴压痛——肠痈
    - 横骨压痛——遗精或月经病
  - 分经诊断
    - 前额疼痛——阳明经
    - 两侧头痛——少阳经
    - 颠顶疼痛——厥阴经
    - 后头疼痛——太阳经
- 指导疾病治疗
  - 指导针推治疗
    - 循经所过
    - 主治所及
  - 指导药物治疗
    - 指导药物归经理论
    - 指导方剂配伍组成

结语

经络这一章是理解中医基本特点，即整体观念和辨证论治的核心。人体之所以是一个不可分割的有机整体，正是有经络在沟通联络、运行气血。经络是活的人体特有的组织结构，临床辨证论治，“以表知里”的诊断、治疗疾病都离不开经络理论的“向导”作用。但由于到目前为止，还远不能揭开经络的“面纱”，就给学习者带来诸多困难。因此，在学习这部分内容时，大家一定要在充分发挥想象力和理解力的基础上，强化记忆一些基本概念和原理。随着知识的积累和增加，自然会悟出其中的很多道理。

病案分析

患者吕某，女，38岁，主诉：偏头痛3年，加重3个月。现病史：患者3年前，由于晋升问题与同事发生口角后出现左侧偏头痛，到某西医院检查做头部CT和脑血流图，未发现异常。B超显示：急性胆囊炎。口服消炎利胆片和止痛片缓解，但时有发作。三个月前，由于个人感情不顺，又出现左侧偏头痛，连及颠顶痛，前额痛伴有右胁肋胀痛。舌红苔薄黄，脉弦数。

【问题】

1. 患者头痛与哪些经脉失调有关？为什么？

2. 为什么会引起这些经脉失调？

【答案】

1. 偏头痛——足少阳胆经；颠顶痛——足厥阴肝经；前额痛——足阳明胃经。

2. 情志不遂导致胆囊炎，胆气不利出现偏头痛；感情不顺，肝气郁滞导致颠顶痛，肝气不舒引起胆经不利，再次出现偏头痛；肝气犯胃，木乘土，出现阳明胃经不利，出现前额痛。

思考题

1. 试述经络系统的组成。
2. 试述十二经脉的交接方式及其交接规律。
3. 试述十二经脉气血流注的具体次序。
4. 试述十二正经与奇经八脉的异同。
5. 奇经八脉的主要功能是什么？
6. 督脉的功能有哪些？
7. 试述别络的生理功能。
8. 经络学说如何阐释人体的病理变化？

第六章 体质

学习目的

通过学习本章内容，掌握体质的分类和特征；理解体质理论的形成和发展及影响体质的因素；了解体质理论的应用及其在中医生理观中的重要地位。

关键词汇

体质　偏阴体　偏阳质

正常人体的个体之间是有差异的，不同的个体在形质、功能、心理上又存在着各自的特殊性，这种个体在生理上、心理上的身心特性称为体质。体质学说是融生物学、人类学、心理学和医学科学于一体，以研究人类体质的形成、特征、类型、差异及其与疾病的发生、发展等为主要内容。由于体质学说是中医学的一个重要组成部分，所以在养生保健、防治疾病过程中有重要意义。

第一节　体质的概念、形成与发展

一、概念

“体”是指形体、身体，可以引申为躯体和生理；“质”是指特质、性质。体质是人群及人群中的个体禀受于先天、调养于后天，在生长、发育过程中所形成的形态结构、生理功能和心理状态等与自然、社会环境相适应的人体个性特征。可以看出，体质和先、后天均有联系，并且它的结构、功能、心理以及所处的自然、社会环境也是相关的，所以它反映的个性特征是“形神一体观”的综合体现。

理想的健康体质，每个人各有不同，那么什么叫理想的健康体质呢？它是指人体在充分发挥先天禀赋潜力的基础上，通过后天积极培育，使机体在形态结构、生理功能、心理状态以及对环境的适应能力等各个方面得到全面发展的、相对良好的身体素质状态。虽然我们存在关于理想健康体质的共识，但是大家还是要认识到，由于个体之间存在差异，因此每个人的理想健康体质也存在一些差异。

二、体质的形成与发展

体质的形成是机体内外诸多因素共同作用的结果，主要与先天因素和后天因素两个方面密切相关。

（一）先天因素

先天因素是指小儿在出生前在母体体内所禀受的一切特征，它是体质形成的基础，是人体体质强弱的基础条件。从中医来看，这个基础条件就是指人体肾中的精气是否充盛。肾中精气充盛与否，直接关系到胚胎的发育以及小儿出生后的禀赋的厚薄与强弱，从而影响子代的体质。

子代的体质先天禀受于父母，父母的体质是子代体质形成的基础，因此父母的体质强盛，子代的体质亦强盛；父母的体质薄弱，子代的体质亦薄弱。子代身体的强弱、肥瘦、肤色乃至先天性生理缺陷及遗传性疾病都和父母存在一致性。由此可见，先天因素在体质形成过程中起重要作用。虽然先天性因素在体质形成过程中对体质的发展奠定了一定的基础，提供了一定的可能性，但体质的强弱与否，与后天的调养亦密切相关。

（二）后天因素

后天是指从出生到死亡前的生命历程。从下表中我们可以看出，后天因素包括机体内在因素（如性别、年龄、心理因素等）、外界因素（主要涵盖了自然环境、社会环境、生活环境、生产环境、食物链环境等因素），在这些因素的综合作用下，人体体质不断发生变化。良好的生活环境、合理的饮食起居、稳定的心理情绪，可增强人体体质、促进身心健康，反之则体质衰弱、甚至产生疾病。因此通过改善体质的后天影响因素，可弥补先天禀赋的不足，从而增强弱者的体质，见图 6–1–1：

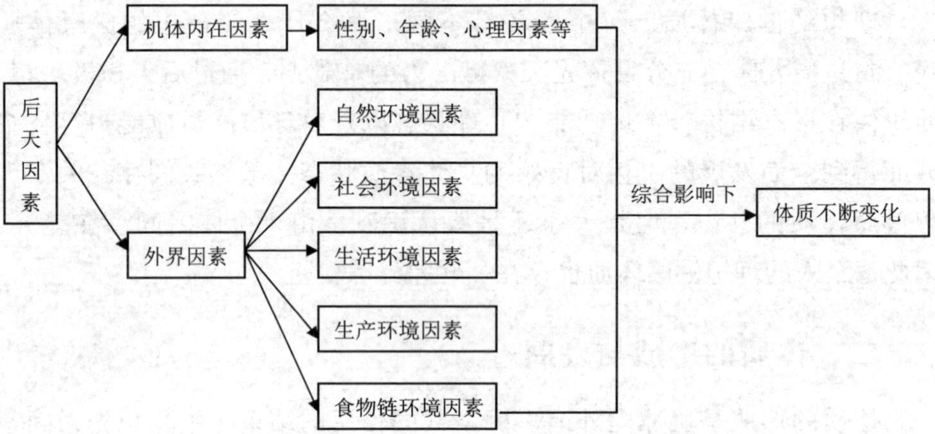

图 6–1–1　后天因素对体质变化的影响

我们临床上常看到一些早产的小儿，七个月时就分娩下来了，才 3、4 斤重，但通过后天的饮食调养，也完全可以发育形成强盛的体质，这就是后天培育对先天体质有很大的影响作用。

第二节　体质的分类

一、分类方法

现在来讲体质的分类。首先来看一下体质的分类方法。体质的分类方法有重大的意义，通过体质的分类可以认识和掌握不同人群的体质的差异，这是认识人体差异性的一个重要手段。中医学对人体质分类的基础就是整体观念，在整体观念思想的指导下，按照阴阳、五行、脏腑、气血津液等基本理论，来确定不同人群中不同体质的差异性。具体的分类方法有阴阳分类法（如阴阳平和质、偏阴质、偏阳质）、五行分类法（在《内经》中提到了阴阳二十五人分类法，既有阴阳分类法，又有五行分类法）、脏腑分类法、体型肥瘦分类法、禀性勇怯分类法等，见表 6–2–1。

表 6-2-1　体质分类法

体质分类法
- 阴阳分类法
- 五行分类法
- 脏腑分类法
- 体型肥瘦分类法
- 禀性勇怯分类法

二、常用体质分类及其特征

常用体质的分类及其特征。理想的体质称作阴阳平和质，这是一种理想的体质状态。但由于人生活在自然环境中，自然界昼夜有阴阳变化，一年四季也有阴阳的消长变化，人的阴阳也随着季节甚至环境的阴阳变化而有消长变化，人在适应环境的过程中，也产生了偏阴质、偏阳质的不同。因此，我们把人的体质分为三大类：阴阳平和质、偏阳质、偏阴质。

（一）阴阳平和质

阴阳平和质是一种较为协调平衡的体质类型，其体质特征主要表现为：身体强壮，肥瘦适度；面色、肤色虽有五色之不同，但都明润含蓄；目光有神；性格开朗、随和；食量适中，二便通畅；舌质红润，脉象和缓有力；睡眠安和；精力充沛；反应灵敏；自身调节和对外适应能力较强。这种体质的人，不易感受外邪，很少患病，即使患病，易于恢复，往往自愈或易于治愈，如果后天调养得宜，可获长寿。

（二）偏阳质

偏阳质是指具有亢奋、偏热、多动等特性的体质。其特征表现为：形体偏瘦，但较结实；面色多略偏红或微苍黑，皮肤多呈油性；性格外向，喜动好强、急躁易怒；自制力较差；食量较大，消化吸收功能健旺；平时畏热喜冷，或平时体温略偏高；动则易汗出，喜冷饮；唇、舌偏红，脉多偏阳（如浮脉、滑脉、数脉、大脉、洪脉）；精力旺盛，动作敏捷，反应快，性欲强。偏阳体质之人，从疾病易感性及预后来看，受邪发病后多表现为热证、实证（因其阳气亢盛、多动少静），易化燥伤阴（因阳胜则阴病，阳盛则易伤阴，易出现阴病的表现）；皮肤易生疖疮（像痤疮、湿疹等）；内伤杂病多见火旺、阳亢或兼阴虚之证；易发生眩晕、头痛、心悸、失眠、出血等病症（肝阳上亢则眩晕；热攻于上则头痛；热扰心神则失眠；热易迫血妄行则出血）。所以偏阳质的人得病倾向是有典型特点的。

（三）偏阴质

是指具有抑制、偏寒、多静等特性的体质。其特征表现为：形体偏胖，但较弱、易疲劳；面色偏白而欠华；性格内向，喜静少动，胆小易惊；食量较小，消化吸收功能一般；平时畏寒喜热，或体温偏低（这种人往往喜夏不喜冬，平时畏寒喜热，喜欢抱暖水袋取暖，喝热水、吃热饭）；精力较弱，动作迟缓，反应较慢，性欲偏弱。偏阴体质之人得病倾向往往表现为寒证、虚证。冬天易生冻疮；内伤杂病多见阴盛、阳虚之证；容易发生代谢功能低下、病理产物堆积的病证（如湿滞、水肿、痰饮、瘀血等病证）。

为了便于大家加深理解，我们制作了三种体质的小结表，见表 6–2–2 这个表中包含了阴阳平和质、偏阳质、偏阴质，主要从定义、特征、得病倾向三个方面来比较。

表 6–2–2　三种体质小结表

体质	定义	特征 （形体、面色、性格、食量、喜好、舌、脉、精力、反应、性欲）	得病倾向
阴阳平和质	功能较为协调的体质类型	身体强壮，胖瘦适度；面色与肤色虽有五色之偏，但都明润含蓄；目光有神，性格开朗、随和；食量适中，二便通畅；舌质红润，脉象缓匀有力；夜眠安和，精力充沛，反应灵敏，自身调节和对外适应能力强，性欲正常	不易感受外邪，很少患病，即使患病，自愈或易于治愈，后天调养得宜，可长寿
偏阳质	偏于亢奋、偏热、多动等特性的体质	形体偏瘦，但较结实；面色多略偏红或微苍黑，或呈油性皮肤；性格外向，喜动好强，易急躁，自制力较差；食量较大，消化吸收功能健旺；平时畏热喜冷，或体温略偏高，动则爱出汗，喜饮水；唇、舌偏红，脉多偏阳；精力旺盛，动作敏捷，反应快，性欲强	热证、实证，并易化燥伤阴，皮肤易生疖疮 内伤杂病多见火旺、阳亢或阴虚之证；易发生眩晕、头痛、心悸、失眠及出血等病证
偏阴质	偏于抑制、偏寒、多静等特性的体质	形体偏胖，但较弱，易疲劳；面色偏白而欠华；性格内向，喜静少动，或胆小易惊；食量较小，消化吸收功能一般；平时畏寒喜热，或体温偏低；唇、舌偏淡白，脉多偏阴；精力偏弱，动作迟缓，反应较慢，性欲较弱	寒证、虚证，冬天易生冻疮 内伤杂病多见阴盛、阳虚之证；容易发生湿滞、水肿、痰饮、瘀血等病证

第三节 体质理论的应用

体质学说是研究正常人体生理特殊性的学说，认为体质的特殊性是由脏腑盛衰、气血盈亏所决定。体质的差异性对疾病的发生、发展、转归、预后及药物治疗的效果均有不同的影响，因此体质学说在临床诊疗中具有重要的应用价值。

一、说明个体对某些病因的易感性

一般而言，偏阳质者容易感受风、暑、热之邪的侵袭，这种人一般比较耐寒。感受风邪后往往首先伤肺脏，因为“肺者，脏之长也”，为人体之“华盖”。正如《素问·太阴阳明论》中所说：“伤于风者，上先受之。”

而感受暑热之邪，往往容易伤肺胃及肝肾之阴，因为阳胜则阴病，易伤人体的阴液，肺胃、肝肾是以阴液为主，所以容易伤这几个脏腑的阴液。偏阴质者素体阳虚，平素畏寒怕冷，容易感受寒邪而得病。表寒入里后容易伤及脾肾的阳气。我们常说“寒邪直中太阴”，指的就是寒邪直接伤了太阴脾脏出现泻下清冷等表现。另外，肥人多痰湿，临床上见到很多体型肥胖的人，这种人体内痰湿、湿气较重，所以易得中风、眩晕等疾病。瘦人多阴虚火旺，所以易得痨嗽等疾病。我们知道，《红楼梦》中林黛玉特别瘦弱，她得肺痨后易出现咳血的表现。有一些老年人“肾衰”——肾的功能衰退，往往容易咳嗽、痰喘，因为肾主纳气，肾虚肾不纳气后容易出现咳嗽、喘等表现。根据以上解释，大家知道了不同体质的人得病倾向是不一样的，所以通过分析不同人的体质，可以预测未来可能得的疾病及疾病的预后情况。

二、指导辨证分析

体质是临床辨证的基础，体质决定证候类型，同一因素或同一疾病侵犯不同个体，由于体质的不同，所得的证也不一样，这就是我们可以“异病同治”的原因。不同的病由于人体体质相同，“治”可以相同；同样，相同的病，由于体质的不同，治疗也不一样，这就是“同病异治”。它的原理就在于体质不同、证候不同，所以可以“异治”。比如说，临床上患者感受寒邪，如果素体强壮，正气可以抵御邪气御于体表，这个时候患者就会出现外感风寒表证，出现恶寒发热、头疼身痛、苔薄白、脉浮等病理表现；而如果素体阳虚，正不胜邪者，寒邪可直中脾胃，患者就会出现畏寒肢冷、纳呆食减、腹泻腹痛、脉象缓弱等脾阳不足之证。因此感受相同邪气，由于体质不同，体质强壮者，邪气御于体表，表现出来的是表证；体质弱者，邪气直中于里，表现出来的是里证。所以体质不同，感邪轻重和发病不同。

我们注意到，同一地区、同一时期、流行的病种，以感冒为例，不同的患者会有不同的证型，或风寒，或风热，或湿热，或气虚，或阴虚，原因就在于体质特征的不同，得风寒感冒的人往往是偏于阴寒体质，而得风热感冒的人往往是偏于阳热的体质，感受湿热之邪的人往往体质偏于湿热，虚证感冒的人往往体质偏于虚弱。另一方面，感受同种外邪，从热化者素体阴虚，从寒化者素体阳虚，所以病因相同或疾病相同而体质不同，可出现不同的证候。什么叫作“从热化者”？所谓“从热化者”，比如感受寒邪，由于素体阴虚，阴虚则火旺，即使感受寒邪，寒邪也会“从阳化热”，也就是说“从热化者”，患者是阴虚火旺的体质，所以病可“从热化”，变成“热”的表现。这是由于体质阴虚火旺，改变了寒邪的性质，把寒邪变成“热”的邪气；那么如果感受寒邪，患者素体又是阳虚有寒的，寒邪到了体内还是顺从了阳虚寒盛的体质特点，“从寒化”了。所以疾病发展和转化趋势是和体质相关的。体质不同，证候就会不同。

三、指导治疗

（一）区别体质特征而施治

比如说，偏阳质者，往往得的证是实证、热证，在治疗上慎用温热伤阴之剂。本来就是热性体质，再用温热药，就是火上浇油，就会加重病情；如果偏阴质者，一般多得实寒的证候，这时要慎用寒凉伤阳剂——本身就有寒，这时就不要用寒凉药物了。另外，体质强壮者，一般得病多实证，“实则泻之”，一般用攻下的方法；而体质虚弱者，一般得病多虚证，“虚则补之”，所以凡是虚证患者，一般用补益的方法。此外，根据体质特点，体质不同，证候不同，就可以“同病异治”；体质相同，证候相同，就可以“异病同治”，因此，采用“同病异治”还是“异病同治”，还是要根据体质特点来辨别。

（二）根据体质特征注意用药宜忌

首先我们要注意药物的性味。偏阳质者宜服用甘寒、酸寒、咸寒、清润的食品和药品，忌辛热温散、苦寒沉降之品，因为本身体质阳胜，所以要用寒凉的食品、药品，但是又不能苦寒过度，苦寒过度易伤阳气；偏阴质者宜服用温补益火之品，也就是阴偏胜，阳不足，所以要用一些温补、益火的食品、药品，忌苦寒泻火之品——本来就寒，再服用苦寒泻火的药物，会加重病情。比如面色㿠白而体胖者，这种人属于偏阴质，容易感受寒湿之邪，易出现身体沉重、怕冷等病症，易从阴化寒化湿，即病邪易顺从阴性的体质转化为阴寒、湿邪的病证，治疗上应使用附子、肉桂、干姜等大热之品以温阳祛寒、通阳利湿；而如果患者表现为形体消瘦、面色偏红，则属偏阳质，这种体质内火易动，若感受寒湿阴邪，转化倾向则与阳虚体质之人完全相反，易从阳化热伤阴，即顺从阳热偏胜的体质特性，化热伤阴，治疗则宜用清润之品，如生地、黄柏等。由此可见，感受同样的邪气，由于体质不同，用药也不同。

（三）根据体质特征指导善后调理

中医学重视病后调埋，在病后调理过程中，常涉及多种措施相互配合，包括药物、饮食、精神心理和生活习惯等调理原则。这些调理原则在使用过程中，均应兼顾患者的体质特征。譬如偏阳质者病后初愈，运用食物调养时注意慎用狗肉、羊肉、桂圆等温热及辛辣之品。因为偏阳胜者本身就阳热有余。

病后再服用温热性质的食品、药品，则会加重或使病情反复，或加重体质偏胜。体质偏阴者大病初愈后要慎用龟鳖、熟地等滋腻之品和乌梅等酸涩收敛之品。因为偏阴质者如果再服用龟鳖、乌梅等滋腻酸涩之品，会加重体质偏胜。

（四）根据体质特征指导养生

善养生者，就要修身养性，形神共养，以增强体质，预防疾病，促进身心健康。调养时应根据不同体质特征，选择合适的方法，这样才能事半功倍。中医的养生方法很多，主要有顺时摄养、调摄精神、起居有常、劳逸适度、饮食调养及运动锻炼等。各种养身方法的使用，也要根据体质不同因人而异。下面我们来介绍几种情况：第一，在食疗方面，体质偏阳者，宜凉忌热，就是说阳胜的体质应服用凉性的食品（如西瓜、麦冬、苦瓜、黄瓜），不吃或少吃热性的食品（如桂圆、榴莲）；体质偏阴者，宜温忌凉，宜温即食用温热的食品（如芒果、桂圆），凉性食品（如西瓜、梨）不适于偏阴质的人；形体肥胖者多痰湿，饮食宜清淡（如米、面、馒头、瓜果），忌肥甘厚腻（如鸡鸭鱼肉、山珍、海鲜）；阴虚体质宜甘寒生津之品（如荸荠、梨、苹果、香蕉），忌肥甘厚味、辛辣燥烈之品（如生葱、生蒜、辣椒）；阳虚体质宜温补之品（如肉桂、胡椒）；胃酸过多者忌咸酸之品，主张多食用含碱的发面馒头、小苏打及含小苏打的一些食品，不宜食醋、咸菜等。第二，在精神调摄方面，要根据个体体质特征，采用不同心理调节方法，保持心理平衡，维持心理健康。如气郁体质者，往往郁郁寡欢，闷闷不乐，性格多孤僻内向，多愁善感，气度较小，在调节上应注意心理疏导，释放不良情绪，防止发生悲观厌世、抑郁自杀的情况；偏于阳虚者精神多萎靡不振，神情冷漠，多自卑而缺乏勇气，应设法振奋其阳气，助其树立生活、学习的信心，做到因势利导、因人制宜，帮助不同体质的人恢复良好的精神状态。

结语

中医是个体医学，讲究“因人制宜”，之所以不同的人用不同的方，在于每个人的证候不一样，所谓“证异治异”，而决定证候的关键在于个体差异性，这种个体差异性就是本章“体质”所要探索和解决的问题。因此，体质是中医认识病因、病机、临床辨证处方用药的根据。俗话说：“一龙生九子，九子各不同”，体质除了与先天禀赋有关外，还与后天因素密切相关。所以理解体质相关的概念、形成、分类及其在中医学中的应用，对于深刻理解中医临床辨证论治思想意义重大。现代研究已经表明，决定个体差异性的体质不是一成不变的，体质可变、体质可调，现代养生防病也强调辨体质养生、辨体质施治。只有大家充分理解了体质学说，才会在临床实践和科研教学工作中对自己、对他人多一份助益。

藏象、气血津液、经络、体质这四章是中医学关于人体健康观的认识，体现了中医的原创思维。如果说藏象中的脏腑是人体一个个“加工厂”，气血津液则是“加工厂”的原料和产品，而经络则是连接各个“加工厂”的“传送带”，是负责运送气血到周身脏腑的一个通路，津液则是为脏腑“加工厂”和经络“传送带”提供“水环境”的“给排水系统”。由于脏腑、经络的结构及功能的不同、气血津液数量多寡的差异决定了个体体质的差异。理解这四章的辨证关系对于学习下一章的病因、发病和病机具有重要意义。

病案分析

患者，王某，女，58 岁，主诉：手足心热 3 年，腹泻、自汗，恶风 3 个月。现病史：3 年前，由于平素感觉手足心热、喜冷饮，在夏季冷饮过度，引起腹泻、腹痛，经过中西医治疗好转。近 3 个月来，由于劳累，贪凉又引起腹泻伴自汗、恶风加重，自觉手心热、手背凉，足冷，腰冷，唇淡、脉沉乏力、舌淡胖有红点，苔白腻。(国医堂医案)

【问题】

1. 患者 3 年前和近 3 个月体质类型是否一样？为什么？

2. 患者体质类型为什么会转化？

【答案】

1. 3 年前是阴虚体质。近 3 个月是阴阳两虚体质。

2. 3 年前是阴虚体质，由于冷饮寒邪导致脾胃阳气损伤，腹泻、腹痛。3 个月来，由于劳累、冷饮重伤阳气，加上阴虚 3 年日久，累积阳气化生不足，阴损及阳，出现阴阳两虚体质，如心热、舌红点为阴虚，手背凉、足冷、腰冷、唇淡、脉沉乏力、舌淡胖、苔白腻为阳虚。

思考题

1. 体质由哪些方面所构成？

2. 阴阳平和质、偏阳质、偏阴质三种体质类型的特征是什么？

第七章

病因与发病

学习目的

通过学习本章内容掌握病因的概念、分类、性质、致病特点；理解病因的形成、发病的概念、类型；了解病因与发病学说的特点，深刻理解中医学独特的疾病观，为学习病机学说、认识疾病发生发展规律奠定基础。

关键词汇

辨证求因　六淫　疠气　暑易夹湿　七情　痰饮　瘀血　正气　邪气　内生五邪

第一节　概　　述

人生活在自然界中，四季的风雨寒暑、昼夜的阴阳更替以及环境微生物等都对人体产生影响；人的七情六欲、饮食、起居也会导致身心的某些变化；在生命活动过程中，由于脏腑功能失常会导致津液、血液循环障碍；人类的朋友——宠物、虫类有时也会成为“致命杀手”，偶然的意外事件更是防不胜防。凡此种种，都会成为“病因”，导致人体发病。这一章主要学习“病因和发病”。学习的内容分为三类：外感性致病因素（包括六淫、疫疠邪气）、内伤性致病因素（主要涉及七情内伤、饮食失宜、劳逸失度）、病理产物性致病因素（主要包括痰饮、瘀血）、其他致病因素（包括外伤、虫兽伤、寄生虫）等。其中重点内容是外感性致病因素、七情内伤、痰饮、瘀血。

一、病因和病因学说的概念

病因，是导致疾病发生的原因，又叫致病因素。如，引起感冒的原因，中医认为是风寒、风热或者暑湿等，西医认为是细菌、病毒等。

病因学说，就是研究各种致病因素的性质、致病特点及其所致病证的临床表现的理论，是中医基础理论中重要的组成部分。中医学非常重视各种致病因素在疾病发生发展过程中的重要作用。认为疾病就是各种致病因素导致机体动态平衡失调的结果。即在一定条件下，致病因素妨碍了机体正常生命活动的进行从而引起病理状态。

中医病因学说认为，致病因素种类繁多，如六淫、疫疠邪气、七情内伤、饮食失宜、劳逸失度、痰饮、瘀血、外伤、虫兽伤、寄生虫等，这些因素作用到人体，当人体调节能力低下，不足以纠正机体以恢复动态平衡的时候，就会引起某些功能和形质的失调或损害，导致疾病发生。由于病因种类不同，其性质各异，所导致的病证也不同，这都是病因学说所要研究和解决的问题。

二、中医病因学说的源流与分类

在中医学发展过程中，有关病因的论述最早见于《黄帝内经》，在《内经》中把病因分成阴、阳两类，如《素问·调经论》指出："夫邪之生也，或生于阴，或生于阳。其生于阳者，得之风雨寒暑；其生于阴者，得之饮食居处，阴阳喜怒。""得之风雨寒暑"为"病生于阳"，因为是从外而入；"得之饮食居处，阴阳喜怒"，是由于疾病发生就引起脏腑的改变，称为"病生于阴"。在《内经》中还有三部分类法，如《灵枢·百病始生》分别称为"喜怒不节则伤脏、风雨则伤上、清湿则伤下"。东汉张仲景在《金匮要略》发展了病因病机学说，提出"千般疢难，不越三条：一者，经络受邪入脏腑，为内所因也；二者，四肢九窍，血脉相传，壅塞不通，为外皮肤所中也；三者，房室、金刃、虫兽所伤。以此详之，病由都尽。"其中，"一者经络受邪入脏腑，为内所因也"是说致病因素到达的终点在脏腑，就称为内所因；"二者，四肢九窍，血脉相传，壅塞不通，为外皮肤所中也”，是说致病因素终点到达了血脉和皮肤，就称为“外皮肤所中也”；“三者，房事、金刃、虫兽所伤”，这就属于第三类的病因分类。继《金匮要略》后，宋代陈无择提出了著名的“三因学说”，他指出：“六淫，天之常气，冒之则先自经络流入，内合于脏腑，为外所因；七情，人之常性，动之则先自脏腑郁当为“发”，外形于肢体，为内所因；其如饮食饥饱，叫呼伤气，金疮踒折，疰忤附着，畏压溺等有悖常理，为不内外因。”又指出“所谓中伤寒暑风湿，瘟疫时气皆外所因。”可见陈氏把六淫之邪、瘟疫时气等列为外因，七情所伤为内因，饮食劳倦以及仆伤虫毒等归为不内外因这三种致病因素。既可单独致病，又能相兼为病，彼此并非完全割裂。另外，陈氏认为三因致病后形成的病理产物，如痰饮、瘀血等，又可作为病因导致不同的病证。陈无择认为“外所因”是受六淫之邪，分类法是从病因的初始点计算，从外所入，叫“外所因”，如六淫从皮毛口鼻（外界）向里侵入，是感受了自然界的风、寒、暑、湿、燥、火六种不正常的气候变化引起，叫作“外所因”；而“内所因”，陈无择定义为七情所伤，因为七情损伤人体，主要直接伤脏腑、伤内脏气机，它的起始点在内脏，叫作内所因；第三大类陈无择把它叫作“不内外因”，主要指的是饮食劳倦、跌仆金刃以及虫兽所伤。病因分类法对后世影响很大，因为它把致病因素和发病途径结合起来，从初始点算起，从外来的，就叫“外所因”，从内生的就叫“内所因”，既不属于内、也不属于外的叫“不内外因”，这种把发病因素和途径结合起来的思路和方法，对现代病因学说的影响很大。现代病因学主要分为以下四类：即外感性致病因素（六淫、疫疠邪气）；内伤性致病因素（七情内伤、饮食失宜、劳逸失度）；病理代谢产物形成的致病因素（痰饮、瘀血、结石等）；其他致病因素（外伤、虫兽伤以及金刃所伤等）。

三、中医病因学说的特点

中医病因学说探求病因的方法除了直接询问法之外，主要特点是辨证求因。

（一）直接询问法

即当患者得病之后，医生直接询问什么原因引起的疾病，如患者腹痛，需要询问腹痛原因，如果患者回答是冷饮所致，医生就可以判断是寒饮食所伤，直接询问法是中医病因学的一个重要方法。

（二）辨证求因

辨证求因法，是中医最具特点的一个认识病因的方法。所谓辨证求因，就是以临床表现为依据，通过分析病证的症状、体征来推求病因，为治疗用药提供依据，这种方法称为辨证求因，又称“审证求因”。中医认识疾病，不仅仅依靠直接询问，还要根据患者感受某种致病因素之后临床上所作出的反应、出现的症状和体征，通过对症状、体征的分析来推求原因。如，天气冷，患者感受风寒邪气，如果人体表现出来的症状是恶寒、头痛，鼻流清涕、脉浮紧等表现，根据感受风寒邪气，又有头痛、恶寒、流清涕、脉浮紧的表现，就可以判断为风寒表证，表示感受风寒邪气；如果虽然患者感受风寒邪气，但患者临床表现出现流黄涕、咽痛、脉浮数的表现，这一组症状和体征，中医推求出来的病因就是“风热表证”。虽然是感受了风寒邪气，但是由于患者体质阳热偏胜，风寒邪气依从于阳热体质表现出来的证候、体征是一派热象，这时辨证出来的“因”就不再是风寒，而是风热邪气，中医辨证求因不是最初的“一级病因”，而是“一级病因”作用在人体后辨证得出的证候的一个分类，又叫作“二级病因”，中医辨证求因是中医病因学说不同于西医病理学的一个重要特点，大家要深刻体会和把握。

第二节　病　　因

一、六淫

1. 基本概念

六淫指风、寒、暑、湿、燥、火（热）六种外感病邪的总称。“六”

指风、寒、暑、湿、燥、火（热），“淫”形声字，从水，㸒（yīn）声。本义是浸淫，浸渍，为动词。如东汉·许慎《说文解字》曰：“淫，侵淫随理也。徐锴注：“随其脉理而浸渍也。”作形容词，指过度，无节制解，如《书·大禹谟》记载“罔淫于乐”，淫，过也。六淫，即是自然界的风、寒、暑、湿、燥、火（热）六种气候变化过度了，侵犯人体产生疾病，因其产生外感性病证，故又叫六淫外感致病邪气。此处“六淫”的“过度”，是相对于人体调节、适应能力而言的“相对过度”。六淫是外感致病因素的统称，从外而来，是从六气转化来的。六气就是自然界六种正常的气候变化。如春天多风，夏天多暑热火，秋天多燥，长夏多湿，冬天多寒，因此，中医把风、寒、暑、湿、燥、火（热）六种外界的气候变化叫作“六气”，中医认识的六淫最早源于六气，六气的正常与否，直接影响到六淫是否产生及人体是否容易得外感性病证。

2. 六淫产生的条件

“六气”转化为“六淫”有两个条件：一是气候变化异常；二是人体正气不足。

（1）气候变化异常：包括气候变化的太过、不及或非其时而有其气，或气候变化过于急骤。如冬天应寒，但如果寒冷太过，人不适应，就容易形成寒邪为患的病症；春天气候应温，但如果入春温暖不及，人体不适应，也会出现阳气生发不足的病症；他如“非其时而有其气”，即春天本来应该温暖，但却有了冬天的寒冷之气，换言之，就是寒气本该在冬天出现，但却出现在春天。这即是“非其时而有其气”。气候变化过于急骤，如冬天气温本来在零上 7~8℃，如果突然出现一场西伯利亚寒流，气温速降至零下十几度。

此四类反常的气候变化，如果超过了人体适应和调节能力，就会招致外感性的病证，这时可以说“六气”转化为“六淫”。

（2）人体正气不足：人是否易得外感病，除了气候异常变化条件外，还与人体正气的适应、调节和抵抗能力相关。在六气的太过与不及，或“非其时有其气”或气候的急剧变化过程中，如果人体正气的适应和调节能力强大，则六气不能转化为六淫。如果人体正气的适应和调节能力相对较弱，人体才会得病，此时，气候的异常变化才可以引起人不适应而导致疾病发生，此时“六气”就转化为“六淫”。概言之，正常情况下，无论气候如何变化，人体适应、调节、抵抗能力强，就不会得病；气候变化虽不大，但人体适应、调节和抵抗力降低，不能适应正常的气候变化，也会得病，此时即使是正常的气候变化，对于得病的人而言，也是六淫。正气的适应、调节和抵抗能力降低，也是六气转化为六淫的一个重要条件。如当今全球气温变暖，在炎热的气候环境下，长期处在办公室空调环境中工作较多，尽管自然环境是正常的气候变化，但人体适应了空调凉爽的环境，在温热的室外环境中反而不适应了，感冒了，这时外界正常的气候对于得病的人来说也称为六淫了，说明六气转化为六淫也是和人体正气的调节适应和抵抗能力相关的。

外感六淫需要与“内生五邪”加以鉴别。内生五邪是指由于脏腑功能失调所出现的类似自然界的风、寒、湿、燥、火五种外感邪气致病的病理变化。六淫是外来的六种致病因素，属于病因概念，而内生五邪是人体内由于脏腑功能失调产生的病理变化，属于病机概念，不同于六淫病因学的概念。

3. 六淫病因的现代认识

六淫，古代指能引起外感疾病的自然界异常气候变化。现代研究认为，六淫不能单纯理解为外界的六种异常气候变化，即六气的太过或不及，或非其时有其气，或气候的急骤变化，六淫实质上不仅包含了气候变化的物理性因素，也包括了气象与时令相关的生物性因素，以及机体反应的特质（如体质、免疫状态等）。航天医学研究所的张瑞均教授指出，六淫实质是辨证求因所得到的“因”，包括物理化学损伤。中国科学院哲学研究所的刘长林教授指出，六淫是概括临床六类证候（症状、体征）的“病因符号”，即概括临床六大类证候的“病因符号”，中医称为“六淫”。可见，中医的六淫是具有相对性的。在科学出版社出版的十一五国家重点图书出版规划项目《10000个科学难题·医学卷》中，有一个科学难题，就是六淫内涵的现代认识，我提出“六淫”具有条件性、物质性、机体反应性以及与自然界六气进行比较的属性内涵，见图7–2–1。

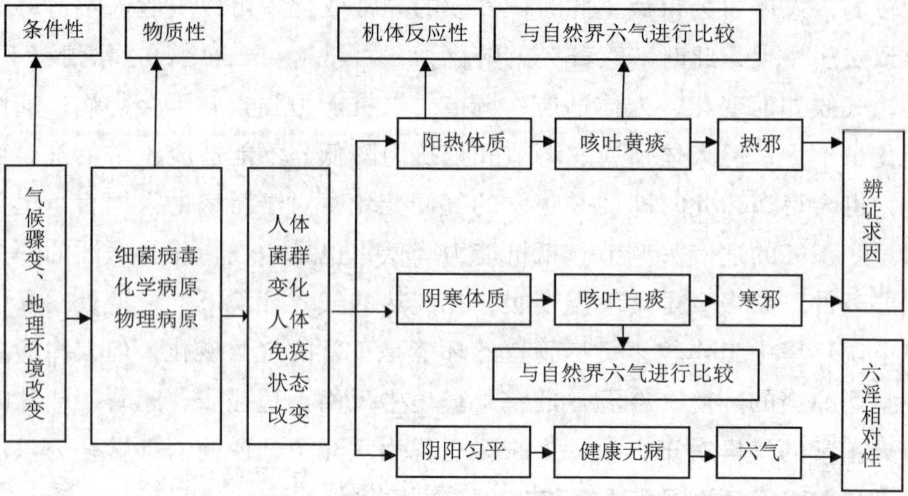

图 7-2-1 六淫内涵现代认识图

由上图可见，六淫侵犯人体，首先要有气候的骤变、地理环境的改变这些条件，伴随着这些条件的改变，会引起自然界中的细菌、病毒、化学病原或物理病原这些生物物质的相应改变以及人体内菌群和免疫状态的变化。在这些改变之后，由于人体的体质不同，属于阳热体质的人，受环境、微生物的影响之后，会出现咳吐黄痰，古人将这种病证和自然界六气进行比较，发现与火热的性质相似，凡是分泌物、排泄物变黄了，都是有火，辨证求因得的病因就是热邪。如果患者属于阴寒体质，感受环境变化之后，出现咳吐白痰，与自然界六气比较后和寒的性质一致，就把它辨证求因为寒邪。由此可见，人体受到外界气象、环境改变以及微生物作用后，中医究竟归因为寒或是热，完全是根据机体反映出来的异常状态，即证候。说明六淫实际上是辨证求的因，是临床的六类症状、证候的分类，是一个病因的符号。如果人体质阴阳匀平，即使环境、气候改变、微生物变化，但是人体不得病，这时，即使有各种变化，这种变化对于人来说也是六气而不是六淫，六淫具有相对性。另外，在《10000个科学难题·医学卷》中，我还提出了六淫致病的机制。首先是气象因素、地理因素、理化损伤的变化导致机体环境和微生物群的变化，使人体的有害或有益的菌群失调，以及人体神经、内分泌、免疫的功能紊乱，这时人体会表现出六类临床证候（包括了症状和体征），如人体出现了风疹、喷嚏、瘙痒的症状，就把它概括为“风邪”；如果出现疼痛、清涕、恶寒，就概括为“寒邪”；如果是高热、口渴、心烦，就概括为“暑邪”；如果是身困重、关节重痛，就概括为“湿邪”；如果是鼻干、口干、干咳，就概括为“燥邪”；如果是发热、咽痛、黄涕，就概括为“火邪”。中医对六淫的认识实质是对临床六大类证候（症状和体征）的一个综合概括，因此它是一个病因的概括符号。见图 7–2–2。

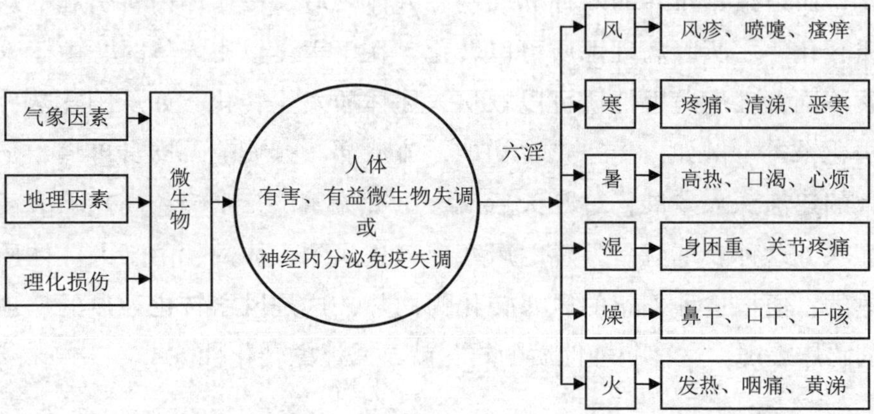

图 7–2–2　六淫致病机制示意图

4. 六淫致病的共同特点

（1）外感性：所谓“外感性”是指六淫侵犯人体是从外向内传变的，即自然界气候的变化，通过人体皮毛、口鼻侵犯人体，向肺脏及其他脏腑传变，这种传变特点叫作外感性。

（2）季节性：六淫导致的疾病有明显的季节性。如自然界春季风气偏盛，多见风疹瘙痒及目痒症；夏季暑热偏盛，多见中暑；长夏湿气弥漫，多见脾湿泄泻；秋季燥气当令，多见口、鼻、皮肤干燥之症；冬季寒气较盛，多见关节炎或哮喘等证。

（3）环境性：六淫致病除了具有外感性、季节性外，还和居处的环境密切相关。比如有的人长期居住于地下室，或长期从事潜水作业，感受寒湿，容易得痹症，气血痹阻不通引起的关节疼痛症，相当于西医学的关节炎；炉前工等高炉作业的人，容易得热病。

（4）相兼性：相兼性就是六淫在致病时可以是一种邪气单独侵犯人

体，也可以两种或三种邪气夹杂在一起侵犯人体得病，如风寒感冒、风热感冒、暑湿感冒、风寒湿痹等。风寒湿痹相当于西医学的关节炎或类风湿关节炎，中医认为，其发生机制是“风寒湿三气杂至合而为痹”，其中，风气偏盛者，为风痹（行痹）；寒气偏盛者，为寒痹（痛痹）；湿气偏盛者，为湿痹（着痹）。

（5）转化性：所谓转化，不是指自然界风和热的转化或者寒和热的转化，而是指自然界的六种邪气侵犯人体之后，在人体内所引起的疾病性质转化。之所以病理性质可以转化，在于六淫侵犯人体时，由于人的体质不同，疾病病理性质可以顺从人体体质发生转化，如从阳化热，或从阴化寒等。例如，受寒感冒初期，流清涕、打喷嚏、周身疼痛，随着感冒的逐渐深入发展，过几天后又会出现流黄涕、咽痛、高热、大便干的症状，这种表现就是外感的风寒邪气进入到人体内，由于人体体质是阳热的，便把这种外感的风寒转化为内热，这是风寒转化为热的病理性质的临床表现，这种病理性质的转化就是六淫的转化性。

（一）风邪

1. 风邪的基本概念

风邪是春季主气，四季可见。凡致病具有善动不居、轻扬开泄等特性的外邪，称作风邪。“善动不居”，就是导致的疾病具有动摇不定的特点；“轻扬开泄”就是具有向外、向上、有发散的特点，故把这种特性的致病邪气，称作风邪。

2. 风邪的性质和致病特点

（1）风为阳邪，轻扬开泄，易袭阳位：风为什么为阳邪？因为风为春季主气，善动不居，具有清扬、升发、向上、向外的特性，故风为阳邪。想一想自然界，凡是刮风的时候树枝在摇动，塑料袋、纸等很轻的东西都向上、向外移动，风的这种善动不居、向上、向外的特点是阳的特点，故把风邪称作阳邪。

为什么其性清扬开泄？清扬是轻浮上扬，开泄是使腠理疏松。有农村生活经验的老年人都知道，古时候没有玻璃，窗户都是用宣纸糊上的。

当狂风肆虐之时，窗纸就会被吹裂开，风越大，开口越大。中医根据这一特点，引申到人体中，便提出风邪从体表、皮毛侵犯人体后会使腠理疏松、汗孔开张，进而汗出恶风。所以风性清扬开泄的主要致病特点是汗出、恶风。

风易袭阳位，就是说风邪容易侵袭肌表、阳经和头部。肌表在外属阳，阳经属阳，头面和下肢相比，头面属阳。伤于风邪时，头受风会头疼，故《素问·太阴阳明论》云“伤于风者，上先受之”是说风为阳邪，伤于风首见上部症状；风在肌表会出现汗出、恶风等表现。

这部分要重点记忆的是风为阳邪、清扬开泄、易袭阳位这三点，还要记住每一点各引起什么症状，如风易袭阳位，主要是引起头痛、汗出恶风等上部和体表的症状；风性开泄，易汗出恶风等。这是病因辨证的基础，对于指导临床辨证求因和选方用药都具有指导意义。

（2）风性善行而数变：风性善行就是风性善动不居，游移不定。自然界中刮风的主要表现是树枝摇动，中医把这种自然现象引申到人体当中，发现身体中也有一些症状类似于自然界的风善行的特点，比如临床上有一些患者说身痛，一会儿上肢疼、一会儿下肢疼，一会儿左上肢疼、一会儿右上肢疼，在肢体中是游走的窜痛，这种游走性的窜痛，中医认为就是风邪为患，取名叫“风痹”或者叫“行痹”。“行痹”就是表示痹症的特点是游走性的，是风邪引起的。数变，是说风邪致病发病迅速、变幻无常、时隐时现。像春天常见的荨麻疹，在发病的时候，有时不知什么原因突然就出现浑身瘙痒、浑身红疹，其形状也千奇百怪，有的圆形、有的椭圆形、有的云朵状，有的还有皮肤的划痕征——在皮肤上用指甲写个“井”字皮肤就会突起个“井”，写个“木”字就突起个“木”。荨麻疹发作时，是此起彼伏、变化无常、时发时止。临床治疗风邪引起的荨麻疹，有一个“过敏煎”效果非常好。过敏煎中有银柴胡、蝉蜕、防风、乌梅、甘草、五味子各 10g，这几味药放在一起煎服，早晚各一次，可以有效防止风邪引起的机体过敏状态，建议大家可以试一下。

（3）风性主动：风性主动，指风邪致病具有动摇不定的特点。所谓动摇不定，在自然界表现为风盛枝摇，在人体则可见四肢抽搐、震颤面部痉挛、口眼歪斜。临床常见的面神经麻痹、头目眩晕也是风性主动的表现。

（4）风为百病之长。“长”，就是首要、重要之意。风为百病之长的原因有二：一是风邪致病广泛。风虽然为春季主气，但四季都可见到，如感冒冬季有风寒、春季有风热，或长夏有风湿，都有风邪。因此，《内经》甚至把“伤风”作为外感六淫的统称，实际是强调风邪致病广泛，可以成为六淫致病的首要因素。二是风为诸病之先导。为什么风为诸病的先导？因六淫之中只有风邪善行数变，运动极快，而寒、暑、湿、燥、火这五种邪气的运动速度不及风，故风常为致病的先导，是排头兵。风邪侵犯人体，首先将汗孔、腠理打开，相当于把人体这座城的城门打开，此时其他外感邪气就会乘“虚”而入，故风为诸病之先导。

（二）寒邪

1. 寒邪的基本概念

寒邪为冬季主气，四季可见。凡是具有寒冷、凝结、收引特性的邪气，称作寒邪。“阴胜则寒”，为阴邪，故寒冷；“凝结”，在自然界冬季可见天寒地冻、湖海结冰，在人体可见津血运行迟滞；“收引”，在自然界冬季植物的生机内敛潜藏于根，在人体则天寒手脚拘挛、伸展不利，故把寒邪定义为具有寒冷、凝结、收引特性的邪气。在气温较低的冬季，或由于气温骤降，人体防寒保暖不够，则常易感受寒邪。此外，淋雨涉水，汗出受风寒，亦常为感受寒邪之重要原因。

关于寒邪还有内寒与外寒的区分。“内寒”，指的是内生五邪的寒，是由于机体阳气亏虚，阳不制阴而出现的阴寒偏盛的表现。它是由于机体阳气不足、功能减退，温煦功能失常而引起的一种虚寒证；“外寒”指的是寒邪从外侵犯到体内。外寒又分两种：一是伤寒，二是中寒。伤寒是指寒邪伤于体表。因人体体质强盛，或感邪较轻，外来的寒邪只是停留在肌表，尚未能深入于里；中寒，是指寒邪直中脏腑。如患者体质较弱，或感邪较甚，寒邪直接伤于脾胃或肾，就叫中寒。可见，寒邪分为内寒、外寒，外寒又分为伤寒、中寒两个部分。

2. 寒邪的性质和致病特点

（1）寒为阴邪，易伤阳气：寒为什么是阴邪？因为寒是冬季的主气，寒本为阴，“阴胜则寒”，寒即代表阴气盛，故与热相比，属于阴邪。由于“阴胜则阳病”，阴寒之邪偏胜，最易伤人体阳气，而出现实寒兼阳虚证。如外寒伤及肌表，卫阳被遏，肺卫失宣就会出现恶寒，发热无汗、鼻塞清涕；寒邪直中脾胃，脾胃阳气受损，运化升降失常，则脘腹冷痛，吐泻清稀；寒邪直中于肾，肾阳受伤，则恶寒肢冷、腰膝冷痛、下利清谷、小便清长、精神萎靡、脉微细。

寒邪袭表，“阴胜则寒”，故恶寒。寒邪郁闭腠理，卫阳被遏，则发热。寒伤肌表，腠理闭塞，则无汗。寒邪袭表，肺卫失宣则鼻流清涕。故寒邪袭表可见恶寒、发热、鼻塞、清涕，这是寒伤肌表，郁遏卫阳，肺卫失宣的最典型表现。

寒邪直中脾胃，又称“寒邪直中太阴”。临床表现为脘腹冷痛，一则源于寒性凝滞，气血“不通则痛”，二则源于寒邪伤脾胃阳气，“不荣则痛”。脾阳受伤，脾不升清，水谷夹杂而下则见泄泻；胃阳受伤，胃不降浊、胃气上逆，则见呕吐。

寒邪直中于肾，又称“寒中少阴”，即寒邪伤肾阳。寒伤肾阳，肾阳失温煦，故见恶寒肢冷、腰膝冷痛。下利清谷指泻下清冷的稀水便，比一般的腹泻质地要清稀的多。小便清长，指小便量多且清冷，均为肾阳损伤，二便失司所致。寒伤肾阳，神失所养，则见精神萎靡。脉微细，乃寒伤肾阳，鼓动无力所致。

（2）寒性凝滞、主痛：“凝滞”即凝结、阻滞不通之意。气血津液的运行，依靠一身阳气的温煦和推动。寒邪侵入人体，阴寒之邪偏盛，可使阳气受损，以致经脉气血运行不畅，甚则凝结阻滞不通，不通则痛，故寒邪伤人多见疼痛症状。《素问·举痛论》说：“寒气入经而稽迟，泣而不行，客于脉外则血少，客于脉中则气不通，故卒然而痛。”《素问·痹论》也云“痛者，寒气多也，有寒故痛”。如偏于寒盛之痹证，即以关节或肢体剧烈疼痛为主症，称之为“痛痹”或“寒痹”；如果寒邪直中脾胃，就会出现脘腹剧痛、疼痛难忍，可以用良附丸调节；寒邪客于肝脉，就会出现少腹或阴部冷痛或寒疝，可以用天台乌药散来治疗。

（3）寒性收引：“收引”，即收缩牵引之意。《素问·举痛论》说：“寒则气收。”寒邪侵袭人体，可使气机收敛，腠理闭塞，血脉、筋脉挛急。

如寒邪袭表，毛窍腠理闭塞，则无汗；寒客血脉，气血凝滞，血脉挛缩，可见脉紧；寒客筋脉，致其拘急收引，则可使肢体屈伸不利或冷厥不仁。

在这里必须强调的是，风邪袭表，由于风性开泄，可见恶风、汗出；而寒邪袭表，由于寒主收引，腠理闭塞，可见恶寒、无汗，必须通过鉴别来记忆。关于寒主收引，我们在日常生活中也会有体验。比如冬天在特别冷的环境中，肢体冷厥不仁、拘挛麻木、脉紧，就是寒性收引使气机收敛、筋脉挛急、血脉挛缩。

（三）暑邪

1. 暑邪的基本概念

暑是夏季的主气，乃火热所化。暑邪致病有明显的季节性，多发生于夏至以后至立秋以前。《素问·热论》说："先夏至日为病温，后夏至日为病暑。"凡夏至之后，立秋之前，致病具有炎热、升散、挟湿特性的外邪，叫作暑邪。暑邪在热最盛的夏季出现，故致病具有炎热性；夏天最容易冒汗，冒汗就是暑性升散、向上、向外；夏季热盛湿动，湿气弥散，故兼湿，故把致病具有炎热、升散、挟湿特性的外邪，叫作暑邪。在炎夏季节，气温过高，或在烈日之下长时间作业，或环境闷热，皆易感受暑热之邪而患病，暑邪均源自外感，暑邪无内生之说。

伤暑和中暑的区别。起病缓、病情轻的为"伤暑"；起病急、病情重的为"中暑"。简言之，伤暑就是病轻、势缓，中暑就是病重、势急。

2. 暑邪的性质和致病特点

（1）暑为阳邪，其性炎热，易扰心神： 暑为夏季火热之气所化，故为阳邪。暑邪伤人，多表现出阳热亢盛症状，故性炎热。如壮热、心烦、面赤、脉象洪大等。夏季在五行中属火，而火对应脏腑是心，夏天的暑热邪气，最容易扰乱心神，出现心烦、闷乱。

壮热即是高热，39℃以上；面赤是因暑性上炎、血脉充盈于面；脉洪大，乃血得热则行，血行加快所致；暑热扰心神故见心烦、闷乱。

（2）暑性升散，易伤津耗气： 所谓升散，即上升发散之意。暑为阳邪，有升发之特点，故暑邪侵犯人体，可使腠理开泄而多汗。汗出过多，耗伤津液，故见口渴喜饮、尿赤短少等症。津伤过度，气随津泄，气随液脱可导致气虚，故气短、乏力，甚则突然昏倒、不省人事。故《素问·举痛论》说：“炅则腠理开，荣卫通，汗大泄，故气泄矣。”此时可用白虎加人参汤救治。

（3）暑多挟湿：夏季气候炎热，且多雨潮湿，热蒸湿动，空气湿度大增，故暑邪致病，多挟湿邪为患。其临床表现除高热、面赤、烦渴、脉洪大、心烦乱等暑热症状外，还常兼见周身困重、头重如裹、四肢困倦、胸闷呕恶、便溏不爽等湿滞症状，故前人有“治暑必兼治湿”之说法。但要注意，暑多挟湿不等于暑就是湿或暑就是湿热。

兼夹湿邪为什么会周身困重、头重如裹、四肢困倦、胸闷呕恶、便溏不爽？周身困重，是湿性沉重的表现；胸闷乃湿邪阻遏胸中气机；呕恶源于湿邪阻遏胃的气机，胃气不降；便溏为湿邪阻滞脾的气机，脾气不升，水谷夹杂而下；湿邪阻滞肠道气机则见大便不爽。

暑多夹湿在临床上鉴别需注意三点：一是有暑热证，就是有高热、面赤、脉洪大、心烦乱这样的暑热的表现；二是有湿阻证，即周身困重、头重如裹、四肢困倦，胸闷呕恶，便溏不爽。除了这些症状外，还有一个症状，叫身热不扬。所谓“身热不扬”就是湿与暑相兼，暑热在内，湿在外，就像湿毛巾裹着烫石头。初扪之不觉得热，久扪之始觉热。简言之，就是身体发热，但不张扬。因为湿为阴邪，湿在外包裹，初扪之湿气多不觉热，久扪之热气从下蒸腾而出，才感觉发热，这就是身热不扬的临床表现。

（四）湿邪

1. 湿邪的基本概念

湿邪是长夏主气，长夏是夏季最后一个月，即农历六月，处夏秋之交。长夏之时暑气降低，湿气弥漫，为一年之中湿气最盛的季节。凡是致病具有重浊、黏滞、趋下、阻遏阳气特性的外邪，称作湿邪。重浊是湿的一个特性，就是湿为水邪之类，有水故重，重是沉重，浊是秽浊不清；黏滞是湿邪侵犯人体往往造成各种黏滞不爽的症状，且病程缠绵难愈；趋下是因为水往低处流，同样，湿气和水气侵犯人体，引起湿疹、下肢水肿等下部的症状；湿邪阻滞人体，妨碍阳气运行，故易阻遏阳气。因此，把有重浊、黏滞、趋下、阻遏阳气的性质的邪气称作湿邪。外界湿邪伤人，主要由于气候潮湿，或淋雨涉水，居处潮湿等所致。

“外湿”与“内湿”的区别。所谓“外湿”，是由气候潮湿、涉水淋雨、居处潮湿所致。外湿属于外感六淫之一；所谓“内湿”，是由脾失健运、水湿停滞而形成，内湿就是内生五邪之一。外湿属于病因，内湿属于病机。

2. 湿邪的性质和致病特点

（1）湿为阴邪，易阻遏气机，损伤阳气：湿是弥散状态的水湿邪气，湿性属水，为阴邪；湿邪为有形之邪，侵及人体，停留在三焦、脏腑经络，最易阻遏气机，使气机升降失常，引起上、中、下三焦、脏腑经络一系列病变。阻滞上焦心肺气机则胸闷；阻遏中焦脾胃气机则脘痞胀满、食欲减退；阻滞下焦膀胱大肠气机则小腹胀满、小便淋涩不通、大便不爽。

湿邪除了阻遏气机之外，由于湿为阴邪，“阴胜则阳病”，湿邪容易伤人体的阳气。湿邪伤阳气，最容易伤哪个脏的气？湿在五行属于土，是长夏的主气，而长夏属土，在内通应于脾，湿邪伤阳气，在内最容易伤的是脾脏阳气。脾主运化水湿，其性喜燥而恶湿，故外感湿邪，留滞体内，常先困脾。由于脾阳受伤，脾阳不能升清，水谷夹杂而下，会出现泄泻，脾不能运化水湿，水湿不能向下送到肾、膀胱排出体外，会有尿少、水肿的症状。

在临床鉴别湿邪的简单办法是望舌苔：凡是患者舌苔见白厚腻的，都是湿邪的典型表现。临床上妇女为什么人到中年之后很容易大腹便便？这就是由于体内新陈代谢慢、脏腑功能减退，不能运化水湿，湿聚在下焦，湿阻下焦，小腹胀满、小便淋涩不畅是由于湿邪阻滞在下焦造成的，但注意这种湿是内生湿邪，不同于这里讲的外感湿邪。

（2）湿性重浊：“重”，即沉重或重着之意。湿性重，是指湿邪为病，多见头重如裹，周身困重，四肢酸困沉重等症状。头重如裹，是说头沉重好像布包裹一样，为头受湿困；若湿邪阻滞在周身则周身困重，湿困四肢则四肢肌肉酸困沉重。若湿邪困阻肢体关节，则见关节酸重疼痛，固定不移的“着痹”或“湿痹”。

联想一下日常生活，一件衣服干的时候非常轻，如果沾上水就很重；目前，肥胖成为“某种流行病”，肥胖从中医来说，也是体内湿气太重了。湿气重，故身体沉重。因此，减肥要祛湿利水，可以多吃一些陈皮、大腹皮、桑白皮、冬瓜皮、茯苓皮、生姜皮等，即五皮饮加减，有良好的减肥作用。

“浊”，即秽浊，指湿邪为病，可出现分泌物、排泄物秽浊不清的症状。如面垢眵多，大便溏泻，下痢黏液脓血，小便浑浊，妇女白带过多，湿疹浸淫流水等。

比如，湿浊于上，则见面垢眵多。即晨起眼屎增多，特别黏，面部总像洗不干净一样，灰蒙蒙的；“湿浊下注”则见小便浑浊，像淘米水一样；大便下痢脓血、黏滞不爽；或见带下白浊、量多；湿邪侵及肌肤，则见皮肤疮疡、湿疹渗水、溃烂秽浊。

（3）湿性黏滞、弥漫：“黏”，即黏腻；“滞”，即停滞。“弥漫”即湿像雾露弥散三焦，无处不到。湿邪黏腻停滞，主要表现在两个方面：

一是指湿邪致病，临床表现多黏滞不爽，排出物或分泌物滞涩而不畅。如湿滞胃肠，阻滞气机，大便后重而不爽，即欲便而排便不爽；湿积为痰，则痰多黏腻难出；湿滞膀胱，膀胱气化不利，则小便淋沥不畅；湿邪内盛，舌苔多黏腻垢滞。

二是指湿邪为病多缠绵难愈，病程较长或反复发作，如湿痹、湿疹或湿温病等。临床常见湿疹或者湿痹的患者问“大夫，我的病能尽快好吗？”回答是不能，因为湿的特点就是黏滞，病程就是长，而且好了还容易复发、缠绵难愈。

湿性“弥漫”是说湿邪致病具有弥散的特点、无处不到，其病位具有广泛性，内而脏腑，外而皮毛、经络、血脉，均可侵犯。

（4）湿性趋下，易袭阴位：湿性类水，水性下行，故湿邪伤人，其病多见于人体下部，如下肢、下窍等。《素问·太阴阳明论》说：“伤于湿者，下先受之。”如阴囊湿疹、下肢湿疹、痢疾、淋浊、带下、脚气病等，均系湿邪下注所致。又如临床所见下肢溃疡、下肢浮肿、下肢关节肌肉酸胀疼痛等症，亦多与感受湿邪有关。

（五）燥邪

1. 燥邪的基本概念

燥是秋季的主气。秋天气候收敛清肃，空气中水分减少，故燥邪袭人，多从口鼻而入。多发于秋季。燥邪指的是致病具有干燥、收敛、清肃特性的外邪。凡是使人体出现口干、口渴、小便少等干燥、气血收敛，或气机下行特点的邪气，都属于燥邪。

燥邪为病又有温燥、凉燥之分。初秋有夏热之余气，燥与温热结合侵犯人体，则多见温燥；深秋又有近冬之寒气，燥与寒邪结合侵犯人体，则发为凉燥。

2. 燥邪的性质和致病特点

（1）燥性干涩，易伤津液：所谓的“干”，就是干燥，“涩”就是涩滞。《素问·阴阳应象大论》说：“燥胜则干。”燥邪具有干燥涩滞的特性，故其致病最易耗伤人体之津液，从而导致阴津亏虚，体液缺乏，出现各种干燥、涩滞的症状，如口鼻干燥，咽干口渴，小便短少，大便干结等“干”的症状，及皮肤干涩，甚则皲裂，毛发不荣等“涩”的症状。刘完素《素问玄机原病式》说：“诸涩枯涸，干劲皴揭，皆属于燥。”

（2）燥易伤肺：肺为娇脏，喜清肃濡润，不耐寒热，也不耐燥邪。从五行上来看，燥是秋季主气，秋季属金，金气通肺，燥气当令，是肺金主事，燥气最易伤肺。燥邪伤人，多从口鼻而入，最易伤损肺之阴津，影响肺宣发与肃降功能，出现干咳少痰，或痰黏难咯，或痰中带血，甚则喘息胸痛等症。肺和大肠相表里，故肺燥亦能影响及大肠的传导功能，引起大便干燥不通。秋季来临，养肺金、润肺燥可用秋梨膏或者养阴清肺丸，或冰糖梨水，效果颇佳。

（六）火（热）邪

1. 火（热）邪的基本概念

火（热）之邪旺于夏季，但四季都可见。凡致病具有炎热、升腾等特性的外邪，称为火（热）之邪。火（热）之邪为阳邪故炎热、升腾为其特点。火（热）邪与暑邪区别是：暑邪是在夏至之后，火（热）邪是在夏至之前；火（热）邪四季均可见，而暑邪有严格的季节性，其他季节没有。

火邪、热邪与温邪，异名同类，三者本质皆为阳盛，仅有程度之分，火为热之极，温为热之渐，三者可分不可离，故温、热、火热常混称。三者不同点表现为：感受温热邪气，一般引起周身发热，如风热感冒等；而感受火邪，则见局部火毒之象为主，如大头瘟、痄腮等。

2. 火（热）邪的性质和致病特点

（1）火为阳邪，其性炎上：火热之性，燔灼焚焰，升腾上炎，故属阳邪。因此，火热邪气伤人，多见高热、恶热、烦渴、汗出、脉洪数等症。一般发热都超过39℃。

其性炎上，言两个火垒在一起蒸腾于上，说明热势高，易扰于上。若火热内攻，上扰神明，轻则烦躁失眠，重则狂躁妄动，神昏谵语。若火热邪气侵犯人体上部，如风热上扰于头可见头痛、耳鸣；风热侵袭肺卫，可见咽喉红肿疼痛、口鼻生疮；肝经风热，可见目赤肿痛，迎风流泪等。可见，火热邪气伤人有两个重要点，一个是炎热，一个是上部。

（2）火热易伤津耗气：火热之邪最易迫津外泄，或消灼津液使人体阴液耗伤，故火热邪气致病，除有高热之外，往往伴有口渴喜饮、口舌咽干、小便短赤、大便干结、鼻咽干燥等津伤之症。火热伤津的机制有两个方面：第一是火热开腠理，"阳加于阴谓之汗"，迫津外泄造成的津液损伤；第二是火热本身直接伤津液，"阳胜则阴病"。津伤常见于肺、胃、小肠、大肠等。

火热之邪耗气是指火热之邪损伤正气。其机制有二，一是在热迫津泄过程中，由于津载气，气随津泄，极易损伤正气。二是火热邪气直接伤正气，如《素问·阴阳应象大论》云："壮火食气""壮火之气衰"。火热耗气常见气短、乏力等症。

火热伤人有三个关键点，第一是热，第二是干，第三是乏。热代表热盛；干代表伤津；乏代表耗气。其治疗原则是清热、生津、益气，白虎加人参汤可以适用。

（3）火易生风动血：火易生风，指火热之邪侵袭人体易引起四肢抽搐、目睛上视、颈项强直、角弓反张等“肝风内动”之症，又叫“热极生风”。火易生风机制有二：其一，火为阳邪，侵袭人体致肝阳暴涨、亢奋，筋脉舒缩失调而“热极生风”。此乃天人一理。天之阳气快速流动为“自然之风”，人之阳气快速流动为“人体之风”。其二，火热之邪侵袭人体，往往燔灼肝经，劫伤肝经津血，使筋脉失其滋养濡润，运动失调。火易生风临床可见高热惊厥、四肢抽搐、目睛上视、颈项强直、角弓反张等“热极生风”之症。是热症（高热）与动风症（四肢抽搐、目睛上视、颈项强直、角弓反张）并见。一般见于小孩，高烧39~40℃时出现。可用中医的急救三宝之一“紫雪丹”治疗。

火热之邪还可以加速血行，灼伤脉络，甚则迫血妄行，而致各种出血，如吐血、衄血、皮肤发斑、妇女月经过多或崩漏等，这些出血的颜色一般为鲜红色，与脾不统血的出血色淡截然不同，可用十灰散治疗。外感疾病中,《伤寒论》提到了“衄而愈”，就是感受外邪后如果发汗不能把外邪祛除，若出现了衄血，说明热邪随着鼻衄而外泄，这时外感病就容易痊愈。

（4）火热易扰心神：由于火热邪气是夏季主气，是夏至前的火热邪气，而夏季又通于心，故火热易扰心神。感受火热之邪，轻者可以出现烦躁、失眠；重者扰乱心神，出现狂躁不安，甚则神昏谵语等症状。

（5）火热易致肿疡：火热之邪致病常聚集在局部，腐肉成脓，见到红、肿、热、痛的局部疮疡。《素问·痈疽》提到“大热不止，热胜则肉腐，肉腐则为脓，故名曰痈”,《素问·至真要大论》云：“诸痛痒疮，皆属于心”，说明火热之邪伤心可见肿痛、肿疡、瘙痒病证。如临床上感受火热时毒出现头面红肿热痛的“大头瘟”，可用《东垣试效方》的普济消毒饮治疗。

（七）六淫分析

外感六淫是临床病因辨证的基础，同中有异，异中有同，必须纵横比较，才能全面、深刻地理解。

1. 外感六淫分为阴邪和阳邪两类

阳邪包含了风、火、暑邪，阴邪包含了湿、寒。关于燥邪的阴阳属性有争议。认为燥为次寒者，将燥邪归为阴邪，认为燥与湿相对，则燥应该归为阳邪；也有认为不能划分阴阳属性，因为有温燥和凉燥之分。

2. 风、火、暑邪之比较

风、火、暑邪的相同点都属于阳邪，都能伤阴。不同点有三个方面：

第一，风邪善行而数变，运动快、变化多，而火邪属于热邪，能够伤津耗气，易致肿疡、易扰心神，暑邪也属于热邪，它也伤津耗气，暑邪挟湿，挟湿是暑邪的特点，肿疡是火邪的特点。

第二，暑邪还分为阴暑和阳暑两个方面。所谓阴暑，是指夏日受寒，如临床上夏天感受暑湿，内伤饮冷，出现上吐下泻、周身困重，一般用藿香正气水来治疗，藿香正气水就适合阴暑证，这是夏天乘凉饮冷所造成的胃肠型感冒；阳暑就是夏日受热，纯粹的是受热、湿，而没有寒。

第三，火邪也分阴火和阳火，所谓阳火就是从外感受的火邪，有向上、向外的特点，热、火从外而来，侵犯人体，叫外感六淫；阴火指的是内生的火邪，如“六气皆从火化，五志过极化火”，就是邪气感受到人体之后，通过体质的转变，产生出来的火邪，这种火邪叫作阴火。另外李东垣的《脾胃论》把气虚发热引起的火叫作阴火；火神派把阳虚出现的火叫作阴火，关于阴火不同医家有不同见解，要区别对待。

3. 湿、燥、寒的比较

湿、燥、寒都属于阴邪，都能伤阳，“阴胜则阳病”；不同点是湿邪重浊，燥邪干涩，寒邪为阴邪，“寒性收引，凝滞而主痛”，寒邪导致的病证以痛为主。湿邪可以兼寒，称为寒湿；湿邪也可以兼热，称为湿热，寒湿致病的分泌物、排泄物一般是白色的，如眼屎白黏腻，舌苔白腻。变成湿热之后则变成黄色，比如舌苔黄腻，眼屎黄黏腻，小便色黄浑浊；燥邪分阴燥和阳燥，阴燥又叫凉燥，阳燥又叫温燥；寒邪有伤寒、中寒，里寒：伤寒是寒邪伤于体表，有恶寒、发热的表现；中寒是寒邪伤于内，伤于脾肾，出现脘腹冷痛、泻下、下利清谷的症状；里寒指的是脾阳虚或肾阳虚出现的寒证，见四肢逆冷的表现，属于内生五邪之一的内生寒邪。

（八）小结

关于六淫小结如下：（1）要掌握六淫的性质和致病特点：风邪讲

了四条，寒邪、暑邪分别讲了三条，湿邪讲了四条，燥邪讲了两条，火（热）邪讲了五条。六淫中每个邪气有几条大家要牢牢掌握，在每一条下临床上典型的症状是哪些也要深刻记忆，这样便于临床辨证求因，然后再确定治疗方药，必须认真、全面的掌握六淫的性质和致病特点。（2）要掌握六淫致病特点的共性和特殊性：所谓六淫致病的共性是外感性、季节性、地区性、相兼性、转化性，这五点要掌握。另外还要掌握六淫的特殊性，比如伤津的有哪些邪气？燥邪、火（热）邪、暑邪都伤津；耗气的有哪些邪气？有火（热）邪、暑邪；伤阳气的是寒邪和湿邪；季节性强的是暑邪；没有内生之邪的是暑邪；易阻遏气机的是湿邪。大家通过这种纵横交叉来记忆六淫才能够很好掌握六淫的性质和致病特点。

二、疫疠邪气

（一）基本概念

所谓疫疠邪气是一类具有强烈致病性和传染性的外感病邪。在概念中关键词是强烈致病性和传染性，而且是外感病邪，是从外侵犯到人体的，这是几个关键点。疫疠邪气和外感六淫一样都属于外感性的致病因素，不同点在于是否有传染性，六淫致病没有传染性，而疫疠致病的特点一个是强烈致病性，发病非常急，最关键的是有传染性。所谓“疫”，一个病字旁，它指的就是染易、传染的意思，就是有强烈的传染性。

疫疠之邪的传播途径主要是空气传染、口鼻传染，通过饮食、蚊虫叮咬、虫兽咬伤或者皮肤接触等传染，是从外而内侵犯人体而发病。

（二）性质和致病特点

疫疠邪气的性质和致病特点主要有三条：

1. 传染性强，易于流行

就是感受了疫疠邪气之后，传染性特别强，而且很快就流行到很多人身上，以前见到过 SARS，一个人感染 SARS，很快社区接触过患者的都被传染上，传染性强、易于流行这是它的一个显著特点。

2. 发病急骤，病情危笃

感受疫疠邪气后往往朝发夕死、夕发朝死，触之即病，甚至死亡，它的致病性非常强，而且突然发作。

3. 一气一病，症状相似

就是说感受一种疫疠邪气得的症状都是一样的，往往具有同一性，比如感染严重急性呼吸系统综合征（SARS）的时候人们都是咳嗽、身痛、关节痛，进而肺纤维化，进而窒息死亡，一种病毒引起一种症状，中医就把它叫作“一气一病，症状相似”。疫疠邪气的性质和致病特点大家把这三条记住就可以了。

（三）发生和流行条件

疫疠邪气的发生和流行条件主要有以下几点：

1. 气候因素

自然界的气候反常是疫疠邪气发生的一个关键因素。比如 SARS 流行的那一年，有气象学家发现那一年是太阴寒水司令，就是自然界气候过于寒湿，造成 SARS 病毒的传播和流行，气象因素是疫疠易发的一个重要因素。

2. 环境污染和饮食因素

比如有的人吃了丁螺这种食品，如果丁螺里面感染了甲肝病毒，只要吃的人都会被感染上甲型肝炎，这就是环境污染、饮食因素造成的疫疠流行。

3. 预防和隔离工作不力

感染上疫疠邪气之后，如果注意佩戴口罩，或者穿隔离衣，就可以防止疫疠邪气从肌表或口鼻入内，这样就可以减少疫疠的流行。如果不注意隔离、防护，疫疠邪气就会通过喷嚏、唾液或接触等途径感染或传播。

4. 社会因素

感染了疫疠邪气之后，如果社会积极响应、积极抢救、积极隔离、积极救治，这种疫疠邪气就不容易传播；如果社会对这种感染疫疠之气的情况不注重抢救、隔离，就会引起疫疠之邪的大爆发、大流行，只要注意疫疠邪气的发生和流行条件，及时加以干预就可以有效的预防疫疠邪气的发生和传播。

三、内伤病因

（一）七情内伤

1. 七情内伤的基本概念

喜、怒、忧、思、悲、恐、惊这七种情志变化本来是人体正常的情志变化，一般不会使人致病，只有突然、强烈或持久的情志刺激，超过了人体所能调节的范围，使人体气机紊乱、脏腑阴阳气血失调，才会导致疾病的发生，此时七情成为致病因素，称为七情内伤。概念中要注意的关键点是什么？

（1）七情本来是人体正常的情志活动。喜、怒、忧、思、悲、恐、惊，这种正常的情志活动一般情况下不使人得病，人食五谷杂粮，都有七情六欲，正常的七情变化是不致病的。

（2）七情内伤需要一定条件。突然、强烈、持久的精神刺激超过了人体的调节范围。人体调节不能适应这种过度的情志刺激之后，脏腑阴阳气血紊乱，发生了由于情志异常所导致的各种身心病症时，七情就使人致病了，才转化为七情内伤。

（3）七情内伤导致内伤疾病。六淫从外来，称作外感六淫，七情从内生，直接伤内脏，导致内伤病，称作七情内伤。

2. 七情和内脏气血的关系

七情和内脏气血是相互影响的，内脏气血的盛衰是七情变化的物质基础。《素问·阴阳应象大论》提到“人有五脏化五气，以生喜怒悲忧恐”，就是说情绪变化是由于脏腑气血转变来的，同时七情又会调控脏腑气血的生长和变化。在生理上，人体不同的情志活动是分属于不同脏腑的，五脏的精气化生出五志，五志和五脏的气血是有对应关系的，这种对应关系是什么？就是肝在志为怒；心在志为喜；脾在志为思；肺在志为悲忧；肾在志为惊恐，这就是七情和五脏的对应关系。五脏之气化生出对应的五脏所属的情志，五脏所属的情志对五脏之气的活动又进行了一些调控。在病理上，不同的情志刺激会引起相对应的脏腑的功能紊乱，反之，不同的脏腑功能紊乱也可以导致相应情志的异常，因此，七情和脏腑气血的关系是互相影响，情志活动是以脏腑气血为基础的。

3. 七情的致病特点

（1）直接伤及内脏

①七情伤相应的脏。由于五脏气血是产生五志、七情的基础，七情过激，可直接伤及内脏，不同的情志变化，又可以伤及不同的脏腑。如怒伤肝，喜伤心，悲伤肺，思伤脾，恐伤肾。从临床来看，一般情志所伤，最常出现心、肝、脾三脏病变。

②七情先影响心，再伤及相应的脏。如中医认为“所以任物者谓之心”，就是说担任、接受外界刺激，并且做出反应的脏是心，不管哪种情志活动，“悲哀愁忧则心动，心动则五脏六腑皆摇”（《灵枢·口问》），各种情志刺激，先影响到心，再影响到相对应的脏。如“怒”先作用在心，通过心的反应再影响到肝；“思”也是先影响到心，通过心的反应再影响到脾，《内经》认为“心藏神”“心为君主之官”“主明则下安，主不明则十二官危”，要注意心在情志伤脏中的一个重要作用。

③数情交织，首先伤心肝。如喜、怒、忧、思、悲、恐、惊各种情志变化，两个或三个交织在一起对人体损伤，一般多伤心肝。因为肝主疏泄，调畅情志，情志的异常用疏肝法治疗效果非常好，如现代常见的抑郁症用疏肝的逍遥丸治疗取效。大家在情志致病中除了要想到心的重要地位外，还要注意肝在情志致病的重要性。

（2）影响脏腑气机：七情对内脏的损伤是直接引起器质性病变，还是影响脏腑的气机变化？七情内伤致病，对相应脏的损伤首先不是引起脏腑的器质性的病变，而是影响脏腑功能的变化，常出现与之相关内脏的气机失调，如《素问·举痛论》说：“百病生于气也，怒则气上，喜则气缓，悲则气消，恐则气下，……惊则气乱，……思则气结。”《灵枢·本神》说：“愁忧者，气闭塞而不行。”

①怒则气上：大怒对肝气的影响是引发肝气上逆。肝气逆上，气行则血行，导致气血上壅于头面，可见头胀、头痛、面红、目赤，甚则血随气上涌而见呕血，或昏厥。《素问·生气通天论》指出“大怒则形气绝，而血菀于上，使人薄厥”。即言大怒则气血上壅，造成人突然昏厥，“薄厥”，这是气血上逆造成的突然昏厥。若肝气疏泄过度，横逆乘脾犯胃，则可见胁肋胀痛、泄泻呕吐。若肝气疏泄太过，气血逆于上，则可见头胀、头痛、呕血、昏厥。

②喜则气缓：过度的喜会引起心气的涣散不收，可见精力难以集中，甚则失神、狂乱；如果心气暴脱，可见神志失常、大汗淋漓、气息微弱、脉微。清朝范进七十多岁终于考上了举人，过喜之后伤心，出现神志狂乱，此为喜则气缓、伤心气的一个典型例证。

③悲则气消：悲属于肺志，过于悲伤可以导致肺气消耗而见气短乏力、意志消沉、精神不振、胸闷懒言等。可用补肺气加心理疏导的方法进行调节。

④恐则气下：恐惧是肾之志，过度恐惧可以导致肾气下泄，肾能够司二便，肾气下泄则导致二便失禁，甚则可见失精。

⑤惊则气乱：突然受惊，导致心无所倚，虑无所定，出现心肾失调而导致气机紊乱。心气紊乱则见惊慌失措、惊悸不安、神志错乱。

⑥思则气结：“思”指的是过度思虑。过度思虑会导致脾气郁结而见纳呆食少、腹胀便溏、精神萎靡。青年男女单相思，出现“衣带渐宽终不悔，为伊消得人憔悴”即思则脾气郁结、纳运失常之后果。因脾胃为气血生化之源，思虑伤脾，气血不足，肌肉瘦削，面容憔悴。

（3）影响病势变化：除了影响脏腑气机之外，七情内伤致病还会影响病势变化。临床常见的病证分为三类：一是七情致病引起的身心病症，如因情志刺激而发的病证有郁证、癫证、狂证；二是情志刺激而诱发的病证，如胸痹、真心痛、眩晕等，胸痹类似于西医学的冠状动脉粥样硬化性心脏病，真心痛即心绞痛、心肌梗死；三是情志引起的病证是其他原因所导致的，但具有情志异常表现的病证，如消渴病、恶性肿瘤、慢性肝胆性疾病，虽然病因不是情志引起的，但这种病发生后往往有情绪的异常变化，这类疾病也属于情志病变的范畴。凡是情志相关的疾病，常随着情志的好坏，病情、病势会发生或好或坏的波动。若情绪乐观开朗，则病证好转；若情绪不佳，则疾病加重或恶化。有些癌症患者是病死的，也有些是吓死的。可见情绪因素在身心相关的疾病中的重要作用。

（二）饮食失宜

饮食失宜分为三个方面：第一是饮食不节；第二是饮食偏嗜；第三是饮食不洁。

1. 饮食不节

是指饮食没有正常的规律，包括过饥、过饱两个方面。

（1）过饥，即是营养不足、气虚血少、正气虚弱。很多年轻女性为了美而减肥节食，日久出现乏力倦怠，甚至闭经。此为过饥引起的气血衰少而致，不利于身心健康。

（2）过饱，为饮食超过正常的饮食量。有些小孩经常是“要吃吃个死，不吃死不吃”，就是饮食没有规律，要么过饥，要么过饱。《素问·痹论》曰：“饮食自倍，肠胃乃伤”，明确指出，如果饮食过饱，则损伤脾胃，轻者造成饮食积滞，脘腹胀满，甚至嗳腐吞酸，呕吐泄泻，久则容易引起痔疮、肥胖、消渴或营养过剩的疾病。嗳腐吞酸即嗳出的气味腐臭，酸水自胃上激于咽喉之间，未及吐出又复吞咽，酸味有如刺心之感。饮食过饱还可见腹痛、腹泻。可用“保和丸”治疗。小儿营养过剩日久可见“疳积”，即是腹大，手足心热，面黄肌瘦，大便不调，毛发枯槁，可用启脾丸治疗。

2. 饮食不洁

饮食不洁是指饮食不干净。饮食上一定要讲究卫生，若饮食不洁，常导致胃肠疾病，如恶心、呕吐、泻下。饮食不洁，感染细菌、病毒，或寄生虫卵，如绦虫、蛔虫卵等后也会罹患吐泻或肠道寄生虫病。

3. 饮食偏嗜

饮食偏嗜是偏爱嗜好某种食物，包括寒热偏嗜、五味偏嗜。

（1）寒热偏嗜：饮食物也有寒热温凉的不同性质，若嗜食寒凉或温热能导致人体的阴阳失调，发生某些病变。如偏嗜生冷饮食，损伤脾阳，寒湿内生，可见腹痛泄泻；偏嗜辛辣温热饮食，肠胃积热，可见面生痤疮、皮肤疮疡；

（2）五味偏嗜：中医学认为五味与五脏，各有其一定亲和性，如酸入肝，苦入心，甘入脾，辛入肺，咸入肾。实际五味代表多种饮食物的丰富味道，如果长期嗜好而多食某种味道的食物，不食或少食某些味道的食物，就会使五脏功能偏盛或偏衰，也可使某些营养缺乏而发生疾病。如多食肥甘厚味，易生痰、化热，发生眩晕、胸痹、昏厥、痈疡等病证；嗜好饮酒，或恣食辛辣，不仅可以损伤脾胃之阴液，而且饮酒过量，能致中毒昏迷；缺乏某些必要的营养可致脚气病、瘿瘤、夜盲、佝偻病等。因此，饮食必须五味调和，不可凭自己的喜恶而偏嗜择食。《素问·至真要大论》云："久而增气，物化之常，气增而久，夭之由也"，明确指出饮食五味对脏腑的"养"或"伤"取决于一个"度"，适度则养，过度则伤。

（三）劳逸失度

劳逸失度是指过劳和过逸两个方面。

1. 过劳

主要包括劳力过度、劳神过度、房劳过度三个方面。

（1）劳力过度——伤气和筋骨：是指体力劳动负担过重，以致积劳成疾。常言道：流水不腐，户枢不蠹，适当的劳动锻炼有助于气血循环和身体健康。但体力劳动太过，则会导致疾病发生。其病变特点主要表现在两个方面：一是劳力过度耗气，导致脏气虚少，功能减退。由于肺为主气之脏，脾为生气之源，故劳力太过尤易耗伤脾肺之气。常见如少气懒言、体倦神疲、喘息汗出等。《素问·举痛论》说："劳则气耗。"二是过度劳力而致形体损伤，即劳伤筋骨。体力劳动，主要是筋骨、关节、肌肉的运动，如果长时间用力太过，则易致形体组织损伤，出现肢体的肿痛、功能受限等。如《素问·宣明五气》说："久立伤骨，久行伤筋。"若突然用力过度或不当造成持重努伤，一则致气耗，二则可致局部瘀血阻滞而见气短乏力、局部疼痛等症。

（2）劳神过度——伤心脾：是指思虑太过，以致耗伤心血，损伤脾气。心主血而藏神，脾主运化，在志为思，故用神过度，思虑无穷，则易耗伤心血，损伤脾气。心血虚，心神失养，可见心悸、头晕健忘、失眠多梦；脾气虚，脾失健运，可见纳少、腹胀、便溏、消瘦等。可用归脾丸健脾养心治疗。

（3）房劳过度——伤肾精：是指性生活过度频繁以致耗伤肾精。肾藏精而主封藏，若房事过度，则耗伤肾精，可致腰膝酸软，眩晕耳鸣，遗精，早泄，甚或阳痿等病症，可用金锁固精丸治疗。

2. 过逸——伤气

是指过度安逸，导致正气不足。过逸包括体力过逸和脑力过逸。

（1）体力过逸，即身体安逸少动，如长期不从事劳动和体育运动，可致气血运行不畅，脾胃之气呆滞，或长期卧床，阳气失于振奋，以致脏腑组织功能减退，正气不足，抵抗力下降，可见肢体软弱，形体肥胖，食少乏力，精神不振，甚则心悸，气短，自汗，易感外邪等。故《素问·宣明五气》说："久卧伤气，久坐伤肉。"

（2）脑力过逸，即长期不动脑，则会"用进废退"，脑力衰退，进而神衰不能用脑。俗话说："脑子越用越灵"，就是说应该动脑，否则大脑功能就会衰退。

四、病理产物性病因

病理产物性病因，是继发于其他病理过程而产生的致病因素。在疾病发生和发展过程中，由于某些病因的作用，引起津血代谢障碍，形成病理产物。这些病理产物一旦形成，又能作为新的病因引发新的疾病，因其具有病理产物和致病因素的特点，故称为病理产物性病因，又称"继发性病因"，包括瘀血、痰饮、结石等。

（一）痰饮

1. 概念

痰饮是水液代谢障碍所形成的病理产物，属于继发性病因。人体中，水液代谢障碍除了痰饮外还有水湿，其关系见图 7-2-3：

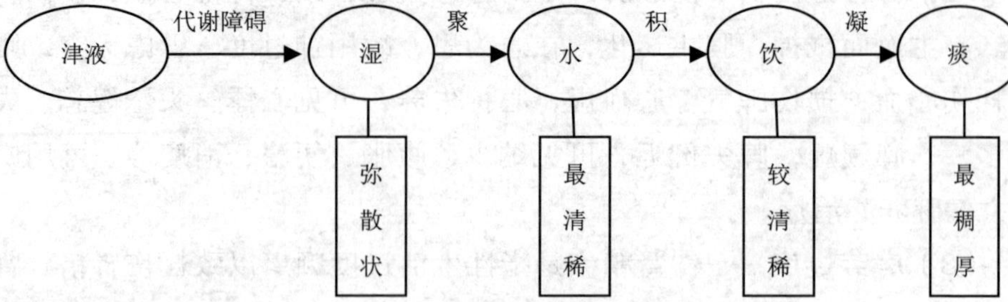

图 7-2-3　水湿痰饮比较图示

水、湿、痰、饮这四者相同点为：都是水液代谢障碍的病理产物，都是不正常的水液，异名而同类，都是阴邪；不同点在于：最稠厚的是痰，较清稀的为饮，最清稀的是水，弥散状态的是湿。湿是弥散状态的水液；水是最清稀的水液；饮是较清稀的水液；痰是最黏稠的水液。这四者之间渐变的过程是：湿聚为水，积水为饮，饮凝为痰。湿聚为水，可以想象它是一种弥散状态的水湿邪气，相当于水变成蒸气的状态，湿邪像水蒸气一样弥散在周身，湿邪弥漫、黏滞；湿凝聚在一起就成水，水是最清稀的，在体内可以出现水肿；积水为饮，如果水不是在体表出现水肿，而是积在胃肠，则可见胃肠停饮；积在胸胁可见胸胁停饮；饮比水黏稠，在局部停留；痰是饮得阳气之蒸化、凝聚，最黏的水液。总之，“湿聚为水，积水为饮，饮凝为痰”，这是它们依次渐变的过程，要求大家掌握。

2. 痰饮的分类

（1）痰的分类：痰分成有形之痰和无形之痰两类。

①有形之痰：指视之可见、触之可及、闻之有声的痰。比如，咳出之痰，看得见，摸得着，闻得见（痰鸣音）；腱鞘囊肿，长在腕关节上，肿大、皮色不变、触之柔软、触之可及；颈部累累如串珠的痰核等。

②无形之痰：指停留在脏腑经络之内的痰，外观上无形质可见，却有痰的症状和体征，按照痰来治疗，可以取得很好疗效。如临床上的心悸、眩晕，或者痰迷心窍的失眠等，用温胆汤、苓桂术甘汤或半夏白术天麻汤治疗取效；梅核气，患者自觉咽喉部有堵塞感，吞之不下，吐之不出，用半夏厚朴汤治疗有效；癫痫发作可见口吐白沫，目睛上吊，嘴

里发出猪羊叫声，用涤痰汤或草果知母汤等治疗获效；精神分裂症，出现狂躁、妄动，用礞石滚痰丸治疗缓解。这些症状，从外观上看不见痰，但通过化痰药治疗症状消失，证明是无形之痰引起的。因此，在理解无形之痰时，一定要注意的是，无形之痰并不是说痰是没有形质的，只是说痰的位置比较深，停在比较深的脏腑经络内，在外观上看不到。因为只要是痰，都是有形的邪气。如果痰的位置比较表浅，能够看得见、摸得见、听得见的，就是有形之痰；如果痰藏的位置特别深，比如在心、脑，或者其他部位，看不到，但是表现出症状来了，这些症状就是无形之痰引起来的。因此，这种无形之痰并不是没有形质可见，只是强调它在体内的位置比较深，只是从外观上看不到而已，这样理解才会深刻。

（2）饮的分类：包括了痰饮、悬饮、溢饮、支饮这四类。

①痰饮：所谓的痰饮，指的就是饮停留在胃肠，胃肠里有振水声，四饮当中的痰饮，和概念中讲的痰饮，有广义和狭义的不同：概念中讲的痰饮是广义的痰饮，而四饮当中的痰饮指的是狭义的痰饮，就是饮停在胃肠，肠鸣辘辘有声。一般用苓桂术甘汤或已椒苈黄丸健脾化痰来治疗饮停肠间的痰饮证。

②悬饮：悬饮是指饮停胸胁，咳唾引痛的症状。就是饮停在胸胁部位，咳嗽时牵引胸胁作痛，一般相当于西医学的渗出性胸膜炎。在胸膜下角停着大量液体引起咳嗽引痛的症状，治疗上用葶苈大枣泻肺汤来泻除胸中的饮邪。

③溢饮：就是水饮泛溢于肌肤，出现皮肤的水肿症状。也就是皮肤一按一个坑，“按之如泥不起”，是饮停在皮下。溢饮的病症可以用五皮饮来加减治疗，“陈茯姜桑大腹皮”就是陈皮、茯苓皮、姜皮、桑白皮和大腹皮，这些皮是运用“取象比类”思维，取“以皮达皮”之意，皮下的水肿证中医用五种植物的皮来进行治疗。

④支饮：支饮，就是饮停胸膈，咳喘倚息不能平卧。强调的是饮停在支气管和肺里面而见端坐呼吸、不能平卧，常见于肺炎、肺气肿、支气管炎这一类病症出现了胸部、肺部有大量的停饮。支饮的病证一般用十枣汤来治疗。

3. 痰饮的形成

痰饮是水液代谢障碍的病理产物，其形成的关键是肺、脾、肾、三焦，与肝也有一定关系。其病因无外乎六淫、七情、饮食、劳倦等。痰饮的形成见图 7-2-4。

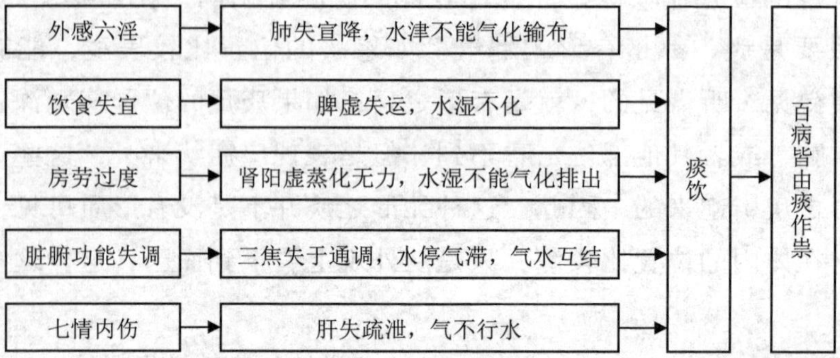

图 7-2-4　痰饮的形成

外感六淫（风、寒、暑、湿、燥、火）袭肺，肺失宣降，水道失于通调，水津不能气化输布，在表排汗不畅、在下排尿不利，水湿痰饮内停，形成痰饮；饮食失宜，脾胃损伤，脾失健运，水湿不化，上不能输于肺、下不能输于肾和膀胱，水液环流障碍，痰饮自成；房劳过度伤肾中精气，肾阳虚蒸腾气化无力，二便失司，水湿不能气化排出或环流，停留体内，而致痰饮内停；肺、脾、肾失调，上、中、下三焦气化不利，三焦水道不畅，水停气滞、气水互结，也可造成痰饮；七情损伤，肝失疏泄，气不行水，水液代谢障碍停留于内，也会形成痰饮。痰饮作为病理产物堆积在体内，会引起很多新继发性的疾病，成为继发性病因，因此云："百病皆由痰作祟"。总之，痰饮的形成和外感性致病因素、内伤性致病因素以及肺、脾、肾、三焦、肝等脏腑密切相关。

4. 痰饮的致病特点

痰饮所致病证，临床较为多见，故中医学有"百病皆由痰作祟"的说法。虽然痰饮停滞的部位不同，其临床表现各异，但其致病一般具有以下共同特点。

（1）阻滞经脉气血的运行。痰饮为有形之邪，阻滞在脏腑经脉之内，影响脏腑经脉气血运行，而见瘰疬痰核、肢体麻木、半身不遂。瘰疬是指淋巴结的结核，比如腋下或者下颌出现淋巴结累累如串珠者，为瘰疬，这是痰饮阻滞了经脉气血运行而造成的。

（2）易于蒙蔽神明。痰浊内扰，易蒙蔽心神，扰乱神明，出现一系列神志异常的症状。痰迷心窍，则见神昏、痴呆、癫证或痫证。小儿痴呆又名智力迟缓，是导致孩子智力低下甚至弱智的主要原因。老年痴呆表现为抑郁、健忘、记忆力障碍。癫证表现为沉默呆滞、精神抑郁、表情淡默，或喃喃自语、语无伦次；或时悲时喜、哭笑无常、胡思乱想、多疑易惊。痫证俗称羊癫疯、羊角风。常见突然倒地、口吐涎沫、手足痉挛、口里发出羊豕的叫声；痰火扰心，则可致神昏谵妄，甚则狂。谵妄表现为意识障碍、行为无章、没有目的、注意力无法集中。狂症见急躁多怒、叫骂不休、神志逆乱、语无伦次。

（3）发病广泛，变幻多端。痰饮之为病，发病广泛，症状复杂，病理变化多样，故有“百病多由痰作祟”“怪病多痰”之说。其机制在于气行则津行，痰随气行，无处不到。外可达皮肉筋骨，内可流于脏腑经络。因此，各种很奇怪之病，如癫、狂、痫证，或咽喉不利之“梅核气”，中医都从痰来论治。

（4）病势缠绵，病程较长。痰饮与水湿同类，病程较长、缠绵难愈。临床上常见的痰的病症主要有以下几点：痰阻于肺，则咳喘吐痰；痰迷心窍，则神昏、痴呆、举止失常；痰火扰心，则狂躁；痰浊阻滞心脉，则胸闷、心痛；痰浊上犯于头，则眩晕、昏冒；痰气凝结于咽喉，则咽部异物感（梅核气）；痰在经络筋骨，则瘰疬、痰核、阴疽流注和半身不遂。瘰疬是指颈淋巴结结核，累累如串珠；痰核是腱鞘囊肿这一类病；阴疽流注，阴疽为无头疽，相当于化脓性骨髓炎、化脓性关节炎等。流注是发于肌肉深部的急性化脓性疾病，相当于西医的脓血病，多发性肌肉深部脓肿及髂窝部脓肿。一般发生在四肢躯干肌肉多的地方，因为发病快，局部漫肿，容易走窜其他部位，所以叫流注。西医学说的瘘管，有窦道，流脓到体外，这属于阴疽流注；半身不遂就是半侧身体不能运动，常见的痰的病症是非常多的。临床上痰饮致病常见的舌苔是白腻苔，大家一定要善从舌苔白腻厚来判断水湿痰饮停留的病证。

（二）瘀血

1. 概念

瘀血是指体内血液停滞，不能正常循行，既包括离经之血积存体内，又包括阻滞于血脉及脏腑内运行不畅的血液。《说文解字》云“瘀，积血也”。因此，瘀血又叫作蓄血。瘀血的概念要从两方面来理解：一是指血从脉中溢出脉外，停在体内不能消散；二是血还在经脉和脏腑内，但停滞在脏腑经脉内。

瘀血和血瘀的区别。瘀血是病因学概念，血瘀是病机学概念。瘀血，是指体内血液不能正常循行而形成的病理产物，能继发新的病变，属于病因学的概念；血瘀是指血运行不畅或血液瘀滞不通的病理状态，不代表病理产物，代表血液运行不畅或血液瘀滞不通的病理状态，是病机学的概念。

2. 瘀血的形成

瘀血的形成包括因虚致瘀、气滞致瘀、血寒致瘀、血热致瘀和出血致瘀四个方面。

（1）因虚致瘀：气虚致瘀机制有二：一是气行则血行，气虚无力行血，可见血瘀；二是气能摄血，气虚血失固摄，血逸脉外，形成血瘀；血虚无力充养血脉，血行缓慢，也会致瘀；阴液亏损，脉道失于柔润，脉道僵亦可致瘀；阳虚，脉道失于温通，血液涩滞成瘀。是气、血、阴、阳的不足，都可以因虚致瘀。

（2）气滞致瘀：气行则血行，气滞则血瘀。《沈氏尊生书》云“气凝血亦凝矣，气凝在何处，血亦凝在何处”。

（3）血寒致瘀：血得温则行，得寒则凝。《灵枢·痈疽》云“寒邪客于经络之中则血涩，血涩则不通”。《医林改错·积块》云“血受寒则凝结成块”，都说明血寒则凝而出现瘀血的病机。

（4）血热致瘀：血热致瘀的机制有二：一是血分有热，迫血妄行，血溢脉外，停留体内致瘀；二是血热煎熬血中津液，血液黏稠，运行缓慢致瘀。《医林改错·积块》云“血受热则煎熬成块”，说明血热致瘀的机制。

（5）血虚致瘀：叶天士“初病在气，久病入血”是说，如果疾病久治不愈，虽然没有明显的瘀血症状，也可考虑瘀血的存在，故有“久病入络”一说。久病不愈，阴血损伤，阴血不足，无以充盈脉道，血行缓慢，日久成瘀。

（6）出血致瘀：各种外伤，离经之血存于体内，均可造成瘀血；气虚失摄，血逸脉外，也会导致瘀血。《素问·调经论》说“孙络外溢，则络有留血”，是说血液从脉中溢出，不能正常在脉中循行，日久都会形成瘀血。

除了以上瘀血的成因之外，在中医古代文献中还记载了情志致瘀和饮食失宜致瘀等情况。

综上，形成瘀血的原因不外两大方面，一是由于气虚、气滞、血寒、血热、血虚等内伤因素而造成的瘀血；二是由于各种外伤因素而形成的瘀血。瘀血形成重点可以考察内外两个方面的因素。

3. 瘀血的致病特点

瘀血停滞体内，所致病症繁多。其致病特点包括病机特征和症状特征两个方面。

（1）瘀血的病机特征

①阻滞气机：血能载气，当瘀血之时，血所载之气也会停滞；瘀血为有形之邪，瘀滞在体内，亦阻滞气的运行通道，故阻滞气机是瘀血的病机特点。瘀血所致疼痛特点是刺痛，一旦阻滞气机，则会兼胀痛。瘀血阻滞气机，反之，气机阻滞又会加重血瘀，如此形成瘀血气滞、气滞血瘀的恶性循环。

②瘀塞经脉：瘀血为有形之邪，瘀滞在脉道形成栓塞。瘀血阻滞经脉，经脉气血不畅，可见口唇紫绀和舌质紫暗，舌有瘀点，舌下脉络紫黑，爪甲青紫，皮肤瘀斑，此瘀血阻滞脉道，瘀血不去、新血不生之象。瘀血阻滞脉道尚可造成血溢脉外的出血。

③病位固定：瘀血为有形之邪，阻滞局部，日久为癥积，一旦癥积形成，固定不移，还可见压痛，久而不散。

④病症繁多：瘀血阻滞，病位广泛，病症繁多，如瘀血阻滞在心，可见胸闷、心痛；瘀血阻滞在肝，可见胁痛、癥块；瘀血阻滞在胞宫，

可见痛经、闭经，甚则夹有紫黑血块；瘀阻在皮肤、肢体，可见肢体肿痛、肌肤青紫；瘀阻在脑，可见突然昏倒、不省人事，或痴呆、语言謇涩。

⑤**瘀血妨碍新血生成：**瘀血阻滞经脉，新血化生、运行障碍，形成“瘀血不去，新血不生”之病理变化。例如肌肤甲错，肌肤干枯如鳞片，此乃瘀血不去，新血不生，局部失养所致。可用桃红四物汤加消瘰丸以养血活血化瘀、软坚散结。

（2）瘀血的症状特征

瘀血的症状特征主要有六个方面。

①**疼痛：**疼痛的特点是刺痛，固定不移，夜间较甚，拒按。刺痛属瘀血，胀痛属气滞。刺痛就是痛如针刺；瘀血有形，故固定不移；瘀血夜甚，源于瘀血是有形实邪，属阴，夜间寒盛，血得寒则凝；瘀血拒按，因瘀血是邪气盛，为实证。

②**肿块：**如果瘀血瘀积日久则成肿块，又名癥积。肿块在体表，则见局部青紫、肿胀隆起；肿块在体内，则扪之质硬，坚固不移。一般痰核质软，可移，而癥积质硬，固定不移。

③**出血：**瘀血所致出血的特点是紫暗有块，而血热所致的出血色鲜红，气血虚的出血色淡，若经行腹部刺痛，或出血又伴有血块、颜色紫暗，一般为瘀血所造成的出血。

④**紫绀：**紫绀是面颊或者口唇紫暗，此为瘀血不去、新血不生，局部缺氧造成，一般表现为面色紫绀、唇舌紫绀或肌肤青紫。

⑤**舌象异常：**瘀血的舌象主要是舌质青紫，有瘀斑或瘀点，舌下络脉青紫、弯曲、曲张。

⑥**脉象异常：**瘀血导致的脉象主要是细涩、沉弦或结代。因为瘀血阻滞脉道，血流较小，则见脉细；瘀血阻滞脉道，脉流不畅，因而涩滞。脉沉主里；脉弦主瘀血阻滞，气机不畅；脉结代是指瘀血阻滞经脉，脉气不畅，脉时一止，止无定数而见结脉，或者脉缓而时一止，止有定数，而见代脉。

此外，临床上的善忘、狂躁、昏迷、渴不欲饮等表现也多与瘀血有关。《伤寒论》云“其人善忘者，必有蓄血”，王清任用通窍活血汤通过改善脑血流治疗善忘症。西医学认识到中医的瘀血和西医学的血液流变学的异常改变有密切联系，比如与高血脂、高血黏度、脑栓塞、脑出血等病症密切相关，在临床上看到血黏度高或微循环障碍，或者各种有栓塞的病变，都可以参照中医的瘀血病因进行辨证论治。

第三节　发　　病

中医学认为，疾病的发生是在某种致病因素的影响下，机体的"阴平阳秘"遭到破坏，从而使"阴阳失调"所致。人体内环境的平衡协调，以及人与外环境的协调统一，是人赖以生存的基础。而疾病的发生，则正是内外环境平衡协调遭到破坏的结果。外环境包括自然环境和社会环境。内环境指人体的正气，包括体质因素和精神因素等。

一、发病的基本原理

中医学认为，疾病的发生，关系到人体正气和致病邪气两个方面，因此，中医发病学认为，任何疾病的发生，都是在一定的条件下，正邪相争的结果。整个疾病的过程，就是正邪相争的过程。在此过程中始终存在着"正""邪"之间的力量对比和消长盛衰变化，直接影响着疾病的发展和转归。

（一）正气不足是发病的内在根据

1. 正气的概念

理解正气不足是发病的内在根据的关键是对于"正气"的基本概念的解读。所谓正气就是人体的生理功能（包括脏腑、经络、气血等功能）以及抗病、康复、适应能力。如人体消化功能、呼吸功能、人体抵御邪气的作用、人体抗病、康复能力都属于正气。

正气分阴阳。阴气指具有凉润、宁静、抑制、沉降、凝聚的作用；阳气指具有温煦、推动、兴奋、蒸腾以及发散的作用；阳气在疾病过程中主要对抗阴邪；阴气主要抵御阳邪。例如，暑邪、热邪和风邪侵犯人体易伤阴气，因阴气具有防止阳邪侵犯人体，并且阻止阳邪病症的发生和发展的作用，见图 7–3–1。

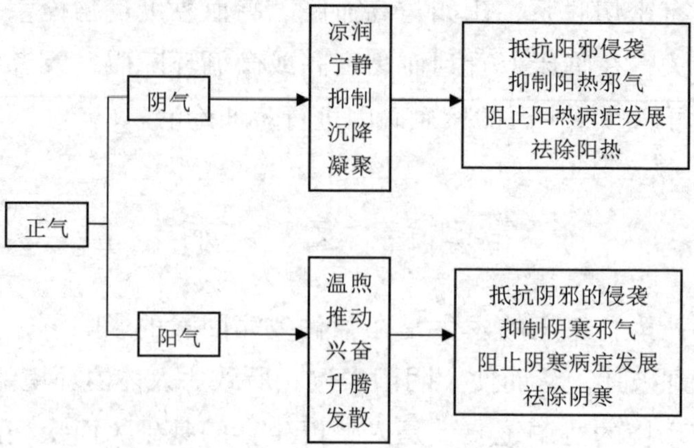

图 7–3–1　正气中阴气与阳气的作用

2. 正气的防御作用

正气的防御作用表现在四个方面：一是抵御外邪入侵；二是驱邪外出；三是修复调节；四是维持脏腑经络之间及天人之间功能的协调。这四个作用是正气在疾病发生、发展、转归过程中不同阶段的不同表现。例如，疾病发生阶段，正气的作用主要是抵御外邪入侵；一旦邪气侵入，正气又能够驱邪外出；当正气逐渐把邪气驱逐之后，正气还要对自身的损伤进行修复；疾病过程中紊乱的脏腑关系及天人关系也要靠正气的调节功能来维持。

3. 正气在发病中的作用

中西医是在发病观念上截然不同。西医主张发病的根本原因在于病原体，中医认为发病的根本原因在于机体正气不足。《素问·评热病论》云“邪之所凑，其气必虚”,《素问遗篇·刺法论》也说：“正气存内，邪不可干”。认为正气强弱是决定发病与否的关键。具体来说，正气在发病中的作用主要表现在三个方面：

正虚感邪而发病。比如过劳导致正气虚弱，又遇寒冷或阴雨，导致正虚外感，出现气短、乏力、鼻塞、恶寒、无汗。此为正虚感邪而发病。

正虚生邪而发病。平素脾虚，运化失职，痰湿水液内停，出现水肿、尿少、带下、湿疮、多痰等，或正虚无力行血，导致正虚生瘀，出现乏力、倦怠、唇舌青紫、瘀斑、瘀点等，均为正虚生邪而发病。

正气的强弱决定证候的性质。邪气盛则实，精气夺则虚。尽管实证是以邪气盛为矛盾主要方面，但正气不虚，尚能和邪气抗争，邪正斗争剧烈从而形成实证。若正气衰，则形成的证候是虚实夹杂。可见，正气在疾病类型中也起到了重要作用（表 7–3–1）。

表 7–3–1　正气不足是疾病发生的内在根据

- 正气的概念：人体生理功能及抗病、康复、适应能力
- 正气的作用：防御作用
  - ①抵御外邪入侵
  - ②驱邪外出
  - ③修复调节能力
  - ④维持脏腑经络的功能活动
  - ——“正气存内，邪不可干”
- 正气在发病中的作用
  - ①正虚抗邪无力而发病
  - ②正虚生“邪”而发病
  - ③正气的强弱决定着证候的虚实
  - ——“邪之所凑，其气必虚”

（二）邪气是发病的重要条件

1. 邪气的概念

所谓邪气，泛指对人体有害的各种致病因素，如外感六淫、疫疠邪气、内伤七情、痰饮、瘀血及食积等，邪气是发病的重要条件。

2. 邪气的侵害作用

邪气对人体的侵害作用主要表现在以下三个方面。

（1）导致人体生理功能的失常：六淫、七情内伤、饮食失宜、劳倦等都会首先影响脏腑经络的气机、气化，从而引起一系列生理功能异常。

（2）造成脏腑组织的形质损害：邪气对人体的损害可以损及脏腑、经络、血液等形质。如外伤会出血、瘀斑、瘀点；热邪伤胃而见胃炎、胃溃疡；火热、湿伤于皮肤，而见疮疡、湿疹、流水淋漓。形质损害可以因邪气直接导致，也可由气机紊乱、脏腑功能失常而继发。《慎斋遗书·卷之一》云：“大凡形质之失宜，莫不由气形之失序”即认为任何形质的损害是继发于功能失常基础之上。先有功能失常，然后才有器质性变化。这是中医病理观。而西医认识的重点先是器质损害，然后是器质病变基础上继发的功能失常。反映了中西医完全不同的病理观。

（3）改变体质类型：人的体质相对固定，但也可变。邪气即是改变体质类型的重要因素。如阳热体质，喜渴冷饮，而冷饮过度，则伤胃阳，日久形成寒湿体质，这即是体质类型的由热转寒。例如：一次受邀到清华大学EMBA班讲座，此班辅导员的丈夫，曾是国家网球队的运动员，经常大量运动后狂饮冰镇啤酒，5年后，出现胃寒冷痛，饮冷则腹泻，下利清谷、伴有腹冷手冷，舌根大量剥落舌苔。正是“寒饮”邪气使阳热体质变成寒湿体质，邪气长期侵害改变了体质类型。

3. 邪气在发病中的作用

邪气在发病中的作用主要表现在以下四个方面：

（1）邪气是导致发病的原因：疾病的发生总是有原因的，导致疾病发生的原因就是感受邪气。如天冷受寒后，鼻塞、流清涕；大怒后胸胁胀满、目赤肿痛，寒邪和大怒都是引起疾病的一个原因。

（2）邪气可以影响发病的性质、类型和特点：如感受寒邪主要表现为鼻流清涕，恶寒重，发热轻，周身、骨节疼痛，是寒证；而感受热邪，则鼻流黄涕，恶寒轻，发热重，咽喉痛，口干，舌边尖红，脉浮数，为热证，说明寒热邪气不同，影响疾病的寒热性质也不同；邪气对发病类型也有影响，如感受六淫，发病的类型为外感病；情志不遂，精神抑郁，导致胸胁胀满疼痛，属于内伤病；邪气还会影响疾病的特点。如伤于湿邪和伤于风邪，疾病的特点是不一样的：伤于湿邪关节重痛，伤于风邪关节游走性疼痛；伤于寒邪，关节剧痛。

（3）邪气影响病情和病位：感受邪气不同，病情轻重有异，病位也不同。如同是外感致病因素，感受六淫一般发病轻，无传染性；而感受疫疠邪气，病情重，传染性强；感受六淫邪气病位一般在体表、由表及里发展；而七情损伤，直接伤内在的脏腑，没有表证；伤于风和伤于湿，病位也不一样，如“伤于风者，上先受之；伤于湿者，下先受之”，感受风邪，主要是头风头痛；而伤于湿邪表现为下肢水肿或白带增多。

（4）邪气在某些情况下起主导作用：一般来讲，中医在发病观点上强调正气是发病的内在根据，邪气是发病的外在条件。但中医并不否认在某些情况下邪气也会起重要作用。如癌症晚期患者和一个壮小伙，同样接触高压电，都会被电死，这时电流邪气起主导作用。尽管这两个人正气的强弱不同，但在瞬间邪气起主要作用；再如，枪弹伤或虫兽伤，不管是正气强或弱，击中或咬到关键部位都会死亡（表 7–3–2）。

表 7–3–2　邪气是发病的重要条件

- 邪气的概念：泛指各种致病因素，简称为邪，包括体内外的具有致病作用的因素
- 邪气的侵害作用
  - ①导致生理功能失常：精气血津液阴阳及脏腑经络的功能失调
  - ②造成脏腑经络形质损害：损伤皮肉筋骨、脏腑器官
  - ③改变体质类型：改变个体体质特征，影响其对疾病的易罹倾向
- 邪气在发病中的地位
  - ①邪气是导致发病的原因
  - ②影响发病的性质、类型和特点
    - 外感六淫致病多有卫表证候
    - 七情内伤多直接伤及内脏
  - ③影响病情病位
    - 感邪轻者病情轻，感邪重者病情重
    - 受邪浅者成表证，受邪深者成里证
  - ④某些情况下在发病中起主导作用：疠气、高温、枪弹、虫兽伤

4. 邪正相搏的胜负，决定发病与不发病

正气不足是发病的内在根据，邪气是发病的重要条件，至于是否发病，中医学认为取决于正邪斗争的胜负。

（1）决定发病与否：在正气和邪气双方斗争过程中，如果正胜邪负就不发病；反之，如果邪胜正负就发病。人是否得病，不是取决于单方面因素，而是正邪双方力量斗争的对比：正胜邪负不发病，邪胜正负则发病。如每个人呼吸道中和空气中都有结核杆菌存在，但是为什么有的人得结核病有的人不得？到底结核杆菌是使人得病的原因还是结果？从中医发病学原理来看：人正气强，能够战胜结核杆菌，尽管呼吸道有结核杆菌存在，但是不得结核病；人之所以得肺结核病，是由于正气虚弱、抵抗力差，才使结核杆菌得以侵犯人体而发病，结核杆菌是正气不足的引起人得结核病的一个结果。西医认为，肺结核是结核杆菌引起的。可见，中西医关于病因的认识是完全不同，关于发病的本质认识也大相径庭：中医以正气为本，而西医以原始的致病因素为本，中医在发病学上的观点是充满辩证法思想的。

（2）决定证候类型：疾病证候是实证、虚证还是虚实夹杂证，完全取决于正邪双方的性质和特点。如正气不衰、邪气盛，为实证；若正气弱、邪气盛，是虚实夹杂证。

正邪斗争对证候性质和病情轻重都有密切关系。见图 7–3–2，在图示中，正气与邪气在发病的时候是互相斗争的，邪胜正负则发病；正胜邪负，则不发病。

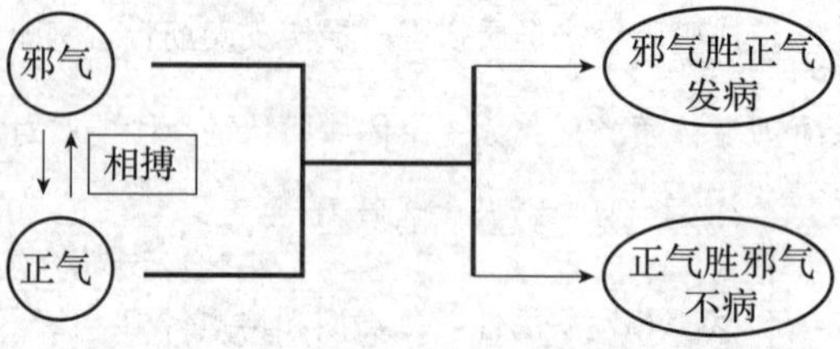

图 7–3–2 邪正相搏的胜负，决定发病与不发病

二、影响发病的主要因素

人体是否发病，除了和正邪斗争的胜负密切相关之外，还和环境因素、体质因素和精神状态密切相关。

（一）环境与发病

气候因素对发病的影响。如南方气候湿热，湿热病较多；北方气候寒冷，风寒感冒和肺受寒邪后的气管炎、支气管炎等慢性咳嗽病症较多。

地域因素对发病的影响。如有的地区，水中缺碘，甲状腺肿大多见。地域对人体的影响主要是和地域中所含的土壤环境和食物链的营养状态密切相关。

生活工作环境对发病的影响。比如炼钢工人接触高温环境，易得火热病证；教师经常会咽干、口渴，这也和职业、工作环境密切相关。

社会环境对发病的影响。如有人尝贵后贱，心理失落感强，易出现心理失衡，郁郁寡欢饮食减少，悲观厌世。此为社会环境变化影响到心理、生理。

（二）体质与发病

体质对发病的影响也是非常大的，主要表现在两个方面：一是决定发病的倾向性；二是决定对某些病邪的易感性。

1. 决定发病的倾向性

一般来讲，体质强盛之人，不容易发病，一旦发病，实证居多；而体质弱之人，容易发病，一旦发病，虚证或虚实夹杂证为多；如果正气虚弱，没有邪气，得的证一般是虚证为主。

2. 决定对某些疾病的易感性

如阳虚体质，易感寒湿之邪，而寒湿阴邪，也易伤阳；瘦人、阴虚火旺体质，易感火热之邪、易得燥咳或者肺痨；肥胖痰湿体质，易得中风或眩晕病症；可见，不同体质对疾病发病的倾向性或对某些病邪的易感性也不同。

3. 决定某些疾病发生的证候类型

感受相同病邪，体质不同，证型有异。如：不同体质的人同时感受风寒邪气，如果体质强，一般为表实证；如果体质弱，一般为虚实夹杂证，或者成为表虚证。而同样感受湿邪，若体质阳盛，湿邪从阳化热，转化为湿热证；若体质阴盛，从阴化寒，转化为寒湿证候。反之，相同体质类型，尽管感受不同病邪，发病的证候类型也可能相同。如阳热体质的人，不管感受什么邪气，最终发展的倾向一般都是阳热证候，其机制是邪气“从阳化热”即顺从机体的阳热偏胜而转化为属热的证候类型。

（二）精神状态与发病

精神状态与发病。人是否发病和精神状态有密切关系：精神状态好，即使有外来病邪侵犯人体也不易发病；精神状态差，即使轻微的外邪也易使人受病。一般而言，长期持久或突然强烈的情志刺激，会影响脏腑气机，导致胸痹、心痛、中风；悲哀、忧愁、思虑过度，易致气机郁滞或逆乱而缓慢起病，引起消渴、胃脘痛、癥积。消渴即糖尿病，癥积是血瘀的表现。为情志异常、气血瘀滞的病理变化。可见，保持乐观心态，百病自消；心态不佳，百病缠身。影响发病的主要因素，见表7–3–3：

表 7-3-3 影响发病的主要因素

- 环境与发病
  - 气候因素
  - 地域因素
  - 生活工作环境
  - 社会环境
- 体质与发病
  - 决定发病的倾向
  - 决定某些疾病的易感性
  - 决定某些疾病发生的证候类型
- 精神状态与发病
  - 精神健康不发病
  - 决定发病气机紊乱的方向
  - 决定某些疾病发生的证候类型

三、发病形式

（一）感邪即发

感邪即发，又叫卒发、顿发，是说新感外邪感后即发，没有任何潜伏阶段和时间。如新感六淫较盛，感邪即发病；感受疫疠邪气，染后即发，爆发流行；大怒突然晕厥、气机逆乱，或过悲肺气消耗；毒物损伤，中毒而亡；外伤骨折等。

（二）徐发

徐发，又叫缓发。所谓缓发，是感邪后缓慢发病。如思虑过度，或房事过度，或嗜酒、积久成疾，出现脾气虚，或者肾精损耗，或者酒精肝，都属于缓慢发病，一般以虚证为主；再如，外感湿邪发病，由于湿的特点是缠绵，湿邪侵袭人体之后，一般发病缓慢，如关节炎、带下；正气不足，饮食减少，引起的虚证。

（三）伏而后发

伏而后发和缓发有什么区别？缓发指的是感邪之后缓慢发病，伏而后发是病邪侵犯人体之后潜伏一段时间之后，在诱因的作用下发病，叫伏而后发。一般潜伏的时间比徐发要长。伏而后发形成的机制就是感邪比较轻浅，正气内敛，邪气伏藏，会形成感而伏发、伏而后发的情况。如在外感病中，有“伏气温病”一说，《素问·阴阳应象大论》云“冬伤于寒，春必病温”，是说，春天的温病是由于冬天感受寒邪，寒邪潜伏在体内，消耗了人体的正气，到了春天来临的时候，邪气受春温的影响引发出来，这叫春温。由于是冬天伤于寒邪，到春天受外界因素诱发而发生的，故称为“伏而后发”；饮食积聚出现伏热，情志内伤日久会出现伏火，表现为口唇干裂，口渴，舌苔腻而黄，就是湿遏热伏，热伏在体内，这是情志抑郁造成的热伏的一种表现，用泻黄散治疗；外伤病，如破伤风或狂犬病，感染了破伤风杆菌，或者被狗咬了一下，感染了狂犬病病毒，疾病都是潜伏在体内一段时间之后才发病。

（四）继发

继发是在原发病的基础上，继而发生的病证。即是说，首先有原发病，然后在原发病的基础上又出现了新的病证。如肝阳上亢，患者肝肾阴虚，肾阴虚不能养肝阴，肝阴不能涵敛肝阳，肝阳上亢，容易面红目赤、头晕，继而出现肝阳上亢、肝风内动而见突然昏倒、不省人事。中风是继发在肝阳上亢之后的病变，中风属于继发；再如，小儿饮食积滞，脾胃功能损伤，日久继发疳积，主要表现为面黄肌瘦，骨瘦如柴，头发成缕，肚大、青筋，是饮食积滞日久，严重营养不良引起的病症；哮喘反复发作，日久继发肺精气亏虚，严重时由肺影响及心，出现心血瘀阻病证，叫肺心病（肺源性心脏病）；再如，素有肝胆病，肝气郁滞或胆气不舒，日久形成癥积、结石、臌胀。癥积就是肝里瘀血，形成肿块，臌胀就是肚子膨膨如鼓，青筋暴露，胆囊结石属于胆气不舒，日久形成胆结石。癥积、结石、臌胀都属于继发于肝胆气机不畅基础上的继发病证；再如疟疾，疟疾是感染疟原虫引起的，疟疾反复发作日久不愈，会耗伤气血，瘀血阻滞在胁下造成痞块，形成一种继发病的疾病——疟母。

（五）合病与并病

合病与并病的概念首见于《伤寒杂病论》。所谓合病，就是两个脏腑或两条经脉同时受邪而发病的病证。一般多见于邪气较甚，正气相对不足，邪气得以侵犯两个部位而发病。比如太阳与少阳合病，太阳与阳明合病等。所谓并病，指的是感邪后某一个局部的证候还未了，另一个局部又出现新的病证。并病多出现在疾病的发展过程当中。合病和并病这两个概念有什么联系和区别？主要的联系是它们都是两个部位出现了病变，这是它们相同之处；不同点是合病是多个部位同时受邪，不同的部位同时感受一种邪气，并病是不同的部位先后感受同一种邪气。合病是同时受病，并病是先后受病，它们受病都是一种邪气。

（六）复发

所谓复发是指疾病的初愈或缓解阶段，在诱因的作用下，再度发作或反复发作。复发引起的疾病叫作复病。复发形成的机制主要就是余邪未尽，正气未复，又有诱因的作用。即是说正虚邪恋又加上新的诱因，疾病会出现复发。

1. 复发的基本特点

一是类似初病，但又重于初病。就是复发的疾病跟初期疾病一样，但是一旦复发，会比初期的疾病更重；二是复发愈多，预后愈差，严重的会引起后遗症。如形寒寒饮引起的咳嗽，不注意调摄，引起反复发作，复发日久了就容易引起咳嗽变异性哮喘，此为反复咳嗽引起的后遗症；三是复发有诱因。复发是有特殊的因素诱导了残存的邪气，死灰复燃，引起人体疾病再度发作。因复发的病理基础是正气虚弱，邪气诱导余邪死灰复燃，正气无力抗邪，反复发作之后，疾病越发严重，会引起严重的后遗症。

2. 复发的主要类型

复发的主要类型有以下三个方面。

（1）疾病少愈即复发。即疾病刚开始好一点又发作出来了。比如湿温病、温热病，或是温毒性疾病，疾病刚开始好，调养不当会复发。《素问·热论篇》云"热病少愈，食肉则复，多食则遗"，热病初愈，过多吃肉，因肉类难以消化，则在体内产生食积化火；或者多食，超过脾胃运化功能，食积生热。因此，在热病后期调养阶段一定注意要饮食清淡，饮食量少，避免暴饮暴食，这是预防食复的一个最好的办法。

（2）休止与复发交替。哮喘和癫痫容易复发，复发的特点是休止与复发交替：哮喘病发作诱因是受寒，饮食过咸、过食海鲜，诱因引起发病。不发作时一如常人，处在休止期，没有任何症状。一旦过食海鲜，它又会作为诱因诱导哮喘发作，它是休止和发作交替的；癫痫也是如此，癫痫发作时口吐白沫，目睛上视，四肢抽搐，不发作时一如常人。

（3）急性发作与慢性缓解交替。如胸痹心痛、慢性肾病。胸痹心痛，相当于西医学的冠心病或心绞痛，发作时突然出现心前区压榨性疼痛、憋闷，一旦含服速效救心丸或硝酸甘油或者丹参滴丸，症状就缓解，急性发作与慢性缓解交替；慢性肾病也是如此，慢性肾病平时症状不太严重，一旦感冒诱发，又会出现水肿、蛋白尿，严重时还有血尿。

3. 复发的诱因

复发的诱因主要有以下几点：

（1）重感致复：重复感受一种邪气导致复发。如感受外邪，在疾病初愈时，由于抵抗力低下，重新感受了寒邪，这是重感致复。其机制在于新邪助长了旧邪，引动旧的病机，进一步损害正气，会导致重感致复。

（2）食复：是指饮食不节造成的疾病缓解或者疾病初愈而复发。饮食不节可以导致脾胃病的复发，如患者本来有脾胃病，如脾胃病初愈，又因贪吃海鲜冷饮，引起脾胃病复发。再如，瘾疹和哮喘初愈，又因食鱼虾海鲜导致复发。瘾疹相当于西医学说的荨麻疹，荨麻疹和哮喘都是属于变态反应性疾病，属于过敏性疾病，由于吃海鲜、鱼虾都会造成体内过敏反应介质的大量释放，会引起过敏反应进一步加强。再如，痔疮初愈，食辛辣可引起痔疮严重发作。

（3）劳复：劳复包括形神过劳两个方面。无论形劳、房劳或神劳，都会引起劳复。如水肿、哮喘、疝气、子宫脱垂、中风都是由于过劳而造成复发；房劳过度，伤脾肾，日久形成子宫脱垂；劳力过度伤脾气，出现脾虚水肿；素患哮喘，运动过度，引发呼吸困难，哮喘发作，休息后哮喘缓解；劳神过度，思虑伤脾，引发食欲不振、消瘦等。

（4）药复：是指在疾病初愈或缓解阶段，如果用药不当，会引起疾病复发。因此，在疾病逐渐痊愈过程中，一定要注意“扶正勿留邪，祛邪勿伤正”。如果用药不当，则造成疾病复发。如患者感冒后，体质虚弱，如果扶正气的人参、黄芪用的过早，容易闭门留寇，故在初愈阶段，虽然正气虚弱，但还有余邪，不能过早补气，要在祛邪的基础上，稍加少量扶正，否则易出现药复。

（5）情志致复：是指情志因素在疾病的复发上也起着重要作用。如患者一生气胃就疼，中医诊断为肝气犯胃，经过疏肝和胃丸调养后，胃疼好转。在初愈阶段，如果不注意情志调节，又会肝气犯胃引起胃疼来，这就属于情志致复。因此，在疾病渐愈过程中，一定要注意调情志，这对疾病的预后和转归是非常有利的。

（6）气候与地域对疾病复发的影响：是指在外感疾病的初愈阶段，气候因素和地域因素也会产生复发。如风寒感冒初愈又淋雨感受寒湿，引起感冒病复发，这属于气候因素影响疾病的复发。感冒风热邪气初愈，又旅居海南或北海等炎热、多湿地区，引起感冒复发。

结语

中医关于病因的认识及发病的观点与西医迥然有别。中医病因与发病思想考察的焦点主要不是“实物粒子”——生物、理化因素等，而是人与自然社会的“关系”，只要人与环境关系协调，任何内外因素都不称其为邪——病因，只要关系紊乱，导致疾病发生则各种内外因素就称为邪——病因；中医用正与邪来概括发病相关的原理，不单独看待致病因素。如尽管结核杆菌（中医叫痨虫）存在于呼吸道，只要人体正气强大，人不发病，则结核杆菌对于不发病的人来说就不称其为邪；而一旦人体正气亏虚、免疫力下降，结核杆菌就会作为结果导致疾病发生。因此，从西医来看结合杆菌是结核病原因，治疗采用抗结核菌的药，而中医学认为是正气亏虚是原因，痨虫（结核杆菌）感染是结果，治疗上扶助正气为主，阴虚者，滋阴清热，气虚者，补气为主。可见，西医认为病“本”是“邪”，治疗抗邪为主；中医认为病“本”是正，治疗以扶正为主。因此，不同的疾病观决定了不同的治疗观。

在本章学习中大家要深刻体会中医病因中六淫、七情内伤的内涵，这两个病因谈的都不是生物、理化因素，如六气转化为六淫、七情转化为七情内伤，其精神实质都是讲的关系紊乱——正气与气候因素不适应、正气与情绪变化不适应，适应者不是病因，不适应者，引起发病就成为六淫和七情内伤病因。而痰饮、瘀血等继发性病理产物性病因也是脏腑功能紊乱产生的病理产物，继而作为病因引起新的疾病。虽然痰饮、瘀血相对六淫和七情内伤而言“有形可见”，但也是与正气的调节功能相关，也具有相对性。

要言之，中医的疾病观始终关注和强调的是人的正气，一切因素是否成为病因、是否引起发病都是看正气是否适应，而西医关注的重点是生物性致病因素和理化因素，忽略人的正气在发病中的重要地位和作用，这也是中西医关于疾病本质认识的根本差异。

思考题

1. 何谓“六气”与“六淫”？二者转化的条件是什么？
2. 六淫致病的共同特点是什么？
3. 试述湿邪的性质和致病特点。
4. 试述外寒与内寒的区别与联系。
5. 寒邪和湿邪在致病特点上有何异同？
6. 痰饮是如何形成的？有何致病特点？
7. 瘀血是如何形成的？其病证的共同特点是什么？

经典名言

春秋冬夏，四时阴阳，生病起于过用。

——《素问·经脉别论》

风邪无形而居外，湿邪有形而居内。

——清·喻昌《医门法律·热暑湿三气门》

第八章

病　机

学习目的

通过本章的学习，掌握病机的概念、基本病机和疾病的传变；理解内生五邪病机；了解中医病机学的特点。掌握人体疾病发生、发展与变化规律，深化对中医独特疾病观的认识。

关键词汇

实证　虚证　气虚　血虚　阴偏胜　阳偏胜　阴偏衰　内生五邪　阴阳互损　阴阳格拒　阴虚　阳虚　大实有羸状　至虚有盛候　真虚假实　真实假虚　真寒假热　真热假寒

第一节　概　述

一、病机与病机学说的概念

病机之名，首见于《素问·至真要大论》的“审察病机，无失气宜”和“谨守病机，各司其属”。病机，顾名思义，是指疾病发生、发展和变化的机制。它揭示了疾病发生、发展、变化以及转归的本质特点和规律，因此，分析病机是认识疾病证候的临床表现并进行诊断辨证、预防治疗的内在根据和理论指导。病机是中医名，西医称之为病理。前者从宏观角度阐明中医病证发生机制，后者从微观角度阐明疾病发生机制。

病机学说是研究和探讨疾病发生、发展、变化和转归的基本规律的学说。中医病机学说认为，疾病的发生、发展、变化和转归，与患病机体的体质强弱与差异以及致病邪气的性质与强弱密切相关。病邪作用于人体，人体的正气必然奋起而抗邪，正不胜邪，邪气破坏了人体相对的阴阳平衡，或使脏腑气机升降失常，或使脏腑经络、气血津液功能紊乱，从而产生全身或局部的多种多样的病理变化，或者由于脏腑本身阴阳气血津液功能紊乱产生内生五邪，病机和各种临床表现。然而，尽管疾病与证候种类繁多，临床表现错综复杂，但从总体来说，总不离邪正斗争、阴阳失调、气血津液失常等病机变化的一般规律。同时，由于发病部位、病邪性质及气血津液、阴阳盛衰之不同，所产生的病理变化亦尽一致，因此，在论述各个系统的病机时还必须结合脏腑、经络、形体、九窍等不同情况，结合阴阳、气血、津液及邪正的变化，进行深入具体的讨论，这样才能把握疾病的本质，为准确辨证施治奠定基础。

二、中医病机学说的基本特点

中医病机学说的基本特点是整体辨证观。中医病机学说用系统整体和辨证的研究方法，从机体功能状态改变是内外环境综合作用的病理反应这一结果出发，考虑个体、动态、多样性特点，深入研究内外环境失调的相互影响，局部和整体病变的相互影响，脏腑及其所属经络、形体、官窍之间的相互影响等，从而形成了中医独特的整体辨证的病理观，有效地掌握了人体生命活动系统整体变化规律的科学认知方法。

根据以五脏为中心的藏象理论，中医学一般把机体整体的病理变化与外环境的变化联系起来，如机体出现肢体震颤或动摇不定或游走性疼痛等证候，与自然界的风邪联系起来，认为是风邪为患所致；把局部病理变化同机体的全身状况联系起来，如把目赤肿痛局部变化与肝火上炎整体变化联系起来；从脏腑组织之间通过经络的相互联系和制约关系来探讨病机，如患者一生气或一紧张就咳嗽，中医认为是肝气犯肺，是木侮金的表现，因肝经“从肝分出，穿过膈肌，向上注入肺，交于手太阴肺经”；更年期妇女，肾阴虚导致肝阴虚出现两目干涩导致肺阴虚出现干咳少痰、咽干、舌根无苔”是因足少阴肾经“从肾，上贯肝、膈，入肺中，循喉咙，挟舌本”。这就是中医注重整体联系的病理观。因此，中医病机学说认为，凡是疾病都是局部和全身的综合的病理表现；不存在单纯的局部病变，也不存在没有局部病变的全身性疾病。实际上，局部病变可以影响及全身；全身性疾病也常是通过局部而反映出来，中医的病机学说则正是立足于整体的病理观来认识和研究疾病的。

中医病机学说辩证地看待疾病的发展变化与转归，即是注重运动变化的辨证病理观。如在论述疾病的传变时，中医病机学说多以五行的母子相及、乘侮规律来阐释脏腑之间的病理影响及其传变规律。如《素问·玉机真脏论》说：“五脏相通，移皆有次。五脏有病，则各传其所胜。”如肝气犯胃或肝气犯脾，中医认为是木乘土。反之，称之为土侮木。同时，中医病机学说还注意到了某些特殊的传变情况，认识到疾病的发展传变亦有“不以次相传”的情况，如《素问·玉机真脏论》云：“其卒发者，不必治于传，或其传化有不以次。”

可以看出，中医的病机学说既注意到环境与机体的关系、又注意局部病变与整体的关系；既注意到疾病的发展与传变的一般规律，又注意到疾病不以次传变的特殊情况，这种从整体联系和运动变化的观点来认识疾病的发生、发展和转归的过程，充分体现了中医病机学说的整体辨证观点。

第二节　基本病机

基本病机，指机体在致病因素作用下所产生的基本病理反应，是病机变化的一般规律，亦是系统病机和内生五邪等病证病机的基础。疾病的发生、发展和变化，与机体的体质强弱或差异以及致病邪气的性质与强弱均有密切关系。体质不同，病邪各异，可以产生全身或局部的多种多样的病理变化。尽管疾病与证候种类繁多，临床表现错综复杂，各种疾病、各个症状、体征亦都有各自的发病机制，但从整体来说，总不外乎邪正盛衰、阴阳失调、气血津液失常等病机变化的一般规律。因此，理解这些基本病理反应过程，对于把握病证的发展变化规律并有效地指导临床治疗具有重要的指导意义。

在各种致病因素作用下，人体正气的调节能力会失常，会导致疾病发生，继而出现各种临床症状和体征。各种症状和体征是如何产生的？其内在机制又是什么？这就是这里要学习的内容——病机。病机的相关内容包括基本病机、系统病机、内生五邪病机、疾病的传变与转归等。其中，基本病机最为重要，主要涉及邪正盛衰，阴阳失调，气血失常，以及津液代谢失常等内容。系统病机主要有脏腑病机、经络病机，基本病机的分类见图 8-2-1。

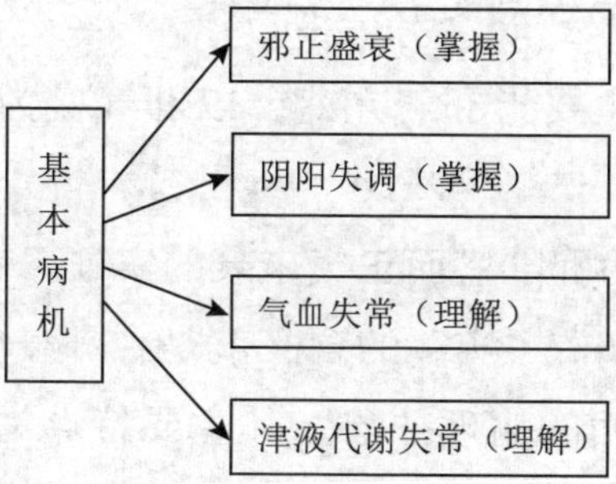

图 8-2-1　基本病机

一、邪正盛衰

邪正盛衰，是中医学的基本病机之一，邪正盛衰病机有助于判断病证的虚实变化。疾病过程实质就是邪正斗争的过程，因此，邪正盛衰贯穿于疾病发生、发展和转归的全过程，由于邪正的盛衰消长，机体可表现为“精气夺则虚”的虚，或“邪气盛则实”的实的基本病机，也可表现为虚实错杂、虚实转化、虚实真假等不同的病理状态以及正胜邪退、邪去正虚、正虚邪恋、邪盛正衰等不同的预后和转归。

（一）概念

邪正盛衰指在疾病过程中，机体的功能活动与抗病能力与致病邪气之间相互斗争时所发生的或盛或衰的病理变化，其主要概念见图 8-2-2。

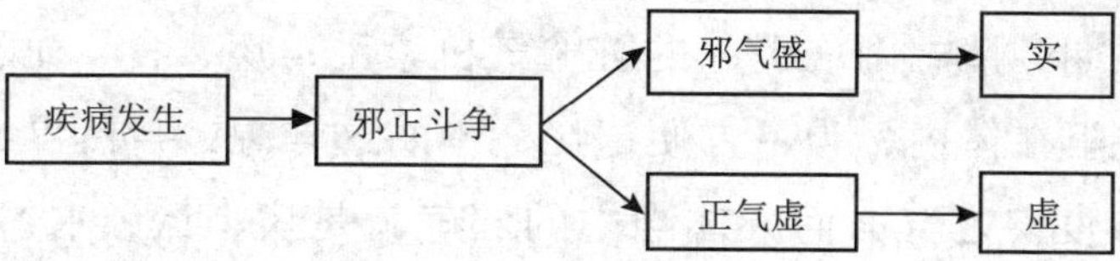

图 8-2-2　邪正盛衰的概念

疾病的本质即是邪正斗争的过程。在邪正斗争过程中，如果邪气盛，正气未衰，就是实证；如果正气虚，邪气不盛，就是虚证。在疾病的发展过程中，邪正的盛衰决定着疾病的虚实变化，这就是所谓“邪气盛则实，精气夺则虚”(《素问·通评虚实论》)。邪正盛衰的变化决定了病机与病证的虚实，同时还决定了病势的发展和转归。

（二）邪正盛衰与疾病的虚实关系

1. 实的病机（邪气盛则实）

（1）含义： 实，主要指邪气亢盛，以邪气盛为矛盾主要方面的病理反应。

（2）特点： 表现为邪气盛而正气未衰的实证。

所谓“邪气盛则实”。“实”的含义就是“邪气盛而正气不虚”，即以邪气盛为矛盾主要方面的病理征象，其主要特点为疾病表现为实证。什么又是实证呢？“实证”指兼有“邪气盛实”和“正气未衰”两大特征的病证。在疾病过程中，正邪斗争剧烈而表现出来的亢盛有余的病症就是所谓的实证。如何理解“正气未衰”？所谓“正气未衰”指“正气也盛，邪气也盛”，并且二者进行着剧烈的斗争，但是由于正气一时战胜不了邪气，使得邪气临时占了上风，此时所发生的剧烈的、有余的、亢盛的病症，即为实证。实证的形成与表现见图 8-2-3。

形成 →	外感六淫、戾气病证初中期 情志内伤 痰食水血虫等病理产物滞留体内
表现 →	体质壮实、壮热、狂躁、声高气粗 腹痛拒按、二便不通、脉实有力、舌苔厚腻

图 8-2-3　实证的形成与表现

（3）形成： 实证的形成原因主要可以归结为三个方面：外感六淫或戾气的初中期；情志内伤引起的脏腑气机紊乱；痰、食、血、水、虫等病理产物瘀阻在体内。为了方便记忆，不妨这样想：自然界当中的邪气就是六淫和疫戾之气；而人体当中的邪气就是痰、饮、水、湿、瘀血、食积、虫积等。

（4）表现：体质壮实、壮热、狂躁、声高气粗、腹痛拒按、二便不通、脉实有力、舌苔厚腻等。体质壮实指患者体质特别强壮，而不是特别虚弱；壮热指高热39℃以上，热势非常高；狂躁指患者精神非常狂越，说话声高气粗，而且肚子会疼痛拒按，这是由于实证内阻，不通则痛；二便不通指大便干燥，小便也不通；脉实有力，举按寻，三部都有力；舌苔厚腻，代表体内有痰、湿、血、水等病理产物。以上均是实证的表现。

2. 虚的病机（精气夺则虚）

（1）含义：虚，主要指正气不足，以正气虚为矛盾主要方面的病理反应。

（2）特点：表现为精、气、血、津液亏少和功能衰弱，脏腑经络功能减退，抗病力低下，正邪斗争不剧的虚证。

虚的病机，用一句话概括就是"精气夺则虚"。所谓"正气虚"指正气不足，它是以正气虚弱为矛盾主要方面的病理反应。"正气不足"包括人体气血、阴阳的不足。而虚证即是以气血不足、阴阳虚弱为矛盾主要方面的病理反应。此时，患者表现为一派虚弱、生理功能低下状态。

虚的特点，主要是疾病表现为虚证，即气血津液亏少，脏腑功能减退，抗病能力低下，正邪斗争不剧烈的，正气不足的证候。在这里要注意：在正气不足的同时，邪气并不盛。只有在正气虚且没有太多的邪气的时候，才表现为虚证。如果是邪气盛，就是虚实夹杂。实证，是邪气盛且正气未衰；而虚证是正气不足且邪气也不盛，这是要特别注意的。

（3）形成：主要可以归结为以下三点：

①素体虚弱，比如早产儿，其生下来只有三斤左右，其先天禀赋必然不足，从而导致精、气、血、津液、阴阳的不足。

②疾病后期及慢性病耗损，也会影响精、气、血、津液的化生。

③汗、吐、下或大出血之后，精、气、血、津液、阴阳受到损伤。

（4）表现

①气虚：患者表现出神疲体倦、心悸气短、自汗乏力等症状。其中，神疲体倦指经常性的精神疲劳、身体倦怠；心悸气短指经常性的心慌气短；自汗乏力，指经常性的不自主出汗、大汗，汗出后没有力气。

②血虚：患者表现出面容憔悴、爪甲色淡、失眠多梦等症状。其中，面容憔悴指面容非常没有光泽；爪甲色淡是指甲非常淡白，重者口唇有时也会淡白；而多梦失眠是因为血虚不能敛魂，多梦。

③阴虚：患者自觉五心烦热、盗汗。五心烦热指两个手心、两个脚心，再加上心口，经常感觉很烦很热；盗汗指经常睡觉时汗出，醒后汗止。

④阳虚：患者自觉畏寒肢冷。即，总是感觉怕冷，四肢冰冷。

⑤脏腑虚弱：脏腑的虚弱，导致气血的不足，不荣则痛。患者往往会出现脘腹的隐痛，脉细弱无力。以上就是虚证的临床表现。

3. 虚实错杂的病机

（1）含义：指疾病过程中，邪盛与正衰同时存在的病理状态。

（2）形成：正虚导致内生痰湿、瘀血或运化无力导致食积内阻——正虚邪实（虚中夹实）；邪气久留导致精气受损——邪实正虚（实中夹虚）。

虚实错杂的病机指疾病过程中，邪盛与正衰同时存在的病理状态。即在疾病过程中，如果正气虚而邪气盛，就称为虚实夹杂的证候。其形成主要可以归结为以下两点：

①正虚导致内生痰湿、瘀血或运化无力导致食积内阻。正气不足了，脾气虚不能运化水湿形成了痰、湿、水等等；正气虚，脾胃虚，不能运化饮食物而形成食积；气虚不能行血，或者血虚运动无力，就造成了瘀血。即痰、湿、瘀、食等都可由正气虚引起。

②邪气久留伤精气。在感受外感六淫后，日久迁延不愈，伤及正气。比如，感冒后期的人不想吃饭，倦怠乏力，就是邪实正虚。

（3）表现：分为虚中夹实（以正虚为主，兼夹邪实的病理状态，如脾阳不振，运化无权之水肿证）和实中夹虚（以邪实为主，兼正气虚损的病理状态，如邪热炽盛，伤津耗气之气阴两伤证）两个方面。

①**虚中夹实：**第一个“虚”指“以正虚为主”，而所夹的“实”则是次要的，即虚中夹实是以正虚为主又兼夹邪实的病理状态。如脾阳不振，运化无权的水肿证。脾阳虚，无力运化，造成水湿停在体内，此证以脾虚为主，又兼水肿，是为虚中夹实。

②实中夹虚：以邪实为主，又兼有正气虚损的病理状态称为实中夹虚。如热邪炽盛，耗伤精气。当人体感受热邪时，最初会全身高热，但日久之后会口干、倦怠、乏力，这就是高热之后伤了精气，是为实中夹虚。

以上就是虚实夹杂的两种状态：一个为虚中夹实，是以虚为主兼有实；再者就是实中夹虚，是以实为主兼有虚。

4. 虚实转化的病机（强调转化的过程）

虚实转化的病机和虚实夹杂不一样。虚实夹杂的病机强调的是现在的状态既有虚又有实；而虚实转化的病机强调的是疾病由虚致实或因实转虚的动态变化过程，是虚实转换时间轴上的过程。具体而言，虚实转化包含两种情况：由实转虚和因虚致实。

（1）由实转虚：指病变初期属实，后因失治或误治，日久病机由实转虚，出现以虚象为主的虚实错杂的病理转化过程。

外感病的初期是实证，后由于治疗失当，日久造成脏腑功能减退，出现了肌肉消瘦、纳呆食少、面色不华、气短乏力的虚象，这个过程，就称为“由实转虚”。比如，很多患者感冒，十天半个月不好，经反复用药，一次又一次地发汗，导致精气耗伤。因为发汗、泻下之法都会损伤正气，日久之后就可见脾肺之气的衰弱，从而出现一系列脾肺气虚的证候表现，这个过程就是由实转虚。

（2）因虚致实：指脏腑功能减退，由于气、血、水的代谢失常，导致气滞、血瘀、痰饮内阻而出现的以邪实为主的虚实错杂的病理转化过程。

因虚致实，即脏腑功能减退，气、血、津液代谢功能低下，气滞、瘀血、痰饮等实邪聚集在体内，形成以邪实为主的虚实错杂的病理转化的过程。患者原本经常自觉怕冷、四肢凉、下利清谷、腰酸软、腰冷，是为脾肾阳虚，但由于脾阳虚，温煦、气化无力，日久出现了水肿、腹水。当水肿或腹水这些有形的邪气积聚于体内后，就会占据主导地位。水肿即是水液在体内的停聚，其发生源于脾肾阳虚无力运化水湿，无力蒸腾气化水液，它是由虚日久转化成实的，这个过程就称为“因虚致实”。因虚致实这个过程是以邪实为主而兼有正虚，这里的邪实是由正虚转化而来的，这种病机也强调的是转化的过程。而虚中夹实病机中的实邪，不一定都是由虚转化而来的，它强调的是目前的状态是既有虚又有实的。

5. 虚实真假的病机

临床上，判断虚实病机的依据是其临床表现出来的症状，比如患者自感倦怠、乏力、食少，可以诊断为气虚，因为这些症状是代表气虚的，这是本质和现象相一致的表现，即这些症状是气虚病机的真实反映。但是有些病症的表现和它的病机本质不完全相同，即临床表现出的是一种假象。比如，腹胀、便秘一般被认为是实证。但是有些人的腹胀在休息的时候减轻，运动的时候加重，这种腹胀并不代表体内有实邪，而是由气虚引起来的假象，而这种腹胀就被称为“假实之象”。临床上出现的虚实真假病机可以分为两种情况：一个是真虚假实，一个是真实假虚。这种虚实真假病机的存在，就是临床上某些症状和它的病机本质不完全吻合造成的，见图 8-2-4。

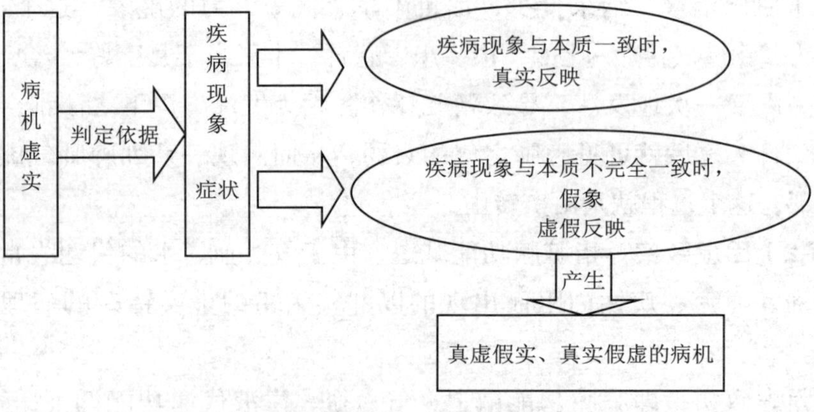

图 8-2-4　虚实真假病机的形成

（1）真虚假实（至虚有盛候）

①**含义**：“虚”是病机本质，“实”则是所表现的假象的病理状态。

②**形成**：正气虚弱，脏腑气血不足，功能减退，气化无力。

对于真虚假实的描述还有一个词称为“至虚有盛候”，“至虚”就是“最虚”，即虚到了极点，但是临床却表现出了实证的证候。在这种病机中，“虚”是病机的本质，“实”则是所表现的假象。其主要原因是正气虚弱，脏腑气血不足，功能减退，气化无力。其中，“气化无力”强调的是脏腑功能低下，无力推动。气停滞了，便会导致“假实”的病机。

③表现：纳食减少，疲乏无力，舌胖嫩而苔滑，脉虚而细弱，饮食减少。脾气虚，无力运化导致饮食减少；气虚无力推动导致疲乏无力，自觉没劲；气虚而无力温煦，无力运化水湿，导致体内津液停聚，所以出现了舌质的胖嫩而润；气虚无力充盈脉道，所以脉细而虚弱；气血不足，脏腑功能减退，推动无力导致了气滞，所以会兼腹满或者腹痛，但这种腹胀满并不是持续不减的，而是时重时轻而喜按的，即痛是隐隐的痛，按压以后会感觉疼痛减轻，这是虚证疼痛的表现。这种腹胀痛，是“假实”的表现，其原因是气虚无力气化、推动而停滞所造成的一种假象。

（2）真实假虚（大实有羸状）

①含义：“实”是病机本质，“虚”则是所表现的假象的病理状态。

②形成：正气虚弱，脏腑气血不足，功能减退，气化无力。

对于真实假虚的描述还有一个词称为“大实有羸状”。所谓“大实有羸状”，指疾病是非常严重的实证，但是又表现出了虚弱不足的症状。其形成原因有：热结肠胃，痰食壅滞，湿热内蕴等等大积大聚的实邪阻滞于经络，造成气血不能畅达于外。其关键点在于体内有水湿、痰饮、食积、虫积等实邪聚积。当水湿、痰饮、食积、虫积或者湿热邪气等聚积在体内之后，经络就会闭塞不通，气血无法自由流通，得不到气血濡养的部位会出现一系列不荣的症状，从而出现“假虚”的表现。

③表现：大便秘结，腹满硬痛拒按，潮热，谵语等“真实”的表现。食积、湿热聚积在大肠，大便不通，腑气秘结不通，因而腹痛拒按，这与气虚引起的腹痛相反，前者是腹满硬痛拒按，肚子特别硬，触摸时有屎的硬结颗粒状之感，且按压以后疼痛会加重，后者的疼痛是喜按的。真实假虚证的第二个特征是日晡潮热，即每天下午 3–5 点定时地发热，伴有神志昏迷、语无伦次、谵语，这是湿热、食积等实邪聚积在体内影响到了气血津液对其他部位的濡养作用所致。比如，气血津液由于实热邪气而被堵在体内，不能上达于头目，就会出现精神萎靡，不欲多言的

症状。这些症状看着像虚证，但是一旦气血运行恢复，就会声高息粗。因而这是“假虚”之象。另外，肢体倦怠一般也被认为是虚证的表现，但是真正的虚证是越活动越累；但是对于真实假虚证的患者，在活动之后反而感觉舒服，这是因为此时的肢体倦怠是局部得不到营养所致，但活动之后，气血疏通了，反而觉得舒服了这也属于“假虚”；同样，真实假虚证所表现出来的大便不利，不是真正的气虚无力推动，而是实热阻滞，大便不通，得泻反而畅快。

（三）邪正盛衰与疾病的发展和转归

1. 正盛邪退

疾病好转或向愈，这是最常见的结局。在疾病的后期，如果邪正斗争的结局是正气胜，邪气退，疾病就好转或者痊愈。比如风寒袭表侵犯人体，当人体正气尚充，能够驱邪外出时，正胜于邪，疾病就好转或向愈了。

2. 邪去而正虚

这属于病去而体虚的一种表现，常见于疾病的恢复期。比如在湿热痢疾的后期，湿热损伤了正气，虽然湿热之邪已尽，但是正气已经受损，处在疾病“恢复期”。

3. 正虚而邪恋

这属于疾病缠绵的过程。比如风寒感冒通过治疗，虽然邪气不盛了，但正气也虚了，此时体内既有正气虚的表现又有邪气缠绵留滞的表现，最后形成慢性咳嗽，此时如果进行积极调治就可以好转或痊愈；如果调治失当就会发展为迁延性、慢性咳嗽或者遗留后遗症。

4. 邪盛而正衰

疾病恶化或死亡，这是疾病最危险的预后和转归。在疾病过程中，如果邪气较盛，正气较衰，继而出现了两感、直中或者内陷，即两条经脉或者两个脏腑同时受邪，或者外邪直中于内，或者邪气内陷心包等情况，正气特别虚弱，邪气特别盛，疾病倾向于恶化或者死亡。

邪气、正气相搏，邪气有侵害损伤的作用。正气具有抗邪、驱邪、修复、调节、康复的作用。如果正盛邪退，疾病就好转或者痊愈；如果邪去正虚，疾病就处在恢复期；如果正虚邪恋，疾病就处在缠绵期；如果邪盛正衰，疾病就会出现恶化或者死亡。邪正盛衰在发病及疾病全过程的作用见图 8-2-5。

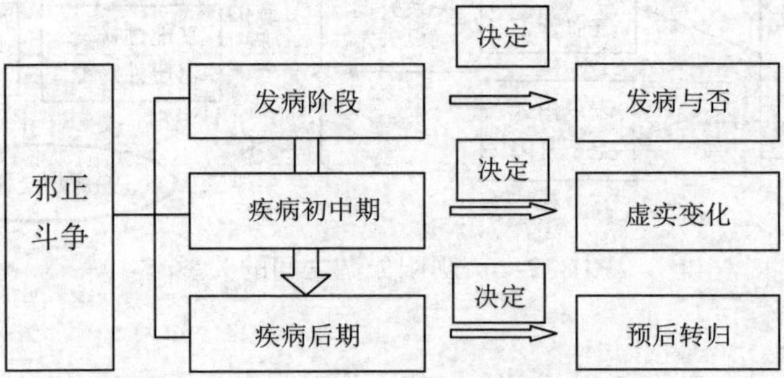

图 8-2-5 邪正盛衰理论的作用

正邪斗争，贯穿于疾病的发生、发展和转归的全过程。在发病阶段，邪正斗争决定了发病与否；在疾病的初中期，邪正斗争又会决定疾病的虚实变化；在疾病的后期，邪正斗争又能决定疾病的愈后和转归。其决定虚实变化的功能又包括了虚实夹杂、虚实转归和虚实真假，虚实夹杂又包括了虚中夹实、实中夹虚；虚实转化又包括了由实转虚和因虚致实；虚实真假又包括了真虚假实，真实假虚。在预后转归里，也提到了正盛邪去则向愈，邪去正虚则恢复，正虚邪恋则缠绵，邪盛正衰则恶化、死亡等几个方面。

二、阴阳失调

在邪正盛衰的病机中提到了疾病的发生、发展、预后和转归过程中伴随始终的是邪正盛衰，邪正斗争的胜负决定了发病与否，邪正盛衰，还能决定疾病的虚实变化和疾病的转归。在疾病过程中，除了有虚实的变化之外，还会出现机体感觉寒冷、发热等寒热的变化。出现寒热变化的基本病机就是阴阳失调。

（一）阴阳失调的概念

阴阳失调，是阴阳之间失去平衡协调的简称。其关系见图 8-2-6。

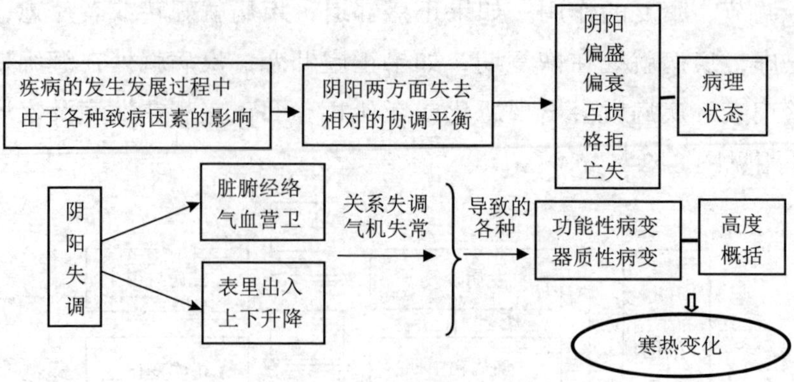

图 8-2-6　阴阳失调之间的关系

1. 概念

阴阳失调，是阴阳之间失去协调平衡的简称。它指在疾病的发生发展过程中，由于各种致病因素的影响，使阴阳双方失去了相对的协调平衡，出现了阴阳的偏盛、偏衰、互损、格拒、亡失等病理变化，中医就把这些病理变化概称为“阴阳失调”。阴阳失调是脏腑经络气血营卫关系的失调以及表里出入、上下升降等气机失调所导致的一系列功能变化或器质性变化的高度概括，是机体寒热方面病理变化的高度概括，要记住两个基本点：一是邪正盛衰决定疾病的虚实变化；二是阴阳失调决定疾病的寒热变化。在用阴阳失调来说明病机变化的时候，重点是来分析疾病过程中出现的或寒或热的病理机转的问题。

2. 阴阳失调的主要内容

（1）阴阳偏盛（见图 8-2-7）

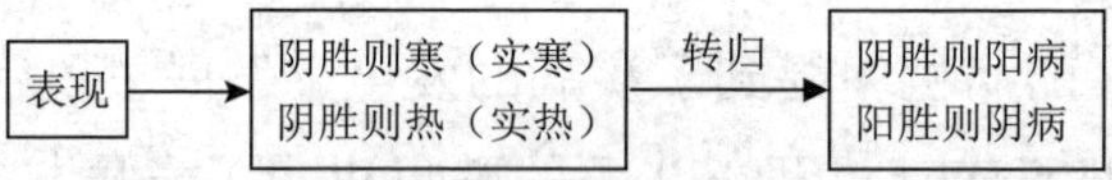
表现
阴胜则寒（实寒）
阴胜则热（实热）
转归
阴胜则阳病
阳胜则阴病

图 8-2-7　阴阳偏盛表现

特点：“邪气盛则实”的实证病机。

阴阳偏盛的含义是指人体阴阳双方中某一方的病理性亢盛。指阴阳双方，无论是阴的一方还是阳的一方出现病理性的亢盛，这种病理性的亢盛是绝对亢盛，一般会形成一种实证的状态，这种病理状态叫阴阳偏盛。阴阳偏盛的主要表现是阴盛则寒和阳盛则热。阴胜则寒，指阴邪偏盛，就会出现实寒证；阳盛指阳邪偏盛，就会出现实热证。比如自然界中的热邪、暑邪，这属于阳邪，阳邪偏盛的证是实热证。这两种病理变化最后的转归是阴胜则阳病，阳胜则阴病。阴阳偏盛病机的基本的特点是邪气盛则实，最后表现为实证的特点。实证强调的是邪气绝对亢盛而正气未衰。阴阳偏盛的病机，见图 8-2-8。

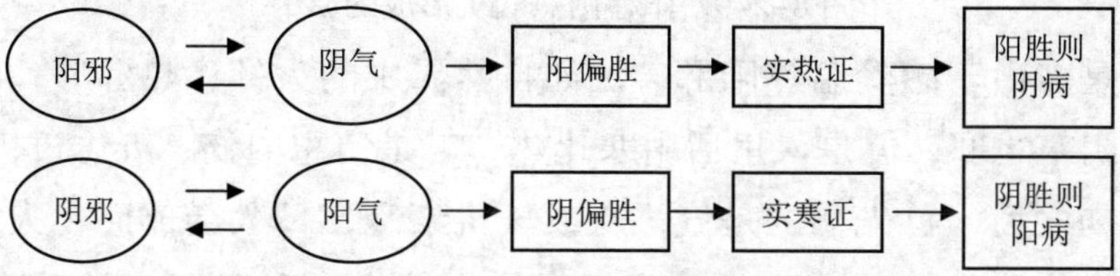

图 8-2-8 阴阳偏盛病机示意图

阳邪侵犯人体，它直接损伤阴气，就会出现阳偏盛。阳偏盛就是阳邪偏盛，它会使人体得实热证，比如壮热、汗出、口渴、脉数、舌红、便秘，这都是属于实热证的表现。实热证进一步发展，阳邪伤阴气，结果就会造成了阳胜则阴病。

阴邪侵犯人体，伤及阳气，阴邪盛，就会得阴偏盛的实寒证。阴偏盛时，寒证进一步发展，就会出现阴邪偏盛而损伤人体阳气的病理机转，这就是阴胜则阳病。

1）阳盛

①**概念：**阳邪偏盛，功能亢奋，代谢活动亢进，功能反映性增强的病理状态。

所谓阳盛，指阳邪偏盛，功能亢奋，代谢活动亢进，机体反应性增强的病理状态。阳邪指暑热的气候或者人体当中的食积、痰饮、瘀血等化热，或者情志过激而产生的阳热之邪。阳邪偏盛之后，机体的功能会亢奋，新陈代谢活动就会加强，随之反应性增强，导致产热增多。这种反应性增强，产热增多的病理状态，叫作“阳盛”。

②**特点：**实热证（表现为阳热亢盛而阴液未亏，或亏损不甚）

阳盛病机的特点就是实热证候，表现为阳热亢盛而阴液未亏，或者是亏损不甚。

③**形成：**阳盛则热病机形成的原因，主要有以下四个方面，见图 8-2-9。

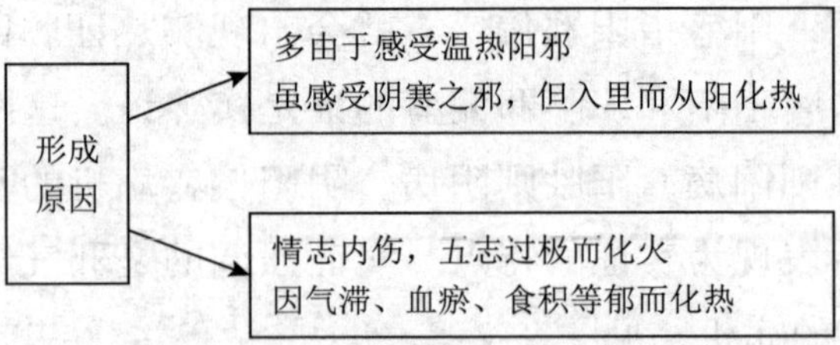

图 8–2–9　阳盛则热病机形成的原因

一是多由于感受温热阳邪，比如自然界中的火邪，热邪等；二是虽然感受阴寒之邪，但是入里后由寒化热；三是情志内伤，五志过极化火。情志内伤之后，首先伤的是气，造成气机紊乱，日久会郁而化火；四是气滞、血瘀、食积等有形的致病因素停在体内，阻碍了气的升降出入，日久也会化热。其形成机制见图 8–2–10。

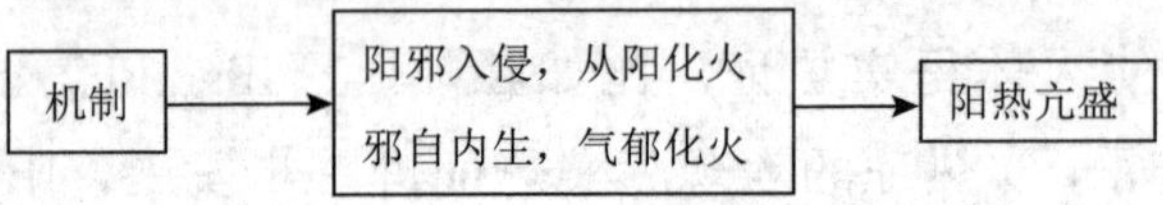

图 8–2–10　阳盛形成机制示意图

阳盛形成的机制是由于阳邪入侵，从阳化热。阳邪即阳热的邪气，比如六淫当中的火邪、热邪或者暑邪。这些邪气侵犯人体之后顺从人体的阳热体质而化热。“从阳化热”还有一种情况，虽然感受的可能不是阳热之邪，比如感受的寒邪或者湿邪，由于人体的体质阳热亢盛，或者用的温热性的药比较多，就会把这些阴寒之邪转化成阳热之邪。

邪自内生，气郁化火，强调的是邪从内产生。比如食积日久化热，或者气郁日久化热，或者痰饮、瘀血堆积在体内，或者情志因素影响气机的升降出入，这几种情况最后都会导致“气郁化火”。体内有“有形的实邪”堵在局部，气运动不畅，郁久了也会化火。这些都可以导致阳热亢盛的病机变化。

④表现：阳盛则热的病机在临床上表现主要有以下三个方面——热、动、燥。从热的方面来看主要是壮热、面红、目赤。壮热指发热39℃以上，由于热迫血行加速了面部的血流。由于毛细血管丰富，血行加速之后，就会表现为面部的红赤；另外，眼睛里面充血，血行加速，也会目赤，这是热的表现。动的方面的表现，主要是脉数、心烦躁扰。脉数，是由于热迫血行，运动加速，脉搏鼓动次数变多；而心烦，是火热之邪扰心神，出现心烦躁扰。燥的方面主要表现为烦渴、便干、苔黄。热邪偏盛，

阳胜则阴病，损伤阴液，会感觉非常口渴，称为烦渴。便干是由于火热之邪伤了肠道的津液，肠道津亏，大便就会干燥。另外苔黄也是火热熏蒸的一种表现，舌苔白表示有寒，舌苔黄，一般表示有热。这些热、动、燥的临床表现就是说的阳盛则热的临床表现的特性（图 8–2–11）。

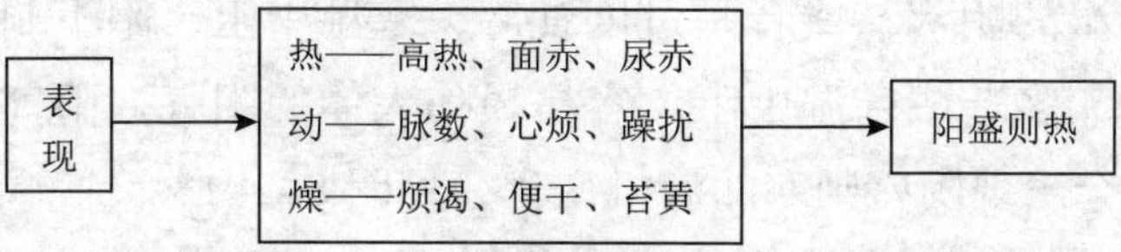

图 8–2–11　阳盛则热的临床表现

⑤转归：阳盛则热病的转归，主要有两个方面，一是实热兼阴亏证，二是虚热病证。实热兼阴亏病证，阳邪偏盛损伤阴液，阴液受到损伤，即阳胜则阴病。如果阳邪侵犯人体日久，损伤阴液进一步发展，阳热之邪慢慢减少了，而阴液损伤越来越重，最后就会由实转虚，就会出现阴虚则热的病理变化。阳盛则热的病机演变见图 8–2–12。

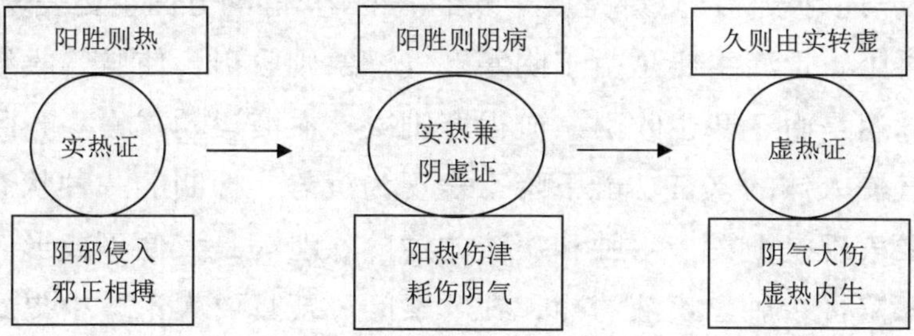

图 8–2–12　阳偏盛病机演变示意图

阳邪侵入，邪正相搏，斗争剧烈，出现实热证。实热证进一步发展，由于阳胜则阴病，阳邪盛损伤的是的阴气，就会出现实热兼阴虚证。再进一步的发展是虚热证，由于阳热之邪越来越少而阴液亏损越来越严重所致。

2）阴盛

①概念：阴邪偏盛，功能障碍或减退，产热不足，以及病理性代谢产物积聚的病理状态。阴邪指自然界当中的寒湿，这些属于阴的邪气。这些邪气偏盛，功能障碍或减退，侵犯人体之后，脏腑的功能就会受到障碍，或者会受到损伤而减退。由于脏腑功能减低了，代谢活动减慢了，它的产热就会不足，机体的病理性代谢产物就会积聚。病理性代谢产物主要是痰饮和瘀血。这种病理代谢产物积聚的病理状态，称作阴盛。

②特点：实寒证（多表现为阴盛而阳气未虚，或虚损不甚。）

阴盛的病机特点主要属于实寒证。实寒证的实质是阴盛而阳气未虚，即阴邪偏盛，但是阳气未虚，或者虚损不甚。

③形成：病因是感受寒湿阴邪，比如冬天去冰冷的河里游泳，这就容易感受寒湿的阴邪；或者是过度食冷，寒湿中阻，阳不制阴。比如喝冰冷的饮料太多造成寒湿中阻，容易损伤人体的阳气，阳气不能制约阴寒邪气，就会出现阴盛则寒的病机变化，见图 8–2–13。

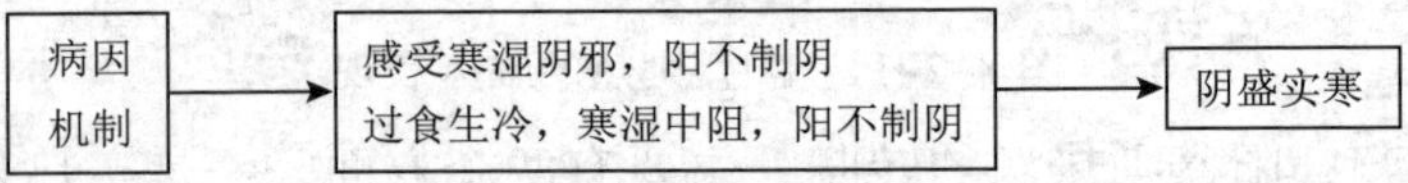

图 8–2–13　阴盛形成病因机制示意图

④表现：阴盛则寒的病机变化在临床上的表现主要为寒、静、湿三个方面。寒的方面主要是恶寒、喜暖、肢冷。恶寒是患者自觉发冷，加衣被寒冷不减轻。喜暖，就是喜欢用热的暖水袋捂在身上或者喜欢喝热水。另外，还有肢体冷这都是属于寒的病变化。静的方面主要表现是舌淡、脉迟、蜷卧。舌淡主要是由于阴寒邪气，寒则收引，使脉管收缩，失于充养。脉迟是由于寒主收引，血得寒则凝，血液运动减慢。蜷卧是由于阴寒邪气使人体的兴奋功能下降，表现为沉静、抑制的一种状态。湿的方面主要表现是泄泻、水肿和痰液的清冷。泄泻是大便不成形。水肿是肢体有凹陷性水肿。痰液清冷，在《素问·至真要大论》中提到了“诸病水液，澄澈清冷，皆属于寒”。各种水液如分泌物、代谢物表现为澄澈清冷的特点，大多数是由寒邪引起来的。患者感受寒邪后会出现痰液清稀，量多的这种阴盛则寒的表现。阳盛则热是热、动、燥三个特点，而阴盛则寒的病机的表现是寒、静、湿三个特点，见图 8–2–14。

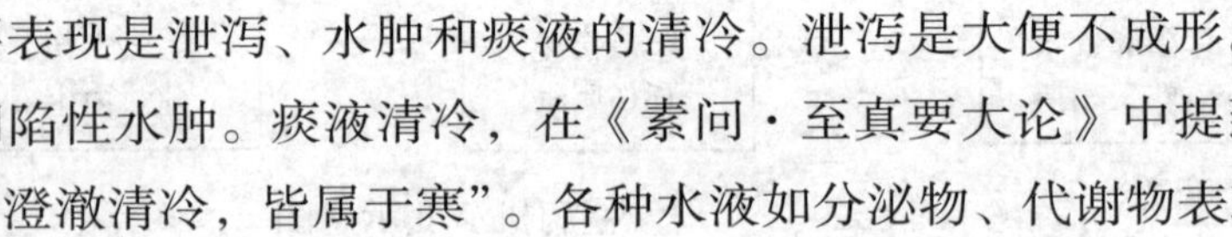

图 8–2–14　阴胜则寒的表现

⑤转归：阴盛则寒的病机转归一是实寒兼阳虚证，二是虚寒证。实寒兼阳虚证形成的机制主要是阴胜则阳病，即阴邪偏盛，损伤人体的阳气，就会出现阳气损伤越来越重的情况，称作实寒兼阳虚证。随着病理

变化的进一步发展，实寒邪气越来越少，而阳气虚损的越来越多，日久之后，疾病就会出现由实转虚的病理变化。这种病理变化，概括为虚寒证。虚寒证的主要表现，比如下利清谷、完谷不化、大便稀水等。阴偏盛病机演变见图 8–2–15。

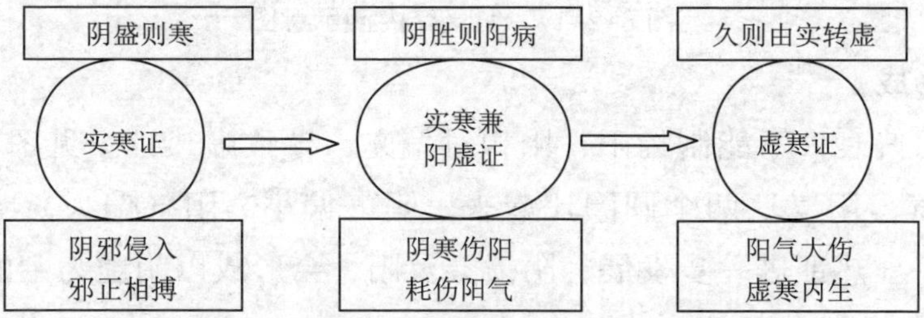

图 8–2–15　阴偏盛病机演变示意图

在图示当中，第一个圆圈代表实寒证，实寒证是阴邪侵入，邪正相搏，出现了斗争剧烈的实寒证。实寒证进一步发展，损伤人体的阳气越来越重，就会出现实寒兼阳虚证。如果疾病进一步发展，寒邪越来越少而阳气损伤越来越重的时候就容易出现虚寒证，是阳气大伤、虚寒内生所致。在阴偏盛病机当中初期是实寒证，中期是实寒兼阳虚证，末期会出现虚寒证。

（2）阴阳偏衰

①**概念：**是指人体阴阳双方中的一方虚衰不足的病理状态。

阴或阳任何一方出现虚衰不足，或者阳虚或者阴虚，这样的病理状态称作阴阳偏衰。表现为虚寒证（阳虚则寒）或者虚热证（阴虚则热）。虚寒证，指阳虚则寒，阳虚不能制约阴，阴相对的偏盛。由于寒不是阴阳绝对偏盛而产生的，所以叫作虚寒；虚热证，指阴虚则热，阴虚则阳亢，阴不能制约阳，阳相对偏亢，所以叫作虚热，见图 8–2–16。

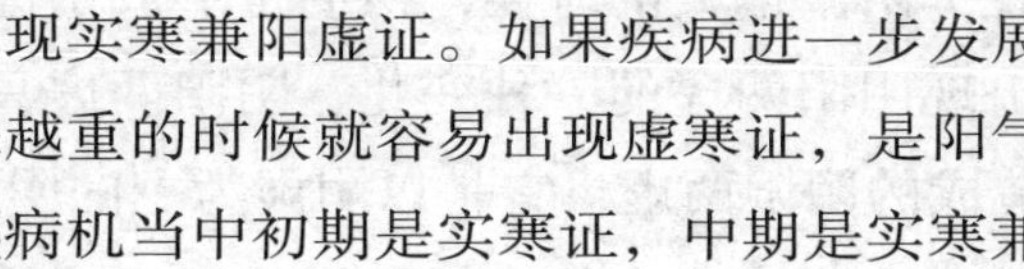

图 8–2–16　阴阳偏衰示意图

②**特点：**阴阳偏衰病机特点是“精气夺则虚”的虚证。“精气夺”，一是指精气血津液等各种基本物质的不足及其功能的衰弱，另外还包括了脏腑经络等生理功能的减退和衰弱。见图 8–2–17。

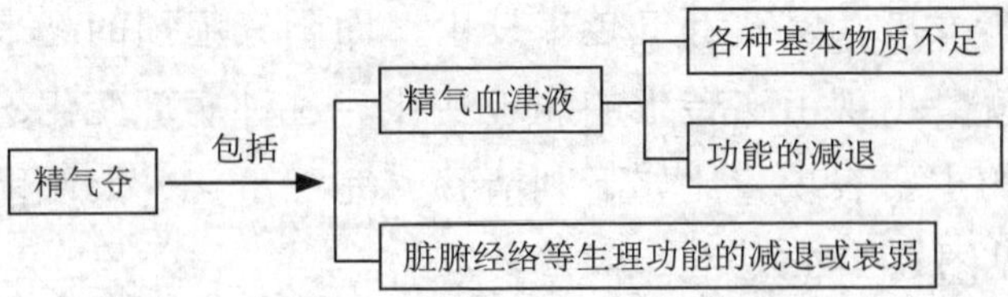

图 8-2-17　精气夺内涵示意图

③形成：

a. 阴偏衰，不能制约阳，阳相对偏亢，导致虚热证。见图 8-2-13：先看阴气，阳气这两个圆圈比起来，阴气偏小，阳气偏大，图示代表阴偏衰，虚热证进一步发展，阴损会及阳，会形成以阴虚为主的阴阳两虚证。

b. 阳气偏衰，阳气虚的时候会出现虚寒证，虚寒证日久，会阳损及阴，最后形成以阳虚为主的阴阳两虚证。

示意图就代表了阴阳偏衰的时候，初期是形成了虚热证和虚寒证。进一步发展，会出现阴阳两虚的一种变化。阴阳两虚只不过是有偏重，如果是阴损及阳造成的阴阳两虚，它是以阴虚为主的阴阳两虚；如果是阳损及阴而造成的阴阳两虚，它的病机就属于以阳虚为主的阴阳两虚。在这里面一定要注意它们的不同，见图 8-2-18。

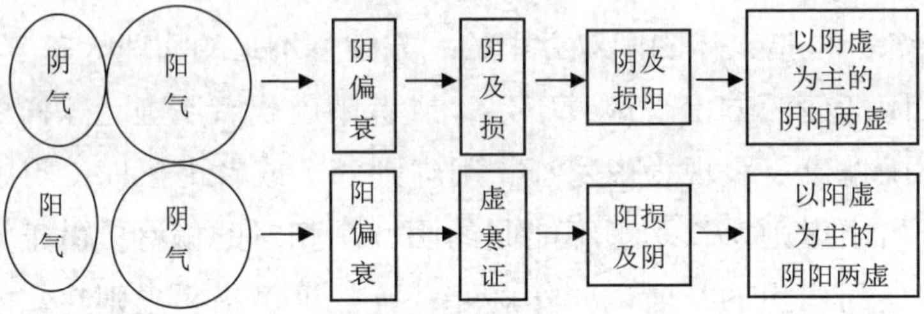

图 8-2-18　阴阳偏衰形成示意

阴阳两虚不是阴阳低水平的平衡。因为从它的发展过程来看，或者是由于虚热证，阴虚日久，阴损及阳导致的阴阳的两虚；或者是虚寒证，阳虚日久，阳损及阴，出现的以阳虚为主的阴阳两虚。因此，阴阳两虚，不是阴阳低水平的平衡，而是有偏重，或偏于阴虚为主，或偏于阳虚为主。经常在临床上遇到一些患者，你问他平时怕冷还是怕热，有的患者会说感觉手脚心热，或者是五心烦热（两个手心、两个脚心，再加上心口烦热）。五心烦热、潮热盗汗的患者，常常认为是属于阴虚；有的患者说经常四肢冰凉，是属于阳虚。还有的患者说冬天怕冷，夏天怕热，这种患者是阴阳两虚。冬天天气寒冷，人体的阳气虚，失于温煦，感觉以怕冷为主；夏天自然界阳气偏亢，机体以阴虚为主，阴虚不能制阳，患者就会怕热。

1）阳偏衰

①概念：是指机体阳气虚损，功能减退或衰弱，机体反应性低下，代谢活动减退，热量不足的病理状态。

阳偏衰指机体阳气虚损，功能减退或衰弱，机体反应性低下，代谢活动减退，热量不足的病理状态。由于阳气有推动、兴奋的功能，阳气虚，功能减退，机体反应性就会低下，代谢活动就会减退，产热就会减少。

②特点：虚寒证（阳气虚损不能制阴，阴相对亢盛）

虚寒证，指阳气虚不能制阴，阴相对偏亢的证候。

③形成：见图 8-2-19。

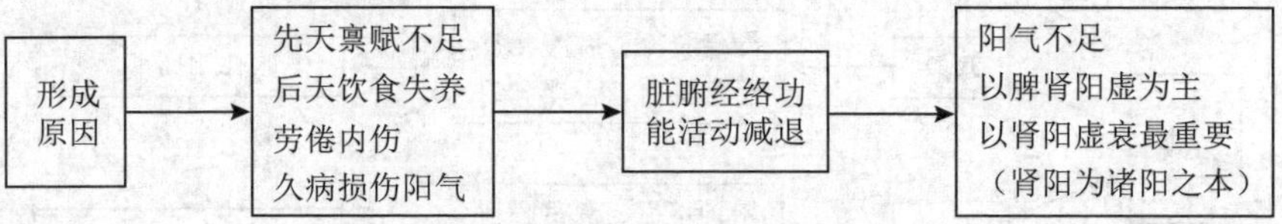

图 8-2-19 阳偏衰形成原因示意图

为什么人会阳偏衰？第一，先天禀赋不足。比如说有的小孩是早产儿，七八个月就生下来了，体重只有三四斤，这种小孩往往要在保温箱待到足月，这属于先天阳气不足。第二，后天饮食失养。比如小孩虽然生下来是足斤足两的，但是生下来之后营养跟不上，没有营养转化成机体的阳热之气，也会导致阳偏衰。第三，劳倦内伤。比如现代人经常加班加点地工作，晚上熬夜甚至不睡觉，这样的人有一个特点，就是手脚冰凉，这就是由于劳倦过度损伤阳气的一个表现。第四、久病损伤阳气。长期的阴寒病证，比如长期的关节炎，长期寒邪伤肺的支气管炎，这些患者，由于阴寒邪气在体内积留日久都会损伤机体的阳气。阳气损伤之后，脏腑经络的功能就会减退，最后造成阳气不足。机体的阳气不足，心肝脾肺肾都会出现，但是最主要是两个脏，一个是先天之本的肾，再一个是后天之本的脾，以脾肾阳虚为主。其中又以肾阳虚最为关键。因为肾阳肾阴是全身阴阳的根本。就像一棵大树的根一样，它是生命的发动机。肾阳不足，全身阳气就会虚损，肾阳是机体的诸阳之本，是人体的生命之根，命门之火。因此，肾阳是在人体中最重要的。阳虚以肾阳虚最为关键。

④**机制**：见图 8–2–20。

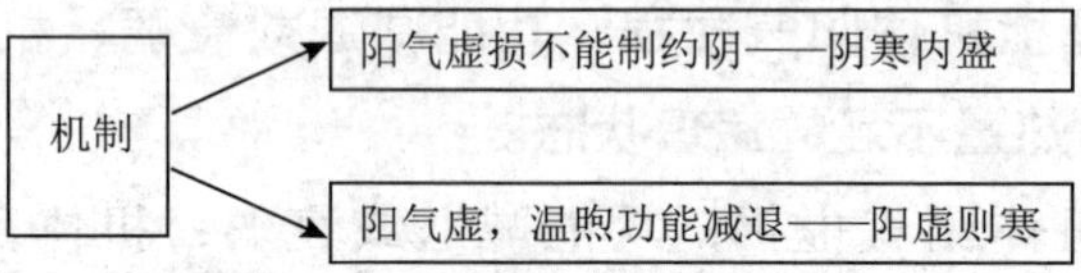

图 8–2–20　阳偏衰形成机制示意图

阳气虚形成的机制有两个，一是阳气虚损不能制阴，阴相对偏亢，导致阴寒内盛；二是阳气虚，温煦功能减退，会出现阳虚则寒的病理变化。这是阳虚出现的基本的病机。

⑤**表现**：在临床上阳偏衰的表现主要有两个方面，一个方面是寒象，一个方面是虚象，见图 8–2–21。

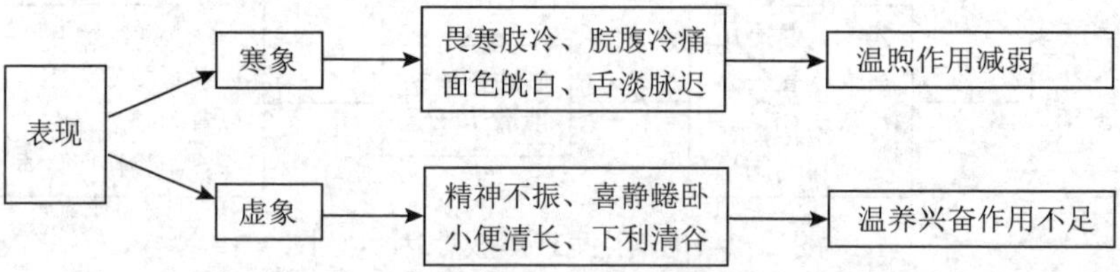

图 8–2–21　阳偏衰表现示意图

寒象表现为畏寒肢冷、脘腹冷痛、面色㿠白、舌淡脉迟等，是温煦作用减退的表现。在这里有畏寒肢冷，刚才讲到了阴盛则寒当中有一个恶寒。畏寒和恶寒有什么不同？恶寒是自觉冷加衣被不减轻的，叫恶寒；而畏寒是自觉怕冷，穿上衣服、盖上被子可以缓解，这是阳气虚而造成的一种感觉，把它命名为畏寒。自己感觉怕冷，手脚冰凉这叫畏寒肢冷。脘腹冷痛，脘指胃脘，腹指肚脐以下的腹部，怕冷而且有冷痛的感觉。因为寒性凝滞而主痛，有了阴寒之后会感觉痛而冷。由于阳气虚，阳气不能制约阴寒，阴寒偏盛，寒盛主收引，面部的毛细血管没有血液的充盈，故出现面色㿠白，即白而有明晃晃的感觉。舌淡是由于阳虚无力鼓动血液，温煦达不到舌面，舌面没有血液的充盈，会变得淡。由于阳气虚无力鼓动，脉搏会感觉迟缓。虚象表现为患者精神不振，喜静蜷卧，小便清长，下利清谷，这是阳气虚，温养兴奋作用不足的表现。由于阳气虚不能够濡养精神，会精神不振，在《素问·生气通天论》中提到了"阳气者，精则养神，柔则养筋"，即阳气养神，神则精明，而阳气虚了，不能濡养精神了，精神就会萎靡。现在经常见到有些人说总是困，没精神，这是阳气虚无力鼓动兴奋精神所造成的。喜静蜷卧，喜欢安静，想缩成一团睡觉，凡是不喜欢热闹的，喜欢安静的，大多数属于阳气虚衰的表现。小便清长，即小便量很多，而且质地清稀。下利清谷，即指泻下的粪便如清水，伴有未消化的食物残渣，无粪臭味。下利清谷，小便清长，喜静蜷卧，精神萎靡不振，这是阳气虚的虚象的表现。

2）阴偏衰

①概念：指机体精、血、津液等物质亏耗，以及由于阴液不足，阴不制阳，导致阳相对亢盛，功能虚性亢奋的病理状态。

在概念当中，阴指的是阴精、阴血、阴液，或者叫作精血津液。这些物质不足，或者阴液不足，阴不制阳，阳相对偏亢就会出现功能虚性亢奋的病理状态。

②特点：虚热证（阴液不足，阳气相对亢盛）

阴偏衰的特点就是虚热证，阴液不足，累及阴的功能。"阴气"不足，不能制约阳气，阳相对的亢盛，就会出现虚热证候。

③形成：阴偏衰形成的原因主要有以下几个方面，见图 8-2-22。

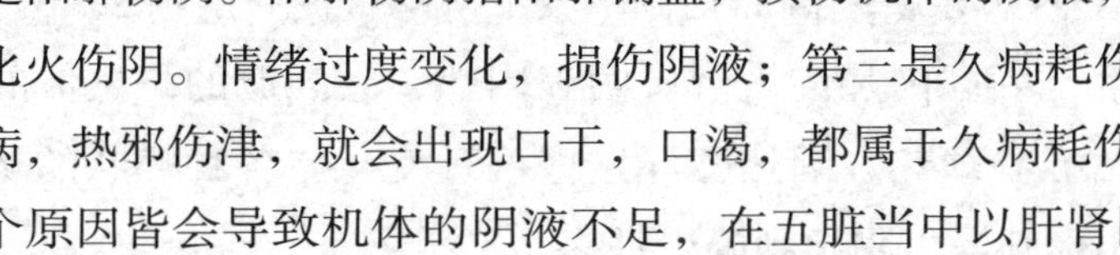

图 8-2-22 阴偏衰形成原因示意图

第一是阳邪伤阴。阳邪伤阴指阳邪偏盛，损伤机体的阴液，第二是五志过极，化火伤阴。情绪过度变化，损伤阴液；第三是久病耗伤阴液。长期的热性病，热邪伤津，就会出现口干，口渴，都属于久病耗伤阴液的情况。这三个原因皆会导致机体的阴液不足，在五脏当中以肝肾阴亏为主。五脏都有阴阳，但是脾肾以阳气虚损为主，而肝肾以阴液损伤为主，其中阴液损伤最重要的脏是肾。因为肾阴为全身阴液的根本，肾阴是全身阴气的根本，而肾阳是全身阳气的根本，肾是阴阳损耗最关键的一个脏。

④**机制**：见图 8-2-23。

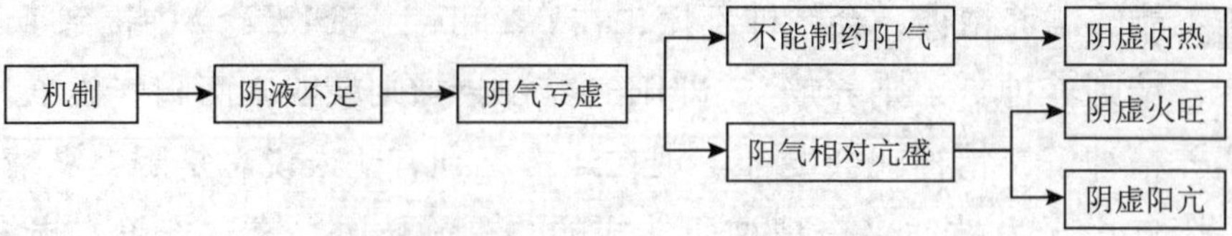

图 8-2-23 阴偏衰形成机制示意图

阴液不足，阴气亏虚，不能制约阳气，虚热内生；阳气相对的亢盛，出现了阴虚火旺或阴虚阳亢的病理变化。

⑤**表现**：阴偏衰在临床上的表现，见表 8-2-1。

表 8-2-1 阴偏衰表现归纳简表

阴偏衰	个性	共性特点	表现
阴虚则热	热轻 以干燥为主兼见全身内热证		消瘦、面色偏红、口干舌燥、喝水多而不止渴 + 五心烦热、盗汗
阴虚火旺	热重 五脏局部虚火旺	舌红少苔 数细数	心火（心烦、心悸、舌碎、小便短赤） 脾胃火（咽干口燥） 肝火（易怒、面红、目干涩痛、口苦） 肺火（干咳少痰、痰中带血） 肾火（骨蒸潮热、颧红升火、阳强易举、女子梦交）
阴虚阳亢	上部 全身症状		咳血、视物不清、烦躁易怒、颧红、潮热、盗汗、五心烦热、消瘦、失眠、麻木拘急、遗精、性欲亢进、舌红而干

从上表可以看出，阴偏衰主要有阴虚则热、阴虚火旺、阴虚阳亢三种情况。

阴虚则热（干燥为主兼全身内热之象）：消瘦、面色偏红、口干舌燥、喝水多而不止渴，以干燥为主，五心烦热，盗汗为**全身内热象**。五心烦热指两个手心，两个脚心，再加上一个心口，一共是五个"心"，经常感觉热，并且感觉心烦；盗汗指睡着觉以后不自主地汗出，醒后汗自止，这些表现都是阴虚内热的表现。阴虚内热，它强调的是整体的一种热的感觉，包括五心烦热、潮热盗汗这些病理变化。各种症状的机制，是阴虚有热，阴虚则燥，阴虚则静少动多。

阴虚火旺（多局部五脏热象）：主症：咽干口燥，心烦易怒，烘热生火。临床表现主要有五脏虚火的不同。如夜寐多梦，心悸，舌碎，小便短赤（心火）；或头痛，面红，目干涩痛，口苦，大便干结，脉弦（肝火）；或干咳少痰，痰中带血（肺火）；或骨蒸潮热，颧红升火，男子遗精，甚则阳强易举，女子梦交（肾火）。各脏的火旺可以交叉出现。

阴虚阳亢（上部或全身症状）：咳血，视物不清，烦躁易怒，颧红，潮热，盗汗，五心烦热，消瘦或失眠，麻木拘急，或遗精，性欲亢进，舌红而干等。高血压、糖尿病等均可有阴虚阳亢的表现，它强调的是上部的或者全身的症状。

患者舌质红，少津，脉象是细数，舌质红代表有热，少津代表阴虚，脉细代表阴液亏虚，数代表阴虚有热。这一组体征是阴虚火旺，阴虚内热，阴虚阳亢共同的临床表现。

在临床上要注意区分这三种病机的不同，阴虚内热强调的是整体的阴液不足，干燥失润并有全身内热的表现，内热较轻；而阴虚火旺强调的是在阴虚内热基础上出现局部火热的症状，一般是五脏的阴虚火旺。比如颧红升火，骨蒸潮热是肾阴虚火旺；易怒，目干涩痛是肝阴虚火旺等；而阴虚阳亢强调的是在全身阴虚内热基础上出现阳气亢于上的症状。阳亢强调的主要是阳气向上的蒸腾，如咳血，视物不清，烦躁易怒，颧红，潮热，这是阳亢的表现。这几个症状，同中有异，他们共同的都有阴虚内热的表现，但是火旺强调的是五脏局部的症状多，热重为火；而阳亢强调的是火往上蒸，是上部的表现。

（3）阴阳互损：指在阴或阳任何一方虚损的前提下，病变发展影响及相对的一方，形成阴阳两虚的病机。

阴阳互损，指在阴或阳任何一方虚损的前提下，病变发展影响及相对的一方，形成阴阳两虚的病机。阴阳互损的概念首先有一方先虚损不足，比如阴虚，日久阴损及阳，累及阳的生化不足；或者先有阳虚，日久阳损及阴，累及阴的化生不足，出现阴阳两虚，都叫阴阳互损，阴可以损阳，阳也可以损阴，见图 8–2–24。

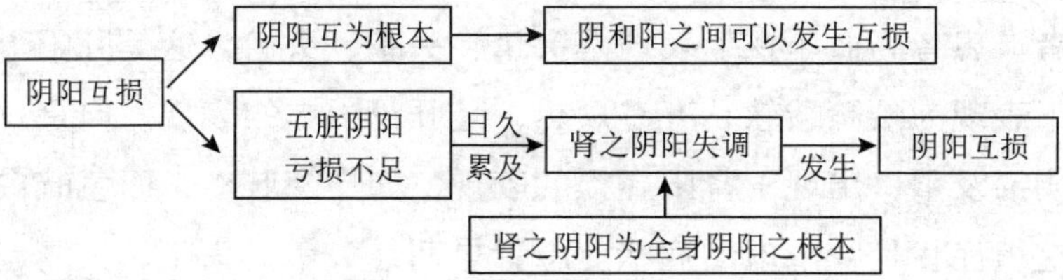

图 8–2–24 阴阳互损示意图

阴阳互损的机制主要是由于阴阳互根互用，谁也离不开谁。阴可以生阳，阳也可以生阴，阳生阴长，阳杀阴藏。由于它们之间有互根互用的关系，一方不足，就可以累及另一方，造成虚损不足。五脏阴阳亏损不足，日久累及肾之阴阳失调，也可以发生阴阳互损。发生阴阳互损的时候，一定是在阴阳失调最严重的一个脏——肾的阴阳亏损的时候才会引起阴阳互损的病机变化。由于肾之阴阳是全身阳气、阴液的根本，五脏阴阳的亏损，一定是在累及肾中阴阳虚损的前提下，才会累及相对一方的虚损不足。它的临床上的表现，有阴损及阳、阳损及阴的两个方面。

1）阴损及阳

①概念：指阴液（精血津液）亏损，累及阳气生化不足，或阳气无所依附而耗散，形成以阴虚为主的阴阳两虚病理状态。

在概念中，阴液亏损的概念，包括了精血津液。精血津液不足之后，属阴的功能低下（肾阴虚），日久可以累及阳气的生化不足。而阳气生化不足或者阴液、阴气不足、阳气无所依附而耗散，就形成了以阴虚为主的阴阳两虚，这样的病理状态叫作阴损及阳。

②形成：阴损及阳的形成，一是阴液亏耗。比如出汗很多，或者是泻下，小便频数，都导致阴液亏耗；二是遗精、盗汗。经常滑精不止或者盗汗；或者产妇的大失血，这几种情况都会出现慢性消耗性病证。这些慢性消耗性病证逐渐发展，日久就会导致阳气的化生不足或者阳气无所依附而耗散，而出现阴损及阳的病理变化，见图 8-2-25。

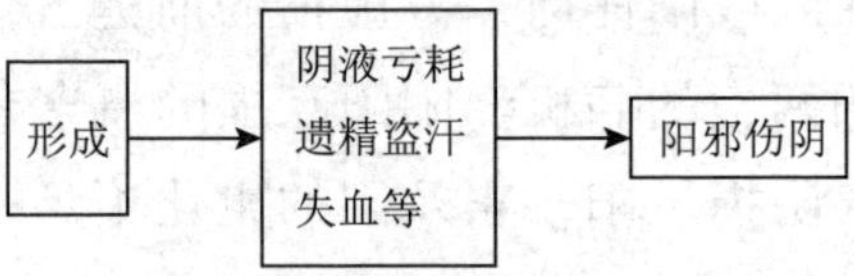

图 8-2-25　阴损及阳形成示意图

③表现：比如患者本来是肝肾阴虚，肝阳上亢，在临床上多见于高血压的患者。患者高血压在上表现是头晕、头胀、头痛，这是肝阳上亢的表现；在下表现为腰膝酸软、五心烦热，是肝肾阴虚的表现。但是日久肝肾阴虚，阴损及阳，出现了肾阳虚损的表现，如畏寒肢冷，面色㿠白，腰膝冷痛，这组症状是肾阳虚的症状。患者早期是头晕、头胀、头痛、五心烦热、腰膝酸软，到了后期阶段，又出现了腰膝冷痛，而且畏寒肢冷，面色

变成了皖白，就是出现了阴损及阳的病理变化。见图 8–2–26。

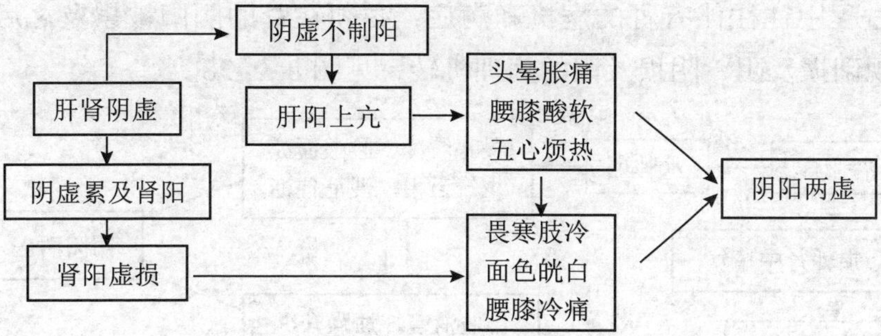

图 8–2–26 阴损及阳的病理变化

2）阳损及阴

①概念：指由于阳气虚损，无阳则阴无以生，累及阴液化生不足，形成以阳虚为主的阴阳两虚的病理状态。

在概念当中，阳损及阴，就是阳气虚损，无阳则阴无以生，累及阴液化生也不足，阴液化生少了最后形成阴阳两虚的病理状态。

②形成：一是肾阳虚，精关不固，失精耗液。阳气虚，阳气无力固摄，津液不能守在体内，津液大量的脱失，失津耗液，会出现阳损及阴。二是气虚血亏。气虚之后累及血液化生不足，日久也可形成阳损及阴的表现。三是阳虚自汗，伤耗津液。患者阳气亏虚，失于固摄，总是自汗出，汗出太多，伤津耗液，最后就会阳损及阴，而形成阳损及阴的病理变化，见图 8–2–27。

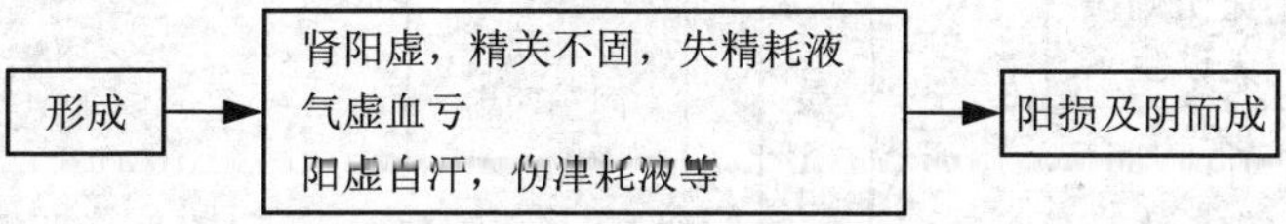

图 8–2–27 阳损及阴形成示意图

③表现：在临床上，本身是阳气虚的患者，由于无力气化水液，会出现水肿证。水肿证患者的临床表现是畏寒肢冷，腰膝酸软而凉，少气乏力，溲清便溏，患者是一派阳虚水肿证的表现。肾阳虚日久累及肾中精气化生不足，日久导致肾阴的亏损，会出现患者日益消瘦，而且烦躁升火，日久会出现瘛疭的表现，即患者会出现肢体震颤的表现，这是由于肾阳虚累及肾精不足，精不能濡养筋脉而出现瘛疭。阴虚阳亢，会出现面赤升火，日益消瘦这些表现。这样患者就出现了阴阳两虚的临床表

现。在临床上往往阴损及阳，阳损及阴，它都是一个慢性病的过程，而且在过程中往往伴有肾的病机和病症，必须在肾的阴阳被累及之后，才会出现阳损及阴、阴损及阳的病理机转，见图 8–2–28。

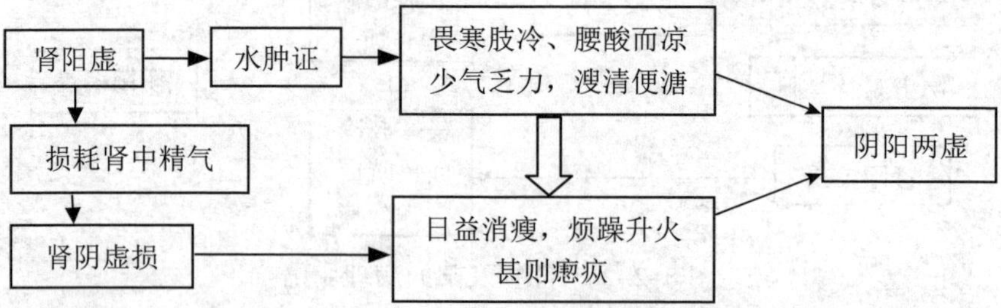

图 8–2–28　阳损及阴的病理变化

阳损及阴，阴损及阳的病理机转的示意图如下：

阴气和阳气来比，阴气属于虚弱不足的，阴气虚弱不足日久了，无阴则阳无以生，累及阳气化生不足，就会出现阴损及阳的病理变化。阴损及阳之后，造成的阳气越来越少，日久出现了以阴虚为主的阴阳两虚。再进一步发展，阴阳就会出现一个低水平的平衡状态，把它命名为气虚。气虚是阴也虚，阳也虚，两者虚损的程度一样。阳气虚日久无阳则阴无以化，阳损及阴，累及阴气化生不足，出现了以阳虚为主的阴阳两虚。再进一步发展就会出现阴气阳气在低水平的平衡状态，把它命名为气虚，见图 8–2–29。

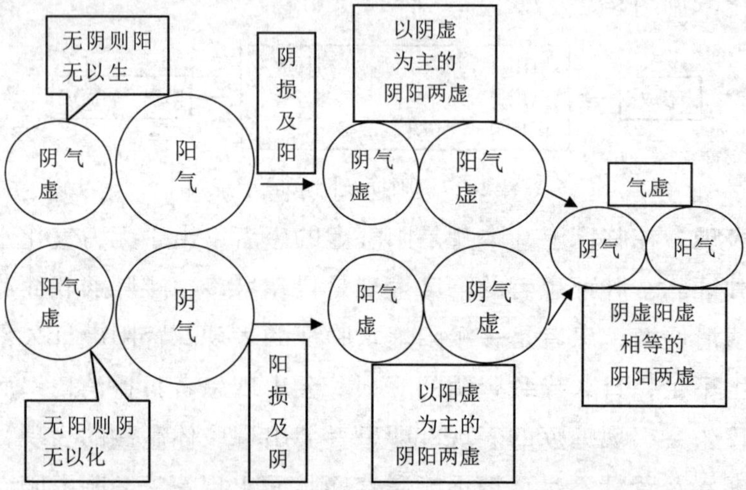

图 8–2–29　阴损及阳与阳损及阴致阴阳两虚示意图

(4)阴阳格拒

即阴盛格阳和阳盛格阴，是在阴阳偏盛的基础上由阴阳双方相互排斥而出现寒热真假病变的一类病机。

主要是由阴或阳的一方偏盛至极盘踞于内，排斥虚弱的一方到体表，形成了阴阳双方不相维系的一种病机变化。这种病机变化在临床上是非常复杂的，阴或阳一方偏盛，另一方特别的虚弱，盛者盘踞在内，而弱者排斥在外，这样阴阳之气不相顺接，形成了阴盛格阳或阳盛格阴的寒热真假的病理机转。阴盛格阳一般形成的是真寒假热证，而阳盛格阴一般形成的是真热假寒证，见图 8-2-30。

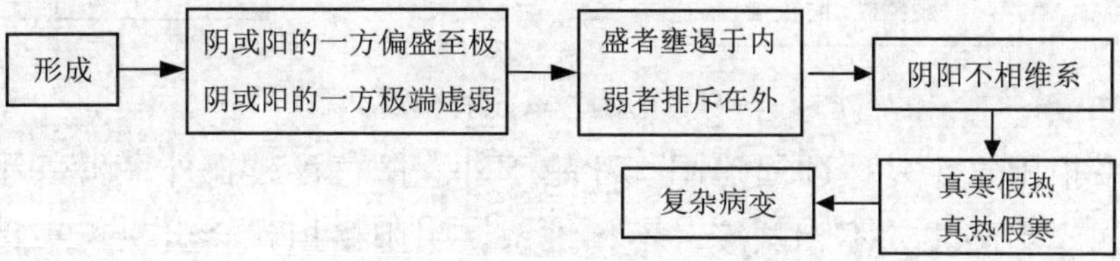

图 8-2-30 阴阳格拒形成示意图

阴气偏盛，阳气极端的虚弱，即阴偏盛至极而阳极端虚弱时阴阳之间不相维系，形成了阴盛格阳的病理变化，这时就会出现真寒假热证。表现为：面色苍白，四肢逆冷，精神萎靡，畏寒蜷卧。而同时由于阴盛格阳于外，虚阳浮越于外，还可以见到面红烦热、脉大无根的假热征象，就属于真寒假热证。阳气偏盛而阴气偏衰时则会导致阳盛格阴，会出现真热假寒证。患者真热的表现主要是壮热烦躁，面红气粗。而假寒的表现是四肢逆冷，脉象沉伏。见阴阳二气相互格拒示意图：阴气或阳气有一方偏盛至极，而阴气和阳气有一方极端的虚弱，盘踞在内而虚弱者则被排斥在外，造成了阴阳之间不相维系而形成了阴阳格拒的真寒假热证或者真热假寒证。这种病机的临床表现会出现自相矛盾的两组症状。一组是寒证的症状，一组是假热的症状。另外是热证的症状还有假寒的症状，这类病机是非常复杂的，要认真地领会，见图 8-2-31。

1)阴盛格阳(包括戴阳)

①概念：阴寒之邪壅盛于内，逼迫阳气浮越于外，阴阳不相维系，相互格拒而表现出真寒假热的病理状态。

在概念中，阴盛强调的是阴寒邪气盛于内，格代表格拒，阳代表阳

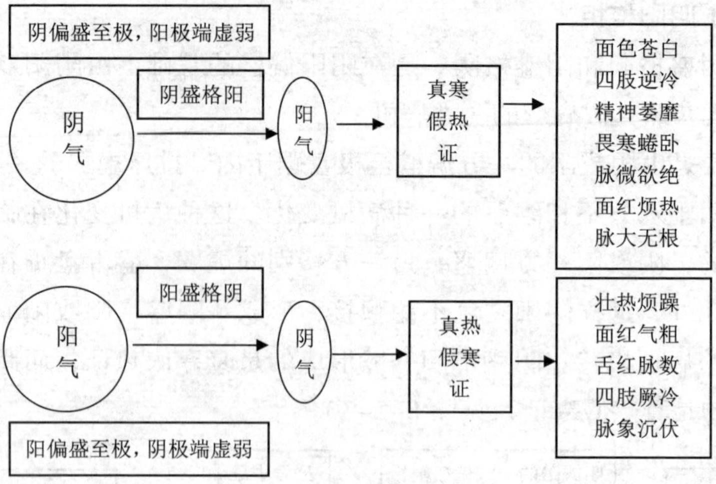

图 8-2-31　阴阳二气相互格拒示意图

气，格拒阳气于外，即逼迫阳气浮越于外。阳气浮越在外，阴寒邪气盘踞在内，阴阳之气不相顺接，不相维系。阴阳格拒就会出现真寒假热的病理状态。

②特点：极严重的虚寒证

阴盛格阳病机的特点是极严重的虚寒证。在临床上往往实寒证不容易出现阴盛格阳，只有到了极严重的虚寒证的病理状态，即阳气虚损到特别严重的时候，才会出现真寒假热的病理状态。

③形成：一是久病阳衰阴盛。长期阴寒邪气侵犯人体，比如长期饮冷，或者长期冬泳，长期在寒冷的环境中生存，造成了寒性的病证。日久损伤阳气，阳气虚损到极点，阴寒偏盛。二是阴寒之邪伤阳，日久阳气虚越来越重。主要是阳气虚为主的病理变化，一般多见于虚寒证发展至严重阶段才会出现这种真寒假热的表现，见图 8-2-32。

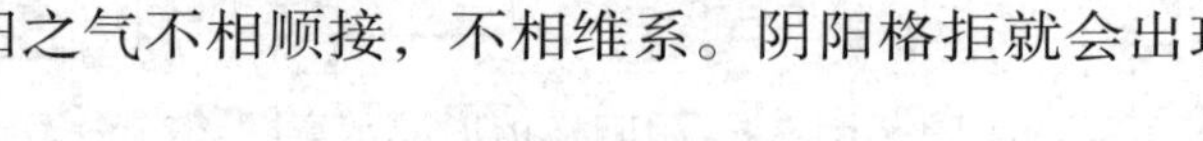

图 8-2-32　阴盛格阳形成示意图

④表现：在临床上，阴盛格阳的表现主要是两大组症状。一大组症状是阳极虚之虚寒证，比如四肢厥逆，下利清谷，脉微欲绝。四肢厥逆，“厥”指厥冷，“逆”指逆着经脉循行的方向，是从指尖往肘发展，轻微的冷只是手指间发冷，严重会发展到手掌，再严重会过肘膝，这

叫四肢逆冷。下利清谷指泻下清水粪便夹有完谷不化的食物。脉微欲绝，脉象微弱，好像断绝了一样，这是阳极虚的虚寒证的一类表现。另外，由于阳气虚日久，阴盛于内，逼迫阳气浮越于外，还可以见到阳气浮越于外的症状，表现为身热，面颊泛红。身热是人虽然感觉身体热，但是还想盖衣被，这是一种假热。面颊泛红，是虚阳外越出现的假热征象，面色总体上是白的，而只在面颊上有红脸蛋一样，面赤如妆，游移不定，见图 8–2–33。

表现 → 阳极虚之虚寒证：四肢厥冷，下利清谷，脉微欲绝
阳浮于外假热证：身热（欲盖衣被），面颊泛红

图 8–2–33　阴盛格阳表现示意图

阴盛格阳也包括戴阳证，阴盛格阳指阴邪偏盛把阳格拒在外，而戴阳证是阴邪偏于下，把阳格拒于上。阴盛格阳和戴阳往往在疾病过程中会同时出现。

附：戴阳

概念：阴阳上下格拒（下元虚寒，真阳浮越于上之病理状态）。戴阳指阴阳的上下格拒，即下焦元气虚冷，真阳浮越于上，这样的病理状态叫作戴阳证。它的表现是下真寒，上假热。即下面是腰膝酸冷，但上面面赤如妆，整个红脸蛋好像化了妆一样。戴阳证往往和阴盛格阳证同时存在。患者既有身热的表现，但是欲盖衣被，还有面赤如妆，这属于戴阳的表现。

表现：下真寒：腰膝酸冷，上假热：面赤如妆。

实际上，疾病发展到阴阳格拒的严重阶段，格阳证与戴阳证常同时出现，只是证候名称不同而已。

2）阳盛格阴

①概念：邪热过盛，深伏于里，不能外达于肢体，阴阳之气相互格拒而出现的真热假寒的病理状态。

在概念中阳盛指阳邪盛盘踞于里，使得阳气被伏在内，不能达于肢体，得不到阳气的温煦，肢体会感觉冷。阴阳之气不相维系而出现的真热假寒证，叫作阳盛格阴证。

②特点：极严重的里实热证

阴盛格阳证的特点是极严重的里实热证。往往见于疾病的初中期，

比如临床上常常见到在感冒的初期阶段发烧的患者，浑身滚烫，但是温度越高四肢不但不热反而越来越凉。这就是阴盛格阳的表现。

③形成：多由邪热炽盛、阳热亢极所致。多见于外感热病，病情发展的极期阶段。

④表现：见图 8-2-34。

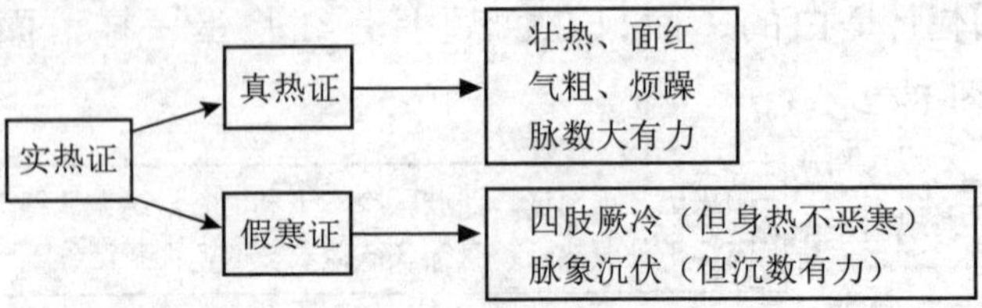

图 8-2-34 阳盛格阴表现示意图

一方面有实热证的表现，比如壮热、面红、气粗、烦躁、脉数大有力，这是出现了一派实热的征象。同时热深厥亦深，随着热的增高，四肢的厥冷也会越来越严重，这是格阴于外的假寒证。四肢厥冷，但是摸胸腹是灼热的，这是假寒证。脉象沉伏，伏脉就是脉非常难摸到，必须推筋摸到骨头才能摸到。脉沉而伏，虽然不容易摸到，但是摸到之后会感觉沉数有力，这种脉象说明是阳气被邪气遏制在里面了。阳气被伏在里面了，阳气不能达于四肢，这种脉象也属于假寒的征象。

（5）阴阳亡失

即亡阴和亡阳，是指机体的阴液或阳气突然大量地亡失，导致生命垂危的一种病理状态。阴阳亡失，是阴阳两大类生命物质互根关系的解体。阴液亏竭，可迅速导致阳脱；而阳气脱失，亦可立即导致阴竭。亡阴和亡阳既有区别，又有联系。

机体从阴阳学说来看，分为了阴液和阳气两个方面。如果机体的阴液或阳气突然的大量地亡失，比如患者出车祸大失血，生命垂危，这种病理状态叫作阴阳的亡失。阴阳亡失属于阴阳两大类生命物质互根关系的解体。阴精的耗竭可以迅速导致阳脱，而阳气的脱失也可以立即导致阴竭。亡阴和亡阳既有区别又有联系。亡阴是在精气脱失的基础上，属于阴液的脱失偏重；而亡阳是在精气脱失的基础上，阳气脱失比较偏重的情况。亡阴亡阳是阴阳两大类物质互根关系解体的严重状态，一般这时患者已生命垂危。

①**亡阳**

概念：亡阳，是指机体的阳气突然大量脱失，而致全身阳的功能严重衰竭的一种病理状态。

特点：全身阳的功能都会严重衰竭，见图 8-2-35。

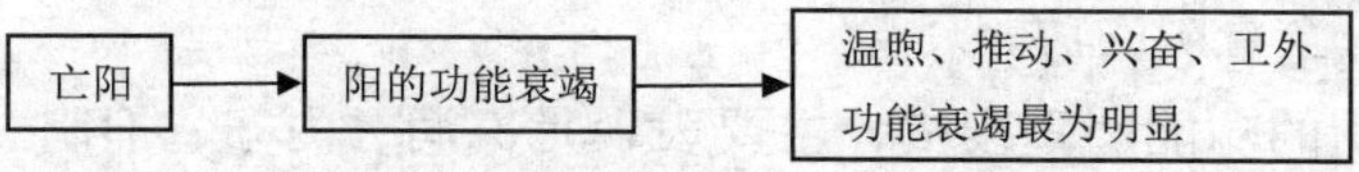

图 8-2-35 亡阳特点示意图

亡阳的特点是全身阳的功能严重衰竭，比如温煦、推动、兴奋、卫外这几个功能衰竭属于最为明显的部分。温煦作用的衰退导致人体会出现四肢冰凉，推动作用的衰退导致脉微欲绝；兴奋作用的衰退会出现神志昏迷，精神萎靡；卫外功能的衰退会导致冷汗淋漓。这都是属于阳的功能衰退的一系列的表现。

形成：一是邪气太盛，阳损太多。阴寒邪气太重了，损耗的阳气太多；二是素体阳虚，过劳诱发；三是汗吐下甚，气随津脱；四是大量失血，气随血脱；五是慢性病长期大量的耗阳。这一系列的因素都会导致阳气亏损殆尽，日久属阳的功能突然严重衰竭，见图 8-2-36。

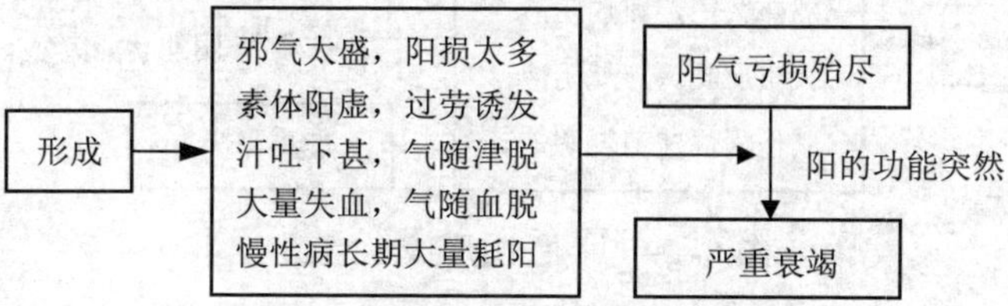

图 8-2-36 亡阳形成示意图

表现：临床上亡阳的病理变化主要表现为面色苍白，四肢厥冷，精神萎靡，畏寒蜷卧，大汗淋漓，汗稀而凉，脉微欲绝，舌淡而润。这些临床表现都是由于阳的兴奋、温煦、推动、卫外等功能低下而形成的，相当于低血糖、休克的表现，见图 8-2-37。

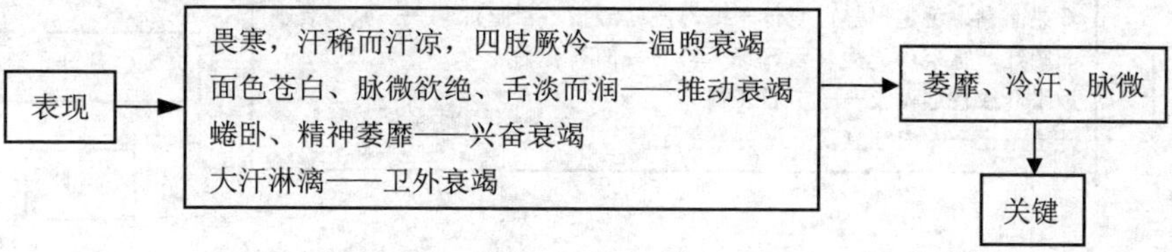

图 8-2-37 亡阳表现示意图

②亡阴

概念：指由于机体阴液突然大量消耗或丢失而致全身的功能严重衰竭的一种病理状态。

机体的阴液突然大量的耗失，这里的阴液包括精血津液和阴气。

特点：全身阴的功能衰竭。

属于阴的功能严重衰竭，主要表现是凉润、内守、抑制、宁静这些功能衰竭，见图 8-2-38。

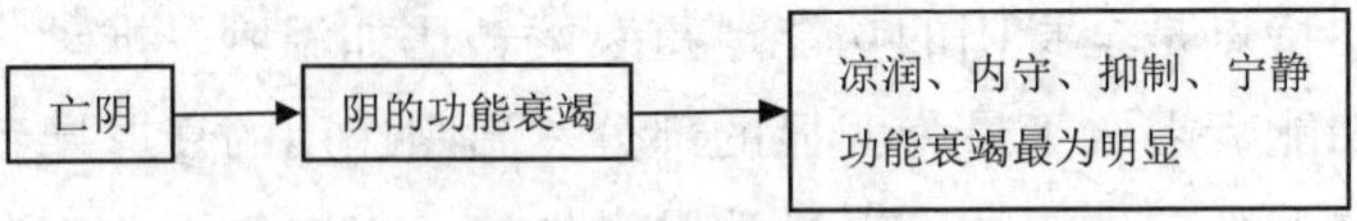

图 8-2-38　亡阴特点示意图

形成：比如热邪炽盛，过汗伤阴。感受热邪了，出汗太多导致阴液大量丢失；或者是邪热久留，煎灼阴液；或者是大出血、剧烈吐泻，耗伤阴液；或者是其他病快速消耗阴液，造成的阴气的损耗，形成亡阴，见图 8-2-39。

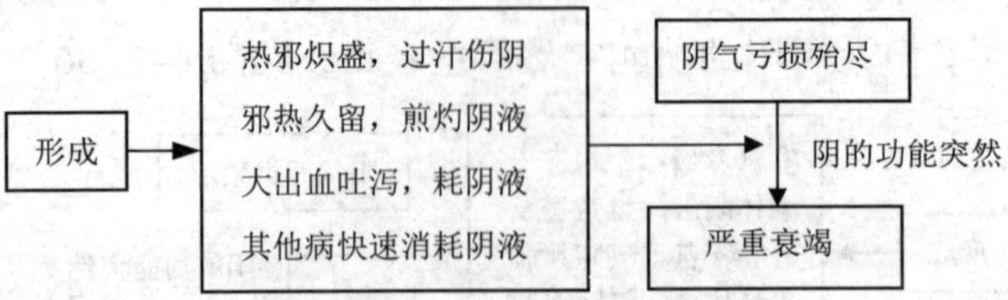

图 8-2-39　亡阴形成示意图

表现：属于阴的功能严重的衰竭，在临床上主要表现为汗出不止，汗热而黏，手足温热，喘渴烦躁，或昏迷谵妄，身体干瘪，皮肤皱折，目眶深陷，面潮红，脉疾躁无力，舌光绛无苔。这些临床表现的出现主要就是属阴的凉润、内守、抑制、宁静等功能衰竭而形成的，见图 8-2-40。

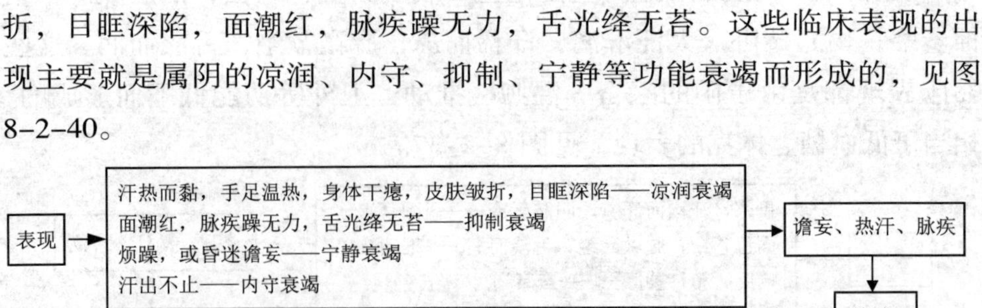

图 8-2-40　亡阴表现示意图

②亡阴与亡阳区别

亡阴亡阳在临床上都属于西医学的休克状态，但中医认为两者是有区别的。面色：亡阴时面色潮红，亡阳时面色苍白。因为亡阴时阴液损耗了，阳相对的偏亢，它的面色是潮红的；而亡阳时阳气损伤，温煦作用低下，所以面色是苍白的。精神方面：亡阴是烦躁不安，昏迷谵妄。由于亡阴，阳相对偏亢就会表现为动的特点，会烦躁不安，昏迷但是谵语妄言。而亡阳时精神是萎靡的，阳气虚无力鼓动，所以精神是萎靡的。亡阴时阴液损伤极大，故口渴欲饮，而亡阳时阴液损伤不大，故口不渴。从呼吸来看，亡阴时阳相对偏亢，呼吸动静比较大，故呼吸喘促；而亡阳时阳气推动鼓动无力，故呼吸微弱。从手足上来看，亡阴时手足尚温，由于阴虚阳相对偏亢故手足不冷；而亡阳时四肢是厥冷的，是阳气虚的一个表现。从汗出来看，亡阴是汗出不止但是汗热而黏；而亡阳是大汗淋漓，汗稀而凉。注意亡阴亡阳都有大汗出，但是由于亡阴丢失的精微物质多，耗散的阳气少，所以汗热而黏；而亡阳由于阳气的温煦作用差了，所以汗是凉的，由于丢失的精微物质少，所以汗是稀的。从脉象上来看，亡阴是脉数疾无力，阴损阳相对偏亢，故脉数疾，由于是虚证，故无力；亡阳是脉微欲绝，由于阳气鼓动力极差，所以脉微欲绝。从舌象上来看，亡阴时舌光绛无苔。由于亡阴津液枯竭，胃中津液不能上承于舌，所以没有舌苔，由于阴液少了阳相对偏亢，所以舌头是绛的；而亡阳时舌淡而润。由于阳气虚无力运化水湿，且无力推动血行于舌，故舌淡而润。从寒热上来看，亡阴时畏热，而亡阳时畏寒。亡阴和亡阳形成的区别见表 8-2-2。

表 8-2-2　亡阴亡阳区别简表

名称	面色	精神	口渴	呼吸	手足	汗出	脉	舌	寒热
亡阴	面色潮红	烦躁不安昏迷谵妄	口渴欲饮	呼吸喘促	手温尚足	汗出不止汗热而黏	脉数疾无力	舌光绛无苔	畏热
亡阳	面色苍白	精神萎靡	口不渴	呼吸微弱	四肢厥冷	大汗淋漓汗稀而凉	脉微欲绝	舌淡而润	畏寒蜷卧

③理解亡阴亡阳必须明确的三个问题

首先，亡阳与亡阴都是功能衰竭。亡阳是机体属于阳的功能的衰竭，如温煦、推动、兴奋、卫外功能的衰竭。一般来说，亡阳要用温阳药，比如用肉桂、附子、干姜这些温阳药来救治。而亡阴属于阴的功能的衰竭，比如凉润、内守、抑制、宁静等作用的减退，一般要用救阴药。救阴药如麦冬、生地、玄参、沙参、玉竹等药来进行救治。

其次，亡阴亡阳都和气的耗损密切相关。在临床上救治亡阴、亡阳的时候，一定记住不要忘了用补气药。无论是亡阴、亡阳都是在气的损耗基础上发展而来的，亡阴、亡阳都要运用大剂量的补气方药，比如独参汤。独参汤最好用人参，人参能够大补元气、回阳救逆，一般用到30g，煎煮给患者灌服。

再次，大汗不止，可使亡阴亡阳愈来愈恶化。亡阴患者“内守”的功能衰竭，则汗出不止；亡阳患者“卫外”功能衰竭，则大汗淋漓。久之则气随津脱，病情恶化。故在临床上救治亡阴亡阳患者一定要用大剂量的固摄止汗药，比如生龙骨、生牡蛎、五味子、五倍子等。可以给患者服用生脉饮（人参、麦冬、五味子），可以益气养阴，固摄止汗，同时也可以加上参附龙骨牡蛎汤，用人参、制附子、龙骨、牡蛎以益气养阴、固摄止汗。在救治亡阴亡阳患者时第一要用重剂量的补气药，第二要用固摄止汗药，有亡阳的情况要及早回阳，有亡阴的情况要补阴。这样才能使患者得到及时救治。下面将阴阳失调病机进行一下小结，见图8–2–41。

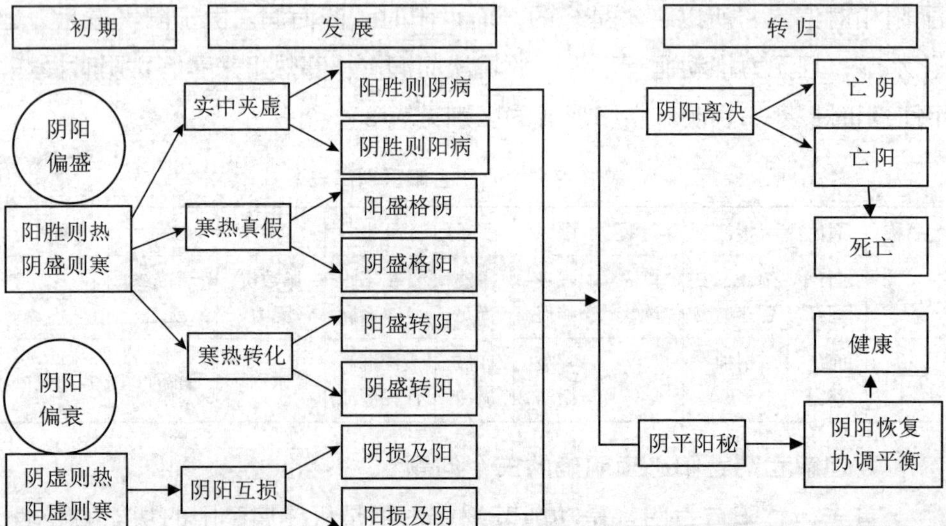

图 8–2–41　阴阳失调病机发展变化示意图

阴阳失调的病机变化，可以分为初期、发展、转归三个阶段。在初期阶段，阴阳偏盛有两种情况，一个是阳盛则热，一个是阴盛则寒。阳盛则热进一步发展为阳胜则阴病、阳盛格阴，或者是阳盛转阴；阴盛则寒进一步发展为阴胜则阳病、阴盛格阳，或者是阴盛转阳。阴阳偏衰，初期阶段阴阳偏衰有两种情况，一个叫阴虚则热，一个叫阳虚则寒，在发展阶段可以出现阴损及阳，阳损及阴两种情况。到了疾病的转归阶段无论是阴阳偏胜还是阴阳偏衰都可以出现两种转归，一是亡阴亡阳，是阴阳两种物质相互依存关系解体，表现是阴阳离绝；二是阴阳之间会恢复协调平衡，叫作阴平阳秘。

三、气血失常

（一）气的失常

气的失常主要有气虚和气机失调两个方面。气虚，是指气不足，功能失调，脏腑功能衰退，抗病能力下降的病理变化。主要原因是气的生化不足或者是气的耗散过度累及气的化生不足。而气机失调，是指气的运动失常所形成的气滞、气逆、气陷、气闭、气脱等病理变化。见图 8–2–42。

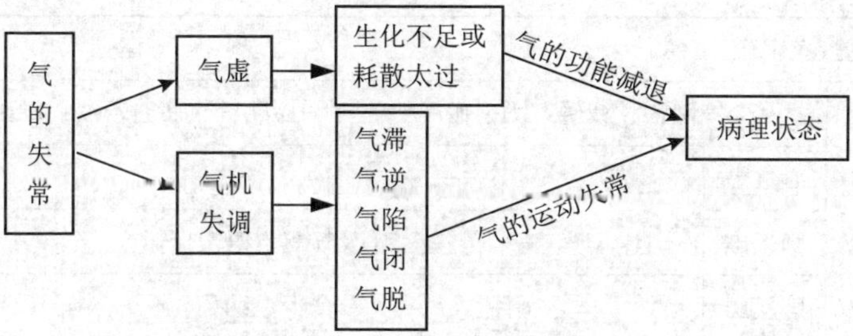

图 8–2–42 气的失常示意图

1. 气虚

概念： 指一身之气不足及其功能低下的病理状态。这里一身之气是指人体所有的气，包括元气、卫气、营气、宗气及脏腑经络之气的不足以及其功能活动减弱的病理状态。

形成： 一是气的生化不足，二是气的耗损过度。气的生化不足主要有三个方面：一是先天禀赋不足，即出生时来自父母遗传的气不足。二是后天失养，后天饮食调养不当。三是肺脾肾功能失调，造成了全身之气的化生不足。耗散太过，主要是由于劳倦内伤，久病不复造成的气的耗损太多。无论是气的化生不足还是气的耗散太过，最后都会导致气虚的病理状态，见图 8–2–43。

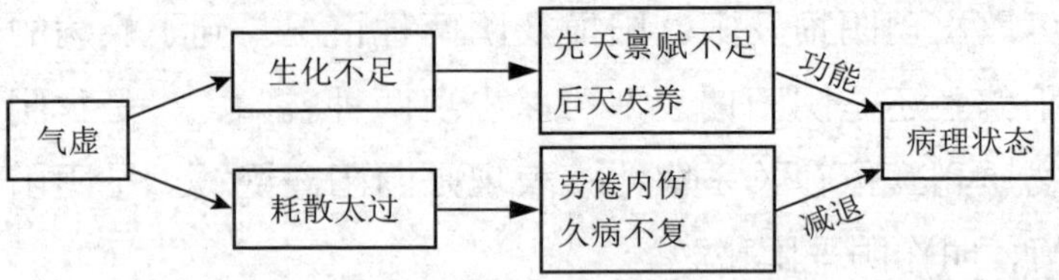

图 8–2–43　气虚形成示意图

表现：气虚的病理状态在临床上可以分为气虚的共有见症以及气虚的脏腑定位见症。气虚脏腑功能减退共有见症：少气懒言、疲倦乏力、眩晕、自汗、易感冒、面白舌淡、脉细弱无力。如果患者是肺气虚，在气虚共有见证的基础上伴有呼吸气短的症状；如果是心气虚还伴有心悸的症状；肝气虚会出现筋脉弛纵、伸缩无力、月经后期；肾气虚，患者会出现生长发育迟缓，生殖功能低下；脾胃气虚会表现为食少、纳呆。气虚在临床上重点要补脾肺之气，可用黄芪、党参等药物，见表 8–2–3。

表 8–2–3　气虚表现归纳表

气虚		表现
共有见症		少气懒言、疲倦乏力、眩晕、自汗、易感冒、面白舌淡、脉细弱无力
脏腑定位证	心气虚	心悸
	肺气虚	呼吸气短、语声低微
	脾气虚	食少、纳呆
	肝气虚	筋脉弛纵、伸缩无力、月经后期
	肾气虚	生长发育迟缓、生殖功能低下

气虚与阴虚、阳虚的区别：气虚有广义和狭义之分，广义的气虚包括了阳气虚和阴气虚，阳气虚是以阳气虚为主的阴阳两虚。阴气虚是以阴气虚为主的阴阳两虚，阴阳二气对等的阴阳两虚，就是广义的气虚的范畴。狭义的气虚范畴包括了元气虚和宗气虚两个方面。元气虚、宗气

虚又可以分为脏腑之气虚、经络之气虚、营卫之气虚。在内经时代有时也指代阴阳之气的偏衰，气虚指阴气虚或者是阳气虚。但是现在，狭义的气虚指的就是脏腑、经络、营卫之气虚或者说元气虚、宗气虚的状态。气虚在临床上没有寒热的表现，只是倦怠乏力、少气懒言等气的功能低下，而阳虚一定是有怕冷的症状，四肢冷、畏寒；而阴虚一定是有发热的症状，比如五心烦热，见图 8-2-44。

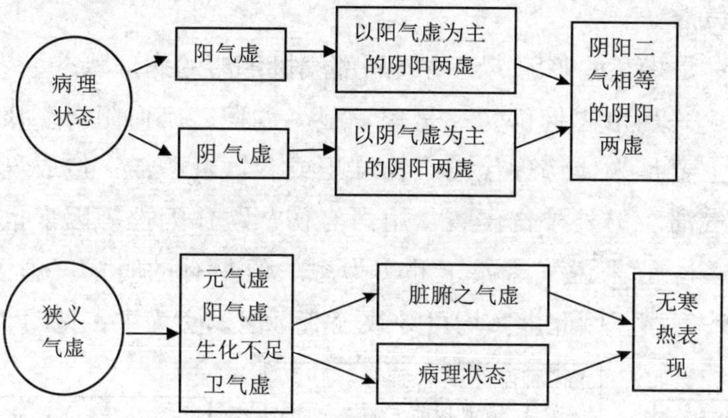

图 8-2-44　气虚与阴虚阳虚的区别

2. 气机失调

概念：指气的升降出入失常而引起的气滞、气逆、气闭、气脱等病理变化。

气机失调最相关的脏腑主要有脾、胃、肝、肺，其中气机失调最重要的脏腑就是脾胃，见图 8-2-45。

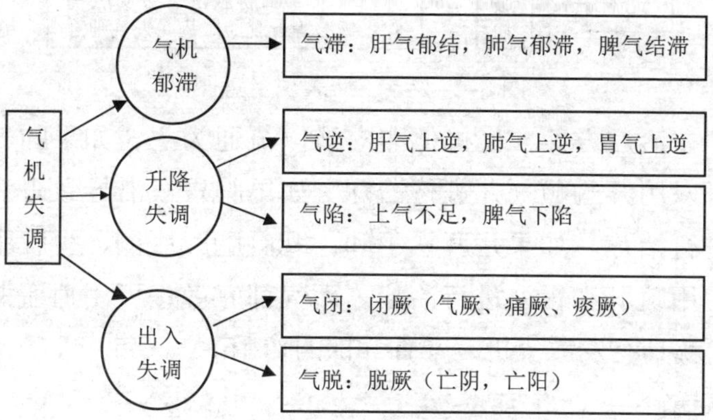

图 8-2-45　气机失调示意图

气机失调主要分为三大类：气机郁滞、升降失调和出入失调。气机郁滞包括肝气郁结、肺气郁滞、脾气结滞，主要涉及肺肝脾三个脏。而升降失调主要是气逆、气陷两个方面。气逆主要是肝气上逆、肺气上逆、胃气上逆；气陷主要包括上气不足、脾气下陷。而出入失调主要有气闭和气脱两个方面，气闭主要是闭厥，包括了气厥、痛厥和痰厥；气脱主要是脱厥，包括了亡阴和亡阳两个方面。

（1）气滞

概念：是指某些脏腑、经络或局部气机郁滞的病理状态。

形成：一是情志抑郁，二是痰、湿，食积、瘀血阻滞。痰、湿、食积、瘀血主要是人体病理代谢产物堆积或者饮食积滞，造成气的运动不畅而造成气滞。另外外伤侵袭、用力努伤、跌仆闪挫等因素也会导致气机的郁滞。一般来说气滞属于邪实为患。但是有的时候气虚无力推动，也可以导致气滞。因此虚实均可导致气滞，但以实为主，见图 8–2–46。

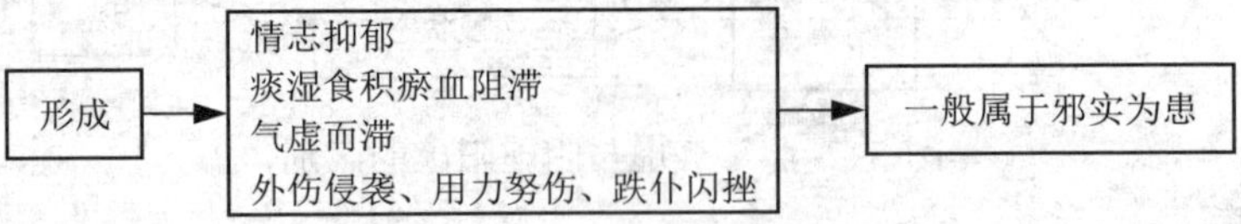

图 8–2–46　气滞形成示意图

表现：在临床上气滞主要表现为闷、胀、痛。比如肺气的壅滞主要表现为胸闷、咳喘，肝气郁滞主要表现为胸胁胀满、少腹胀痛。脾胃气机的郁滞主要表现为脘腹胀痛、矢气则舒，见图 8–2–47。

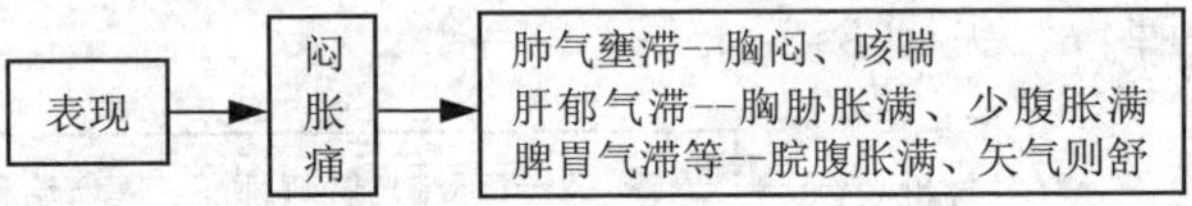

图 8–2–47　气滞表现示意图

治疗：在治疗方面，气机郁滞应该以疏通为主，如果肺气郁滞，胸胁胀闷，可以用开胸顺气丸进行治疗。如果脾胃气滞导致胃痛，用气滞胃痛冲剂进行治疗。如果是肝胃不和，既有胸胁胀闷、少腹胀痛，又有胃脘不舒，用疏肝和胃丸进行治疗。而气郁宜散，可用逍遥丸，里面有一味薄荷，就具有发散气机、辛香开郁的作用。

（2）气逆

概念：指气升之太过，或降之不及，以脏腑之气上逆为特征的一种病理状态。

临床表现就是脏腑之气上逆。一是肺气上逆，二是胃气上逆，三是肝气上逆，主要以肺、胃、肝为主。

形成：主要有情志所伤、饮食不当、外邪侵犯、痰浊壅阻、因虚而逆这几个方面。情志、饮食、外邪、痰浊都是由实邪导致的气逆。虚而气逆，如肺、胃、肝气虚无力升降出入也会导致气逆。虚实均可导致气逆，见图 8–2–48。

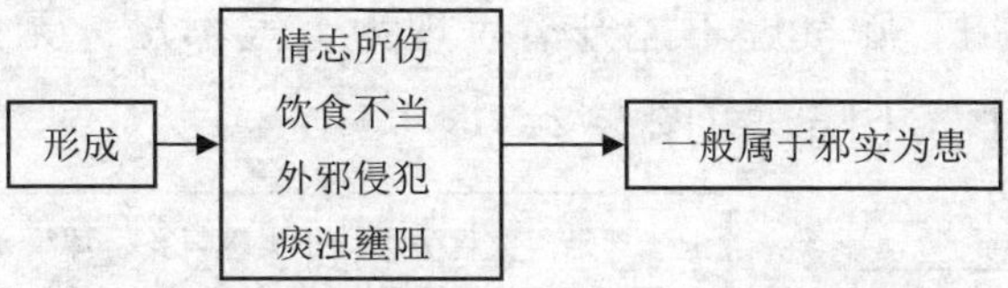

图 8–2–48　气逆形成示意图

表现：肺气上逆，患者主要表现为咳喘；胃气上逆，主要表现为恶心、呕吐、嗳气、呃逆；肝气上逆主要表现为头胀痛、面红目赤、易怒等（见图 8–2–49）。气逆于上，主要是以实邪为主，但是也有因肺气虚无力下降或者肾不纳气而致气逆于上的，这时就要补肺或者补肾来纳气降气以平咳喘。另外胃气虚，有时也可以导致气的上逆，这时就要补胃气而降逆气。要注意分辨肺、胃气逆是由于实还是虚引起的，不同的病机，治疗也会不一样。

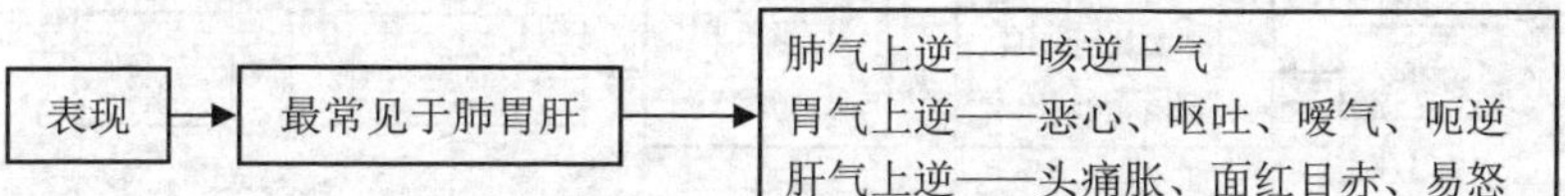

图 8–2–49　气逆表现示意图

（3）气陷

概念：指气的上升不足或下降太过，以气升无力而下陷为特征的一种病理状态。

形成：素体虚弱，久病耗伤造成脾气虚损，清气不升，中气下陷，日久就会形成气陷的病理状态，见图 8–2–50。

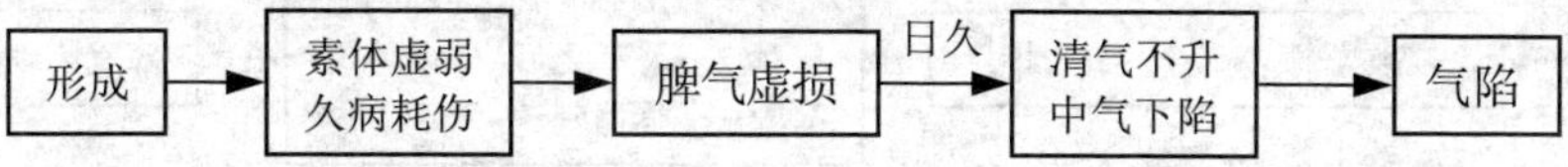

图 8–2–50　气陷形成示意图

表现：在临床上主要表现有两个方面，一是上气不足，二是中气下陷。上气不足的主要表现是头昏眼花、耳鸣。患者表现为因头目失养而致头脑不清醒，眼睛干涩昏花、头晕、耳鸣。中气下陷，主要表现为脏器的脱垂，比如胃下垂、肾下垂、子宫脱垂、脱肛等。有时患者虽然不是脏器的脱垂，只是有腹胀、小便频、大便频频欲便，这也是轻度中气下陷的表现，患者往往伴有乏力、气短、懒言、面色无华、脉虚弱等临床表现，这种也属于气陷的病理变化。气陷主要涉及的脏腑是脾。因为中医认为脾主升清，脾气虚不能升清表现为上气不足，无力升清，气虚下陷主要表现为中气下陷，见图 8–2–51。

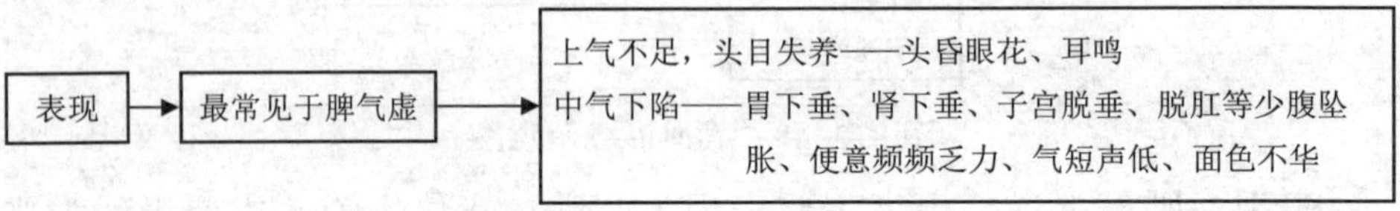

图 8–2–51　气陷表现示意图

（4）气闭

概念：气机闭阻，外出严重障碍，以致清窍闭塞出现昏厥的一种病理状态。

形成：一是情志的抑郁，闭塞气机；一是外邪、痰浊等因素导致气不得外出，闭塞清窍，见图 8–2–52。

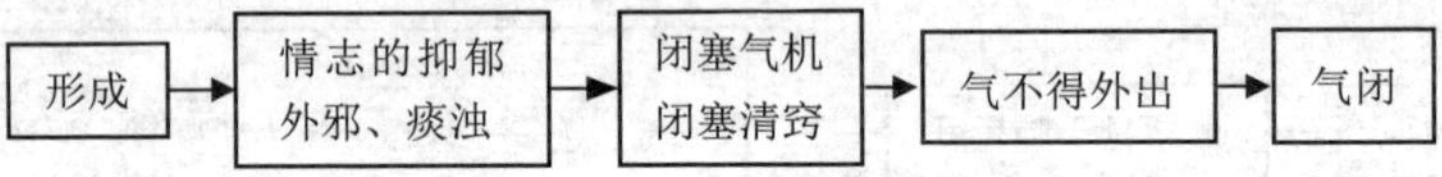

图 8–2–52　气闭形成示意图

表现：临床表现主要是昏厥，患者突然昏厥，不省人事。气闭分为三种情况，闭厥、气厥和痛厥。闭厥是由各种山岚瘴气，浊邪闭阻在体内使气外出受阻，叫闭厥。而气厥是患者暴怒之后，气郁闭在体内不能外出。而痛厥是由于患者肢体遭受了严重的创伤，剧烈的疼痛刺激造成的气机不能外出而闭在体内导致突然昏厥，见图 8–2–53。

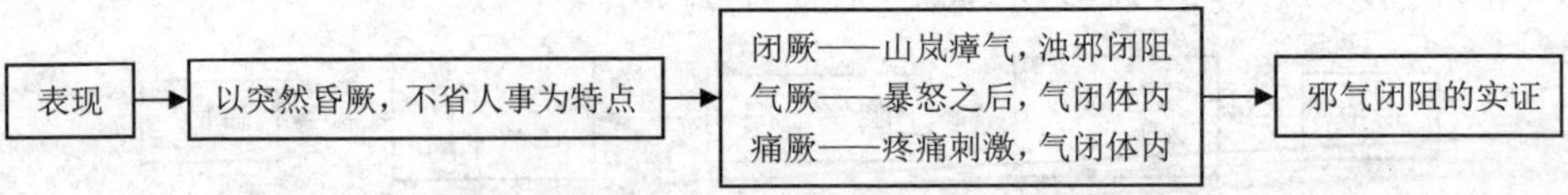

图 8–2–53　气闭表现示意图

（5）气脱

概念：即指人体的气不内守，大量向外亡失，脏腑失去气的推动、兴奋等作用，以致功能突然衰竭的一种病理状态。

形成：气脱形成的原因主要是正不敌邪，正气骤伤，或者是慢性病正气长期消耗，或者是大汗、吐下、出血等气随津（血）脱，正气虚甚，功能突然全面衰竭造成气脱，见图 8-2-54。

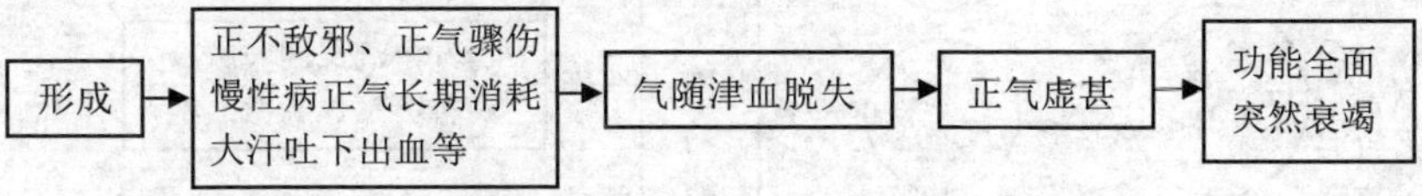

图 8-2-54　气脱形成示意图

表现：临床上出现的症状是面色苍白、汗出不止、目闭口开、全身瘫软、手撒、二便失禁、脉微欲绝或虚大无根等症状。

气脱与亡阴、亡阳的关系：相同点：病机都属于气的大量脱失，临床都可见气衰不固及功能严重衰竭的表现。无论是亡阴亡阳还是气脱都是气衰不固，气的衰少不能够固摄以及功能严重衰竭的一种状态。不同点在于：气脱无明显的寒象或热象。气脱由于阴气阳气脱失是等量的，没有明显的寒热表现，但见气虚不固及功能衰竭的表现。而亡阳是阳气突然大量脱失，有寒的表现，它会冷汗淋漓、四肢厥冷；而亡阴是阴气阴液大量的脱失，会出现汗多但汗多而黏、四肢尚温。另外还有烦躁、口渴等属于虚热征象的表现。从联系方面来看，气脱若偏向阳气的暴脱，则为亡阳，气脱若偏向阴气的暴脱，就属于亡阴。见表 8-2-4。

表 8-2-4　气脱与亡阳、亡阴的关系

	气　脱	亡　阳	亡　阴
相同点	病机都属于气的大量脱失 临床都可见气衰不固及功能严重衰竭的表现		
不同点	无明显寒象或热象 但兼气虚不固及功能衰竭的表现	阳气突然大量脱失出现冷汗淋漓、四肢厥冷等寒性征象	阴气突然大量脱失出现大汗皮肤尚温、烦躁、脉数疾等热性征象
联　系	气脱若偏向阳气的暴脱，则为亡阳 气脱若偏向阴气的大脱，则为亡阴		

为了进一步说明气脱与亡阴亡阳的关系，以一个示意图（见图 8-2-55）展示。在关系示意图中，气脱分为三个方面，亡阴、亡阳和气脱。气

脱是指狭义的气脱。亡阴、亡阳和狭义的气脱都属于气虚不固、功能衰竭的表现，而亡阴伴有大汗而皮肤尚温、烦躁、脉数疾的表现；亡阳伴有冷汗淋漓、四肢厥冷的表现，而狭义的气脱无明显的寒象或热象，但见气虚不固。

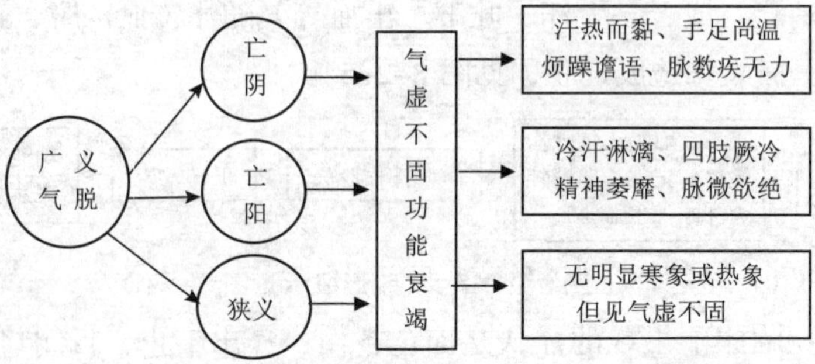

图 8-2-55　气脱与亡阴、亡阳关系示意图

（三）血的失常

关于血的失常主要分为两个方面，一个方面是血的生成不足或耗损太过导致的血虚证，另一个是血液运行失常的病症。血的运行失常主要有血瘀、血热和血液妄行三个方面，见图 8-2-56。

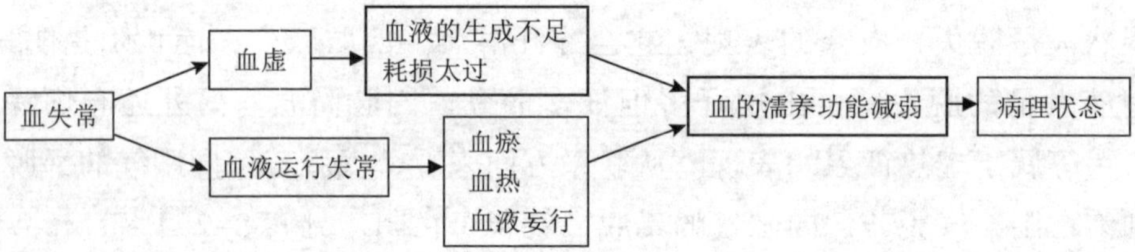

图 8-2-56　血失常病机示意图

1. 血虚

概念：指血液不足，血的濡养功能减退的病理状态，以心肝两脏表现最为明显。

形成：一是损耗过多。什么情况容易血液损耗过多？第一是久病不愈，营血暗耗，长期慢性的疾病伤耗了营血。第二是失血过多，新血来不及补充。比如产妇大失血或者是外伤失血过多，新血一时补充不上就会造成血虚。除了耗损过多之外，形成血虚的原因还有化源不足，主要包括了饮食营养摄取不足，脾胃虚弱，精微化生不及两个方面。饮食营养摄取不足，比如经常有人减肥不吃饭，这样生血无源，导致血虚，甚至造成闭经。这是由于饮食营养不足造成的血液的亏少。另外有人是由于生血功能减退，中医认为五脏对于血液的生成都发挥重要的作用，比如心主血脉，肺通过生成宗气促进血行，脾胃是气血生化之源，肝能藏血，肾精能化血。五脏虚损都会造成血液的化生不足，其中又以肾中精气亏损最为重要。以上原因都会造成血液的化生减少或者血液耗损过多，最终形成血虚的病理变化，见图 8-2-57。

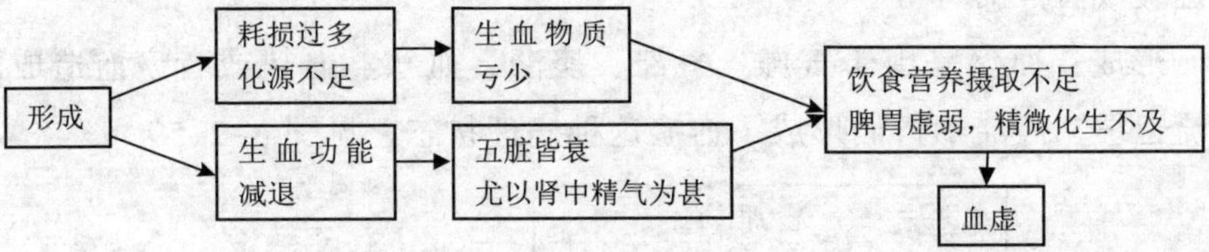

图 8-2-57 血虚形成示意图

表现：首先是肌肤爪甲的失养，患者会表现为面色苍白，唇、舌、爪甲色淡；若头目失养，则见头晕目眩，目暗昏花，两目干涩；若心神失养，则见心悸怔忡，怔忡是心中惕惕不安，不能自控的一种病证，是心之气血大伤的表现。血虚不养气则见气虚，表现为倦怠乏力。筋失所养，则见手足发麻、筋脉拘挛、屈伸不利。血不敛魂，神魂失于安藏，则见失眠多梦，健忘，注意力难以集中或者神衰不能用脑。这一系列的表现都属于血虚之象。中医讲“望而知之谓之神”，可以通过望患者的面色、神态来了解患者是否血虚。中医讲的血虚和西医讲的贫血不是一回事。贫血是有形的血细胞成分减少，比如血红蛋白降低或者红细胞减少，这是西医诊断贫血的金指标。但是中医诊断血虚的指标，完全是“以外知内”，通过体表的观察来推测内在脏腑气血的盛衰。如凡是见到面色苍白、唇甲色淡、筋脉拘挛或神衰不能用脑，或失眠、多梦、健忘、均可诊断为血虚，是指血的功能状态不足，见图 8-2-58。

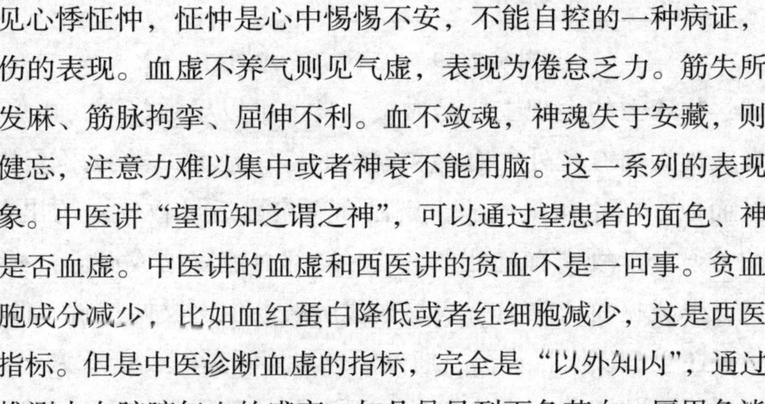

图 8-2-58 血虚表现示意图

2. 血运失常

（1）血瘀

概念：是指血液的循行迟缓，流行不畅，甚则血液停滞的病理状态。在概念中要注意，血瘀是指血液流动变慢了或者停在局部。注意血瘀和瘀血不是一回事，瘀血既包括脏腑经络内停滞不畅的血液，还包括溢于脉外的血液，是一个病因学概念。而血瘀是一个病机学概念，是血液流动迟缓或者停滞。

形成：血瘀是由于气虚、气滞、痰浊、血寒、血热或者瘀血造成的血流迟缓，停滞不行而形成了血瘀这种病理状态，见图 8–2–59。

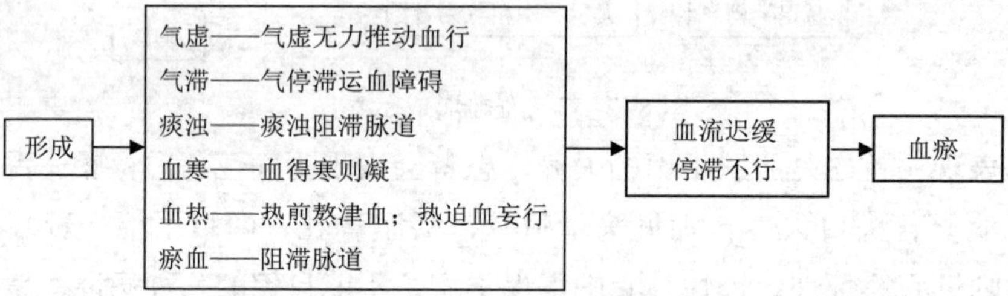

图 8–2–59　血瘀形成示意图

表现：临床上的表现主要是血瘀，日久可以导致气滞，血瘀造成气滞，患者表现为痛有定处。血瘀和气滞的疼痛是不一样的，气滞的疼痛是胀痛，而血瘀的疼痛是刺痛，瘀血和血瘀最后导致气滞均出现疼痛，由于影响了血分，故痛有定处。另外，局部血液凝结成血瘀，血瘀进一步发展就会形成瘀血，瘀血就容易形成肿块，中医又叫癥瘕。除了癥瘕之外，患者还会出现面目黧黑、肌肤甲错、唇舌紫暗、舌有瘀点、瘀斑，面部有红缕等症状。还伴有血瘀兼气滞引起的肢体麻木，这是因为血瘀兼气滞造成血液的运行不畅，局部得不到新的气血的濡养，会出现麻木。津液运行不畅进一步发展会引起局部组织的肿胀。在临床上经常会见到闭经的患者，两三个月甚至半年不来月经，她变得越来越胖，肢体也会水肿。这就是“血不利则为水”，血液郁滞不动，血中的津液不能排出体外，渗到脉外，留滞在组织间隙中，会形成局部组织肿胀，见图 8–2–60。

（2）血热

概念：指血分有热，从而使血液运行加速或使血液妄行的病理状态。

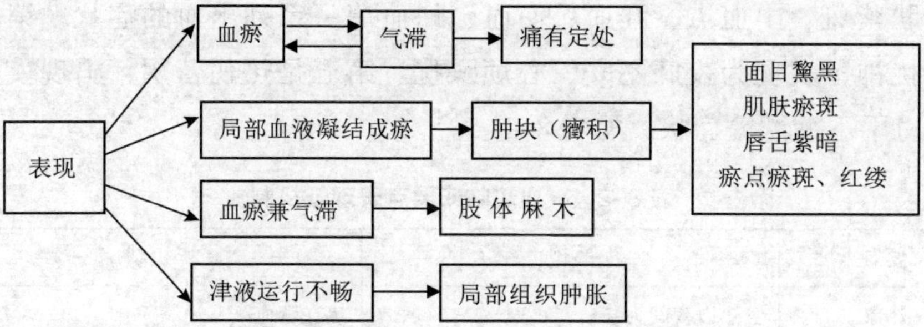

图 8–2–60 血瘀表现示意图

指热进入到血脉中，血液中有了热邪，从而使血液运行加速，或使血液妄行溢出于脉外的病理状态，统称为血热。形成：主要是外感温热邪气入于血分，或者是外感寒邪，入里化热伤及血分，或者五志过极，郁久化火伤及血分，或者是阴虚火旺，日久伤及血分。这些都可以导致邪热入血的表现，见图 8–2–61。

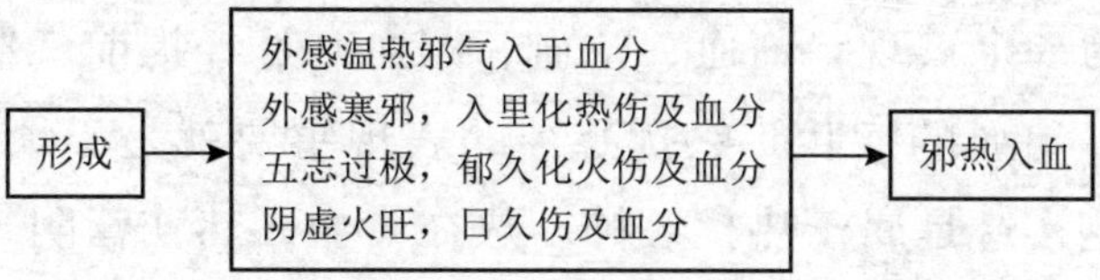

图 8–2–61 血热形成示意图

表现：由于阳盛则热，会出现实热的病机，会见到热象。另外，血得热则行，脉道扩张，可以见到面红目赤，脉细数的表现。在血行加速与脉道扩张的基础上，血行如果进一步加速，还会出现出血的表现，血热容易扰乱心神，会出现心神不安、心烦或躁扰发狂的表现，见图 8–2–62。

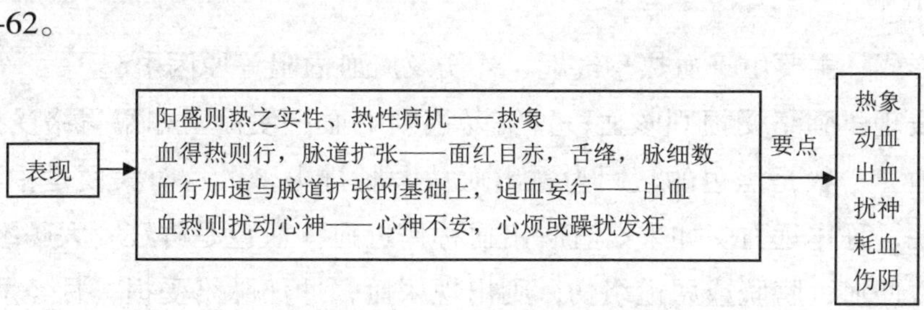

图 8–2–62 血热表现示意图

血热第一表现就是热象，患者会发热。第二是动血的表现，出现面红、舌红、脉数等症状。第三是出血，血热迫血妄行导致血溢脉外，出现皮肤紫斑、出血点、吐血、便血、衄血等一系列出血的症状。第四是血热扰神，表现为夜寐不安、心烦躁扰。第五是热伤营阴，出现夜热早凉，口干不欲饮等症状，见表 8-2-5。

表 8-2-5 血热临床要点表现及机制

要点	表现	机制
热象	身热以夜间为甚	热在营血
血速脉扩	舌质红绛、脉细数等症	热迫血行加速，脉络扩张
出血	衄血、吐血、尿血、月经提前、量多	热迫血妄行
扰神	心烦或躁扰发狂、谵语甚则昏迷	热扰心神
耗血伤阴	口干不欲饮	热在营血，蒸腾营阴上蒸于口舌

血热患者的身热以夜间为甚，因为热在营血，在阴分，在属阴的夜间就会加重。另外患者舌质红绛，脉细数，是热迫血行加速，脉络扩张，是动血的一个表现。衄血、吐血、尿血、月经提前、量多，这是血热迫血妄行，出血的症状。热扰心神的表现主要就是心烦或躁扰发狂，谵语或者昏迷，这是属于热扰心神。热在营血，热伤营阴，患者虽然口渴但是不欲饮，口干口渴是由于有热邪伤津，会口渴，但是为什么又不欲饮？是热入营血，热蒸营阴，蒸动营分的津液上呈于口，所以不想多喝水。

（3）血液妄行

概念：指血液溢出血脉的病理状态。即血液不循常道，溢出血脉的病理状态。

形成：主要由于血热、气虚、外伤及瘀血内阻等原因引起。

表现：肺络受损则咳血；胃络受损则呕血、便血。如果胃络受损出现便血，一般是黑色的，因为胃出血从大肠排出来，这时大便是柏油样的黑便，称作远血。如果是直肠出血称作近血，血色是鲜红。大肠络伤，会导致便血；膀胱或尿道络伤，则出现尿血；冲任脉络受损，月经量多，经期提前；鼻窍脉络损伤，会出现衄血。若脾不统血，比如渗溢于肌肤，皮下出血可以形成紫斑，渗溢于胃肠会便血，渗溢于膀胱会尿血，冲任失固会月经过多或崩漏不止。这种由于脾虚不能统摄造成的出血，一般颜色浅淡，时间比较长，以下部出血为多见。由于实证引起的出血大多血色鲜红或者暗黑，而由于虚证造成的出血，大多数颜色偏于浅淡，要注意区分，见图 8–2–63。

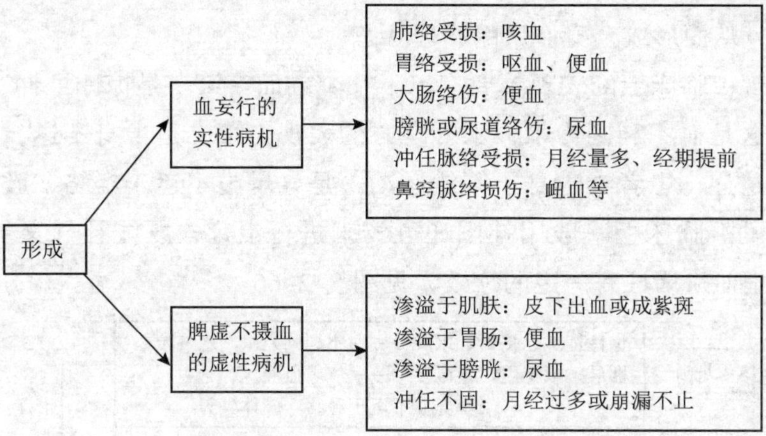

图 8–2–63 血液妄行的形成示意图

（四）气与血关系的失调

气血关系的失调主要分为六大部分的内容：气滞血瘀，气虚血瘀，气不摄血，气随血脱，气血两虚，气血失和、不荣经脉。

1. 气滞血瘀

概念： 指由于气的运行郁滞不畅，以致血液循行障碍，继而出现血瘀的病理状态。

形成： 它的形成主要是由于情志内伤，抑郁不遂，或者闪挫外伤，伤及气血，这些原因都会导致气滞血瘀。

表现： 胸胁胀满疼痛，或者瘀斑，或者癥瘕积聚，主要由于心肝气滞血瘀所致，另外胸胁憋闷刺痛、咳喘、心悸、唇舌青紫，主要由于心肺血瘀气滞所致。以气滞为主的气滞血瘀以胀痛为主，而以血瘀为主的血瘀气滞以刺痛为主，而气滞血瘀在胁肋部的一般病位在肝，而气滞血瘀在胸部的一般病位在心肺，见图 8–2–64。

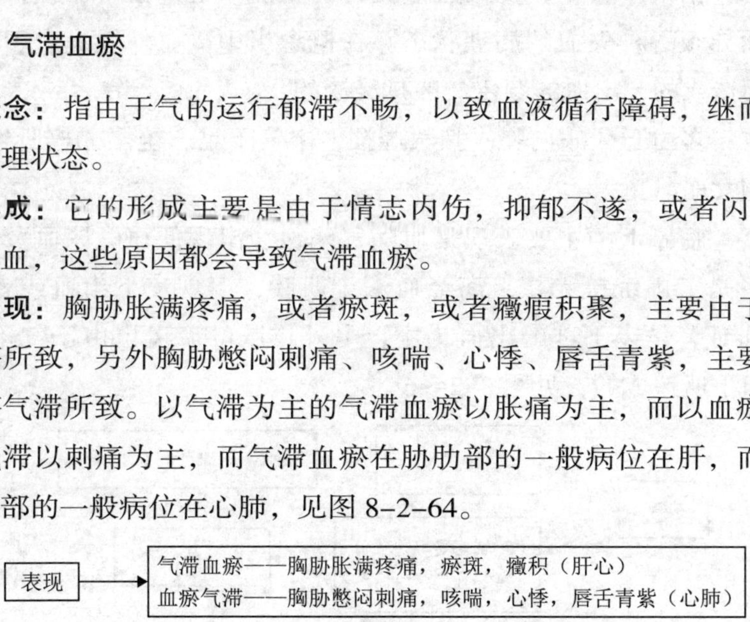

图 8–2–64 气滞血瘀的表现示意图

2. 气虚血瘀

概念：指气虚推动血行无力而血行不畅甚至瘀阻不行的病理状态。

形成：它的形成往往是心、肺、肝、脾气虚或者年高气虚造成的血行无力，从而形成全身血瘀的病理状态。

表现：临床上的表现主要有以下几个方面：第一是惊悸怔忡、喘促、水肿，这是血不利则为水，水气凌心的表现。第二是半身不遂，往往是中风后遗症，患者半边身子不能运动，是气暴虚不运于经络，肢体失养而造成的。临床上一般用补阳还五汤来进行治疗，既能补气又能活血，对于气虚血瘀诸证有一定的疗效，见图 8–2–65。

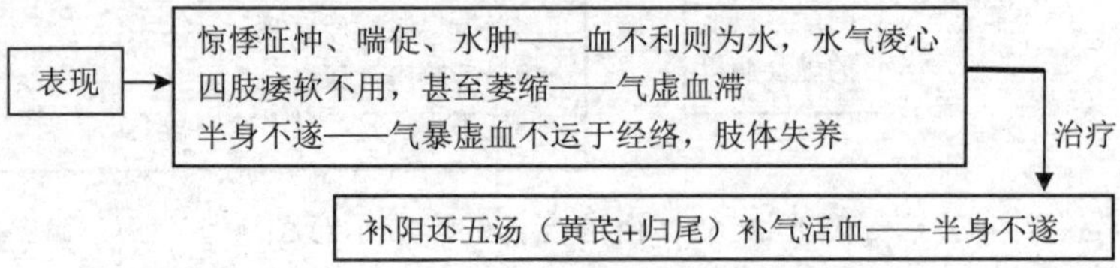

图 8–2–65　气虚血瘀的表现示意图

3. 气不摄血

概念：指气虚不足，统摄血液循行的功能减退，血不循经，溢于脉外，从而导致各种失血的病理状态。在概念当中，血外溢是由于气虚无力固摄而造成的，出血的颜色一般是浅淡的。

形成：多由于久病伤脾，脾气虚损，中气不足，统摄无权所致便血、尿血及妇女崩漏。

表现：临床上的主要表现是血随气陷，会出现便血、尿血及妇女崩漏，或者是气虚统摄无权，离经血渗于肌腠，出现皮下出血或者紫斑，气不摄血证，是以下部的出血为主，另外皮肤的瘀斑也由于气不摄血，血渗于肌下所造成的，见图 8–2–66。

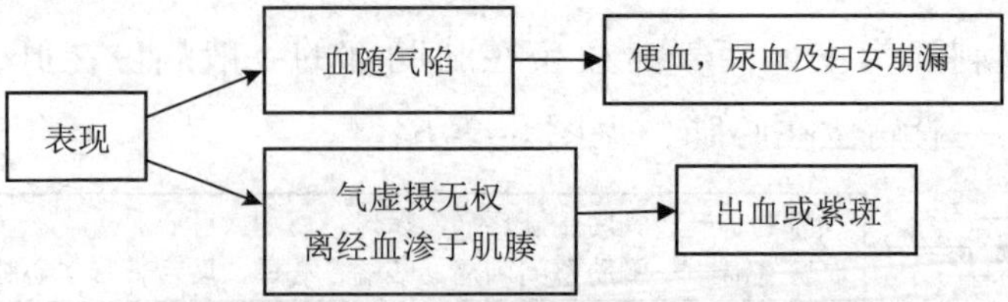

图 8–2–66　气不摄血的表现示意图

4. 气随血脱

概念：指在大量出血的同时，气随血液的流失而脱散，从而形成气血两虚或气血并脱的病理状态。

形成：气随血脱是以大量出血为前提的，如外伤失血，妇女崩中，或者产后大出血等。由于血能载气，大失血的同时，血中载的气也随之大量的脱失，造成气血并脱的状态，见图 8-2-67。

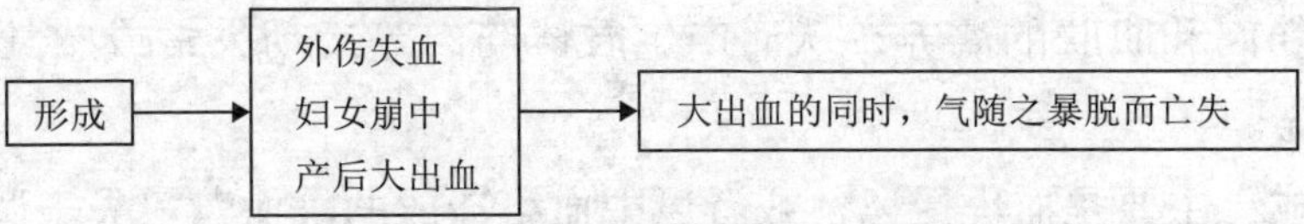

图 8-2-67　气随血脱的形成示意图

表现：临床表现主要有以下几个方面，第一是气脱则阳亡，由于血液脱失，阳气丢失，出现冷汗淋漓的表现。第二阳气虚不能达于四末，出现四肢厥冷的表现。第三气血两脱，不能上荣头目，清窍失养，患者会出现晕厥的表现。第四血脉失于气血的充盈与鼓动，脉象或沉细而微，或按之如葱管，用力按则中空，这叫芤脉，是由于脉道中失去血的濡养而造成的。第五气血两脱，心神失养，往往患者会出现精神萎靡的表现。临床上用人参归脾丸进行治疗，补气、养血、安神，见图 8-2-68。

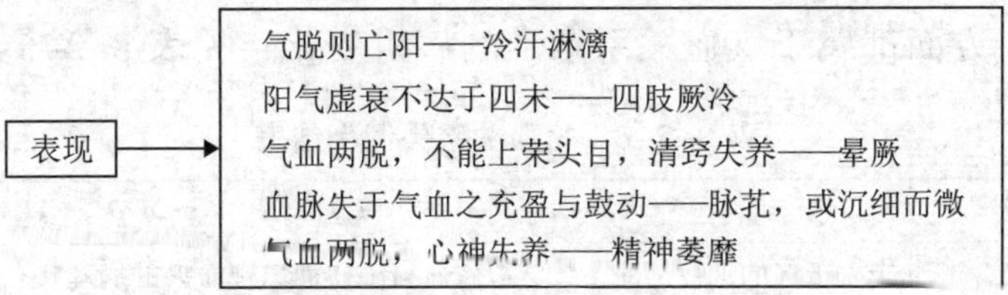

图 8-2-68　气随血脱的表现示意图

5. 气血两虚

概念：气血两虚是指气虚功能衰退与血虚组织器官失养同时存在的病理状态。

形成：久病耗伤，气血两亏，或者先有失血，气随血衰，或者气虚，血液无以生化，这些情况都容易形成气血两虚。

表现：面色淡白或萎黄、少气懒言、疲乏无力、形体瘦怯、心悸失眠、肌肤干燥、肢体麻木，这些都是气血两虚的典型表现，可以用人参归脾汤或者八珍汤加减进行治疗，见图 8–2–69。

表现 → 脾气虚——面色淡白或萎黄、少气懒言、疲乏无力、形体瘦怯
心血虚——心悸失眠、肌肤干燥、肢体麻木

图 8–2–69　气血两虚的表现示意图

6. 气血失和，不荣经脉

概念：指气血两虚，导致气血之间相互为用的功能失于和调，影响经脉、筋肉和肌肤的濡养，从而产生肢体筋肉等运动失常或感觉异常之病理状态。

形成：主要是血虚受风，或者风中血络造成的气血营卫失于调和。

表现：临床上表现为肢体麻木不仁，或运动失灵，甚则不用，或者皮肤瘙痒，肌肤干燥，甚则肌肤甲错，它表现的都是皮肤、经脉、筋肉的感觉运动失常的一系列病理变化。既有气血虚，又有气血关系的失调，营卫失和，病机是比较特殊的，不表现在脏腑，而是表现在体表、经脉、筋肉的运动感觉方面，见图 8–2–70。

表现 → 气血失和——肢体麻木不仁，或肌肤干燥，甚则肌肤甲错
风中经络——皮肤瘙痒，或运动失灵、不用

图 8–2–70　气血失和、不荣经脉的表现示意图

这六个方面都属于气血关系紊乱的病机变化，见表 8–2–6。

表 8–2–6　气血关系失调小结表

病机	概念
气滞血瘀	指由于气的运行郁滞不畅，以致血行障碍而出现血瘀的病理状态
气虚血瘀	指由于气虚无力行血，以致血行障碍而出现血瘀的病理状态
气血两虚	是指气虚脏腑功能减退，血虚而机体失养两者同时存在的病理状态
气不摄血	是指气虚不能统血，血不循经，溢出脉外，从而导致各种失血的病理状态
气随血脱	是指气可随血液的大量流失而脱散，从而形成气血骤然并脱的严重病理状态
气血失和，不荣经脉	是指气血虚衰或气血失和，以致气血相互为用功能减退，筋肉肌肤失于濡养之病理状态

四、津液代谢失常

津液代谢失常主要分为三个方面：津液亏损不足、津液的输布与排

泄障碍、津液与气血的功能失调。

（一）津液亏损不足

概念：指人体的津液在数量上的耗伤亏少，进而导致内则脏腑，外而皮毛、孔窍失其濡润滋养，产生一系列干燥失润的病理状态。

形成：津液亏损不足的形成主要有以下四个方面：一是热盛伤津。燥热之邪灼伤了津液。二是丢失过多。大汗、失血、吐泻、多尿都会引起津液的丢失过多。三是用药不当。过用燥热之剂，耗伤阴液。四是慢性病的消耗，久病体弱生成不足。这些因素都会导致机体津液亏损不足，见图 8–2–71。

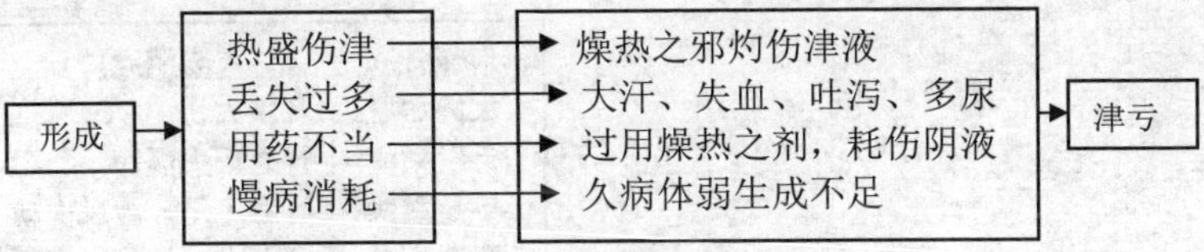

图 8–2–71　津液亏损不足的形成示意图

表现：临床上津液亏损不足分为伤津和脱液。

伤津表现：所谓的伤津就是老百姓说的失水，主要是由于吐泻太过、高热伤津或者气候干燥引起的，主要表现为口唇、鼻咽、肌肤、二便、血脉失于滋润的症状。伤津主要涉及的脏腑是肺胃，肺胃失去津液的滋润主要表现为鼻咽干，唇焦而口渴，皮肤干燥、痒、落屑、干裂，目眶内陷，十指螺瘪，便干，尿少或无尿，脉细。伤津比较轻微，易于耗伤也易于补充，可以吃西瓜或麦冬、沙参、玉竹等，都能补充肺胃津液，减少伤津病理损害，伤津进一步发展就会脱液，见图 8–2–72。

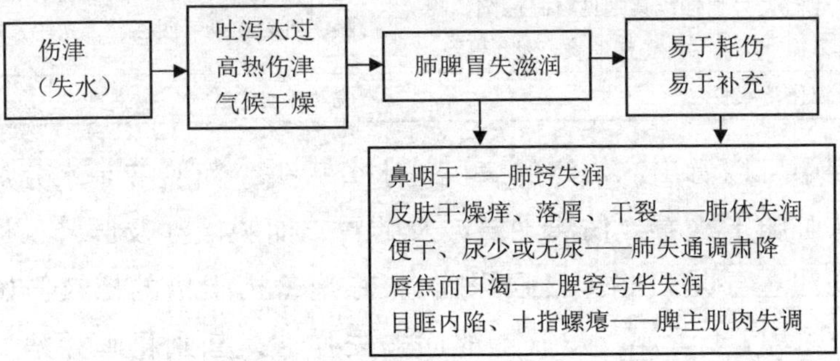

图 8–2–72　伤津表现及机制示意图

脱液表现：脱液是既失水又失精微。脱液常见于严重热病的后期，或者恶性肿瘤的晚期，或者大面积烧伤，一般见于骨肉、毛发、筋血失于濡养，主要定位的脏腑是肝肾。临床主要表现为形瘦骨立，大肉尽脱，毛发枯槁，手足震颤，肌肉瞤动，舌光红无苔或少苔。液一般不容易损耗，一旦亏损则不易迅速补充。伤津和脱液相比，伤津比较轻微，脱液则比较严重，必须用熟地、阿胶、白芍等味重的滋养精微的药物才能补充，见图 8–2–73。

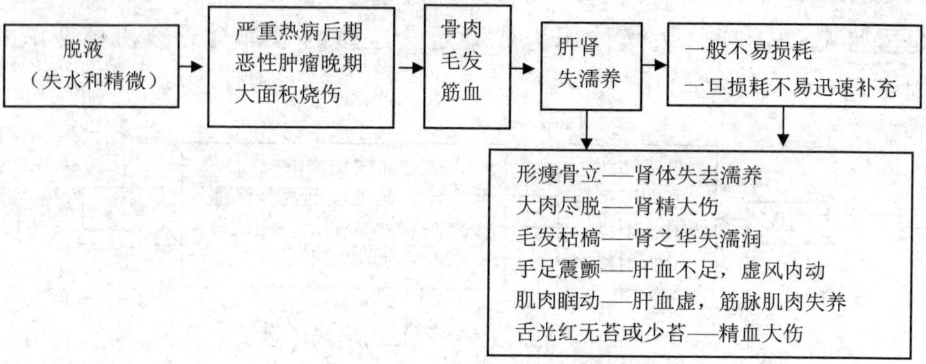

图 8–2–73　脱液表现及机制示意图

伤津与脱液的比较：尽管生理上津液可分不可离，但临床上伤津与脱液一定要区别开，见表 8–2–7。

表 8–2–7　伤津与脱液比较表

	伤津	脱液
病机	水分丢失	水分 + 精微脱失
脏腑	肺胃脾	肝肾
表现	目陷、螺瘪、尿少、口干舌燥、皮肤干涩而失去弹性；甚则见目眶深陷、啼哭无泪、小便全无、精神萎、转筋等	形瘦骨立、大肉尽脱、肌肤毛发枯槁，或手足震颤、肌肉瞤动、唇裂、舌光红无苔或少苔
联系	津伤乃液脱之渐	液脱乃津伤之甚

从表中可以看出，伤津的病机是水分丢失，而脱液是水分加精微的脱失；从脏腑上来看，伤津主要涉及肺胃，而脱液涉及肝肾；从表现上来看，伤津主要是目陷（目眶深陷），螺瘪（指十指的螺纹开始陷下瘦瘪），尿少，口干舌燥，皮肤干涩而失去弹性，甚则目眶深陷，啼哭无泪，小便全无，精神委顿，小腿抽筋等。而脱液的表现是形瘦骨立，形

体消瘦，大肉尽脱，肌肤毛发枯槁，或手足震颤，肌肉瞤动，唇裂，舌光红无苔或少苔；从二者的联系方面来看，津伤乃液脱之渐，液脱乃津伤之甚。

（二）津液输布排泄障碍

肺主宣发肃降，通调水道，肺的功能降低了，津液就不能正常地布散；脾主运化水液，如果脾运化水液功能失常会造成水饮不化，上不能输送到肺，下不能输送到肾和膀胱，水液在体内停留；肝主疏泄，调畅气机，能促进水液的代谢，如果肝失疏泄，气滞则津停，也会造成津液在体内的停留；心主血脉，推动血液运行，如果心气虚无力行血，血中的津液会渗到脉外，津液内外环流障碍也会形成津停体内。另外，三焦水道不利也是原因之一。津液的升降出入是在三焦通道进行的，如果上焦心肺功能降低，中焦脾胃功能减弱，下焦肾和膀胱功能低下，整个三焦气化功能无力，就会使津液升降环流出现障碍，也会出现津液输布的障碍，见图 8–2–74。

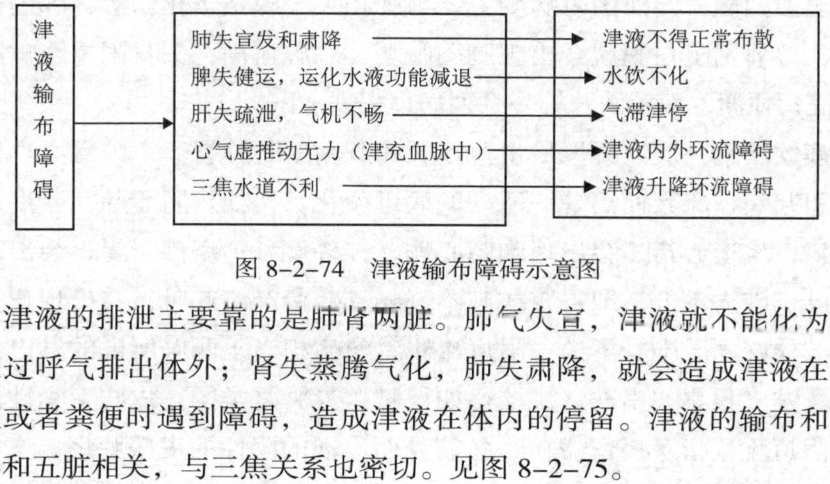

图 8–2–74 津液输布障碍示意图

津液的排泄主要靠的是肺肾两脏。肺气失宣，津液就不能化为汗液和通过呼气排出体外；肾失蒸腾气化，肺失肃降，就会造成津液在化成尿液或者粪便时遇到障碍，造成津液在体内的停留。津液的输布和排液障碍和五脏相关，与三焦关系也密切。见图 8–2–75。

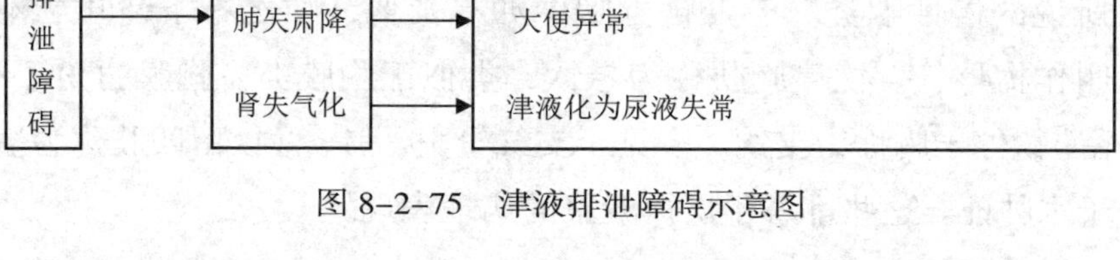

图 8–2–75 津液排泄障碍示意图

表现：津液的输布排泄障碍导致的病证见图 8–2–76。

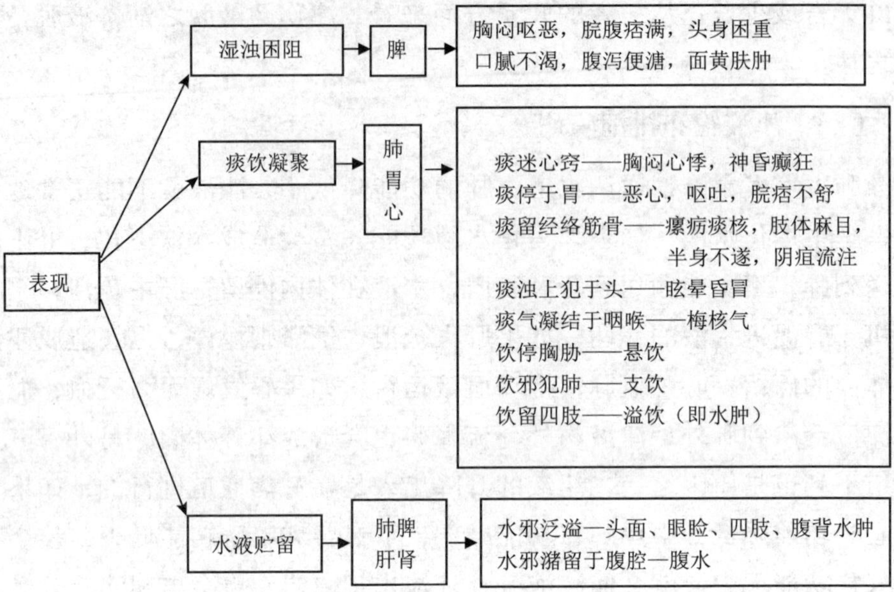

图 8–2–76　津液输布排泄障碍示意图

湿浊困阻：湿浊困阻病变主要与脾相关。脾主运化水湿，脾虚不能运湿，湿邪困阻在脾就会出现胸闷呕恶，脘腹痞满，头身困重，口腻不渴，腹泻便溏，面黄肤肿等一系列病理表现。

痰饮凝聚：痰饮凝聚最主要涉及的脏腑就是肺胃心，肺胃心功能失常会引起痰饮凝聚而出现一系列的病理变化。比如痰阻于肺，会出现咳喘咯痰；痰迷心窍，会出现胸闷心悸、神昏癫狂；痰停于胃，会出现恶心呕吐、脘痞不舒，即胃脘痞满不舒畅；痰留经络筋骨，会出现瘰疬痰核、肢体麻木、半身不遂、阴疽流注。瘰疬相当于西医所说的淋巴结的结核，淋巴累累如串珠。痰核比如像腱鞘囊肿之类的，皮肤下囊性的肿块。阴疽流注指寒痰留滞在经脉筋骨而出现的阴性的皮肤肿疡，皮肤不红不肿不痛。流注是指有瘘管从一端通向另一端，流白色或黄色脓液。痰浊上犯头目会出现晕眩昏冒，痰气凝结在咽喉会出现梅核气，相当于西医所说的慢性咽炎。患者自觉咽中如有炙脔，咽之不下，吐之不出，中医叫作梅核气。饮停胸胁称为悬饮，类似于胸膜炎，胸膜肋角下有液体停留。饮停于胸称为支饮，多见于支气管炎、肺炎。饮留四肢称为溢饮，类似于水肿证。这些都属于痰饮凝聚的病理表现。

水液贮留：水液贮留最常见的脏腑是肺脾肝肾，这几个脏腑功能失调会出现水液贮留的病理变化，主要表现为水邪泛溢，出现头面、眼睑、四肢、腹背的水肿，水液潴留于腹腔可以见到腹水。

水液输布排泄障碍导致的病症非常繁多，但主要分为三个方面，一是湿浊困阻在脾，二是痰饮凝聚在肺胃，三是水液贮留在肺脾肝肾。

《景岳全书·肿胀》说："盖水为至阴，故其本在肾；水化为气，故其标在肺；水惟畏土，故其制在脾。今肺虚则气不化精而化水，脾虚则土不制水而反克，肾虚则水无所主而妄行，水不归经则逆而上犯，故传入于脾而肌肉浮肿。""其本在肾"是说水液代谢的根本在肾，"水化为气，其标在肺"是说将肾阳蒸腾气化的水液变成蒸汽主要靠肺，"水惟畏土，其制在脾"是说液态的水向气态的水变化过程中，如果遇到了土，那就变不成气态的了。如果肺气虚，气不能化成精微而化成水，或者脾虚不能制水而水反克了脾，肾虚不主水了，水液妄行，水不归经，逆而上犯，传于脾而肌肉浮肿，机体就会出现各种水肿证。

在水液代谢三个重要的脏当中，要牢牢记住"其本在肾，其标在肺，其制在脾"。下肢水肿一般责之于肾，由于肾阳虚不能蒸化水液，出现下肢水肿，要补肾利水，肾阳虚可以用真武汤来治疗，肾阴虚一般用济生肾气丸来治疗。上半身的水肿一般责之于肺，要宣肺利水，可以用越婢加术汤治疗。属于外邪犯肺的，要散外寒兼利水，可以用麻黄加术汤。如果是肺气虚造成的水肿，要补肺利水，一般用防己黄芪汤来治疗。全身水肿一般责之于脾，要健脾利水，用五苓散、苓桂术甘汤或五皮饮等加减进行治疗，见图 8–2–77。

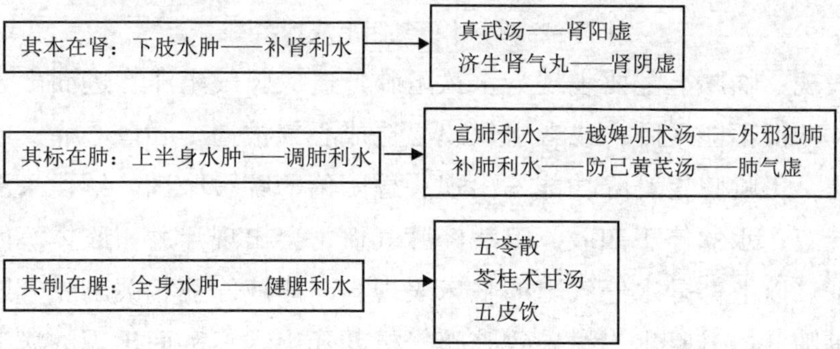

图 8–2–77　肺脾肾三脏失调在水液代谢中的诊疗作用

（三）津液与气血关系失调

津液与气血关系失常，主要涉及以下五个方面，见表 8-2-8。

表 8-2-8　津液与气血关系失调简表

病机	概念
水停气阻	指水液停贮，导致气机阻滞的病理状态
气随液脱	指因津液大量丢失，气失其依附随津液外泄的病理状态
津枯血燥	指津液亏乏，甚则枯竭，导致血燥虚热内生或血燥生风的病理状态
津亏血瘀	指津液亏损，血液运行不畅的病理状态
血瘀水停	指血行瘀滞，而致津液停贮，形成血水停滞或痰瘀互结的病理状态

从上表可以看出：水停气阻指水液运动停贮，导致气机阻滞的病理状态。气随津脱，指因津液大量丢失，气失其依附随津液外泄的病理状态。津枯血燥，指津液亏乏甚则枯竭，导致血燥虚热内生，或血燥生风的病理状态。津亏血瘀，指津液亏损，血液运行不畅的病理状态。血瘀水停，指血行瘀滞，而致津液停贮，形成血水停滞或痰瘀互结的病理状态。

1. 水停气阻

概念：水液停贮，导致气机阻滞的病理状态。

形成：水液停贮，脏腑生理功能受到障碍，升降出入运动被阻滞，见图 8-2-78。

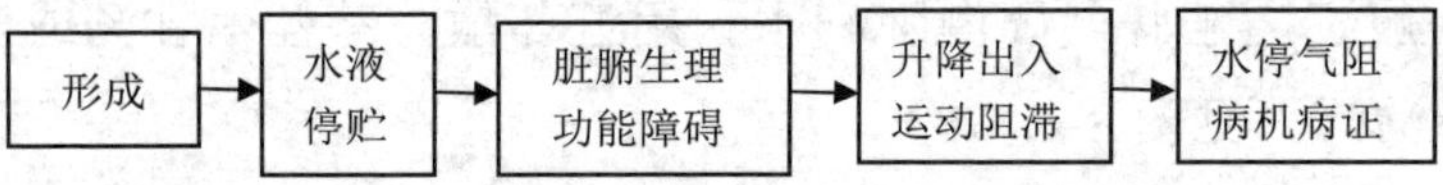

图 8-2-78　水停气阻形成示意图

表现：临床上主要表现为水饮阻肺，造成肺气壅滞，进而出现胸满咳嗽，喘促不能平卧；或者水饮凌心造成心气被遏，心悸心痛；或者水停中焦，影响脾胃升降功能，出现头昏困倦、脘腹胀满、纳化呆滞、恶心呕吐等；水饮停于四肢，阻滞经脉气血，会出现浮肿、肢体沉困、胀痛等证。以上都是水停气阻的临床表现，即津液停在相关脏腑，影响了相关脏腑气的升降出入，导致脏腑气机升降出入紊乱而出现的病症，见图 8-2-79。

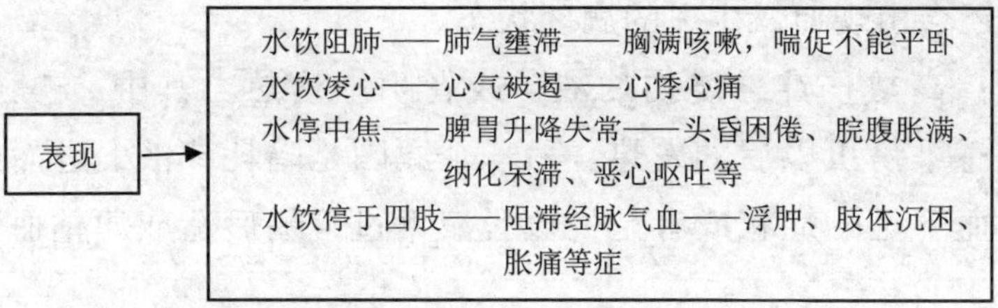

图 8-2-79　水停气阻表现示意图

2. 气随液脱

概念：津液大量丢失，气失其依附而随津液外泄，从而导致暴脱亡失的病理状态。

形成：高热伤津，大汗伤津脱液，或者严重吐泻伤津液，造成了气随津液耗伤而亡失，见图 8-2-80。

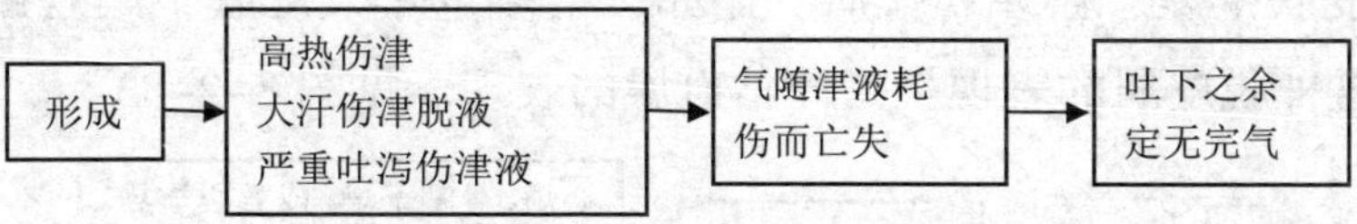

图 8-2-80　气随液脱形成示意图

表现：临床上有一句话叫作"吐下之余，定无完气"。其中，"吐下之余"指患者在大吐大下之后，"定无完气"的意思是由于津能载气，随着大量津液的耗伤，气也随之外泄，因而气也随之耗伤。"吐下之余，定无完气"强调的就是气随液脱造成的气的丢失。临床上主要的表现是在剧烈的汗吐下之后，出现面色苍白或灰暗，肌肤潮冷，气短，喘促，脉微欲绝的状态。见图 8-2-81。

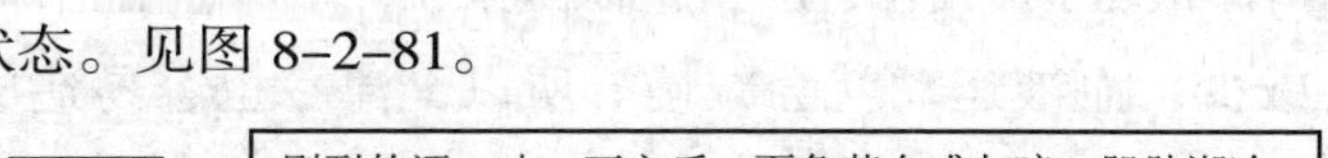

图 8-2-81　气随液脱表现示意图

3. 津枯血燥

概念：津液亏乏，甚则枯竭，从而导致血燥虚热内生或血燥生风的病理状态。由于血的成分是津液加营气，当血中的津液枯少时，就会出现血燥，血燥津亏，阳就会偏亢，出现血的虚热，被称为"血燥虚热内生"。血燥也会导致阴不制阳，使阳相对偏亢，偏亢过度就会生风。所以，津枯血燥还会出现血燥生风的病理状态。

形成：高热伤津，烧伤灼液，或者阴虚痨热。其中，“痨热”指的是肺结核感染痨虫以后的发热。另一个原因是暗耗津液，进而出现津液亏虚，生血不足的症状或者是失血脱液太过，最后造成津枯血燥，见图 8-2-82。

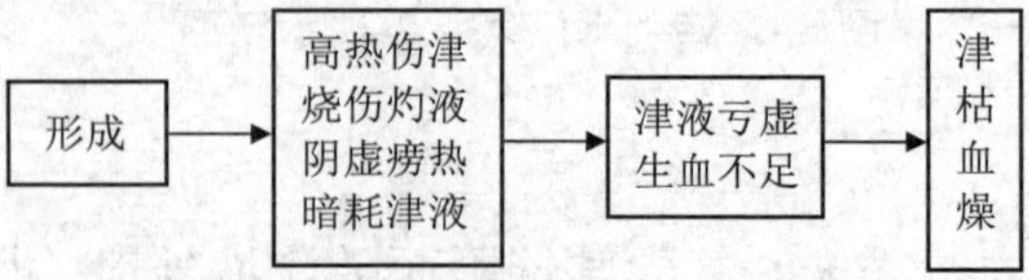

图 8-2-82　津枯血燥形成示意图

表现：血燥虚热内生主要表现是心烦，鼻咽干燥，或五心烦热，口渴喜饮，肌肉消瘦，小便短小，舌红少津，脉细数等；血燥生风的表现主要是皮肤干燥、瘙痒、落屑。比如，很多老年人皮肤干燥瘙痒，易于脱皮，这种脱皮屑的表现就是津枯血燥的表现。见图 8-2-83。

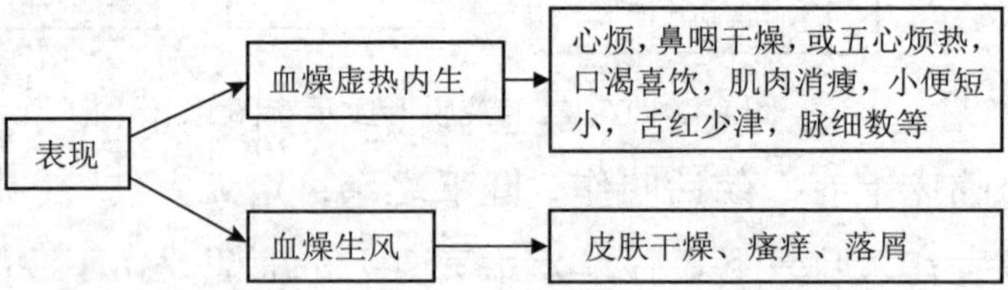

图 8-2-83　津枯血燥表现示意图

4. 津亏血瘀

概念：指津液亏损，血液循行郁滞不畅的病理状态。当津液减少时，血容量也会减少，血液运动就会减慢。所以，津亏也容易造成血液因运行不畅而郁滞的病理状态。

形成：高热、烧伤、吐泻、大汗等造成津液大量的消耗。津液亏少时，血容量就会不足，血液循行就会滞涩不畅，进而形成津亏血瘀的病理变化，见图 8-2-84。

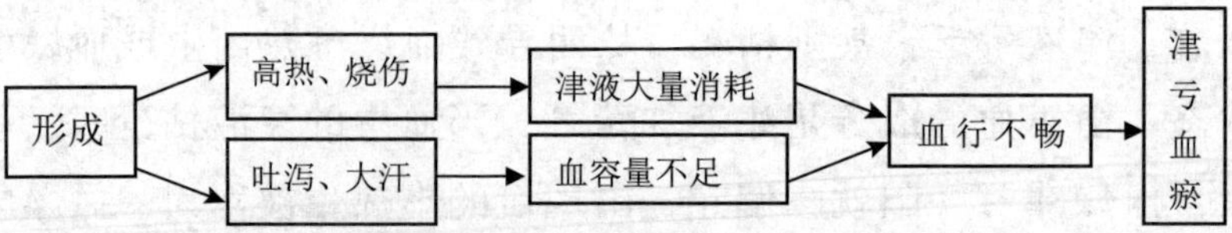

图 8-2-84　津亏血瘀形成示意图

表现：此证在临床上的表现，一是津亏证，一是血瘀证。所谓的津亏证即津液不足证，主要表现是口干舌燥、大便干燥、小便短少。而血瘀证主要表现是舌质紫绛，瘀点瘀斑，或皮肤斑疹显露。治疗津亏血瘀证重在养阴，不能单纯地活血化瘀，要在养阴的基础上再活血，要先增加血容量，再推动血行。见图 8-2-85。

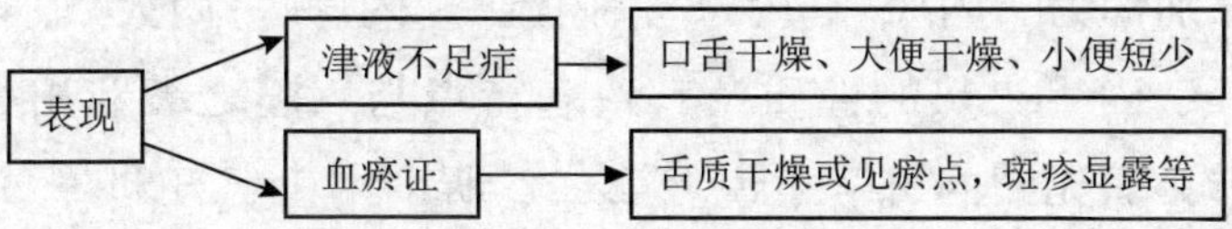

图 8-2-85　津亏血瘀表现示意图

5. 血瘀水停

概念：血行瘀滞而致津液停贮，形成血水停滞或痰瘀互结的病理状态，又称作“血不利则为水”。

形成：血寒、血热、情志抑郁、气虚、气滞等原因会造成血瘀，使血中津液环流发生障碍而渗出脉外，溢于肌肤，最终形成水停的病理变化，见图 8-2-86。

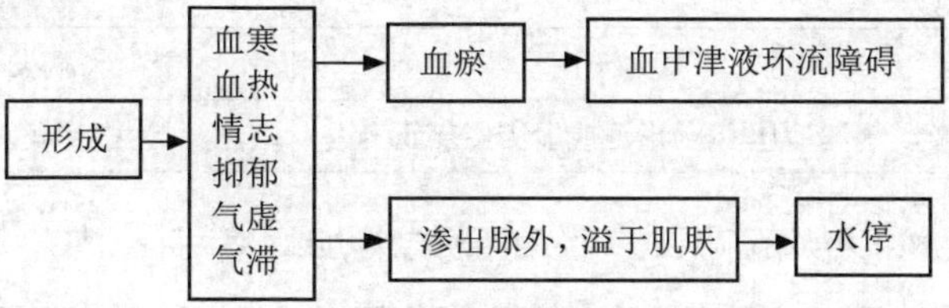

图 8-2-86　血瘀水停形成示意图

表现：此证在临床上主要表现为心阳虚和血脉瘀阻，可见心悸、气喘、口唇爪甲青紫、舌瘀斑等。水湿停聚于三焦会出现面目下肢浮肿的表现。见图 8-2-87。

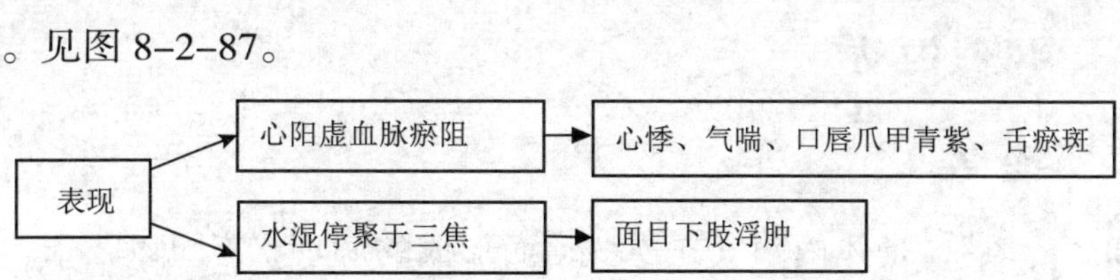

图 8-2-87　血瘀水停表现示意图

第三节 内生“五邪”病机

内生五邪指在疾病发展过程中，由于脏腑气血阴阳功能异常而产生的类似风、寒、湿、燥、火邪五种外邪致病特征的病理变化。由于病起于内，故分别称为“内风”“内寒”“内湿”“内燥”“内火”。有三点需要注意：第一、内生火热的性质及其致病特点与六淫之暑邪相类似，但暑邪纯属外邪，而无“内暑”之说。第二、所谓内生“五邪”，并不是致病因素，而是由于脏腑气血阴阳功能失调所引起的综合性病理变化。第三、内生五邪是病机，而外感六淫之邪是病因，二者不同。

内生“五邪”病机包括风气内动、寒从中生、湿浊内生、津伤化燥、火热内生。

内生五邪和外感六淫的区别见表 8–3–1。

表 8–3–1 内生“五邪”与外感六淫的区别

不同点	内生“五邪”	外感六淫
范畴不同	病机学	病因学
途径不同	病生于内	病发于外
证候不同	多为里证、虚证或虚实夹杂证	多为表证、实证

二者主要可以从范畴、途径和证候上加以鉴别：内生五邪属于病机学的范畴，而外感六淫属于病因学的范畴；内生五邪发病途径是病起于内，而外感六淫发病途径是病起于外；在证候的表现方面，内生五邪多为里证、虚证或者是虚实夹杂证，而外感六淫之邪多为表证和实证。

一、风气内动

（一）含义

即“内风”，是体内阳气亢逆变动而形成的病理状态。以眩晕、肢麻震颤、抽搐等风动之证为基本特征。

（二）分类

热极可以生风，即热盛达到极点可以生风。肝阳可以化风，由于肝肾阴虚不能制约肝阳，肝阳亢逆变动至极而化风。阴虚可以动风，由于阴虚不能制阳，阳相对偏亢也会出现动风。血虚可以生风，血不足而不能涵敛阳气，造成阳气上亢也会出现风动的表现。此外，血燥也可以生风，血中的津液亏少，造成阳相对偏亢而生风。以上这几种情况统称为"肝风内动"。在叶天士的《临证指南·医案》中明确指出"内风乃身中阳气之变动"，在《素问·至真要大论》中也提到了"诸风掉眩，皆属于肝"，换言之，风气内动或者肝气内动的病理变化，与五脏当中的肝关系最为密切，见图 8–3–1。

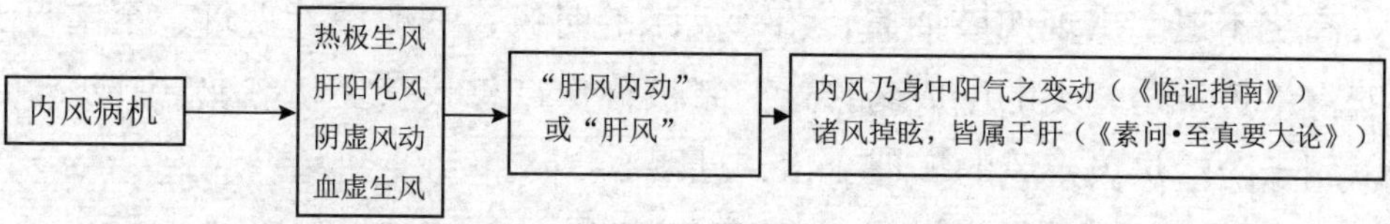

图 8–3–1 风气内动病机示意图

（三）内风的病理变化

1. 热极生风

概念：指邪热炽盛，煎灼津液，伤及营血，燔灼肝经，使筋脉失于濡养的病理状态，属于肝风内动的病理变化。根据阴阳对立制约的原理，邪热盛为阳盛，阳胜则阴病，即邪热盛会伤及阴液和营血，肝的筋脉失去血和津液的濡养，其收缩舒张功能就会出现异常的变化，最终导致动摇不定症状的出现，而这类似于外风的致病特点。

病机：热极生风多见于外感热病的极期阶段。热盛伤及津血，耗伤了肝脏的阴血，而肝主筋脉，肝的筋脉失去血和津液的濡养，就会出现风动的表现。热极生风的症状常见于小儿。小儿在高烧 40℃持续不退，并出现昏迷的情况下一般就会出现惊风的症状，即高热神昏，同时伴有说胡话，四肢抽搐等，此为热极生风的病理变化，见图 8–3–2。

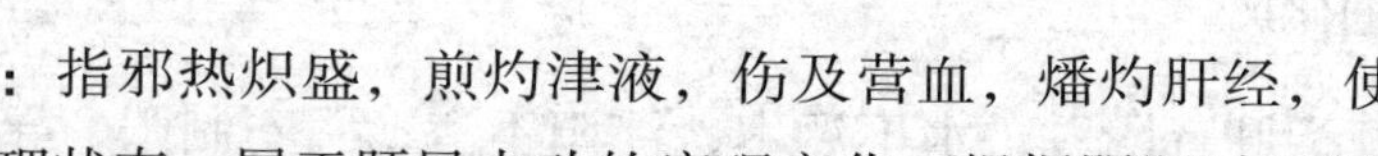

图 8–3–2 热极生风病机示意图

表现：临床上热极生风的病理变化主要表现在两个方面：一个是热盛的症状；另一个是阴血受伤，筋脉失养，动摇不定的症状。热盛的症状主要表现是高热，一般39℃以上，神志出现昏迷；动风的症状主要表现是抽搐、颈项强直、痉厥、角弓反张、目睛上吊。其中，“抽搐”指四肢动摇不定。而“颈项强直”指脖子发硬，转动不灵活。“颈”指脖子的前部，“项”指脖子的后部。“痉厥”指自觉肢体僵硬、发冷或者麻木不仁。“角弓反张”指人体出现躯干前挺，头和肢体向后屈曲的症状，就像一个反过来的箭弓。“目睛上吊”指白眼睛上视。如果患者在昏迷的时候出现了以上这些症状，都属于热极生风。在临床上如果遇到了小孩或者成年人高烧不退，出现四肢抽搐、角弓反张的时候，一般用紫雪丹、至宝丹、安宫牛黄丸这一类的中成药，这三者被称作“急救三宝”。这类中成药可以用于防治热极生风的病理变化，见图8-3-3。

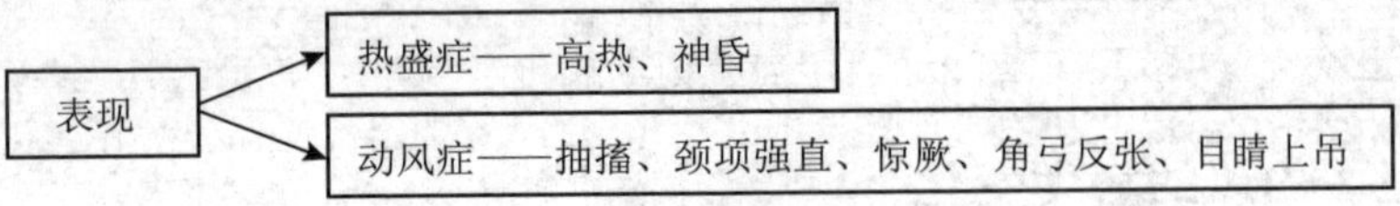

图8-3-3　热极生风表现示意图

2. 肝阳化风

概念：指肝肾阴亏，水不涵木，浮阳不潜，阴不制阳，导致肝之阳气升动无制，亢而化风的病理变化。所谓肝阳化风，指肝的阳气过度的亢逆上升而动摇不定出现化风的症状。

病机：肝阳化风的原理在于肝肾阴亏，水不涵木，浮阳不潜，阴不制阳，导致肝之阳气升动无制，亢而化风。在概念当中，首先是肾阴亏不能养肝阴，称为水不涵木。肾水不能涵养肝木，肾阴不能滋养肝阴。肝阴不足不能制约肝阳，导致肝中的阳气上浮，浮阳不潜，肝阳愈亢而化风。这种病理变化形成的机制在于情志内伤或者操劳过度耗伤肝肾之阴，见图8-3-4。

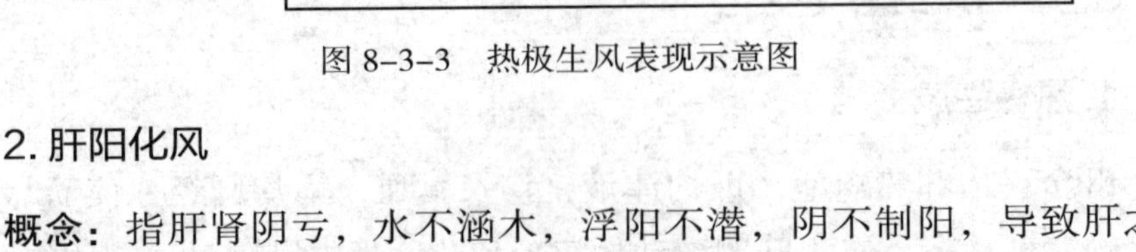

图8-3-4　肝阳化风病机示意图

表现：肝阳化风的病理变化在临床上的表现有三种情况，一种是症状较轻，表现为筋惕肉瞤、肢麻震颤、眩晕欲仆。筋惕肉瞤是指患者自觉筋在跳动或者肉不自主的在跳动，属于肝阳化风的轻证表现。肢体麻木，或者有轻微的震颤，常见于老年人的帕金森氏病。肢体在不自主的微微的颤动。另一种是肝阳上亢的症状。肝阳上亢是指气机上逆，患者感觉眩晕，好像将要摔倒一样，称为“眩晕欲仆”。严重时会出现口眼歪斜，半身不遂。再严重者可出现由于肝阳上亢，上逆过度，血随气涌的情况，表现为突然扑倒、发生闭厥。闭厥是指患者突然昏倒、四肢厥冷的症状，是气闭的一种反映。突然扑倒也可能发生脱厥。所谓脱厥是指气外脱而不内守，出现昏迷，四肢冰凉的症状。闭厥和脱厥的区别在于闭厥是气血上涌，出现了气血壅在头部的情况，多见于实证，患者牙关紧闭、两手握固、二便不通，这称为闭厥。所谓脱厥，指阳气亢逆于上且外脱，出现了阳气散失于外的情况，突然昏迷，目合口开（眼睛是闭着的，口是张开的），手撒遗尿（两手是展开的，遗尿）。这两种厥证都会出现昏迷，但是一个属于实证，一个属于虚证。“肝阳化风”这种病理变化一般以中风病为多见。所谓的中风病，西医称为脑血管意外，有时西医认为它的病因是脑血栓或者是脑出血，但是从中医来说，一般把其称为“肝阳化风”。肝阳化风一般见于高血压的患者，高血压后容易脑出血或者脑梗死。在遇到高血压病史的人时，如果出现了肢麻，眩晕或者头重脚轻，眩晕欲仆，突然嘴角歪斜或者眼睛歪斜的症状，这些属于中风的先兆，要积极进行防治。一般临床上出现这种肝阳化风的表现时，都主张用镇肝息风汤来治疗，中成药可以选用杞菊地黄丸或者牛黄降压丸，见图 8–3–5。

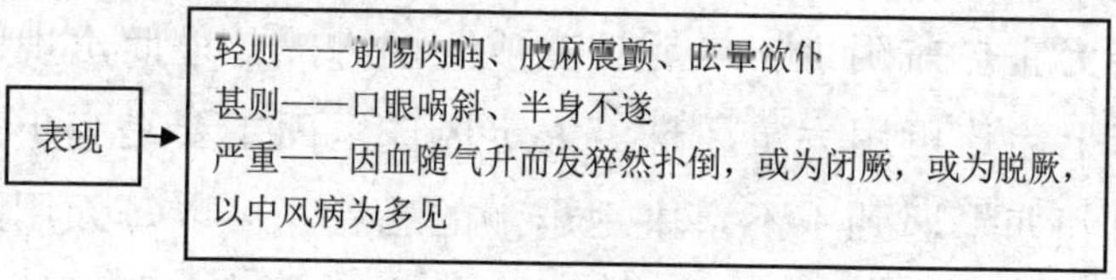

图 8–3–5 肝阳化风表现示意图

3. 阴虚风动

概念： 由于机体阴液枯竭，无以濡养筋脉，筋脉失养而变生内风的病理变化。属于虚风内动。阴虚风动主要的病机是阴液的枯竭不能濡养筋脉，出现抽搐动风的表现。肝阳化风表现的是标实的症状，如头重脚轻、眩晕等，但是有肝肾阴亏的表现，所以肝阳化风属于本虚标实。而阴虚风动属于虚证。热极生风是实热证候，属于实证。

形成：阴虚风动一般见于热病的后期阶段，由于热邪煎灼了津液或由于久病耗伤了阴液，阴液亏损，精血枯竭导致筋脉失去了濡养，出现了虚风内动，见图 8–3–6。

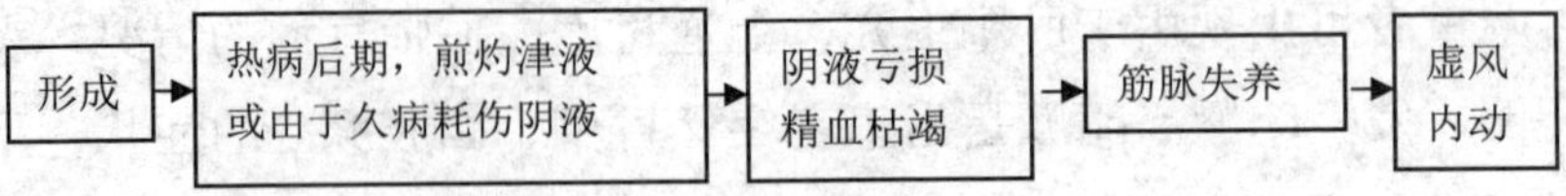

图 8–3–6　阴虚风动形成示意图

表现：临床上表现一个是动风之症，另一个是虚热之症。动风一般来说也都属于虚风内动。比如筋挛肉瞤，即筋脉挛缩不能伸展，总是拘挛不舒，肌肉不自主地跳动。手足蠕动，即手脚轻轻地颤动。或者瘛疭，瘛疭即颤动，较蠕动更严重一些。这些都是虚风内动的表现。由于阴虚则热，所以还会出现虚热证，表现为潮热盗汗、五心烦热、低热颧赤、神倦形消、舌光少津、脉细如丝。潮热中的“潮”指像潮水般定时发热，一般在下午 3 到 5 时定期发热或者发热更甚，故称为潮热。盗汗指入睡时不自主地出汗，醒了之后汗出自止的症状。五心烦热指在手脚心和心口这五个地方出现热的症状。低热颧赤指患者自觉低热且低热并不是定时而发，但总是低烧，同时两颧红赤。神倦形消指患者没有精神，同时消瘦的状态。而消瘦是阴血大亏的表现。舌上少津代表津血亏乏，无以濡养舌，此时舌体比较干燥。由于津血少，脉得不到鼓动，所以脉细如线。这些表现就属于阴虚风动，临床上一般见于长期发热的患者，到后期阶段发展为实热兼阴虚，最后转变成阴虚内热，进而出现阴虚风动的情况。临床上治疗可用大定风珠。大定风珠里面主要是鸡子黄和芍药可以大补阴血。如果遇到手不自主地震颤的患者，可以每天用开水冲鸡蛋花作为食疗，就是因为蛋黄能大补阴血。此外建议在煲汤的时候也可以适当放一些当归，因为当归具有养阴血、补肝肾的作用，见图 8–3–7。

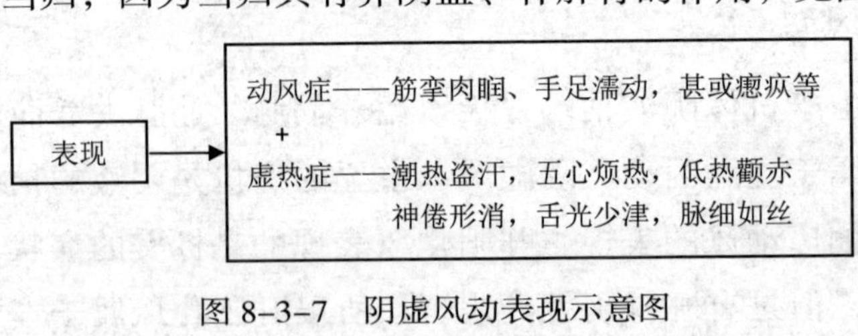

图 8–3–7　阴虚风动表现示意图

4. 血虚生风

概念：血虚生风是指血液虚亏，导致肝血不足，筋脉失养，或血虚不能荣络，所产生虚风内动的病理变化。主要是肝血不足不能濡养筋脉和血络而产生虚风内动的病理变化。

形成：形成原因主要是生血不足，失血过多，久病耗血，导致肝血不足，血不荣养经络，筋脉失养所以出现了虚风内动的情况。在温热病的末期或者是失血疾患之中比较多见。血虚生风和阴虚生风都属于虚风内动，区别在于阴虚生风强调的是阴液亏乏，而血虚生风强调的是血液亏虚。一般来说饮食中缺乏造血原料的铁、叶酸等物质，造成身体产血不足，或者大失血造成失血过多，血脉空虚，比如患有崩漏证，或慢性的咯血吐血病症，由于血虚不能濡养筋脉，也会出现虚风内动的表现。筋脉不仅需要津液的滋养，也需要血的濡养，津液不足不能濡养筋脉叫津液亏虚就会出现阴虚风动的情况。如果失血过多或者生血不足，或由于各种病耗血，人体血液亏虚不能荣养筋脉，同样也会出现血虚生风的病理变化，见图 8-3-8。

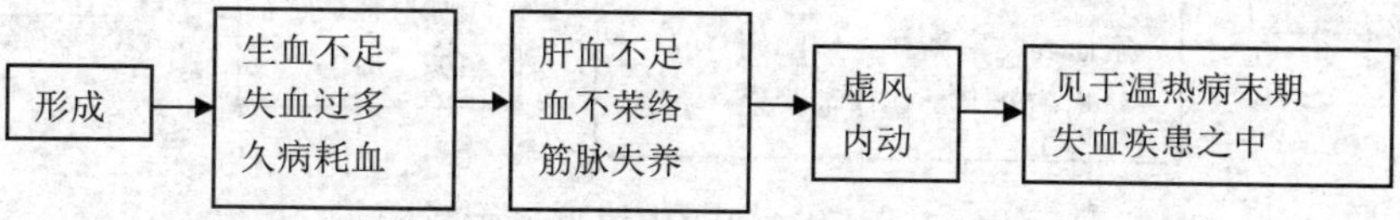

图 8-3-8　血虚生风形成示意图

表现：血虚生风在临床上的判断主要根据两个方面的症状。第一个方面是血虚的症状，第二个方面是虚风内动的症状。血虚的症状主要表现在两目干涩或者失眠多梦，或者心慌心悸，爪甲苍白等。这些都是阴血不足的症状。虚风内动的表现主要是肢体的麻木不仁，或筋肉不自主地跳动，或手足拘挛不伸，见图 8-3-9。

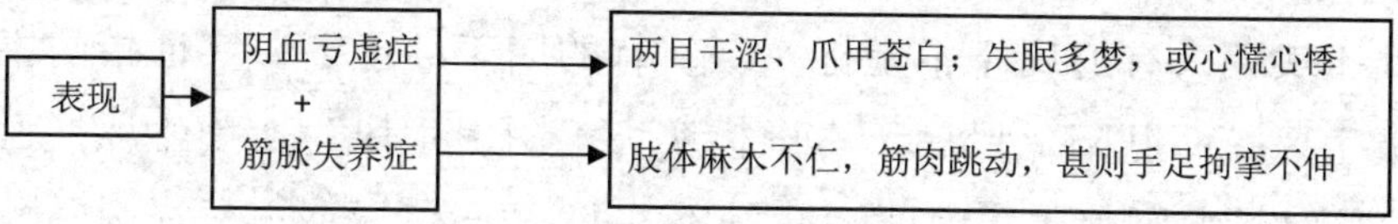

图 8-3-9　血虚生风表现示意图

5. 血燥生风

概念：血燥生风即津枯血少，失润化燥，肌肤失于濡养，经脉气血失于和调，导致血燥化而为风的病理变化。前面提及的阴虚生风主要是指脉外的阴液亏少而生风，血虚生风主要指血中的津液和营气都亏少而造成生风的表现，而血燥生风实际上指血液当中的津液亏少（营气未少），最终血液变得干燥，称为“津枯血少”。血液当中的津液减少，血液就变得黏稠，不能濡润肌肤，筋脉气血不能调和，就会出现血燥化而为风的病理变化。主要表现是皮肤的瘙痒、落屑、皮肤干燥和肌肤甲错。这些是皮毛失于濡润的表现。

形成：血燥化而为风的病理表现主要是气血失和，营卫不和。血燥生风的病机是久病耗伤血液，或者年老津亏血少，或者长期营养缺乏，生血不足，或者瘀血内结，新血生化障碍，或者温热病邪，耗伤津液阴血，最后导致了津枯血少，肌肤失去濡润，筋脉气血失于和调，从而出现血燥生风的病理状态，见图 8-3-10。

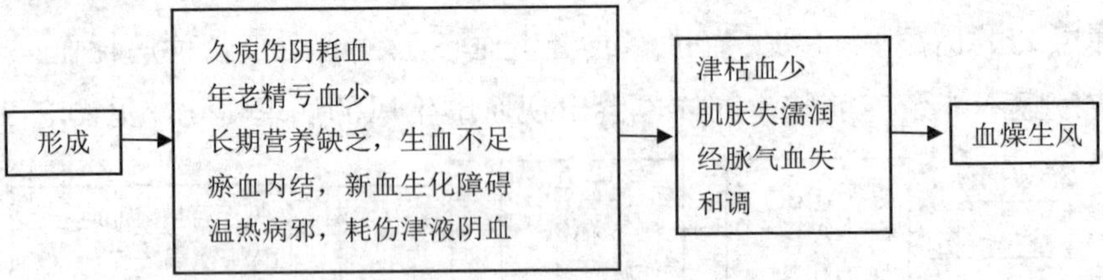

图 8-3-10　血燥生风形成示意图

表现：血燥生风的表现不单是筋脉外的津液减少，筋脉内血中的津液也减少。脉外、脉内都会受影响。脉外属于气，脉内属于血，属于气血失于和调的情况。气血失于和调之后就会出现营卫不和，其影响主要是皮肤失于滋润而干燥，甚至肌肤甲错。肌肤甲错是指皮肤由于干燥像乌龟的背甲一样纵横交错。同时也会出现瘙痒的表现。动风会出现落屑的表现。落屑中医认为是津枯血燥，虚风内生的表现。关于风气内动有的属于实证，有的属于本虚标实证，有的属于纯虚证。实证指的主要是热极生风，而肝阳化风属于本虚标实证。阴虚生风、血虚生风、血燥生风这几种情况则都属于虚证，见图 8-3-11。

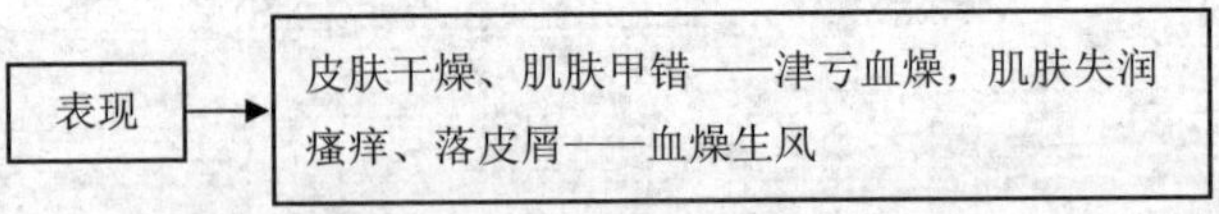

图 8-3-11　血燥生风表现示意图

二、寒从中生

（一）概念

机体的阳气虚衰，温煦气化功能减退，因而导致机体生理功能活动衰退，虚寒内生，或阳虚阴盛，阴邪弥漫的病理变化。

（二）形成

寒从中生主要是因为久病耗伤阳气、年老阳气虚衰、长期营养缺乏，阳气化生不足，或寒湿病邪，耗伤阳气导致机体阳气虚，失去温煦功能，由于所有的生理功能都会衰退，就会产生虚寒内生的病理状态。此外阳气的作用能够运化水湿，散去阴寒之气，如果阳气虚，阳不制阴，阴邪偏盛会出现阴邪弥漫的病理变化。在这里阴邪弥漫指水液的澄澈清冷，水湿痰饮这一类的阴寒邪气的弥漫的状态。寒从中生的形成，以脾肾阳虚为关键，与心肺阳虚相关。从天人相应的角度来说，寒气通于肾，风气通于肝。风气内动主要定位在肝，而寒从中生的病位最关键的脏是肾，但是与脾也有关系，与心肺也有关系。脾阳虚，心阳虚，肾阳虚，肺阳虚都会出现虚寒内生的病理变化。《素问·至真要大论》指出，“诸寒收引，皆属于肾”，就是指各种表现为寒冷的，可使得筋脉挛缩牵引的症状，大多都是由于肾阳虚造成的。在《素问·至真要大论》中还指出“诸病水液，澄澈清冷，皆属于寒”，就是说只要分泌液、排泄液是澄澈清冷的表现，一般都属于寒邪为患，见图 8–3–12。

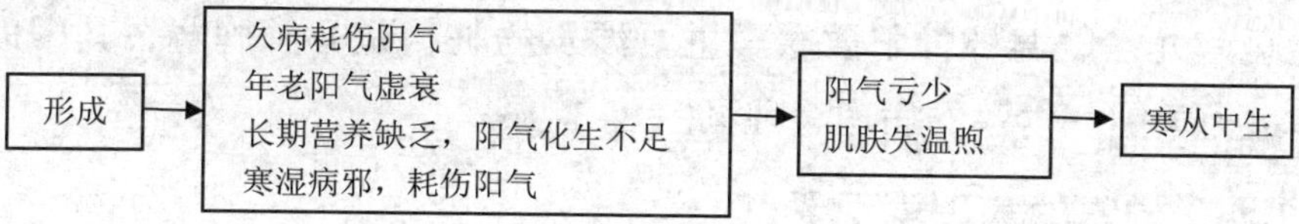

图 8–3–12　寒从中生形成示意图

（三）表现

主要表现在三个方面：

第一是温煦失职，凝滞收引。内寒的病理变化主要是阳气虚不能温煦，然后产生内寒。由于寒性凝滞收引，临床常见到患者面色苍白，即既有白色又有青色。同时患者形体寒冷。形体寒冷一般表现是畏寒而不是恶寒。患者也会出现筋脉拘挛，即筋脉总是感觉伸不直，也会有关节冷痛的表现，都是由于内寒收引凝滞引起的。

第二是阳气不足，气化失司而出现的水湿痰饮停滞。水湿痰饮停滞即阳气虚造成的阴寒之邪弥漫的病理表现，一般表现为尿、痰、涕、涎等分泌物和排泄物清冷，或者是大便泄泻，或者是水肿。临床上有的患者白带特别多，像清水一样。这种情况就属于“诸病水液，澄澈清冷”。分泌物、排泄物特别清稀是典型的阳虚。应当用补阳的方法进行治疗。临床也常见到有的儿童经常晨起遇冷就会打喷嚏、流鼻涕，而且鼻涕清稀而量多。这种过敏性患者多属于肾阳虚无力抵御外邪造成，可以用麻黄附子细辛汤治疗。

第三不同脏腑内寒会有不同表现。不同脏腑都会有寒，表现也会不一样。一是心阳虚，往往是在心前区会出现憋闷或者绞痛。由于心其华在面，开窍于舌，心阳虚无力行血，面色可出现青紫，舌也会出现淡紫的表现。二是肺阳虚。肺阳虚的患者常见鼻流清涕，遇到冷空气会出现清水鼻涕。可以服用干姜，因为干姜能够温肺化饮。三是脾阳虚，表现为便溏泄泻，患者一吃凉的就会泄泻，可以用附子理中丸、理中丸或者参苓白术散加减治疗。四是肾阳虚，主要表现为腰膝冷痛，下利清谷，即完全是稀水便且里面夹有未消化的完整的谷粒，小便量多且清长，男子阳痿，女子宫寒不孕等症状。腰为肾之府，腰膝的冷痛乃肾阳不足所致。肾主生殖，故男子不育、女子不孕或月经期腹冷的情况都属于肾阳虚。肾阳虚的女性患者要暖宫祛寒补肾，常用金匮肾气丸、右归丸或者艾附暖宫丸，以温补肾阳散寒。主要涉及的脏腑是心肺脾肾，其中以肾阳虚最为关键。内寒的病理表现见图 8–3–13。

（四）内寒的病理表现要点

一般把内寒的病理表现概括为冷、白、稀、润、静几个方面。

冷（畏寒、肢冷），为最基本特征。

白（面、舌色白）

稀（分泌物和排泄物质地清稀，如痰液稀白，大便稀薄）

润（舌润、口不渴）

静（精神状态安静、喜卧）

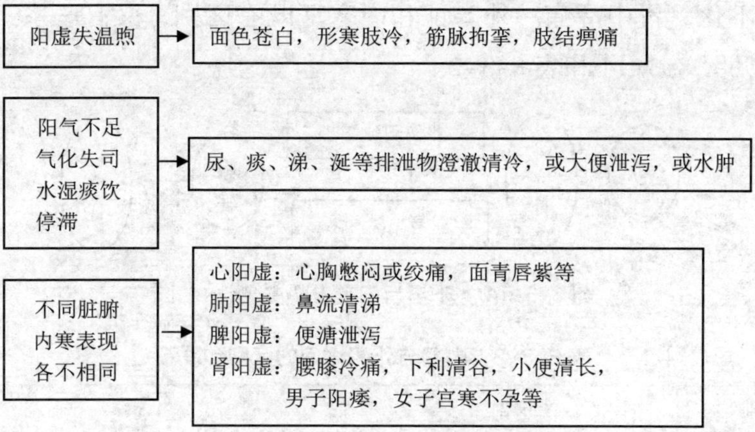

图 8-3-13 寒从中生形成示意图

冷，即畏寒肢冷，这是寒从中生最基本的表现，是患者自觉怕冷，比如夏季也需穿着秋裤，冬天穿两个羽绒服也会觉得冷，肢体常冰凉难暖。白即面色苍白，或为㿠白，因为阳气虚失于温煦。稀指分泌物和排泄物质地清稀。患者的痰是清稀的，大便下利清谷。润指舌不干，津较多，舌润口不渴，或者患者觉口渴但欲温饮，这是由于阳气虚，输布津液障碍而出现口渴。因为阳虚鼓动无力，脏腑功能低下，患者表现以安静为主，倦怠嗜卧。

（五）内寒和外寒的区别

区别：内寒是虚而有寒，以虚为主，外寒的特点是以寒为主，且多与风、湿等邪相兼，亦可因寒邪伤阳而兼虚象。联系：寒邪侵犯人体，必然会损伤机体的阳气，病变发展可以导致阳虚；而阳气亏虚之体，因抗御外邪能力低下，则又易感寒邪而致病。如图示，左侧圆圈是寒邪侵犯人体容易导致外寒证。例如天冷，寒邪侵犯人体，人体会出现流清鼻涕、打喷嚏、恶寒重发热轻、周身疼痛、头痛等症状，这种情况称为外寒证。而阳虚之体所生的寒证，称为寒从中生，也称内寒证。内寒证的患者一般主要的表现是畏寒肢冷，完谷不化，甚至下利清谷。睡觉的时候常蜷缩成团，称为畏寒蜷缩。外寒证的寒称为恶寒，感觉寒冷但加衣被不减轻，因为有寒邪在体内未祛除，再穿衣服也会怕冷，但是阳虚生的内寒，一般属于畏寒，加衣被可以减轻，且伴有胃肠寒冷的表现，可见完谷不化，胃中冷痛。外寒证和内寒证既有区别，又有联系，要加以鉴别，见图 8–3–14 和表 8–3–2。

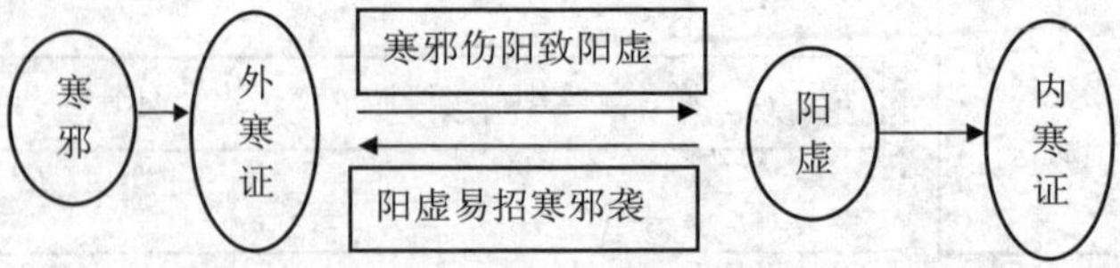

图 8–3–14　外寒与内寒相互影响示意图

表 8–3–2　内寒与外寒之间的区别和联系

类别	区别	联系
内寒	虚而有寒，以虚为主	阳气素虚之体，又因抗御外邪能力低下，易感寒邪而致病
外寒	以寒为主，且多与风湿等邪相兼，亦可因寒邪伤阳而兼虚象	寒邪侵犯人体，必然会损伤机体阳气，而最终导致阳虚

三、湿浊内生

（一）概念

内湿是指由于脾的运化功能和输布津液的功能障碍，从而引起湿浊蓄积停滞的病理状态。从天人相应的角度来说，湿气通于脾，湿的产生是源于脾的运化功能障碍，造成了湿浊蓄积停滞，这种病理状态称为湿浊内生。

（二）形成

湿浊内生的形成最关键的脏是脾，但是从藏象学说角度认为和水液代谢相关的脏腑除了脾之外还有肺和肾。因为肺为水之上源，肺主通调水道，肺气虚或者肺的功能障碍也会出现水湿输布或者排泄功能的异常，造成湿浊内生。肾在下焦，有主水的功能，肺通调水道，把水向下输送到肾，肾把肾中的水升清降浊，把清的还输给肺，把浊的下降到膀胱作为尿液排出体外。可见，整个水液代谢环流的过程和肺脾肾密切相关，同时和三焦水道通利与否也有关系。但是临床上治疗湿浊内生主要从脾肺肾这三脏入手进行调理，见图 8–3–15。

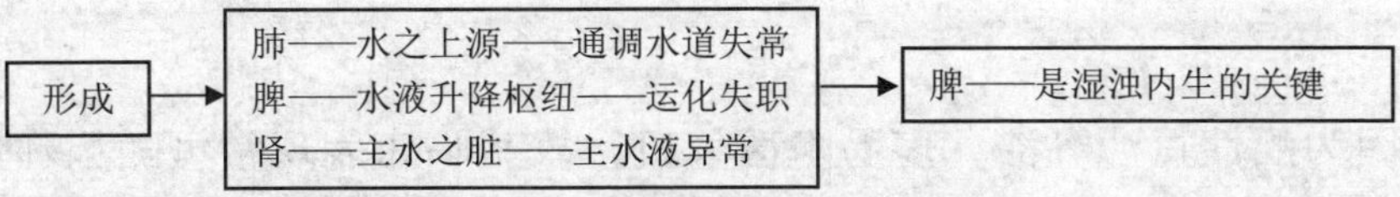

图 8-3-15 湿浊内生形成示意图

外湿和内湿是互为因果的关系。内湿素盛之体易招致外湿而致病，外湿伤人也会伤脾阳进而导致湿浊内生，所以外湿、内湿互相影响，见图 8-3-16。

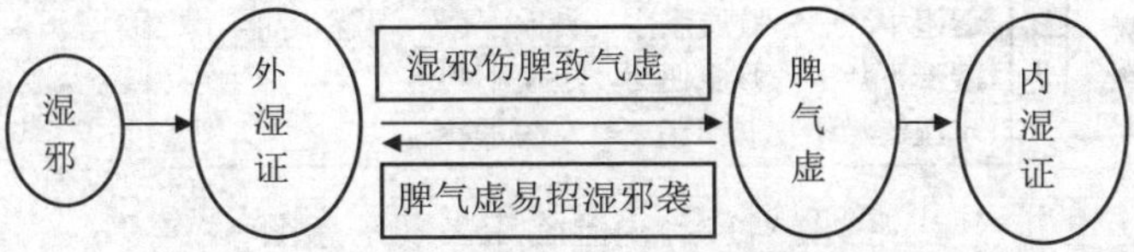

图 8-3-16 外湿与内湿相互影响示意图

（三）表现

1. 外湿

感受外湿之后会出现外湿证，例如经常生活在潮湿的地下室里，或者经常潜水、冬泳的患者都容易感受湿邪。临床表现为周身困重，肢体沉，头重如裹，分泌物、排泄物秽浊不清，这些都属于外湿。而脾气虚之后易导致内湿证，表现为白带量多、痰多易咯或大便较溏薄不成形，这些都是脾虚生湿的内湿的表现。外湿侵犯人体易伤脾，出现脾气虚的情况，进而生内湿。脾气虚导致的内湿的患者又易招致外湿，出现外湿袭表的表现。这种外湿内湿并存的患者既有关节沉重、周身困重感等外湿的表现，又有脘闷、纳呆、便溏、胸闷等内湿的表现，所以说外湿内湿是互为因果、互相影响的。《素问·六元正纪大论》说："湿盛则濡泄，甚则水闭胕肿"。就是说如果机体内湿产生多了会出现泄泻的表现。濡泄指的就是大便比较稀薄，"甚则水闭浮肿"指出现了尿液排泄的减少，水液闭阻在体内导致脚发肿发胀的症状。有的患者下肢水肿，肿胀到连鞋都穿不进去，小便难解而且伴有纳呆食少，这种患者就是脾虚湿盛造成水肿，经过健脾利水治疗，采用五皮饮合平胃散加减，患者的腿肿迅速好转。这种小便短少、下肢肿满伴有泄泻的患者一般来说都可以从健脾祛湿的角度来治疗。《内经》的"湿盛则濡泄"，在临床上具有非常大的指导意义。

2. 内湿

因为湿性重浊黏滞，多易阻遏气机，故其临床表现常可随湿邪郁滞部位的不同而各异，见图 8–3–17。

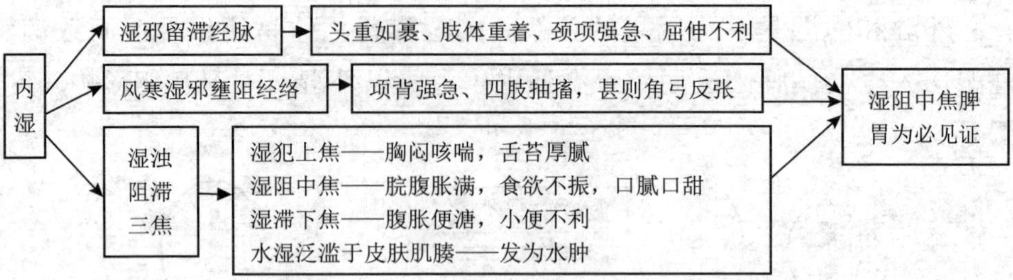

图 8–3–17 内湿临床表现示意图

第一，湿邪留滞在头部的筋脉就会头重如裹；留滞在肢体当中的筋脉就会肢体重浊，如灌了铅一样，腿部难动，故肢体特别的沉重。如果湿邪留滞在颈部的筋脉当中，就会颈项强急，脖子发硬转动不灵活。如果湿邪留滞在手脚的筋脉当中，就会屈伸不利。

第二，风寒湿邪壅阻于经脉当中，即不但有湿也有寒有风共同夹杂在一起，除了见到颈项强急之外，还可以见到四肢抽搐，甚至角弓反张的表现。

第三，湿邪留滞弥漫在三焦会出现不同的病理表现。比如湿犯上焦，会出现胸闷、心悸、咳喘，因为上焦主要有心肺，上焦有湿邪阻滞，心肺胸中的气机不畅，就会胸闷，心内气机不畅则会心悸，肺气不降，反而上逆，因而咳喘。

湿邪阻滞在中焦，中焦主要是脾胃，脾胃气机阻滞不通会脘腹胀满，气机不通，胃气不降，会食欲不振，湿邪阻滞在中焦，会感到口腻口甜，这种感觉就是湿的表现，因为甘味属于脾，口甜属于脾有湿的表现。舌苔厚腻，即厚厚的一层白苔，黏黏腻腻不易刮去，这就是湿邪中阻的表现。一般有湿邪在中焦的时候采用平胃散加减进行治疗。

湿滞下焦，就会出现腹胀、便溏、小便不利，湿邪在下焦的时候，下焦气机不通，就会胀满，小便不利是因为湿邪阻滞在下焦，膀胱气化不利不能排水则小便不利。遇到湿邪阻滞在下焦，小便不利，可以选用五苓散加减进行治疗，助膀胱化气行水。

水湿泛溢在皮肤肌腠之间，即皮肤、肌肉、腠理、汗孔之间有湿邪，就会发为水肿证。水肿和气肿不同，气肿是用手按之肿，没有凹陷或者有凹陷但迅速恢复，而湿邪水湿泛滥的水肿的表现是按之如泥，良久不起。

一般来说，湿邪弥漫三焦，常用的方剂是三仁汤，主药为杏仁、白蔻仁、薏苡仁。杏仁能够宣肺利水，白蔻仁能够健脾化湿利水，而薏苡仁能够健脾利水利尿，通过宣畅上中下三焦的气机，使三焦气机通畅而水液自出。湿邪内生尽管和肺脾肾等脏都相关，但最关键的脏在于脾。不管湿邪留滞在哪里，都会有脾虚湿盛的临床表现，所以脾虚湿困是临床上的必见之证。

四、津伤化燥

（一）概念

内燥是指机体的津液不足，人体的各组织器官和孔窍失其濡润，因而出现以干燥、枯涩、失润为特征的病理变化。津伤化燥的病机是津液不足，没有津液的滋润濡养，全身各个部位干燥枯涩，内生的病机是以虚为主的病机。人体中脏腑最容易津伤化燥的肺、胃、肾和大肠。《素问·阴阳应象大论》也提到了"燥胜则干"，说明干是内燥的主要特点。

（二）形成

内燥的病理变化，见图 8-3-18。

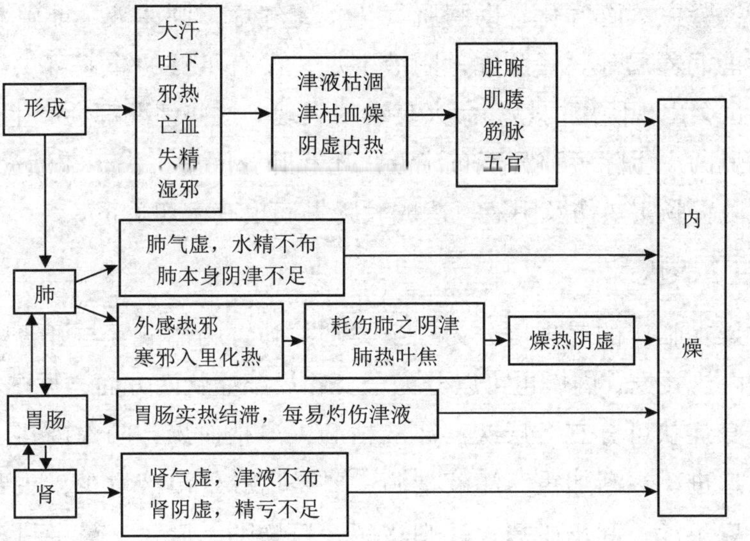

图 8-3-18 津伤化燥形成示意图

形成主要原因一是大汗。比如天热吃了发汗药物，或者机体生理功能失常导致大汗出。而汗的物质基础是津液，大汗伤了津液，因而出现内燥；二是吐下太过，伤及津液，出现内燥。三是邪热。邪热能伤津化燥，因邪热属于阳邪，阳盛则阴病，伤及津液，也会内燥。四是亡血。《伤寒论》："亡血家不可汗"，因为血液的成分是营气加津液，血液丢失，血中津液随之丢失，脉外津液就要补充到脉中，脉外津液也会亏少。这就称为血虚津亏。由于二者的密切关系，故称"津血同源"。五是失精。精与津都属阴的物质成分。因精能生津，津能生精，肾精亏乏，肾阴不能养脏腑之阴，脏腑阴液亏少，最后津亏化燥。六是湿邪。湿邪易阻滞气机，气化不利，气不能正常化生津液，无力产生津液，导致津亏化燥。内燥的发生和津液、血液、阴虚都有一定关系。津亏内燥，燥从中生，临床表现常涉及肺、胃肠、肾。

肺：肺气虚，无力化生肺中津液，以及肺气虚，使水精不能四布于周身，出现燥金之脏的津亏。除此之外，外感热邪，伤及肺的阴液，或者由于机体体质偏热，寒邪入里化热，耗伤肺之阴精，也会出现肺热叶焦的燥热阴虚的病变。同时，肺与大肠相表里，肺津不足，不能通过肃降把津液送到大肠，也会出现燥金之腑的津亏。

胃肠：胃肠实热结滞，易灼伤津液，烧烤、酒等辛辣及油腻之品，是导致胃肠实热壅滞的主要原因，同时也会造成燥金之腑的津亏。

肾：肾主蒸腾气化，助膀胱气化，肾气虚，则津液不能输布，造成水液不能润养局部。肾阴虚，阴液不足，没有足够的津液可供给全身以濡养，也会出现阴虚内热、命火妄动的表现。这些情况都会产生内燥。

内燥的产生除了肺肾不布津液，还和肺肾阴虚，失于津液滋养有关。另外，与胃肠实热伤及阴液，造成大肠失润也有密切关系。

（三）表现

内燥在临床的表现可分为三个类别：肺胃肠津液亏与肝肾阴血亏虚和阴虚内热并见。内燥也可以分为全身和局部症状两方面，见图 8–3–19。

全身症状可分三个层次：津液枯涸，津枯血燥，阴虚内热。三个层次依次递进，逐渐加重。津液枯涸主要是指脉外津液亏少，主要表现为肌肤干燥不泽，起皮脱屑，甚则皲裂，口燥咽干唇焦、鼻干目涩、爪甲脆折、舌上无津。可用麦冬 10g、沙参 10g、玄参 10g 等泡水代茶饮，以

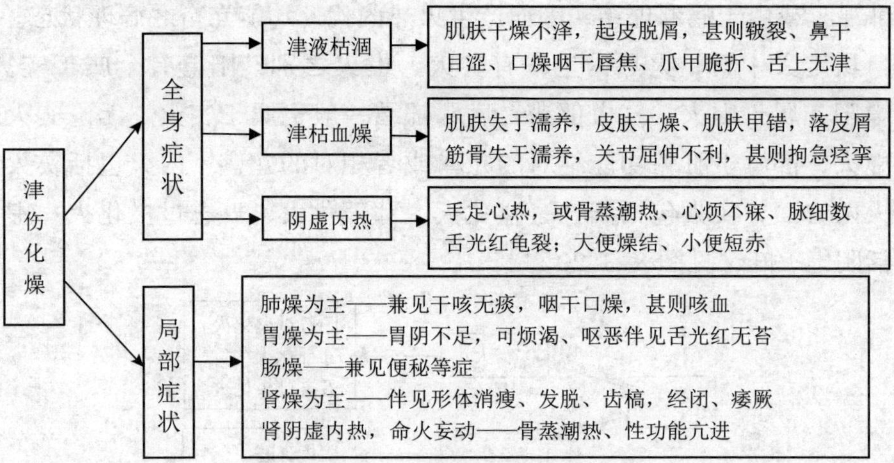

图 8-3-19 津伤化燥表现示意图

滋阴润燥增津液。症状进一步发展，就会出现津枯血燥，脉外津液减少，脉中津液就会补充，结果耗伤血液中的津液。津枯血燥的表现有肌肤失于濡养，皮肤干燥、肌肤甲错、落皮屑，另外筋骨失于濡养，关节屈伸不利，甚则拘急痉挛，这些是津枯血燥在肌肤和筋骨的表现；症状再进一步发展，阴气功能受到损伤，出现阴虚内热症：手足心热，或骨蒸潮热，即患者自觉从骨头缝冒热气，像蒸笼一样，且下午或夜间定时发热，或者定时热更高。此外，也常伴有心烦不寐、脉细数、舌光红龟裂；大便燥结如羊粪球，小便短赤等症状。

局部表现：肺燥为主：兼见干咳无痰，咽干口燥，甚则咳血；胃燥为主：胃阴不足，烦渴、呕恶伴见舌光红无苔；肠燥：兼见便秘等症。大肠燥结可以采用香油、蜂蜜、香蕉、干果的种仁进行食疗，帮助大肠润泽。肾燥为主：肾阴精枯涸，伴见形体消瘦、齿槁、发脱，甚则经闭、痿厥；齿和发与肾的关系：肾其华在发，齿为骨之余，牙齿好坏与肾密切相关；肾阴虚内热，命火妄动：骨蒸潮热、性功能亢进。临床可用知柏地黄丸或者大补阴丸进行治疗。

五、火热内生

（一）概念

又称“内热”“内火”，是指由于阳盛有余，或阴虚阳亢，或由于气血郁滞，或由于病邪郁结，因而产生火热内扰，功能亢奋之病理状态。

从定义中看，火热内生，有实火、虚火之别，阳盛有余属于实火，阴虚阳亢属于虚火，气血郁滞，病邪郁结一般也属于实火。无论实火还是虚火，都属于脏腑功能绝对的亢盛或者相对的亢盛。内火包括实火和虚火两方面，实火包括阳气过盛化火、邪郁化火、五志过极化火，虚火包括阴虚火旺，见图 8–3–20。

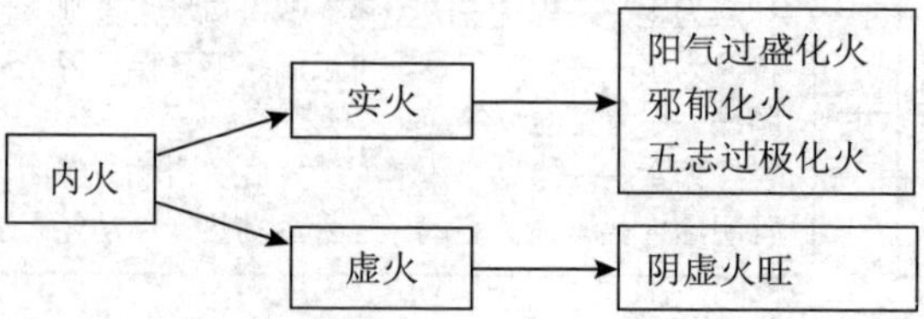

图 8–3–20　火热内生分类

（二）形成

1. 阳气过盛化火

机体阳盛有余，功能亢奋，转化为火热病变。阳气的正常功能是温煦机体，鼓舞脏腑功能，抗御外邪。正常的阳气称为少火。生理上的阳气具有养神柔筋、温煦脏腑组织、促进生理功能的作用。病理情况多是由于过食辛辣油腻，饮酒过度，情绪过度变化，进而出现气有余则是火的表现。病理的火出现功能亢进，阴液损伤，使得阳气失去正常生理功能，出现病理之火，称为壮火。从生理的少火，转变为病理的壮火，机制就是气有余则是火。产生的原因是饮食辛辣，环境温度过高，情绪过激等因素，见图 8–3–21。

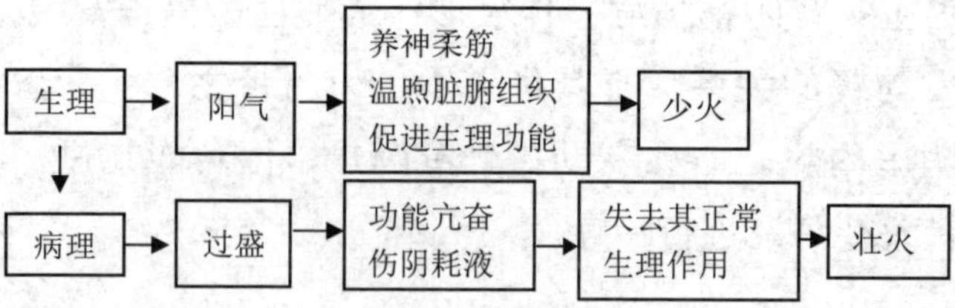

图 8–3–21　阳气过盛化火生理病理示意图

2. 邪郁化火

指外感六淫，病邪入里郁滞，体内的病理性代谢产物郁积，导致阳气郁滞，气郁则生热化火，形成实热内结的病理状态。邪郁化火主要涉及两种邪气，一个是寒邪，寒邪闭塞腠理，阳气郁结腠理之内，因此气郁生火、生热；另一个则是湿邪，湿邪阻滞气机，日久气机阻滞，气郁化火，以上皆可出现实热内结。除了外感六淫可以化火，痰湿、瘀血、食积、虫积这些内生的病理产物，日久也会阻滞气机，气郁则化火。

阳气过盛有余化火和邪郁化火的区别：阳气过盛化火，主要是嗜食辛辣、情绪过激导致的，气有余则化火。而邪郁化火，主要是外感六淫之邪和病理产物之邪，导致的气郁化火。一个是气有余，另一个是气郁。阳气过盛有余化火的主要机制是素体阳气偏亢，本身脏腑机体偏强，而邪郁化火主要强调外感六淫之邪，或病理产物之邪，导致气郁化火。

3. 五志过极化火

为“五志之火”。多指由于精神情志的刺激，影响机体阴阳、气血和脏腑生理的平衡，导致气机郁结，气郁久则从阳而化热，形成火热内生的病理状态。

五志为“喜怒思悲恐”或称“喜怒思忧恐”，五志作用人体，作用不同的脏。喜伤心，喜则气缓；怒伤肝，怒则肝气上逆；思伤脾，思则脾气郁结；悲伤肺，悲则肺气消耗；恐伤肾，恐则肾气下陷。不同情绪影响不同脏腑，脏腑气机紊乱日久则郁结，导致气郁化火。所谓从阳化热，指气机紊乱日久，顺从体质的阳热而化火。例如，情志抑郁不畅，日久肝失疏泄，肝郁气滞，气郁则化火。发为“肝火”病证，表现为急躁易怒，易发脾气、眼红、胁肋胀痛，可用龙胆泻肝丸治疗，这种属于怒则伤肝，肝郁化火。女同志主诉经前乳房胀痛、易怒烦躁、长痤疮，这往往也是肝火偏旺的表现。

4. 阴虚火旺

多由于精亏血少，阴液大伤，阴虚则阳亢，形成虚热、虚火内生的病理状态。阴代表了精、血、津液。精、血、津液的亏少，累及阴气不足，就会形成阴气虚不能制约阳气而阳气偏亢的虚热、虚火内生的病理表现。阴虚内热，多见全身性的阴液亏虚，失去濡润及功能虚性亢奋之虚热征象。阴虚火旺，是在阴虚内热基础上，由于“火曰炎上”，火热征象则多集中于机体的某一部位。如虚火上炎所致的牙痛、齿衄、咽痛、骨蒸、升火颧红等。

火热内生，主要有五脏的不同，“火为热之极，热为火之渐”，只是程度的不同，内热程度较轻，为全身热的表现，如果阴虚火旺，在全身热的症状加上局部热毒之象，则称火毒。内生火热主要有心火、肝火、相火（肾火）及胃火等。

心火上炎：口舌生疮，心烦尿赤——牛黄清心丸、导赤散等

心开窍于舌，舌尖碎痛，心与小肠相表里，小肠泌别清浊，把废液渗于膀胱，心火旺则小肠将热渗于膀胱，则小便短赤，甚则尿时疼痛。若小便黄赤，尿时疼痛，舌尖碎痛，心烦，这些都是心火下移小肠的病变，用导赤散加减：生地、木通、甘草、淡竹叶，这四味药，清心火，清小肠，引心火下移小肠，导心火从小肠排出。若心火旺出现神志烦躁、谵语等症状则用牛黄清心丸。

肝火亢盛：面红目赤，急躁易怒——龙胆泻肝丸

肝开窍于目，患者出现目赤，一般是肝火旺的表现。怒是肝之志，目赤易怒一般属于肝火旺的表现，可以用龙胆泻肝丸加减进行治疗。

胃火亢盛：牙龈肿痛，口臭喜冷，消谷善饥——牛黄清胃丸

胃火亢盛一般表现为口臭，牙龈肿痛，喜凉饮，消谷善饥。一般用牛黄清胃丸加减进行治疗。

相火妄动：早泄、遗精、梦遗——知柏地黄丸

君火是心火，而相火多指肝肾之火，肾中相火旺往往指肾阴虚，阴不制阳，阳相对偏亢，虚火妄动。常见早泄、遗精、梦遗的表现，常用知柏地黄丸加减治疗。相火妄动属于阴虚火旺，而心火、肝火、胃火则以实火常见。内火形成机制很多，有阳气有余，或因邪郁化火或因五志过极化火，也有虚火内生，小结见表 8–3–3。

表 8–3–3　火热内生简表

火热内生	形成	病程	表现
实火	阳气有余， 或因邪郁化火， 或因五志化火	病势急速 病程较短	壮热、面赤、口渴喜冷、小便黄赤、大便秘结，甚则狂躁、昏迷、舌红苔黄燥、脉洪数
虚火	多由于精亏血少，阴虚不能制阳，虚阳上亢所致	病势缓慢 病程较长	五心烦热、午后颧红、失眠盗汗、口燥咽干、眩晕、耳鸣、舌红少苔、脉细数等

实火和虚火的辨别关键是看患者的发热部位是身体还是手心，发热时间是上午还是下午。上午热，身体热为主的是实火；下午热，手心热，多属虚火。尽管有虚火、实火的不同，以及脏腑部位的不同，但是不管虚实，不管脏腑，均有共同特点。火热证的共同特点是热、赤、稠、燥、动，与内寒的凉、白、稀、润、静相对，见图 8–3–22。

热（发热，恶热，喜冷）
赤（面赤，目赤，舌红）
稠（分泌物和排泄物，如痰、涕、白带黏稠）
燥（口渴，咽干，便燥）
动（神情烦躁，脉数）

图 8–3–22 火热证共同特点

热：患者发热，恶热，喜冷。赤：无论实火、虚火，都有面赤的表现，实火表现为满脸通红，而虚火只是颧骨发红。舌红苔黄为实火，舌红少苔多属虚火。目赤大多数属于实火，但阴虚火旺也可见到；稠：分泌物、排泄物，如痰涕、白带等黏稠，白带清晰如水样一般属于阳虚，白带色白黏或者黏稠发黄一般也属于热；燥：口渴咽干，大便干燥，无论阴虚有热，还是实热干燥，都是口渴喜冷饮的，实热干燥则大便粗硬，阴虚干燥则大便如羊屎；动：神情烦躁，脉数，如果是寒从中生，精神状态为安静，脉迟，而热从中生，神情烦躁，脉数，即一呼一吸脉超过六次以上，这是动的表现。

内生五邪是机体脏腑阴阳失调导致的类似外感六淫之邪风、寒、湿、燥、火病理表现的五种病理状态。外感六淫属于病因学范畴。内生五邪虽然类似外感六淫的病理表现，但属于病机学范畴，不属于病因。而暑邪没有内生之说，暑邪只有外感，没有内生；风气内动：与肝最相关；寒从中生：与脾肾最相关，也与心肺相关；湿浊内生：与脾最相关，同时也与肺、肾相关；津伤化燥：与肺胃肠肾最相关；火热内生：与五脏都相关，分为虚火和实火。内生五邪中，最重要的是风气内动，分为肝阳化风，热极生风，阴虚风动，血虚风动和血燥生风，肝阳化风属于本虚标实，热极生风属于实证，阴虚风动、血虚风动、血燥生风属于虚风。火热内生分为实火和虚火。火热内生有共同的临床表现，热、赤、稠、燥、动，区别于内寒的凉、白、稀、润、静。

结语

中医从邪正斗争角度解释发病机制，当正不胜邪时则发病。由于人是一个有机的整体，一旦发病，说明人体正气当中的气血津液阴阳都或多或少地发生紊乱。从阴阳角度而言，阳邪伤阴气，阴邪伤阳气，因此，疾病有阴阳失调病机及其表现出来的寒热变化；从正邪角度而言，邪正相搏的胜负除了决定发病与否外，还会决定疾病的虚实变化、预后转归；从气血角度而言，有气血失常的病机及其表现出来的气失常、血失常、气血关系失常的病理现象；从津液代谢角度而言，有津液亏虚及津液代谢失常的病机及其表现出来的病理现象。这些病机可以说都是贯穿在疾病的始终，是疾病过程的整体病理反应状态，一般称为基本病机。在这些基本病机基础之上，由于整体功能还分属于五脏子系统，还有分属于整体功能不同侧面的脏腑系统病机和经络系统病机。这两种系统病机都是系统定位病机与基本病机的有机组合。此外，还有症状病机，症状病机也是借助于基本病机和系统病机来解释说明的。至于内生五邪病机，则是由于五脏功能失调产生的类似于外感风、寒、湿、燥、火致病的病理状态，原则上仍属于系统病机范畴。

在本章的学习中，要牢固树立中医疾病观思想，对疾病发生和演变规律的认识要从宏观角度即邪正盛衰、阴阳失调、气血失常、津液代谢失常等角度来分析，还要掌握内生五邪产生的机制和病理表现，并能体悟各种病机之间的关系。只有对病机掌握透彻，才会深刻理解下一章防治原则的内容。

思考题

1. 何谓邪正盛衰？邪正盛衰如何决定疾病的虚实变化？
2. 何谓阴阳失调？阴阳失调病机包括哪些内容？试分述之。
3. 气血失常包括哪些方面？
4. 邪正盛衰如何决定疾病的预后和转归？
5. 津液代谢失常包括哪些内容？

第九章

防治原则

学习目的

通过学习本章内容，要求掌握中医预防与治疗治则，理解养生的概念和意义，了解中医学独特的治疗观，为理解中医学理论的临床应用奠定基础。

关键词汇

养生　天年　预防　未病先防　食复　劳复　治则　治法　标与本　治病求本　正治　反治　调整阴阳　标本缓急　三因治宜

第一节　养　　生

一、基本概念

养生是现代非常时髦的一个名词，但是什么叫养生？未必所有人都知道其确切的内涵。养生又称摄生、道生、养性、卫生、保生、寿世等等。养生一词最早见于《灵枢·本神》：“故智者之养生也，必顺四时而适寒暑，和喜怒而安居处，节阴阳而调刚柔，如是则僻邪不至，长生久视。”所谓生，即生命、生存、生长之意；所谓养，即保养、调养、补养之意。摄生，摄指吸取，摄取。生指生命、性命，摄生即摄取生命所需养分，保养身体，语出《老子》：“盖闻善摄生者，陆行不遇兕虎，入军不被兵甲。”总之，养生就是保养生命的意思，即根据生命发展规律，采取各种方法，保养身体、增强体质、预防疾病、延缓衰老，以防病延衰为目的的一种健身益寿活动，是将疾病消灭在萌芽阶段，达到《内经》所说的“治未病”的境界。

健康与长寿，自古以来就是人类的共同愿望和追求的目标。随着物质生活和精神生活的日益丰富和水平的不断提高，人们越来越渴望健康，盼望长寿，“尽终其天年，度百岁乃去”。

但是怎样才能健康？又如何能达到天年？重要的是切实遵循养生之道。关于养生之道与健康长寿的关系，早在二千多年前的《黄帝内经》里就明确指出：“余闻上古之人，春秋皆度百岁，而动作不衰；今时之人，年半百而动作皆衰者，时世异耶？人将失之耶？岐伯对曰：上古之人，其知道者，法于阴阳，和以术数，食饮有节，起居有常，不妄作劳，故能形与神俱，而尽终其天年，度百岁乃去。今时之人不然也，以酒为浆，以妄为常，醉以入房，以欲竭其精，以耗散其真……故半百而衰也。”这里的“半百而衰”，就是由于不懂得或不实行养生之道而导致过早衰老；而“尽终其天年”，活到自己应该活到的岁数，则是遵循养生之道的结果。这段论述指出了人们健康长寿的关键，在于是否遵循养生之道。加强养生，对于防止疾病发生、延缓衰老意义重大。

二、基本原则

中国是世界四大文明古国之一，她的灿烂文化对人类的进步做出了巨大贡献。在医学领域里，中医传统的养生学对于延缓人的衰老，提高寿命，做出了卓越的贡献。它是祖国伟大医药学宝库中的一颗璀璨明珠。中国古代先贤总结出的养生原则主要有四个：顺应自然、形神兼养、调养脾胃、保精护肾，见表 9-1-1。

表 9-1-1　养生四原则简表

顺应自然	人们应顺应自然环境和社会环境的变化，采取相应的摄生措施
形神兼养	不仅要注意形体的保养，而且要注意精神的调摄，使身体和精神得到协调发展
调养脾胃	脾胃是后天之本，气血生化之源，气机升降的枢纽，脾胃功能的强盛是生命活动的重要保证
保精护肾	肾精的盛衰决定着生命的寿夭，故保精护肾是养生的重要环节

（一）顺应自然

《素问·宝命全形论》云：“人以天地之气生，四气之法成”。人是自然的产物，人生活在自然界中，必须适应自然界的变化，春天温暖、夏天炎热、秋天凉爽、冬天寒冷，人必须顺应自然一年四季气候的变化；顺应社会需要和变化，人必须与社会规律相吻合，否则引起身心疾病。

（二）形神兼养

既要锻炼身形，又要保养精神，两方面不能偏废。养神贵在安宁，养形贵在运动。古人云，“流水不腐，户枢不蠹”。经常锻炼身体，活动筋骨，生命才能健壮，气血才能流通，生命在于运动。精神贵在平静，《素问·上古天真论》云：“恬淡虚无，真气从之。”精神要保持宁静的状态，真元、真气才能长久，否则嗜欲无穷，身心受到戕害，就会出现“半百而衰”的早衰现象。

（三）调养脾胃

为什么要调养脾胃？脾胃是后天之本，气血生化之源，气机升降枢纽，脾胃功能的强盛是生命活动的重要保证，因此应该保护脾胃。怎么保护脾胃？要做到饮食有节，定时定量，冷热适中，另外，饮食均衡，不能偏嗜，以上都是保养脾胃的方法。

（四）保精护肾

肾精的盛衰决定生命的寿夭，因此保养肾精是养生防衰的重要环节。《内经》认为人的一生是生长壮老已的发展过程，能够决定这个过程的最基本的物质基础，中医认为是肾精的盛衰。《素问·上古天真论》云：“女子七岁，肾气盛，齿更发长；二七，天癸至，任脉通，月事以时下，故有子；……七七，天癸竭，地道不通，故形坏而无子也。”肾中精气的盛衰变化决定了人体的生长壮老已，对生命历程有决定性意义。如何保精护肾？具体做法是“饮玉浆”，即舌头抵于上腭，待口中津液盈满，慢慢吞咽。通过“饮玉浆”调动肾精上承于口，然后还纳回胃，被胃吸收，再补充肾精，这样肾中精气就会盈满。另外，保精护肾要求避免说话过多，古人云：“话说千遍，不劳自伤”，说话多则耗伤唾液，唾液由肾精所化，唾液损伤则肾精损伤，因此不要经常吐唾沫，以防肾精耗伤。

三、养生的主要方法

（一）顺应自然

古今中外，人们都在研究探索养生的智慧。其实，人是自然界的产物，“以自然之道，养自然之生”就是养生的最高境界！现代人的生活方式和生活状态往往违背自然规律，导致的直接后果就是身体素质下降，“富贵病”越来越多，老年病越来越趋向年轻化，有些“白骨精”（白领、骨干、精英）英年早逝！有人说得好：养生讲究这智慧，那智慧，顺应自然才是大智慧。自觉顺应自然的是聪明人；知道顺应自然的是明白人；违背自然的是糊涂人。纵观周围的人就会发现：明白人占大多数，聪明人是极少数，糊涂人也不少。我们应争当聪明人，决不当糊涂人。那就应在饮食、睡眠、锻炼等生活起居方面回归自然、顺应自然。具体该怎样做？我们来回顾一下《内经》中的养生智慧。

《素问·四气调神大论》指出：“春三月，此谓发陈。天地俱生，万物以荣，夜卧早起，广步于庭，被发缓形，以使志生，生而勿杀，予而勿夺，赏而勿罚，此春气之应，养生之道也；逆之则伤肝，夏为寒变，奉长者少。夏三月，此为蕃秀。天地气交，万物华实，夜卧早起，无厌于日，使志勿怒，使华英成秀，使气得泄，若所爱在外，此夏气之应，养长之道也；逆之则伤心，秋为痎疟，奉收者少，冬至重病。秋三月，此谓容平。天气以急，地气以明，早卧早起，与鸡俱兴，使志安宁，以缓秋刑，收敛神气，使秋气平，无外其志，使肺气清，此秋气之应，养收之道也；逆之则伤肺，冬为飧泄，奉藏者少。冬三月，此为闭藏。水冰地坼，勿扰乎阳，早卧晚起，必待日光，使志若伏若匿，若有私意，若已有得，去寒就温，无泄皮肤，使气亟夺。此冬气之应，养藏之道也；逆之则伤肾，春为痿厥，奉生者少。”怎样理解这段经文？

春三月万物生发，自然界表现出一派欣欣向荣的景象。这时候人应该夜卧早起，因为春三月天亮的比较早，要顺应自然就要早点起床，在庭院里散步，头发披散，穿着宽大的衣服。这样符合春天阳气初生外散的自然环境。使神志随着生发之气而舒畅，放生自然界生物，不要宰杀。要经常给别人以奖赏，不应该给别人以处罚，这些都是符合春天生的景象。这样才能应春天之气。若违悖春天养生之道则伤肝，因为肝应春。到了夏天，就要发生寒变的病，这是由于春天养生的基础差，供给夏天盛长的条件也就差了，导致夏天阳热之气不足。

夏三月，万物茂长，天地之气交感，万物开花结果，这时候人要晚点睡早点起，因为天亮得越来越早了，不要厌恶阳光，要使心中欢喜，因为喜通心。不要发怒，精神表现出兴奋欣喜的状态，好似最喜爱的东西在外面，使得阳气外泄于皮肤，这样符合夏天阳盛的景象，是保养人体长气的方法。若夏天没有注意保养好长气，就会损伤心气，秋天就会患痎疾。这是因为夏天养长的基础差，供给秋天收藏的能力也就差了，冬天就会容易得很严重的疾病。

秋三月，自然界气机收敛，是草木自然成熟的季节。天气劲急，地气清明。在这个季节，人们应当早睡早起，和鸡活动时间相仿，因为天黑得早了，使情志安宁，缓和秋天肃杀之气对我们的伤害，不至于肃降太过，要收敛神气，这是养收之道。如果没有遵循秋天养收的道理，会损失肺气，到了冬天会出现飧泄一类的疾病，即大便完谷不化。这是因为秋天养收的基础差，则供给冬天的潜藏之气的能力也就差了。

冬三月，自然界万物一派封藏的景象。水结冰，地干裂，这时候不要扰动阳气，要把阳气封藏在人体内部，要早卧晚起，等到阳光出来了再起床。情志要内敛、潜藏起来，好像内心很充实，又好像很满足。远离寒冷的地方，靠近温暖的地方，不要让皮肤开泄出汗，要使阳气藏而不泄。若冬天没有保养阳气，则损伤肾脏，到了春天就要得痿厥一类的疾病。这是因为冬天闭藏的基础差，供给春季养生的能力也就差了。

《内经》的这段经文告诫人们要在起居、运动、情志等方面顺应自然的气化运动，这才是养生的至高境界。

（二）精神养生

中医学非常重视人的情志活动与身体健康的关系。所以调神是养生的一个重要方面。《内经》主张要“恬淡虚无，精神内守”，道家主张“无为而不为”，即是提醒人们要知足常乐，不要和别人攀比，心静则神安，神安则体健。

（三）起居养生

生活起居要顺应自然界的变化规律，春天、夏天夜卧早起，秋天早卧早起，冬天早卧晚起，顺应四时，起居有常。

（四）饮食养生

注意饮食宜忌，一是提倡饮食的定时定量，不可过饥过饱。二是注意饮食卫生。三是克服饮食偏嗜，不可偏嗜某味，并且食性最好是寒温适宜，食无灼灼，寒无沧沧。

（五）运动养生

中医养生，注重“形神合一”“形动神静”。“形动”，即加强形体锻炼。锻炼形体可以促进气血流畅，使肌肉筋骨强健，脏腑功能旺盛，起到益寿延年的作用。像太极拳、易筋经、八段锦、五禽戏等都是很好的传统健身术。

（六）环境养生

良好的环境有助于人体健康。如在负氧离子比较多的森林呼吸清新的空气，在环境优雅的地方修身养性，都有利于身心健康。

（七）针药养生

通过适当的针灸、药物调养，也能达到健身防病益寿的目的。比如针刺、艾灸足三里，能够补养后天脾胃之气，另外用肉桂打粉贴敷足心，能够使先天肾气充足，先后天充足则生命长久，主要养生方法见表 9–1–2。

表 9–1–2　养生主要方法

精神养生	《素问·上古天真论》：“恬淡虚无，真气从之”
起居养生	春——夜卧早起；夏——夜卧早起；秋——早卧早起；冬——早卧晚起
饮食养生	饮食定时定量；饮食卫生；克服饮食偏嗜
运动养生	太极拳、易筋经、八段锦、五禽戏
环境养生	负氧离子比较多的森林呼吸清新的空气，在环境优雅的地方修身养性
针药养生	针刺足三里、肉桂贴足心

第二节　预　　防

预防即采取一定措施，防止疾病的发生和发展。预防，不同于养生。养生是采取各种措施，保养身体、增强体质、防病、防衰老。而预防是防止疾病的发生发展。

基本原则

预防的原则有三个方面：未病先防、既病防变、病后防复。

（一）未病先防

未病先防是指在疾病发生之前，采取各种措施以防止疾病的发生。具体来讲，预防疾病发生可以结合发病原因和发病原理来总结。人之所以得病，一是正气不足，二是邪气太盛。“正气存内，邪不可干。邪之所凑，其气必虚。”因此，未病先防首先需要提高正气的抗邪能力，其次要避免邪气的侵害，见图 9-2-1。

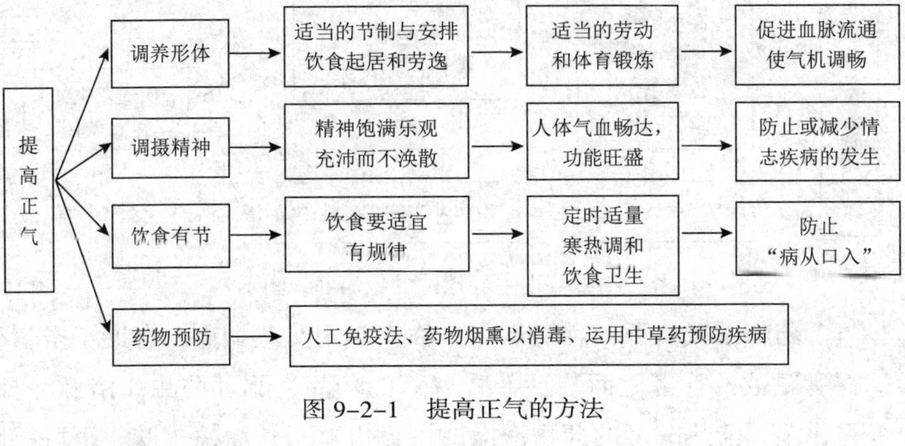

图 9-2-1　提高正气的方法

1. 提高正气抗邪能力

（1）调摄精神。人是身心统一的，人的精神活动由五脏精气决定，精神反过来可以调控五脏功能活动。经常保持乐观开朗的心态，则五脏安和，若喜怒忧思悲恐惊过度，则会损伤相应的脏腑之气，进而导致各种病变。因此在提高正气抗邪能力方面，要注重精神调控。

（2）注意饮食起居。饮食起居对人们的健康也是至关重要的。经常熬夜的人容易出现感冒、肥胖、心脑血管等疾病，这是起居失常造成内分泌紊乱的结果；另外，人之所以生病常常是由于饮食不当造成的，比如有人爱吃海鲜，海鲜属于异体蛋白，对于特禀体质的人来说很容易诱发过敏性疾病；再比如有人偏食辣椒、羊肉，长期食用导致机体热量过盛，引起火热性疾病的发生，因此要注重饮食起居的调养。

（3）加强身体锻炼。身体好坏与锻炼密切相关，锻炼可以适度活动筋骨，使气血流通，筋骨强健，脏腑功能旺盛，从而使人拥有健康的体魄。《素问·宣明五气》说："久卧伤气，久坐伤肉，久行伤筋，久立伤骨，久视伤血，是谓五劳所伤。"指的是若不注意适当的锻炼和休息，机体就会出现相应的气血津液的损伤。

2. 避免邪气的侵害

邪气是导致疾病发生的重要条件，因此要预防疾病的发生，还要避免邪气的侵害，致病邪气占主导地位的主要有以下几种（见图 9–2–2）：

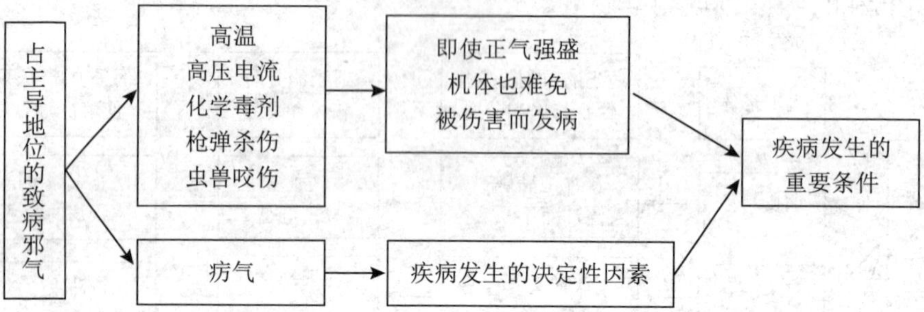

图 9–2–2　占主导地位的致病邪气图示

（1）药物杀灭病邪：燃烧烟熏：临床常用艾条烟熏，有助于空气消毒；香囊佩戴：香囊里面装上芳香避秽的药品，驱邪防虫；浴敷涂擦：用芳香化湿、清热解毒的药物泡澡或用毛巾蘸药汁涂擦皮肤，也可以防止邪气入侵。

（2）防止环境污染：保持居处环境空气流通、饮食水源清洁，防止病毒细菌滋生。

（3）隔离传染病患者：及时隔离传染病患者，例如非典期间，要对非典患者及接触非典患者的人进行严格隔离。

（4）防止外伤与虫兽伤：例如老年人骨质疏松易骨折，要防止跌仆损伤。另外要防止蚊子、流浪狗、野猫等虫兽咬伤。

（二）既病防变

既病防变是指在疾病发生的初始阶段，应早诊断、早治疗，以防止疾病的发展与传变。具体包括两个方面：早期诊治、控制传变，见图 9-2-3。

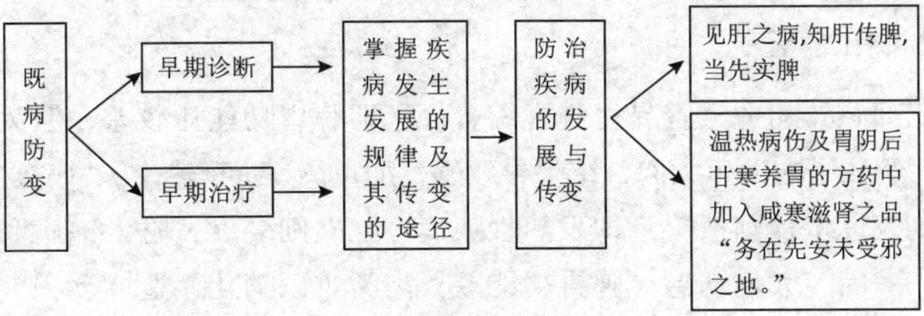

图 9-2-3　既病防变的方法

1. 早期诊治

《素问·阴阳应象大论》说："故邪风之至，疾如风雨，故善治者治皮毛，其次始肌肤，其次治筋脉，其次治六腑，其次治五脏。治五脏者，半死半生也。"意思是说，自然界风邪侵入人体非常快，就像刮风下雨一样急骤。善于治疗疾病的医生，要在风邪刚刚侵犯皮毛的时候赶紧治疗，最好先治皮肤，再次治肌肤，再次治筋脉，再次治六腑，最后病邪到了五脏就已经非常严重了，治疗起来就很困难了。说明疾病诊治越早，疗效越好，如不及时治疗，病邪就会步步深入，治疗也就更加困难了。

2. 控制传变

《难经·七十七难》说："见肝之病，则知肝当传之于脾，故先实其脾气。无令得受肝之邪。"意思是说，见到肝的疾病，根据五行相克的顺序，木克土，就该知道肝病进一步发展会传到脾，所以在肝病还没有传到脾的时候就应该先补脾气。比如逍遥散里用柴胡疏肝的同时，用白术补脾气，防止肝旺乘脾土，先实其脾气，防止受到肝的邪气的侵扰。因此，根据不同病变的传变规律，实施预见性治疗，可控制其病理传变。

（三）病后防复

指在疾病将愈或愈后，防止其加重或复发。具体方法有以下四点：

1. 防止复感新邪

比如感冒之后，正气不足，外出要适当增添衣物，否则风冷之邪乘虚而入，复感新邪，恢复起来就更加困难。

2. 防止食复

比如感冒初愈，容易得脾虚综合征，即脾胃功能比较差，但父母经常这时给孩子吃大鱼大肉，结果导致感冒加重。《素问·热论》“病热少愈，食肉则复，多食则遗”意即发热性疾病，吃肉则复发，吃太饱病邪会遗留不去。因为大病初愈，脾胃功能差，肉类难以消化，造成食积，食积化热，导致疾病复发。或者吃太多，超过脾胃消化功能，也会食积化热，加重热病。

3. 防止劳复

大病后期正虚邪恋，应当将养调息，扶助正气，促进康复。若继续从事剧烈体力劳动或熬夜，则会出现劳复的病理现象。

4. 防止药复

药复是指得病后期，由于服用药物不当会加重疾病，因此要合理用药，避免药复。

以上内容大家要掌握养生和预防的概念。掌握养生的原则：顺应自然、形神兼养、调养脾胃、保精护肾。预防的原则包括未病先防（提高正气抗邪能力；避免邪气的侵害）、既病防变（早期诊治；控制传变）、病后防复。了解养生和预防的方法。

第三节　治　　则

治则就是治疗疾病的基本原则。治病求本、扶正祛邪、调整阴阳、三因制宜、调理气血，这些都属于治则的范畴。

所谓治法是在治疗原则的基础上确定的具体方法。治则和治法之间是什么关系？治则是总的治疗原则，是指导治疗方法的总则，而治法就是具体的方法，是治则的具体化，治法是从属于治则的。比如针对疾病过程中的邪正盛衰，有扶正祛邪的治则，扶正是治则，在这个治则的指导下，又有益气、滋阴、养血、补阳等具体的治法；祛邪也是治则，在这个治则的指导下，具体有发汗、涌吐、攻下、清解等具体的治法。因此，治则是治疗疾病的总则，但是根据治则并不能直接确定用药，还要在治则的基础上确立不同的治法，比如扶正治则下有益气、滋阴、养血、温阳的治法，这些治法才可以直接指导用药。治则、治法、方药这三者是一脉相承的：根据治则确立治法，根据治法确定用药。治则治法关系见图 9–3–1。

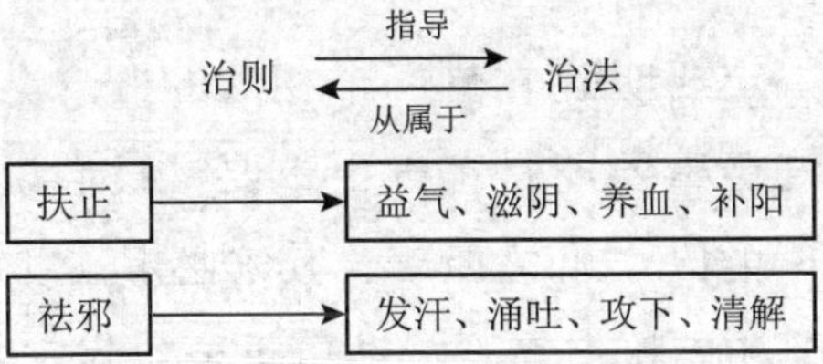

图 9–3–1　治则治法关系图

一、治病求本

治病求本就是治病要寻求疾病的本质，并针对本质进行治疗。这里面有一个关键词：本质。怎样理解这个词？本质就是疾病的根本原因，有人认为是阴阳失调，有人认为是病因病机，或者证候，不同的人有不同的理解，但是不管是阴阳失调、病因病机还是证候，都可以解释疾病的本质。治病求本包含两个方面：

（一）治标与治本

1. 标与本的含义

标和本是一对相对的概念，中医学为了说明疾病过程中的复杂的、矛盾的、主次的关系，引入了标本的概念。本，原意指大树的根，引申为疾病过程中最重要的方面；标，原意指树木的枝条、枝叶。枝条、枝叶与树根相比是次要的，引申为疾病过程中次要的方面。

中医学里已经有阴阳学说，为什么又引入了标本学说？有学者认为《内经》中引入标本学说目的是为了弥补阴阳学说的不足。因为在阴阳学说中，阴阳是指相互对立的，又有密切关系的、相反相成的两个方面，其中阴和阳都具有明显的属性的规定性；而标和本是相反的、矛盾的两个方面，没有阴阳属性的相对性。也就是说，阴阳代表事物既相关又相反的两个方面，但是在复杂的疾病的过程中，有些事物是不能用阴阳来概括的，比如说先发病和后发病、病因和症状、正气和邪气之间的关系，这些也是矛盾的双方，但是不能用阴阳来概括，所以引入了标和本的概念，主要是为了概括疾病的复杂过程中的矛盾的主要方面和次要方面。因此标本学说对于分析复杂的疾病和现象是非常重要的一个理论和学说。

2. 标本的相对性

关于标和本，一定要明确它是一个相对的概念。比如，如果从邪正双方来区分，是邪气更重要还是正气更重要？我们说是正气更重要，因为“正气存内，邪不可干”“邪之所凑，其气必虚”，因此正气是本，邪气是标；从疾病的原因和症状上来看，谁更重要？肯定是原因比症状重要，所以说原因是本，症状是标；从疾病的先后来看，旧病、原发病为本，新病、继发病为标；从疾病的部位来看，脏腑病和经络肌表病相比，因为脏腑病在体内、比较深在，所以属于本，而经络肌肤病比较表浅，所以是标。可见，标本的概念不是绝对的、固定的，而是相对的，能指代很多事物和现象，主要是说明这些事物和现象的矛盾的主要和次要方面的关系。

3. 具体运用

标本理论在临床上怎么来运用？一般的原则是治病求本，这是中医一个非常重要的治疗学的思想，是指治疗疾病要抓住疾病的根本原因进行治疗，这个根本原因就是指病因病机或者是阴阳失调。在运用标本理论时，要注意有一些变通，要掌握三个原则：第一，急则治其标；第二，缓则治其本；第三，标本兼治。

（1）急则治其标。“急则治其标”，什么是急？急指的是标病甚急，如果不及时把标病解决就要危及生命，或者影响本病的治疗，这时候要采用“急则治其标”的原则。在临床上有哪些疾病属于标病甚急，不及时治疗会危及生命或者影响本病治疗？重点有以下几种情况：第一是大出血，第二是小大不利，第三是先病（热）而后生中满者。这三种情况要急则治其标。

①**大出血**。大出血是一个临床症状，症状是标病。什么原因会引起大出血？比如气虚不摄血可以大出血；外伤伤了血脉，也可以大出血；瘀血阻滞经脉，血不循经也可以大出血；血热迫血妄行也可以大出血。气虚、外伤、瘀血、血热，这些原因相对于大出血来说都是本，因为它们是原因。在治疗大出血的时候，为什么要急则治其标？因为大出血如果不及时把血止住，血流光了就会影响治本，甚至危及生命，所以这时首要原则就是先把血止住，血止住之后再辨证施治，或补气，或治疗外伤，或化瘀，或清热。所以在大出血这种情况下要急则治其标。

②**小大不利**。大便和小便是人体排污的两个通道，代谢的废液从小便排走，而代谢的浊物、糟粕从大便排走。如果排污管道当中的小便、粪便不及时排走，就会影响新的饮食的纳入。大便、小便不利的症状相对于引起大小便不利的原因更为严重，所以不管什么原因引起的大小便不利，都要先利小便或者先通大便，把小便、大便疏通之后再来找引起大小便不通的原因针对疾病的本质进行治疗。这种情况叫小大不利治其标。大便不通可以用番泻叶、大黄、芒硝或者开塞露等通导大便；小便不利可以用利尿的药物比如车前子、滑石粉、玉米须、扁豆、茯苓、猪苓等，或者用导尿术通利小便。

③**先病（热）而后生中满者治其标**。先病或者先热是先病，是本，而后产生中焦胀满，即脾胃总是满满的、胀胀的，不想吃饭，这是后生的病，是标。不管什么原因引起的胀满，都要先消除胀满？因为脾胃是后天之本、气血生化之源。《灵枢·五味》云："谷不入半日气衰，一日则死"，因此必须先解决患者腹部胀满，使脾胃功能恢复，然后再考虑先病的治疗。大家一定要记住这三种情况要急则治其标。

急则治其标有什么意义？把标病先治好了就能缓解患者痛苦的症状；把新得的病解除掉，可以为治疗旧病或者针对疾病的根本原因治疗创造有利的条件。但是，大家要注意，急则治其标只是权宜之计，不能久用。因为它毕竟是治标不是治本，治标只是为治本创造条件、提供有利的时机。

（2）缓则治本。缓则治本是指治病必须抓住疾病的本质，针对根本原因进行治疗。比如肺痨病，就是通常说的肺结核，疾病的本质是肺阴虚，但是表现出来的症状、现象是慢性的咳嗽，咯痰带血丝，这些症状都不是很严重，在症状（标病）不太危急的时候，应当缓则治其本，养肺阴、清肺热。这就是缓则治其本原则的应用。这里的“缓”指的是标病缓。治本的意义在于着眼于疾病本质治疗，本病得治，标病自然也随之而去。

（3）标本兼治。标病本病并重时应该标本兼治，即一种疾病的症状和它的病因病机同样重要，这时要标本一起治疗。一般来说，标本兼治在临床上是应用最多的。比如热甚伤津，患者先表现为高热、汗出，系热甚所致，之后还出现了口渴、大便干，系热甚进一步伤津，原发病（热甚）为本，后发病（伤津）是标，如果这两个方面都比较严重，这时候要标本兼治，既要清热泻下，又要滋阴，可以用增液承气汤，其中的承气汤泻下清热，而增液汤滋阴，这就体现了标本兼治。再比如患者平时总是倦怠乏力，属于气虚，之后又感受风寒之邪，气虚是原发病，感冒是继发病，原发病和继发病都比较严重，这时候就应该益气和解表同时使用，比如用党参来补气，荆芥、防风等来解表邪，方剂当中的参苏饮中有人参、苏叶，人参是补气的，苏叶是祛除表邪的，都属于标本兼治。

标本兼治的意义在于，当标本并重时兼顾标本同时治疗，比单纯治标或治本更加全面，更利于疾病的恢复。

二、正治与反治

（一）正治

1. 正治的含义

正治又称“逆治”，是逆证候性质而治的一种常用的方法。逆证候性质就是药物的性质和证候的性质完全相反，比如寒性证候用热药，热性证候用寒药。因此，正治法适应的病证是疾病的本质和现象一致的疾病。疾病的病因病机是寒证，症状也是寒象；病因病机是热证，症状也出现热象；病因病机是虚证，症状也是虚象；病因病机是实证，症状也是实象，这样的疾病适合用正治法。

2. 正治法的具体运用

正治在具体运用时有四个原则：第一，寒者热之；第二，热者寒之；第三，虚则补之；第四，实则泻之。下面举例来解释这四个方面。

（1）寒者热之：是指寒性病证出现寒象，用温热方药来治疗。比如寒冷的冬季，外出受了寒邪，引起了太阳伤寒证，出现恶寒、无汗、头身疼痛等症状，恶寒、无汗等症状是由于感受风寒之邪引起来的，叫作寒病见寒象，这时应该用热药来治疗，《伤寒论》里的麻黄汤有麻黄、桂枝辛温解表，用热药来帮助驱除寒邪，这是寒者热之的一个典型例子。

（2）热者寒之：是指热性病证出现热象，用寒凉方药来治疗。比如饮食不当，大鱼大肉或者辛辣的吃太多了，或者饮酒造成了胃肠积热，引起发热、烦躁、发狂、大便不畅、小便黄赤、口舌生疮、衄血、舌红苔黄、脉滑数等症状，这属于热病见热象，这时就需要用大黄、黄芩、黄连等寒凉药来进行治疗，中成药可以用三黄片、牛黄解毒片或者牛黄上清丸等，这是热者寒之的例子。

（3）虚则补之：是指虚损性病证出现虚象，用具有补益作用的方药来治疗。比如现在的很多女孩都通过节食来减肥，时间长了饮食水谷精微化生不足，会出现面色萎黄，便溏，倦怠乏力等症状，严重的还会出现闭经、语言低微、脉细软等症状。这些症状主要是气血亏虚，这属于虚病出现了虚象，治疗上可以用四君子汤加减进行治疗，党参、茯苓、白术、甘草这四味药能够补气，是虚则补之的例子。

（4）实则泻之：是指实性病证出现实象，用攻逐邪实的方药来治疗。比如，人体内实邪壅积就会出现实的表现，这时就要用攻邪的方法治疗。在人体内有哪些实邪？比如大肠实热积滞这是一种实邪；伤食造成的胃肠积滞也是一种实邪；痰饮、瘀血都属于实邪。《伤寒论》中大肠热盛便秘不通的情况可以用大承气汤来治疗。大承气汤里面有大黄、芒硝、枳实、厚朴，这四味药主要适用于大肠实热积滞、大便干燥不通的实证，这就是实则泻之的例子。

以上介绍了正治的四种情况：寒者热之、热者寒之、虚者补之、实者泻之，希望大家能都记住，最好能够举例子加以说明。

（二）反治

1. 反治的含义

所谓反治法，又叫从治法，是顺从疾病假象而治的一种方法。这里

"从"指的是顺从，顺从什么？是顺从疾病的假象。有同学问，疾病在临床上表现还有真象和假象之分吗？当然有。比如在有的人感冒之后，出现了肺炎，发高烧，体温39℃或者40℃。刚开始的时候浑身都烫：手脚也烫、胸也烫、头也烫，随着温度越来越高，你摸他的手脚反而变凉了，这时候身体烧的像火炭一样，但是手脚却冰凉，这个手脚冰凉是真象还是假象？对，是假象。这种假象治疗上是该用寒药还是热药？这时因为疾病的本质是热，用药还应该用寒凉的药治疗。用寒凉的药治疗，实际上就是顺从了手脚冰凉这种假象。所以大家一定要记住"从治"是顺从疾病的假象而治的一种方法，即药物的性质和假象的性质相顺从、相一致，但是本质上药物的性质和证候的本质还是相反的。因此，从治或者叫反治适应的证候是疾病的本质和现象相反的疾病。正治和反治要区分清楚，正治是"逆治"，适用于疾病的本质和现象相一致的病证；而反治又叫"从治"，适用于疾病的本质和某些现象相反的疾病。反治所适用的疾病更复杂、更具迷惑性。因此，一般来说，反治适用于比较难治的疾病。

2. 反治的具体运用

反治在具体运用时也有四个原则：第一，寒因寒用；第二，热因热用；第三，塞因塞用；第四，通因通用。实际上这四个原则适用的病证都是有寒热虚实真假的，比如真热假寒、真寒假热、真虚假实、真实假虚，中医基础理论教学中最难的地方就在这里，下面举例来加以说明，以帮助大家理解和掌握。

(1)寒因寒用。第一个"寒"指的是用寒性的药物，"因"意思是根据，第二个"寒"指的是假寒的病症，"用"意思是使用。因此寒因寒用指的就是用寒凉的药是根据假寒的征象来使用。即用寒凉药治疗具有假寒征象的病证。这种具有假寒征象的病证，实际上是前面阴阳失调病机里面提到过的真热假寒证。

真热假寒证本质上是真热，但是外在的表现又有假寒之象。临床上哪些情况可以见到里面有真热，外面有假寒呢？刚才提到的肺炎高烧不退的患者，体内有极盛的热邪，这种阳热之邪把阳气郁闭在内，阳邪在体内除了伤津液之外，还阻遏阳气不能外达，把阳气堵在里面，逼迫阴气浮越于外。阳气郁闭在内不达于四肢，阴气被逼迫到体外，四肢就会冰凉。这时候就是所谓的“热厥证”。在这种情况下，热邪是将人体的阴阳气的关系隔绝了，使阳气郁在体内不能达于四肢，逼迫阴气浮越于外，这时候对阴气的损伤不是使阴气减少，而是把阴气逼迫到肌表，机体就会出现冷感，这种情况并不是阳气虚。这时应该寒因寒用，顺从肢体冷的假寒之象而用寒性药物来祛除体内热邪，这种情况就叫寒因寒用。

（2）热因热用。热因热用指的是用热药治疗具有假热征象的病证。它适用于真寒假热证。

比如体内的肾阳不足，患者出现下利清谷，这在《伤寒论》中属于少阴病。此时阴寒内盛对人体阳气不是损伤，而是逼迫阳气浮越于外，即阴寒之邪闭阻于内，而逼迫阳气浮越在外，这时在外会出现“其人面色赤，身反不恶寒”的表现。外观上看着有热象，但实际上体内阴寒内盛，下利清谷，而且手脚是凉的，脉微欲绝，这种情况实际上是阴寒之邪隔绝了阴阳气的关系，使阴气留在体内，逼迫阳气浮越于外，出现假热的征象，这时要顺从假热之象，用热药温散体内的阴寒之邪这种情况就叫热因热用，在《伤寒论》中用通脉四逆汤进行加减治疗，里面主要有附子、干姜、甘草等。

（3）塞因塞用。塞因塞用指的是用补益药治疗具有闭塞不通症状的虚证。闭塞不通症状的虚证的本质就是真虚假实证。

塞因塞用即用补益的方法来治疗真虚假实证，临床上又叫以补开塞。比如血虚经闭、气虚便秘、脾虚腹胀，这些闭塞不通的症状，不是由于实邪在体内阻滞造成的，而是因虚而致的闭塞不通，都应该用塞因塞用的方法。即分别要用补血的方法治疗血虚经闭、补脾气的方法治疗气虚便秘及气虚腹胀。需要说明的是，这里的脾虚腹胀是气虚造成的腹胀，如果脾虚生湿又造成腹胀，这时既要扶正又要祛湿；气虚腹胀强调的是气虚之后引起了本身的停滞，属于真虚假实证。一旦气虚引起津液停滞，形成水湿痰饮，或者气虚影响血行形成瘀血了，这时候就变成虚实夹杂的情况了，大家要加以区分。

（4）通因通用。所谓通因通用，就是用通利药治疗具有通泻症状的实证。有通泻症状的实证的本质就是真实假虚证。

比如瘀血崩漏、热结旁流、食积腹泻，都属于真实假虚证。一般来说，崩漏认为是气虚不能固摄造成的，像是虚证，但由于瘀血引起的崩漏就是真实假虚证。热结旁流是热邪积滞在体内，造成了大肠传导失司，虽然大肠热盛，但不表现为便秘，而表现为下利清水，色纯青，其气臭秽的症状。这种通泻的症状好像是脾虚造成的这也属于真实假虚证。另外，食积性腹泻也属于真实假虚证。腹泻多被认为是脾虚，但是由于饮食积滞造成的腹泻，泻下的粪便当中伴有不消化的、酸腐的食物的，也是真实假虚证。以上这三种情况治疗时都要通因通用，用通利药来治疗假虚证，比如用活血的药物、清热攻下的药物、消食导滞的药物把实邪祛除掉，这样假虚的症状才能够得到改善。

除了这三种情况，还有一种情况就是湿热引起的淋证。淋证是下焦湿热引起的尿急、尿频、尿痛，这要跟老年人肾气虚引起的尿频区分开，这时一般是由于膀胱湿热引起来的，西医叫作膀胱刺激征，治疗时不能用益气固摄法，而应该用清利膀胱湿热法，用通泻的方法来治疗。

这部分大家要着重记住反治的概念及具体应用，并会举例说明。

（三）正治反治的异同

正治反治均是逆疾病的本质进行治疗，都属于治病求本。不同点在于：第一，方法上有逆从之分，正治是逆疾病征象而治，或者叫逆证候性质而治；而反治是顺从疾病假象而治。第二，适应证不同，正治适用于疾病本质和症状相一致的病证，病情较轻、较单纯；而反治适用于疾病的本质和症状不相一致的病证，病情较重，较复杂。

（四）反佐法

正治反治主要是治疗疾病的原则，另外在临床上还有一种反佐法，反佐法是药物配伍方法或服药法，严格来说不属于治疗方法。因此不作考试的重点，但是大家应当适当的了解一下，对于指导临床用药有一定帮助。什么叫反佐法？即反佐用药或服药。反佐用药指的是治疗寒证时，在温热药中加少量寒凉药，或在治疗热证时，在寒凉药中加少许温热药，这样使药达病所，避免阴阳格拒的发生。另外，反佐服药是温热药服用的时候要凉服，寒凉药要温服，以免服药时造成呕吐。补土派的代表李东垣曾说“姜附寒饮，承气热服”，这就是指的反佐服药法。反佐用药的配伍或者反佐服药法也是在反治中涉及的概念，但它和反治不同，大家要注意加以鉴别。

三、扶正祛邪

（一）基本概念

1. 扶正

扶正指的是扶助正气，增强体质，提高机体抗病、修复、适应能力，用于虚证。扶正使用的方法主要是补虚法，包括益气、滋阴、养血、温阳几个方面。扶正有很多的手段，比如可以用药物扶正，常用的像黄芪、党参、枸杞、桑寄生、川断等；另外还可以用针灸补法扶正；还可以用营养疗法，比如喝人参蜂王浆，经常吃点大枣，喝点蜂蜜；功能锻炼也可以扶正，比如打太极拳，慢跑或练五禽戏等；另外，精神调摄方面，保持精神内守，做到“恬淡虚无”，这些方法都可以帮助扶助正气。

2. 祛邪

祛邪指的是用攻法祛除邪气，主要用于实证。具体治疗方法是泻实的方法，比如汗、吐、下、清、消等，分别是发汗法、吐下法、清热法和消法。比如像感冒之后喝生姜红糖水，这就属于发汗的方法；当吃了有毒的东西，方剂里面有一个瓜蒂散，瓜蒂就是甜瓜的“蒂”，焙干、研粉喝下去，人会立刻出现呕恶的反应，把胃中实邪排出体外，这就是属于涌吐法；当大肠中有燥屎结聚的时候，可以用番泻叶 3~5 片泡水服下，泻下大便，这就是属于攻下法；当体内有火毒的时候，可以服用三黄片、牛黄解毒片等，这就属于清法；体内有饮食积滞的时候，服用加味保和丸、健胃消食片等，这就属于消法。常用的手段有药物、针灸、火罐或手术等方法，都有助于祛除人体的邪气。

（二）运用的原则和方式

1. 运用的原则

运用扶正祛邪原则的时候，要掌握虚证宜扶正；实证宜祛邪；虚实夹杂的时候，根据矛盾主次，决定扶正祛邪的主次和先后。在运用这个原则的时候大家要注意做到“扶正不留邪，祛邪不伤正”。扶正祛邪实际上是一个非常大的、原则性的治则，在临床应用的时候一定要时时考量疾病的邪正盛衰，单纯的虚证就扶正，单纯的实证就祛邪，如果涉及虚实夹杂，或攻补兼施，或扶正兼祛邪，或祛邪兼扶正，这时或先祛邪后扶正，或先扶正后祛邪。总的原则是祛邪的时候不要伤正气，扶正的时候不能留邪在体内。其中的圆通之用需要大家认真地领悟、逐渐揣摩，只有这样在临床上才可以做到得心应手。

2. 运用的方式

（1）扶正祛邪单独运用

①扶正：扶正适用的病证是纯虚证，比如气、血、津液、阴阳不足，表现出一派虚象，这时纯粹扶正就可以。比如气虚用黄芪、党参补气；血虚出现失眠、眼睛干涩、爪甲苍白、心慌等症状，用大枣、阿胶、当归补血；当阳虚出现畏寒喜暖时，用附子、干姜温阳；当阴虚出现手脚心热、失眠多梦等症状，用生地、麦冬滋阴。如果是真虚假实证治疗上应该是塞因塞用，也称作以补开塞，还是用扶正的方法来治疗。第三种情况是正虚邪不盛，也可以单纯用扶正的方法比如感冒的后期阶段，虽然还有一点鼻塞不通，有一点余邪没有去掉，但以正虚为主，这时可以单纯扶正。

②祛邪：祛邪适用于纯实证。实证有哪些？比如，感受了风、寒、暑、湿、燥、火六种邪气，在疾病的初期和中期一般是实证，这时要用祛风、散寒、清暑、燥湿、润燥、清热等方法来祛邪；当人体有了瘀血，要活血以祛邪；当人体有了痰饮，要化痰祛湿以祛邪；当人体有了热毒积滞，就要清热解毒以祛邪。这些都属于纯实证，都可以单独使用祛邪的方法。另外真实假虚证也要用祛邪的方法。人体感受了六淫之邪，或者体内有了痰饮、水湿、瘀血、食积、虫积等，但是人体又出现了通泻的症状，像热结旁流、食积腹泻或者瘀血崩漏等，这种情况就应该通因通用，实际上也是用祛邪的方法来治疗。第三种情况是邪盛正不虚，即以邪气盛为主的实证，也可以单纯祛邪。

（2）扶正祛邪合并使用

①扶正兼祛邪：主要适用于正虚为主，兼有邪实的病证。比如，患者肾虚，同时又兼有水肿，由于肾虚不能够气化水液，造成水液停留，

这时就应该扶正为主，兼以祛邪。

②祛邪兼扶正：主要适用于邪盛为主的虚实夹杂证。比如患者感受暑热之邪，随即出现津气两伤的情况，这时是以暑热为主，兼以津气的损伤，就应该祛邪为主，兼以扶正。

（3）扶正祛邪先后运用，包括先祛邪后扶正、先扶正后祛邪。

①先祛邪后扶正：适用于邪盛为主，兼扶正反会助邪；正虚不甚，正气尚能耐攻者。比如瘀血兼血虚的崩漏证，由于瘀血阻滞体内造成血不循经导致崩漏，长期崩漏又使血液大量流失，造成血虚。这种患者是应该活血？还是补血？还是活血又补血？这种情况应该是先祛邪后扶正，先把瘀血祛除，然后再补血。因为这时是瘀血为主，血虚不甚，尚耐攻伐。如果先补血会加重瘀血。

②扶正后祛邪：适用于正虚为主，虽有病邪亢盛，但是不耐攻伐者。比如正虚虫积的患者，患者脾胃气虚，又有虫积，治疗虫积应该用攻下的方法，但是攻下就会伤正气，患者正虚很严重，如果用攻下的方法正气耐受不了，这时就应该先扶正，待正气足了，能够耐受攻伐时再来攻邪。关于扶正祛邪的运用，见图 9–3–2。

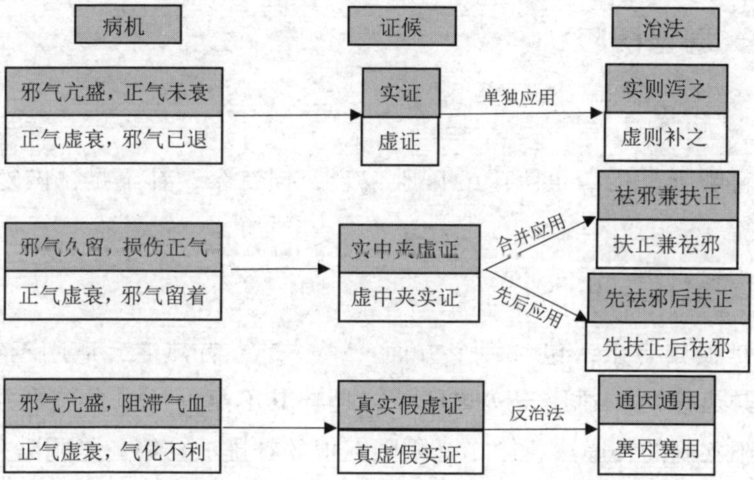

图 9–3–2　扶正祛邪的运用

上表总体上分为了病机、证候、治法三种情况。病机方面：邪气亢盛，正气未衰，证候上表现为实证，这时实则泻之，单纯祛邪；病机上正气虚衰，邪气已退，这时表现的证候为虚证，虚则补之，单纯扶正；

病机上表现为邪气久留，损伤正气，这时证候上表现的是实中夹虚证，病机上出现了正气虚衰、邪气留着，这时的证候是虚中夹实证，不管是实中夹虚证，还是虚中夹实证，都属于虚实夹杂证，可以选用扶正祛邪兼用和扶正祛邪先后使用的原则：兼用包括了祛邪兼扶正，或者扶正兼祛邪；先后使用包括了先去邪后扶正，或者是先扶正后祛邪；病机上邪气亢盛，阻滞气血，会出现真实假虚证，这时使用通因通用的方法；正气虚衰、作用减退，表现为真虚假实证，这时用塞因塞用的方法。

（4）扶正祛邪的注意事项

①扶正要防止困邪。是指在用补益药时要防止过早、过久、过量。正如叶天士在《温热论》中指出“恐炉火虽熄，灰中有火”。比如白腻厚苔不宜先用补法，应该先祛除湿邪。大家一定注意扶正不要太早以防困邪在体内。

②祛邪防止伤正。是指用祛邪药时要适时、适量，以免损伤正气。《素问·五常政大论》说：“大毒治病，十去其六；常毒治病，十去其七；小毒治病，十去其八；无毒治病，十去其九………无使过之，伤其正也”，“大积大聚其可犯也，衰其大半而止，过则死”，就是说不要过量的使用祛邪药，以免伤正气。

四、调整阴阳

（一）含义

调整阴阳是指纠正阴阳的偏胜偏衰，损有余，补不足，恢复阴阳的相对平衡。

（二）具体运用

一是损其有余，包含两个方面：第一是寒者热之，适用于实寒证；第二是热者寒之，适用于实热证。二是补其不足，补包含三个方面：第一是阴阳互制的补虚法、第二是阴阳互根的补虚法、第三是阴阳并补法。

1. 损其有余

（1）寒者热之，适用于实寒证。如外感风寒，用辛温解表之麻黄、桂枝；寒邪直中于里，用温里散寒之高良姜、香附；寒邪在经络，用散寒通络之白芥子、细辛、白附子等。

（2）热者寒之，适用于实热证。如外感风热，用辛凉解表之银花、连翘；里热壅盛用苦寒直折其热之黄芩、黄连；热结便秘，用苦寒攻下之大黄、番泻叶等。

2. 补其不足

（1）阴阳互制之调补阴阳：是根据阴阳对立制约的原则确立的治法，主要有两个方面，第一是阳病治阴，“阳病”指的是阴虚则阳气相对偏亢的虚热证，“治阴”即补阴。意即虚热证要用补阴的方法来进行治疗。这个治法也可以叫作滋阴以制阳，或者叫“壮水之主，以制阳光”。这里的“水之主”特指的是肾阴。为什么说壮肾之阴就是滋阴？因为肾阴为全身阴液的根本，全身之阴非肾阴不能滋养，所以壮肾之阴也就是滋阴的意思。第二是阴病治阳。这里的“阴病”指的是阳虚则阴气相对偏盛的虚寒证。“治阳”即补阳。虚寒证这种性质属阴的疾病要用补阳的方法来治疗，又叫扶阳以制阴，或者叫“益火之源，以消阴翳”。这里的“益火之源”是温补肾阳，人体阳气根于肾阳，肾阳是全身阳气的根本，全身之阳非此不能发，所以说虚寒证最关键的是要补肾阳。阳病治阴或者阴病治阳，一般五脏的虚损都要用到，不管哪个脏的阴虚或阳虚，都要用这种治疗原则。

（2）阴阳互济之调补阴阳：是根据阴阳的互根互用确立的治法。包括阴中求阳和阳中求阴。阴中求阳指的是治疗阳虚时要在补阳药当中佐以补阴药。第二是阳中求阴。所谓阳中求阴，指的是在治疗阴虚时要在补阴药当中佐以补阳药。大家要注意，只有在肾的阴阳虚损的时候才用到阴阳互根的补虚法。为什么？因为在五脏阴阳虚损的疾病中，只有肾的阴阳虚损是最严重的。中医有一个理论叫“久病及肾”。当肾阴虚或者肾阳虚时，除了补肾阴、补肾阳，还要根据阴阳互根互用的思想，采用阳中求阴或者阴中求阳的办法来治疗。

（3）阴阳并补法：是指阴阳两虚证可采用阴阳并补之法治疗，但需要分清主次。尽管同样是补阴、补阳药一起使用，但是这里跟阴中求阳、阳中求阴的机制不一样。阴中求阳适用的病证仅仅是阳虚证；阳中求阴适用的是阴虚证；而阴阳并补适用的病证不是单纯的阴虚或阳虚，而是阴阳两虚证。对阴阳两虚证，采取阴阳并补的方法，还要注意分清主次。曾经有一个考试题问大家：“阴阳两虚是阴阳低水平的平衡，这句话对吗？”不对。因为阴阳两虚实际上是阴阳低水平的状态，但是仍然有偏于阴虚和阳虚的不同：阳损及阴而形成的阴阳两虚一般是以阳虚为主的阴阳两虚，在阴阳并补时应该以补阳为主，兼以滋阴；阴损及阳的阴阳两虚是以阴虚为主的阴阳两虚，在阴阳并补时应该以补阴为主，兼以补阳；因此阴阳两虚不是低水平的阴阳的平衡。应当指出，阴阳互济之调补和阴阳并补两法，虽然用药上都是滋阴、补阳并用，但是主次、分寸不同，而且适应的证候也不同，要加以区分。

下面为了更进一步说明这个问题，见表 9-3-1。

表 9-3-1　阴阳互济之调补与阴阳并补比较简表

	阴阳互济之调补	阴阳并补
相同	滋阴、补阳并用	
不同	适应于阴虚证或阳虚证	适应于阴阳两虚证
	阴虚证——以滋阴为主 阳虚证——以补阳为主	滋阴、补阳并重

（3）损益兼用。阴阳偏胜则损其有余，阴阳不足则补其不足。但在临床上还经常见到阴阳既有偏衰又有偏胜的情况，这时就要损益兼用。

①损其有余，兼顾其不足。阴胜伤阳，这时实际上是阴胜则阳病，阴邪盛造成阳气的损伤，这时就要损益兼用，温散阴寒兼以扶阳，比如寒邪直中脾胃，伤了脾胃的阳气，出现了脘腹冷痛、四肢冷、畏寒，这时除了用生姜、干姜散寒之外，还要用党参、附子等兼以温阳，这就属于损益兼用。另外，阳胜伤阴，即阳邪亢盛损伤阴液，这时治疗上也要损益兼用，清泻阳热兼以滋阴。比如用调胃承气汤清热攻下通便，同时用生地、麦冬、玄参滋阴增液。

②补其不足，兼顾其有余。是指阴阳偏衰为主者，兼有阴或阳偏胜的病机，这时就要补其不足，兼顾其有余。比如肾阴虚相火旺，这时患者面部痤疮疼痛，用六味地黄丸滋阴的基础上可以加知母、黄柏泻相火。临床上阳胜伤阴、阴胜伤阳，或者阳虚阴胜、阴虚阳胜，这些情况都要用到损益兼用。或损其有余，兼顾其不足；或者补其不足，兼顾其有余，临床上必须细心体会才能灵活掌握。

（4）益气固脱，救阴回阳。根据病理上有阴阳亡失的病机，在治疗方面也有固脱的方法。阴阳亡失最关键的是阴气不内敛，阳气不固摄而散失，出现昏迷、大汗淋漓、汗出如油等，治疗的关键在于益气固脱、敛汗。如果亡阴，在益气固脱敛汗的基础上要注意救阴固脱；如果是亡阳，在益气固脱敛汗的基础上要回阳固脱。比如亡阴的时候常用生脉饮（党参、麦冬、五味子）；亡阳的时候常用参附汤（附子、人参）。

（5）分清真假，热因热用，寒因寒用。根据病理上有阴阳格拒病机，治则上就要注意分清真假，治其本质。如果是阴盛格阳出现了真寒假热证，就应该热因热用；如果阳盛格阴出现真热假寒证，就应该寒因寒用。无论是热因热用还是寒因寒用，表面上用药性质是顺从疾病的假象，但是从本质意义上来看，药物性质实际上也属于治病求本，也是逆着疾病的本质来用药的。因此，对于治病求本的理解要灵活，中医说的“治病求本”，实际上包括了治标治本、急则治标、缓则治本，或者是标本兼治。不管急则治标，还是标本兼治，其中都是围绕治本，急则治标只是权且之计。反治也是治疗疾病的本质，逆着疾病的本质而用药，疾病本质是寒性，用热药；疾病本质是热性，用寒药。标本缓急、正治反治都从属于中医的“治病求本”的原则。

下面来看一下调整阴阳治则的应用归纳见图 9–3–3。

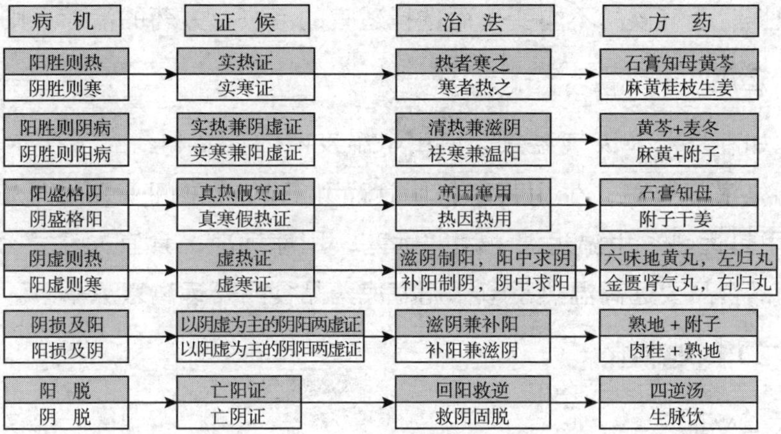

图 9–3–3　调整阴阳治则的应用

从病机上来看，阳胜则热的实热证，这时治法就是热者寒之；阴胜则寒的实寒证，这时治法就是寒者热之；阳胜则阴病的实热兼阴虚证，治法就是清热兼滋阴；阴胜则阳病的实寒兼阳虚证，治法就是祛寒兼温阳；阳盛格阴的真热假寒证，治法就是寒因寒用；阴盛格阳的真寒假热证，治法就是热因热用；阴虚则热的虚热证，治法就是补阴制阳；阳虚则寒的虚寒证，治法就是补阳消阴。这里要注意，补阴制阳是根据阴阳的对立制约关系确立的治法；而阳中求阴是根据阴阳互根互用的关系确立的治法；补阳消阴是根据阴阳对立制约关系确立的治法；而阴中求阳是根据阴阳互根互用关系确立的治法。阴损及阳，是以阴虚为主的阴阳两虚证，阳损及阴是以阳虚为主的阴阳两虚证，治法分别是补阴兼补阳，或者是补阳兼补阴。阳脱或者亡阳形成的证候叫亡阳证，治法是回阳救逆；阴脱或者亡阴形成的证候叫亡阴证，治法是救阴固脱。调整阴阳治则的应用大家必须牢牢掌握，它对于临床上调节寒热异常的疾病是非常有用的。

五、三因制宜

三因治宜，即因时、因地、因人制宜的总称，是指临床治病要遵循天人相应的思想，根据时令、地理、患者等具体情况，制定适宜的治疗方法。

（一）因时制宜

1. 含义

根据时令气候的不同变化而选择适宜的治法、方药的治疗原则。

2. 运用

比如春夏季节天气温热，慎用辛温发散的食品和药品，秋冬季节自然界阳气潜降收藏，少用苦寒伤阳食品和药品。《素问·六元正纪大论》说：“用热远热，用温远温，用寒远寒，用凉远凉，食宜同法。”意即用温热药品食品要远离温热季节，用寒凉药品食品要远离寒凉季节。

（二）因地制宜

1. 含义

根据地域环境的不同特点而选择适宜治法、方药的治疗原则。

2. 运用

比如江南气候温暖潮湿，人腠理疏松，易得风热感冒居多，多用桑叶、菊花、薄荷之类辛凉解表。西北地区天寒地燥，人腠理闭塞，风寒感冒居多，多用麻黄、桂枝、羌活之类辛温解表。同在北京，感受风寒感冒，出生地不同，用药不同。感受风寒的江南人：由于腠理疏松，出汗多，少用麻黄、桂枝等发汗力强的解表药，而多用荆芥、防风等较平和的药物，且分量宜轻；如果是西北人，由于腠理闭塞，不易汗出，多用麻黄、桂枝之类辛温解表，且分量宜重。

（三）因人制宜

1. 含义

根据患者体质、性别、年龄、生活习惯以及过去病史等个体差异性，而选择适宜的治法、方药的治疗原则。中医是个体医学，不同的人，治法不同。因为年龄有长幼，性别有男女，体质有寒热强弱，生活习惯不同，既往病史不同，因此每个人的治疗方案是不同的。

2. 运用

（1）年龄：少年慎补，老年慎泻。少年脏气清灵，随拨随应，易虚易实，易寒易热，因此小儿得病不要轻易补，过补容易助热生痰生湿；老年人脏腑功能开始减退，纵使有痰饮瘀血食积等实邪留存，但更多见的是虚实夹杂的情况，纵使用祛邪法也要加扶正的药物，在扶正的基础上适当加祛邪的药物。青壮年也要慎补。

（2）性别

①妇女有经、带、胎、产的生理特点，故应注意：

在经行和妊娠期：峻下、破血、滑利、走窜伤胎或有毒之品当禁用或慎用。比如三棱、莪术、大黄、麝香等都需禁用或慎用。三棱偏于破血，莪术偏于破气，破血破气的药物，容易导致经期和孕妇气血耗伤，造成月经量多或者滑胎小产。大黄具有攻下和活血的作用，也容易造成孕妇流产。麝香芳香走窜，孕妇闻麝香则容易流产，未怀孕的妇女经常佩戴含麝香的饰物也容易不孕。另外，慎用滑利之品，比如车前子、滑石等要慎用。有毒之品尽量不用，比如附子、斑蝥、商陆等。

带下：带下清稀量多，多属寒湿，多用完带汤加减治疗；带下黄稠或黄绿有味，多属湿热，多用四妙散、龙胆泻肝汤、八正散等加减治疗。

产后：注意是否有恶露不尽或气血亏虚的情况。恶露是指产后妇女阴道流出大量的瘀血败液，一般持续一个月，若时间过长要采用清热解毒、化湿、活血祛瘀等方法进行治疗。产后多用生化汤来预防或治疗恶露不尽，药物组成：当归 24g、川芎 9g、桃仁 10g（去皮、尖，研）、炮姜 1.5g、炙甘草 1.5g。女子以血为本，阴血易亏，产后易出现气血两虚的情况，多用坤宝丸，调补气血，同时可预防产后抑郁。

②**男子以精气为主，病理上多精室疾患及性功能障碍疾患。**男子以精气为本，精气易虚。治疗以补肾益精为主。如男子不育，多用五子衍宗丸，采用五种种子，助男子精气生长，这是中医取象比类思维方式在临床上的具体应用。

（3）体质

每个人出生的时间地点不同，生活环境地域有别，决定了体质有强弱寒热之别。

①阳盛或阴虚之体，慎用温热。阳盛患者经常感觉发热、喜凉饮、脸上出油冒痘、大便干燥；阴虚患者五心烦热、失眠多梦、盗汗，这种患者慎用温热的药物和食物，比如羊肉、狗肉、鹿肉、榴莲、樱桃、芒果、荔枝等，不适合阳盛或阴虚体质。

②阳虚或阴盛之体，慎用寒凉。阳虚者经常感觉四肢冰凉，喜欢温热食品，耐夏不耐冬，易腹泻，经常精神不振，性欲低下。阴盛之体一般比较肥胖，多痰湿、瘀血，应慎用寒凉，像西瓜、苦瓜、莲子心、红豆、绿豆、苦丁茶等要少吃或不吃。

③体质强盛者，用药量宜重。体质强盛，比较壮实，用药可以重一些。

④体质瘦弱者，用药量宜轻。体质虚弱，宜补为主，一旦得了实证，攻邪药量要轻，以免伤正气。

六、调理精气血津液

（一）调精

主要表现在三个方面：

1. 填精

以填精补髓之法，治疗肾精亏虚之候。比如用五味子、枸杞子、菟丝子、车前子、覆盆子等。

2. 固精

以补肾固精之法，治疗遗精、滑精、早泄等肾气不固之候。比如用金锁固精丸。

3. 疏利精气

以疏利精气，通络散结之法，治疗气机郁滞，男子不排精以及阴器脉络阻塞，败精、浊精郁滞之候。

（二）调气

1. 补气

用于治疗单纯的气虚证。重视补益肺、脾、肾，尤其补益脾气之法。常用的有四君子丸、六君子丸等。

2. 调理气机

顺应脏腑气机升降规律，调理气机紊乱的病理状态。重视宣畅肝、脾升发之性和肺、胃下降之性。气滞者，行气；气逆者，降气；气陷者，补气升提；气脱者，补气固脱；气闭者，开窍通闭。比如恶心呕吐用橘皮、竹茹、代赭石、旋覆花等降胃止呕，咳嗽用杏仁、川贝、桑白皮、枳壳、炙杷叶等降肺止咳，若气陷，用升麻、柴胡等补气升提。

3. 理血

（1）补血：用于单纯血虚证。因脾胃为气血生化之源，心主血脉、生血，肝藏血，肾藏精，故治血虚应重视调理脾胃、心肺、肝肾，尤其要重视对脾胃的调养。常用白芍、熟地、当归、阿胶、红枣等。

（2）调理血运：主要用于血瘀和出血证。

①血瘀证：活血化瘀为主，配以补气、理气、温经、清热等治法。如气虚造成的血瘀应补气活血；气滞造成的血瘀应行气活血；寒凝造成的血瘀应温经活血；热邪灼伤血中津液造成的血瘀应清热活血。

②出血证：根据出血的不同病机，进行调治。瘀血造成的出血应祛瘀止血；寒凝造成的出血应温经止血；阴虚造成的出血应滋阴止血；气虚不能摄血造成的出血应益气摄血；出血量特别大，急则治其标，应收涩止血；血热迫血妄行，血色鲜红，应凉血止血。

4. 调理津液

（1）滋养津液：用于津液不足证。滋阴生津、滋补阴液、敛液救阴等。同时针对造成津液亏虚的原因采取相应的治法，如清热止呕、固表止汗等。只有止住了呕吐，才不至丢失胃中津液；只有止住了汗液，才不至于丢失体表津液；只有止住了泻下，才不至于丢失胃肠津液。

（2）祛除水湿痰饮：用于水液代谢障碍之证，重在调治肺、脾、肾、肝等脏腑，多采用发汗、化湿、利湿、逐水、利水、化痰等治法。凡是体内水湿过多，要给水湿以出路，或芳香化湿，或淡渗利湿，或苦温燥湿，或健脾祛湿，或苦寒燥湿，总之采用多条途径，多管齐下，把体内多余的水湿、痰饮祛除出去。

5. 调理精气血津液的关系

（1）调理气与血的关系

①气病及血：气虚而致血虚者，宜补气生血。总体原则以补气为主，辅以补血，或气血双补；气虚造成的血瘀，宜补气行血；气滞造成的血瘀宜行气活血；气虚不摄血而致出血，宜益气摄血，以补气为主，辅以收涩或温经止血药。

②血病及气：血虚而导致的气虚应养血为主，辅以补气。气随血脱者应该以益气固脱止血为主，病势缓和后，再进补血之品。清代程国彭《医学心悟》说："有形之血不能速生，无形之气所当急固"。因此大失血造成气随血脱，临床应该用大剂量补气药，气足则摄血，防止血液无故流失。

（2）调理气与津液的关系

①气虚及津：气虚而津液生化不足宜补气生津；气虚无力行津或者气滞不行津而致水湿停留的病症，宜补气、行气以行津；气不摄津而津液丢失等情况宜补气以摄津。比如老年人脾肾气虚，口涎自出，用益智

仁健脾温肾摄涎。

②津伤及气：津停而气阻时宜祛湿行气，在治水湿痰饮同时，辅以行气导滞；气随津脱时，宜补气以固脱，辅以补津。

（3）调理气与精的关系

疏利精气：气滞可致精阻而排出障碍，治宜疏利精气。通过疏肝理气，帮助精气的外泄。气伤及精，精伤及气者，宜补气填精并用。

（4）调理精血津液

精血双补：补血兼以填精补髓，补精兼以补血。适用于精血双亏的病症，因为“精血同源”。补血养津、养血润燥：临床上津血同病，津血亏少或津枯血燥者，治当补血养津或养血润燥，因为津血同源。

结语

中医防治疾病的主要观点是“防大于治”，认为养生是保养生命活到天赋寿限的重要手段，而防病要做到未病先防、既病防变。一旦得病则要根据整体失衡的状态，或扶正祛邪，或调整阴阳，或调整气血，或调节津液代谢；对于临床主次不同的病症，还要权衡标本缓急、或急则治标，或缓则治本，或标本兼治；对于临床存在寒热虚实真假的疑难病症，还要“透过现象看本质”，分别采用正治、反治之法。由于“天人相应”，自然界气候、地域或个体差异都会对疾病病机、病证产生影响，因此，治疗原则上还要因时、因地、因人制宜，即所谓的“三因制宜”。

思考题

1. 何谓扶正祛邪？临床如何运用？

2. 调整阴阳包括哪些方面？试举例说明之。

3. 何谓三因制宜？请举例说明之。

4. “老年慎补，少年慎泻”与“用寒远寒，用热远热”分别体现了什么思想？为什么？

5. 调理精气血津液都包括哪些方面？试举例说明之。

附录1

验案分析

第一章　绪　论

医案是临床医师案头的必备书籍，古中医医案灿若云霞，给后世学者留下了宝贵财富，归纳起来有汗、吐、下、和、温、清、消、补治疗八法。在历代医家中，又以金元时期的刘完素、李东垣、朱丹溪、张从正创立的寒凉派、补土派、滋阴派、攻邪派治疗方法极具特色，本章撷取古代医家医案中以其思想治验的医案以飨读者。

一、寒凉

钱仲昭患时气外感三五日，发热头痛，服表汗药，疼止热不清，口干唇裂。因而下之，遍身红斑，神昏谵语，食饮不入，大便复秘，小便热赤，脉见紧小而急。谓曰："此证全因误治。阳明胃经表里不清，邪热在内，如火燎原，津液尽干，以故神昏谵语。若斑转紫黑，即刻死矣。目今本是难救，但其面色不枯，声音尚朗，乃平日保养，肾水有余，如旱田之侧，有下泉未竭，故神虽昏乱，而小水仍通，乃阴气未绝之征，尚可治之。不用表里，单单只一和法，取七方中小方，而气味甘寒者用之，惟如白虎汤一方，足以疗此。盖中州元气已离，大剂、急剂、补剂俱不敢用。而虚热内炽，必寒凉气味，方可和之耳。但方须宜小，而服药则宜频。如饥人本欲得食，不得不渐渐与之。必一昼夜频进五七剂，为浸灌之法，庶几邪热以渐而解，元气以渐而生也。若小其剂复旷其日，纵用药得当，亦无及矣。"如法治之，更一昼夜而病者热退神清，脉和食进，其斑自化。

胡卣臣先生曰：病与药所以然之地，森森警发。(《明清十八家名医医案·寓意草》)

思考讨论题

1. 该患者是什么经脉病变所致的病证？

2. 试分析俞昌的诊治思路。

二、补土

一妇苍白，不肥不瘦，年逾五十。病舌尖痛三年，才劳喉中热痛，或额前一掌痛，早起头晕，饮食无味，胸膈痞闷。医用消导清热之药不效。予诊右脉濡数无力而缓，左脉比右脉颇甚，亦近无力。十五年前，哭子忒甚，遂作忧思伤脾，哭泣伤气，从东垣劳倦伤脾之例，用参、芪各钱半，白术、芍药、天麻各一钱，川芎、玄参各七分，甘草、枳实各五分，黄柏、陈皮各六分，煎服而愈。(《明清十八家名医医案·石山医案》)

思考讨论题

1. 该患者是何脏病变所致的病证？

2. 试分析汪机的诊治思路。

三、滋阴

叶子黑内人患疫，医为其汗，为其下，罄技不能起，尸寝者已浃旬。家事窭乏，亦不能复迎医，邻人睹其状，以生死在须臾间，群然发善愿，科敛助其殡敛之需。予闻为之诊，六部俱微弱不充指，右关稍滑，精神昏惫，仅一息奄奄，四肢冷厥，口渴。予诊毕语诸邻曰：据症甚危，据脉邪已尽退，惟虚惫而神气弱，非大补不能也，诸君苟能以助殡者助其市人参，庶几可起死而还之生也。诸君既怜其死，宁不以冀其生乎。予非毫有希觊，顾渠力不足赡，愿与诸君共圆满好生善果耳。诸邻固有善心，激于予言，益忻然相语曰：惟先生命。即以六君子汤加归、芍，补气血而化痰涎，以麦门冬、五味子复脉通心而生津液，以桂枝温其四体。午刻进药，晡刻四肢渐暖，精神焕发，尚无力开声。改以生脉汤加远志、归、芍、苡

仁、山药，调理而愈。诸邻人大快。(《明清十八家名医医案·孙文垣医案》)

思考讨论题

1. 从阴阳气血角度阐述患者属何种病证。

2. 分析孙文垣的诊治思路。

四、攻邪

张子和治赵明之，米谷不消，腹作雷鸣。自五月至六月不愈。诸医以为脾受大寒，屡用圣散子、豆蔻丸等，俱不效。戴人曰：春伤于风，夏必飧泻。飧泻者，米谷不化而直出也。又曰：久风入中，则为肠风飧泻。中者脾胃也。风属甲乙，脾胃属戊己。甲乙能克戊己，肠中有风故鸣。《经》又曰：岁木太过，风气流行，脾土受邪，民病飧泻。诊其两手脉皆浮数，为病在表也，可汗之，风随汗出，泄当愈。以火二盆，暗置床下，给之入室，使服涌剂，以麻黄投之。乃闭门户，待一时许，汗出如洗。开户，减火一半。须臾，汗止泻亦止。(清·俞震《古今医案按》)

思考讨论题

1. 该患者属何脏腑病变导致的病证?

2. 分析张从正的诊治思路。

第二章　中医学的哲学基础

本章至第十章所辑录的医案为主编在国医堂和安贞社区卫生服务中心马淑然中医传承工作室的真实验案，为方便初学者阅读，大多略去方药，希望为提高大家的临床思维能力提供帮助。

第一节　阴阳学说

病案 1

魏某某，女，31 岁，公司职员。2015 年 7 月 24 日初诊。

主诉：面部过敏 1 年。

现病史：1 年来，患者因吃海鲜引起面部过敏，中西治疗效不佳。

现症：面部瘙痒遇风、寒加重，手足冷，畏寒，寐欠佳，入睡困难，易醒，醒后不易入睡，末次月经：2015 年 7 月 10 日，月经色黑，痛经。

检查：舌质淡润边齿痕，苔白腻，脉沉细滑尺弱。（国医堂）

思考讨论题

1. 患者面部过敏的根本病因是什么？

2. 请用阴阳理论对该病案进行分析。

病案 2

马某某，女，29 岁，公司职员。2015 年 7 月 14 日初诊。

主诉：自然流产 2 次。

现病史：患者无显著诱因，每孕至 40 余日即自然流产，故来就诊。

现症：平素倦怠乏力，面色苍白，口唇色淡，四肢冷，腹冷，手足心热，畏寒，喜热食。末次月经：2015 年 6 月 30 日。经前乳胀痛，月经夹块。

检查：舌质绛红，少苔而润，左脉弦细滑数，右脉同。（国医堂）

思考讨论题

1. 患者的病因病机是什么？

2. 请用阴阳理论分析患者的临床表现。

病案 3

季某某，女，25 岁，公司职员。2015 年 9 月 8 日初诊。

主诉：月经不调半年。

现病史：半年前不明原因引起月经提前 2 天，多方治疗效不著。

现症：月经量少日净。易怒，经前乳胀，腰酸，腹胀便干。末次月经：2015 年 9 月 6 日。

检查：舌淡红，苔白腻黄，脉沉弦滑。（国医堂）

思考讨论题

1. 患者的病因病机用阴阳五行学说应如何描述？

2. 请用中医五行学说对患者临床表现进行分析。

第三章　藏　象

病案 1

唐某某，女，36 岁，公司职员。2015 年 7 月 24 日初诊。

主诉：心悸 1 年余，复发加重 1 周。

现病史：1 年前患者因感寒而感冒发热，未及时治疗出现心悸。于当地人民医院就诊未发现器质性病变，自服药物效果不佳。近 1 周自觉心悸不适加重，遂就诊于我院。

现症：初诊时患者心悸，头昏乏力，口干，喜温饮，食冷则腹泻。末次月经：2015 年 7 月 11 日，乳房胀痛，痛经，腹冷。

检查：舌暗红，苔薄黄腻，左脉寸关滑数，右脉细滑。（国医堂）

思考讨论题

1. 患者的病变主要涉及哪个脏腑？

2. 请分析患者各个症状产生的原因。

病案 2

李某，女，31 岁，家庭主妇。2015 年 4 月 9 日就诊。

主诉：胸闷、咳嗽 1 周。

现病史：缘于 1 周前与家人争吵后出现胸闷、咳嗽。

现症：无咳痰，无咯血，情绪激动时加重，伴胁下胀痛，腹泻，粪便呈黄绿色，无夹杂脓血，无里急后重，无发热，伴食欲减退，稍进食即腹胀明显，无恶心、呕吐，求诊于当地社区，予“咳特灵”片口服，罔效，遂求诊于门诊。刻下：咳嗽时作，两胁胀痛，纳差食减，时有腹泻。

检查：舌质淡红、苔薄白。脉弦。听诊两肺呼吸音清，未闻及干、湿啰音。腹平软，无压痛、反跳痛。

二诊：服用上述药物后症状明显缓解，效不更方，继服上方 7 剂痊愈。

思考讨论题

1. 该患者是什么脏腑的病证引起的上述症状？涉及了哪些脏腑？

2. 如何处方用药？

病案 3

傅某某，女，42 岁，公司职员。2015 年 9 月 8 日初诊。

主诉：失眠 2 年余，复发加重 1 个月。

现病史：患者 2 年前因情志不畅而出现失眠，自服中药效果不佳，近 1 个月来，患者因情志刺激而失眠加重。

现症：入睡困难，多梦。经前燥热、流涎、腰凉。末次月经：2015 年 8 月 25 日。

检查：舌质淡紫，边齿痕，苔水润。右脉沉弱，左脉滑数尺弱。（国医堂）

思考讨论题

1. 患者主要涉及哪几个脏腑病变？

2. 请从脏腑关系角度分析患者的临床症状。

第四章　精气血津液

病案 1

孙某，35 岁。2006 年 8 月就诊。

主诉：不规则阴道出血 2 年。

现病史：2 年来，经期量多，淋漓不断，曾服多种止血药无效。

现症：突见阴道流血，色淡、头晕、乏力，面色苍白，四肢不温。

检查：舌质淡，苔薄白，脉滑细无力。

思考讨论题

1. 从患者病史来看是气病及血，还是血病及气？

2. 用气血关系理论分析症状出现的机制。

病案 2

刘某某，女，31 岁，公司职员。2015 年 7 月 21 日初诊。

主诉：产后腰痛 1 年，复发加重 1 周。

现病史：患者于 1 年前因产后恶露不止未及时治疗，1 周前腰痛。自服中药无效，故来我院就诊。

主症：晨起腰酸背痛，脱发，月经先后无定期，末次月经：2015 年 7 月 19 日，有少量血块，怕冷，乏力。

检查：舌淡苔白边有齿痕，右滑尺弱，左细滑寸弱。（国医堂）

思考讨论题

1. 简述气血之间的关系。

2. 请用气血的关系机制分析患者的临床症状。

病案 3

丁某某，女，28 岁，公司职员。2015 年 8 月 25 日初诊。

主诉：左侧臀部色素沉着 12 年，伴瘙痒 1 周。

现病史：患者出生时母亲情志不畅、乳汁少，长期营养不足，12 年前，患者 16 岁，初潮时月经量少，并开始出现臀部有黑色斑块，未治疗。随年龄增长面积逐渐增大至整个左臀部。1 周前因过食海鲜引起瘙痒，于武警总医院诊断为“特发性色素性斑状色素沉着”。用西药治疗效果不显，故来我院就诊。

现症：面色晦暗，眶周色黑，末次月经：2015 年 8 月 10 日，提前 3~7 天，量少，经前乳胀、腰胀；喜温食，嗜食海鲜，食辛辣则泻。

检查：舌淡红，苔薄白，舌下脉络瘀紫，脉弦细滑稍数。（国医堂）

思考讨论题

1. 患者的病机是如何演变的？

2. 请结合气血关系来解释患者临床症状的发生机制。

第五章　经络学说

病案 1

周某，女，28 岁，2014 年 8 月 3 日初诊。

主诉：乳房胀痛 1 周。

现病史：产后 1 个月，1 周前与家人争吵后出现双侧乳房胀痛，在某西医院治疗效不著。遂求诊我门诊。

现症：急躁易怒，无乳头溢液，无心悸、手抖，无多食易饥，无消瘦，伴右侧大腿外侧前缘、中线及内侧中线麻木疼痛，无肢体活动不利。

检查：舌质红，苔薄白，脉弦细。乳房表皮正常，乳头无血性分泌物，乳头无凹陷，未扪及包块。

思考讨论题

1. 该患者是属何脏的经脉出现病变？

2. 试从经络角度阐述产生上述病证的原因。

病案 2

唐某，男，65 岁，2014 年 1 月 25 日初诊。

主诉：胸痛 2 小时。

现病史：反复胸闷6年余，曾就诊当地医院诊断“冠状动脉粥样硬化性心脏病”，长期口服“复方丹参滴丸、速效救心丸”控制病情。2小时前因外出受凉出现胸骨后压榨性疼痛，遂就诊我门诊。

现症：疼痛沿左臂内侧放射至小指，伴冷汗、恶心欲呕，四肢冰凉，无腹痛、腹泻，无咳嗽、咳痰，无畏冷、发热等不适。

检查：面色苍白，皮肤湿冷。舌质紫暗，苔白厚腻，边有齿痕，舌下络脉青紫曲张。脉微细欲绝。

思考讨论题

1. 该患者是属何脏的经脉出现病变？

2. 试从经络角度阐述产生上述病证的原因。

病案3

赵某，女，27岁，公司职员。2015年9月8日初诊。

主诉：面部痤疮10年，复发加重1个月余。

现病史：患者于10年前无明显诱因出现面部痤疮，集中于两颊，未经系统治疗，后自行稍缓。近1个月因情志刺激面部痤疮加重，并延及耳垂，故来我院就诊。

现症：面颊部痤疮，延及耳部，胃脘痞满。性急易怒，恼怒后小腿窜痛。大腿中渎穴、伏兔穴周围疼痛，腰痛。末次月经：2015年9月8日，月经夹块，大便稀，臭，小便黄。寐时口角流涎。

检查：舌质淡暗苔白黄腻，右脉沉弦细，左脉弦滑数。（国医堂）

思考讨论题

1. 患者病变涉及哪些经络？

2. 请用经络学说分析患者的临床表现。

第六章 体质学说

病案 1

魏某，女，46 岁，2014 年 12 月 15 日就诊。

主诉：畏冷 10 余年。

现病史：10 余年前手术后出现畏冷，现求诊于门诊，欲调理治疗。

现症：畏冷，冬日尤甚。平素手脚冰凉，食冷即泻，天气变化容易感冒，腰酸冷，小便清长，大便溏。

检查：面色皖白，眼睑浮肿。舌淡暗，苔白润，脉沉细迟。

思考讨论题

1. 该患者属于何种体质？
2. 该患者有何饮食宜忌？

病案 2

唐某，男，35 岁，2015 年 6 月 20 日就诊。

主诉：低热、盗汗 10 余年。

现病史：10 余年前“肺炎”后出现低热、盗汗，未治疗。

现症：自觉手脚心热，平素口干不适，喜大量冷饮。夜寐不实。稍活动即汗出，两目干涩。小便可，大便干硬如羊粪，2 日一行。形体瘦削，两颧潮红，唇红。

检查：舌红嫩少苔，脉细数。

思考讨论题

1. 该患者属于何种体质？
2. 该患者平素该如何调理？

第七章 病因与发病

病案 1

李某，女，30岁，2015年3月5日就诊。

主诉：头痛伴畏冷、发热2天。

现病史：产后1个月冒风后出现头痛，遂就诊我门诊。

现症：疼痛位于前额、头部两侧、后头及颈项，呈持续性胀痛，伴畏冷、发热，全身无汗出，鼻塞、流清涕，无咳嗽、咳痰，无恶心、呕吐，无胸闷，无腹痛、腹泻等不适，面色少华。

检查：舌质淡红苔薄白。脉弦紧细数。

思考讨论题

1. 该患者是冒受何种邪气所致上述病证？

2. 治疗上应该如何处方用药？

病案 2

李某，女，48岁，家庭主妇，2014年11月30日就诊。

主诉：咳嗽、气喘伴恶寒、发热2天。

现病史：2日前因受凉出现咳嗽、气喘，伴恶寒、发热，未治疗。

现症：咽痒，无汗，咯痰色白清稀，无痰中带血，无胸痛。平素畏冷、易出汗，爱打喷嚏，汗出后症状加重。

检查：舌质略黯，苔薄白，脉浮紧。

思考讨论题

1. 该患者之病该如何诊断？

2. 试对该患者病因进行分析。

第八章　病机学说

病案 1

徐某某，女，78 岁，退休人员。2015 年 7 月 21 日初诊。

主诉：呼吸困难 3 年，夜尿频 2 年，复发加重 2 周。

现病史：患者于 3 年前因呼吸困难在当地人民医院就医诊断为“慢性肺源性心脏病”，服利尿剂愈。患者于 2 年前出现夜尿增多，起夜 3 次以上。自服药物无效。复发加重 2 周，故来我院就诊。

现症：患者夜尿频，易醒，胸不闷。

既往史：患者于 40 年前行胃切除术，切除 2/3。21 年前患者有胃出血病史，服药后缓解。高血压病史 3 年，最高压 180/90mmHg，自服降压药好转，具体药物不详。（国医堂）

检查：舌质淡苔黄厚腻，左脉弦滑缓，结代脉，右脉弦滑。尿蛋白（++~++++），血压：150/90mmHg。

思考讨论题

1. 患者发病的病因病机是什么？

2. 请运用邪正盛衰理论结合病案进行分析。

病案 2

钱某，女，32 岁，职员，2014 年 4 月 15 日就诊。

主诉：经前头痛 2 年。

现病史：2 年前因心情郁闷出现月经前 1~3 天头痛，头痛位于颠顶及头两侧。当时未重视。两年来疼痛逐渐加重。

现症：经后痛减。头痛伴胸胁胀满，乳胀痛，心烦多梦，易激动。经期正常，月经量多，颜色紫红，夹有紫黯色血块。

检查：舌质红，苔薄黄，脉弦，头颅 CT 检查未见异常。

思考讨论题

1. 对该患者应如何诊断?

2. 请用病机解释该患者出现头痛的原因。

第九章 防治原则

病案 1

李某，女，73岁，退休职工，2014年10月3日就诊。

主诉：失眠2月余。

现病史：2个月前因思虑过多，致失眠多梦。

现症：眠浅，噩梦，易惊醒，醒后不易入睡。时有心悸，时有眩晕，平素神疲乏力，纳呆少思，稍食即胀，大便时溏。面色不华，唇舌色淡。

检查：苔薄白，脉缓。

思考讨论题

1. 对该患者应如何诊断?

2. 试对该患者的病因病机进行分析。

3. 如何进行防治?

病案 2

唐某，男，36岁，工人，2015年1月5日就诊。

主诉：胃脘隐痛10余年。

现病史：10余年前因饮食不节，起居失常，致胃脘疼痛，平素长期服用奥美拉唑、铝碳酸镁控制病情。10余年来患者胃脘疼痛反复发作。

现症：胃灼痛，饥不欲食，食量减少，日渐消瘦，口燥咽干，大便干结，小便短少。

检查：舌红少苔，舌苔略黄而少津，脉弦细而数。胃镜：慢性浅表性胃炎，粪OB（–）。

思考讨论题

1. 对该患者应如何诊断？

2. 试对该患者的病因病机进行分析。

3. 应如何进行防治？

第十章　综合验案分析

病案 1

患者，女，65 岁，返聘教师。

主诉：发作性喘憋 3 月余。

现病史：3 个月前因受凉，出现疲倦乏力，遇风、劳累后咳嗽、喘憋明显，自服西药效不著。

现症：阵咳痰多，色黄白相见，量多质稀，胸闷憋气，平素咽干痒，畏寒，夜间小便频数清长，大约 4 次左右，大便头偏干。

检查：舌体胖大有齿痕，边青可见瘀点，苔薄黄，脉浮细尺脉弱。双肺呼吸音清，未闻及干湿性啰音；胸部正侧位片检查正常；血象正常；支气管激发试验（+）。

既往史：心肌供血不足。（安贞社区卫生服务中心）

思考讨论题

1. 患者喘憋的病因病机有哪些？

2. 各症状出现的机制是什么？病位涉及哪些脏？

3. 试用邪正斗争理论分析本病例虚实变化情况？

4. 应该确立的治疗原则和方法是什么？

病案 2

患者，男，56 岁。

主诉：患过敏性鼻炎，反复发作 6 年，加重 2 天。现病史：6 年前因受凉引起，鼻塞、清涕，某医院诊断为风寒感冒，治疗后缓解。此后，每遇风冷则发作鼻塞、清涕、喷嚏，未予及时治疗。2天前，因贪吃海鲜，加天气骤变，引起鼻塞、清涕发作，在某医院按感冒治疗效果不著。

现症：自觉鼻塞，晨起清涕，喷嚏，鼻痒，血压偏高，135/95mmHg，平素易怒，生气后或遇风冷症状加重，食后腹胀。

检查：舌黯红，苔薄白微黄，脉沉弦细稍数。（安贞社区卫生服务中心）

思考讨论题

1. 患者过敏性鼻炎的病因病机有哪些？

2. 各症状出现的机制是什么？病位涉及哪些脏腑？

3. 试用五行关系和邪正斗争理论分析本病病机演变情况？

4. 应该确立的治则治法是什么？

病案3

患者，男，62，初诊：2012年12月10日。

主诉：胃胀1年，加重5天。

现病史：1年前不明原因出现胃胀，食后为甚。上级医院诊断为“胃十二指肠球部溃疡伴糜烂，反流性食管炎”于各大医院反复医治收效甚微。5天前因生食水果和生气后引起进食后胃胀加重。

现症：泛酸恶心，偶有刺痛，胃中灼热但喜温食，口苦咽干，进食时必多喝汤汁方可下咽，大便干，小便可。

检查：舌淡暗苔薄白腻，右脉沉弦滑、左脉沉弦缓。

西医诊断：胃十二指肠球部溃疡伴糜烂，反流性食管炎。

中医诊断：反胃。

二诊：2012年12月17日。患者自诉胃反酸明显好转，灼热感大减，针扎样疼痛愈，便干减。依旧有口苦咽干症状，喜温食，进食时无需必靠汤汁辅助，因家中偶遇难事，心情稍有压抑，舌质淡红苔薄白，右脉弦，左脉沉。（国医堂）

思考讨论题

1. 该病病因病机是什么？本病例病位涉及哪些脏腑？

2. 该病涉及哪些病机理论？

3. 治则治法是什么？

4. 如何处方用药？

病案 4

患者，女，23 岁，2015 年 6 月 5 日初诊。

主诉："行经腹痛伴痤疮加重 4 年"。

现病史：患者行经腹冷痛 4 年，需服用止痛药方能缓解。

现症：经前乳胀，腰膝酸冷，行经可见血块，胃脘食冷后明显不适，痤疮明显加重，红肿可见脓头。

检查：舌暗淡，苔水滑，右脉弦细滑稍数尺弱，左脉弦细尺弱。（国医堂）

思考讨论题

1. 该患者的中医诊断病名是什么？

2. 如何辨证分析患者属于何种证型？

3. 治则治法是什么？

4. 如何处方用药？

病案 5

患者，女，72 岁，2016 年 3 月 3 日初诊。

主诉：下腹疼痛半年，加重 2 周。

现病史：半年前无明显诱因出现下腹疼痛，曾输左氧氟沙星用于抗炎治疗 2 周，未见好转，故中断治疗。2 周前，因情绪激动引起下腹痛加重。

现症：下腹疼痛，伴有下坠感，左侧疼痛明显、胃部胀气、后背窜痛，伴有恶心，口干苦，腰及双下肢发凉。

检查：舌暗红，苔微黄腻，双侧脉寸关滑数尺弱。

西医诊断：慢性盆腔炎。

中医诊断：腹痛。（安贞社区卫生服务中心）

思考讨论题

1. 该病病因病机是什么？

2. 该病病位涉及哪些脏腑？其病机演变是什么？

3. 该病治则治法是什么？

4. 应该使用什么方药？

病案 6

患者，女，41 岁，2015 年 8 月 30 日初诊。

主诉：“颈部瘙痒伴风团反复发作 3 个月，加重 1 天”。

现病史：3 个月前，无明显诱因出现颈部瘙痒，西医诊为“荨麻疹”，口服氯雷他定缓解。平时嗜食辛辣，每遇热或日晒可见颈部大片风团。1 天前，因食辛辣火锅，色红成片风团再作。

现症：瘙痒伴有抓痕，白天瘙痒剧烈，边界清楚，伴肛周瘙痒。

检查：舌红，苔白黄、水润，脉滑数。（安贞社区卫生服务中心）

思考讨论题

1. 该患者病因有哪些？为什么？

2. 该病因可以用六淫致病共性中的哪一条来归纳？

3. 该病如何处方用药？

参考答案

第一章　绪　论

一、寒凉

1. 该患者是感受外邪入里，阳明热盛所致的病证。

2. 外感热邪，误用汗法，热邪益甚。本以热甚阴液耗伤，复用下法，更伐其阴，津液大伤，邪热入血，故遍身红斑，神昏谵语，食饮不入，大便秘结，小便热赤，脉紧小而急。是病本以危殆，但病者平日保养有功，肾水有余，故尚存一线生机。现患者阳明气分热证仍在，而阴液大伤，故宜小剂白虎汤清热养阴，频服以冀其热清，药证相合，故效如桴鼓。

二、补土

1. 该患者是脾气虚弱所致的病证。

2. 忧思伤脾，哭泣太过伤气，故出现脾胃虚弱。李东垣曰“气虚则热”，因脾虚气弱，故出现病舌尖痛、喉中热痛，医用消导清热之剂，更损脾气，故不效。脾虚故纳谷不馨，胸膈痞闷，脾虚无力升举清阳上养头面故头晕，脉濡数无力而缓皆是脾虚怠堕之象。治以东垣补中益气法，佐清热消导之剂。

三、滋阴

1. 患者患疫，医者以汗下之法治之，病虽去，而津液阴阳大伤，证属阴阳气血俱虚，而以阴伤更著的病证。

2. 患者患疫经治疗后，邪退正伤，脱证尽现，故精神昏惫，一息奄奄，四肢冷厥，口渴。病属危殆，虽阴液大伤，但仍急需回阳固脱，故先予六君子汤益气固脱而化痰涎，佐归、芍补血，麦门冬、五味子复脉通心生津液，以桂枝温其四体。待病势稍缓，则予生脉汤加味滋阴补养而尽全功。

四、汗法

1. 该患者是感受风邪入里客于脾土所致的病证。

2.《内经》曰：“春伤于风，夏生飧泄。”风属甲乙木，克于脾土，故出现泄泻，米谷不化。诊其脉浮，故病在表，故可用辛散发汗之法以祛风，因此张从正以涌吐之剂，复加麻黄以治之，故病去如失。

第二章 中医学的哲学基础

第一节 阴阳学说

病案 1

1. 其根本病因是阳虚。

2. 患者阳气虚弱，正气内虚，不耐阴邪，故而遇下雨、风、寒加重。患者阳气虚，无力温煦四肢，故手足冷、畏寒。阳气虚弱，无力行血，气血运行不畅，日久则气滞血瘀，寒凝胞宫，不通则痛，故导致月经色黑，痛经。阳气虚弱，阴气偏盛，阳不入阴故而入睡困难，易醒，醒后不易复睡。综上所述，患者乃因阳气内虚，导致卫表失固，邪毒留于肌表发而为病，其病机关键在于阳虚。

病案 2

1. 患者是由于气血亏虚导致阴阳两虚。

2. 自然流产属中医的“滑胎”“胎漏”“胎动不安”范畴。中医认为其病机是冲任损伤，胎元不固。影响冲任损伤、胎元不固的常见病因大致归为肾虚、脾虚、气血不足、血热、血瘀、外伤等。结合患者临床症状可知患者乃因气血不足导致胎元不固，数次流产又伤气血，气血更虚。气虚为阳虚之渐，阳虚为气虚之极。阴虚为血虚之极。气血受损严重则导致阴阳两虚。阳虚则寒故而出现手足冷、腹冷、畏寒、喜热食。阴虚则热，阴虚导致虚火内炎，故出现五心烦热、少苔、脉弦细滑数。阳虚日久无力温煦气血，遇寒则凝，故导致气滞血瘀，经脉不通，而见乳胀痛，月经夹块。综上所述，患者是因阴阳两虚导致的滑胎，故而其病机的关键在于阴阳两虚。

病案 3

1. 病因病机为肝阴血不足，肝阳偏亢。

2. 肝为藏血之脏，体阴而用阳，女子以肝为先天，肝阴不足，肝火偏旺，肝血不能及时下溢以灌血海，故出现月经提前、量少。肝为刚脏，体阴而用阳，肝阴亏虚，不能涵养肝阳，故出现急躁易怒。肝疏泄不及，故经前乳胀；木能疏土，疏泄不及，故腹胀。水生木，肾水为肝木之母，肝阴不足，子盗母气，故出现腰酸。津血同源，肝血不足，津液亦亏虚，不能濡养大肠，故出现大便干。

第三章 藏 象

病案 1

1. 患者主要病位在心，涉及肝脾。

2. 患者 1 年前因外邪侵袭而导致肺卫受邪，正气不足则病邪传至于心，导致心气不足，故而出现心悸。心主血脉，心气虚导致血脉运行不畅，不能上行营养头目，故而出现头昏乏力；心气无力推动全身气血导致肝郁气滞、气滞血瘀，故而出现乳房胀痛，痛经，舌质暗。心气虚日久导致心阳不足，使心阳温煦功能不足，阳气无力温煦脾胃，导致脾胃阳虚，患者表现为喜温饮、腹冷、冷则腹泻。综上所述，患者因感受外邪，久病心气不足导致气血运行失常，同时心气虚日久导致心阳受损，故而导致一系列病变。其病机关键在于心气不足。

病案 2

1. 该患者发病前有明确的争吵史，病变在肝，涉及肺、脾、胃等脏腑。争吵后肝气郁滞不得疏泄，故出现胁下胀痛，并可伴有急躁易怒、头晕、头痛等症状，“肝为五脏之贼”，清代医家黄元御在《四圣心源》指出：“风木者，五脏之贼，百病之长。凡病之起，无不因于木气之郁。”魏之秀在《续名医类案》中也云：“肝为万病之贼，殆以生杀之柄不可操之人耳。”可见肝之为病病证多端。肝气上逆犯肺，可出现咳嗽，严重时可伴有咯血；肝气乘脾，可出现腹痛、腹泻，大便干稀不调等症状；肝气横逆犯胃，则可出现纳差食少、呕恶等症。

2. 患者诸症皆由肝气郁滞不得疏泄所致，治疗当以疏肝为主，兼以清肺、和胃健脾。用柴胡疏肝散加减。北柴胡 12g，白芍 12g，川芎 8g，香附 8g，枳壳 10g，白术 10g，茯苓 10g，霜桑叶 10g，杏仁（打碎入煎）10g，炙甘草 5g。7 剂，水煎服，日 1 剂。

病案 3

1. 其病变脏腑涉及心、肾、脾、肝。

2. 人之寤寐，由心神控制，情志刺激，首犯心肝，患者两年前因情志不畅，导致肝气不能疏泄，气郁化火而导致心肝火旺，扰动心神而致失眠、多梦。肝火长期亢盛，灼伤肝阴，导致肝阴亏损出现经前燥热。腰凉属阳虚，命门之火不能温养脾土，出现脾阳亏虚，故出现流涎，舌质淡紫，边有齿痕，苔水润皆为脾肾阳虚之象。患者病证总属阴阳不交，心肝火旺独亢于上，肾水独寒于下。

第四章　精气血津液

病案 1

1. 血病及气。现有出血史 2 年，后出现乏力等气虚之象。

2. 不规则阴道出血 2 年、经量过多、淋漓不断，这是失血的表现。失血时间较长导致血虚，故颜色淡，这是血虚的表现。同时，就诊时又出现了头晕、乏力、面色苍白、四肢不温、舌质淡，这是阳气不足。因先有出血，后造成阳气亏虚，故正确答案是：气随血脱。其原理是血能载气。

病案 2

1. “气为血之帅”，气能生血、气能行血、气能摄血。“血为气之母”血能载气、血能生气。

2. 患者因产后恶露不止导致血虚，“血为气之母”失血过多导致气随血脱，故气血虚弱。腰为肾之府，分娩之后失血过多导致肾气不足，故而出现腰痛。“发为血之余”，同时“发为肾之余”，肾藏精，精能生血，血能养发。患者气血亏虚，精血不足，无力荣发导致脱发。气血亏虚使化经乏源、行经无力，气虚无力固摄经血，故而月经先后无定期。《难经·二十二难》云“气主煦之”气无形主动舒阳，气虚故温煦功能减退，故患者怕冷，乏力。

病案 3

1. 患者是因气虚进而导致血瘀而致病。

2. 患者其母因情志不舒乳少，乳汁乃精血所化生，是滋养婴儿气血精液的重要物质，缺母乳滋养则营养不足导致气虚；气为血之帅，气能生血、气能行血，气虚日久生化乏力故而血虚，从而导致初潮时经血少；气虚无力行血，日久导致血瘀，进而出现色素沉着，舌下脉络瘀紫，月经夹块，乳胀。气虚无力化水乃生湿，湿阻、血瘀日久化热，湿热困脾、蕴结肠道，故患者食辛辣则腹泻，脉滑数。患者自幼气血亏虚，久病及肾，导致肾阳不足，故而面色晦暗，眶周色黑。喜食温食，说明患者脾胃阳虚。综上所述，患者乃气虚血瘀、因虚致实、虚实夹杂、寒热错杂之证，以气虚血瘀为关键病机。

第五章　经络学说

病案 1

1. 患者是足厥阴肝经、足少阳胆经、足阳明胃经病变所致的病证。

2. 患者发病前有明确的争吵史，出现肝气郁滞的病证，足厥阴肝经、足少阳胆经分别循行于大腿外侧中线，足阳明胃经循行于大腿外侧前缘，《灵枢·经筋第十三》说道：“足厥阴之筋，起于大指之上，上结于内踝之前，上循胫，上结内辅之下，上循阴股，结于阴器，络诸筋。其病足大指支内踝之前痛，内辅痛。”肝胆互为表里，故肝经病变常影响胆经。肝气横逆犯胃常可引起胃经病变，出现大腿前缘麻木症状。乳头属足厥阴肝经，乳房属足阳明胃经，肝气横逆犯胃，可出现乳房胀痛的症状。

病案 2

1. 患者为手少阴心经病变导致的病证。

2. 患者既往“冠状动脉粥样硬化性心脏病”病史多年，此次因受凉出现胸骨后压榨性疼痛，为寒客心脉导致的寒凝心脉证。手少阴心经直行主干从心系上肺，向下斜出于腋下，沿上肢内侧后边，至肘中，沿前臂内侧后边，到手掌后豆骨突起处进入掌内后边，沿小指桡侧到达其末端。因此手少阴心经病变疼痛可沿左臂内侧放射至左手小指末端。《灵枢·经脉第十》说道“其直者，复从心系却上肺，下出腋下，下循臑内后廉，行太阴心主之后，下肘内，循臂内后廉，抵掌后锐骨之端，入掌内后廉，循小指之内，出其端。”舌质紫暗、舌下络脉青紫曲张为阴寒内盛心脉瘀阻表现；舌苔白厚腻为寒湿内盛之象；面色苍白、皮肤湿冷为阳微欲绝之征。手少阴心经分支从心系分出，挟食道上行，心经为阴寒所阻，影响胃气升降，故恶心欲呕。

病案 3

1. 足阳明胃经、足少阳胆经。

2. 经络可以沟通表里上下，联系脏腑器官，脏腑的病变能在相应的经络上产生变化。情志刺激，首犯心肝，肝胆互为表里，故而患者每遇情志刺激则小腿窜痛，大腿中渎穴、伏兔穴疼痛，此为足少阳胆经与足阳明胃经病变显于外的表现。肝与胆同司疏泄，肝气郁滞影响胆汁疏利，导致肝胆气滞，郁而化火之证。患者性急易怒，肝火旺盛，火毒集聚于面部故而出现面部痤疮。木克土，肝经不疏导致脾胃壅滞，气机运化不利，故而患者寐时口角流涎、胃脘痞闷、大便稀。热邪蕴结膀胱则小便黄。综上所述，患者的表现乃因肝经不舒导致的胆胃经病变而引起的相应病变。

第六章　体质学说

病案 1

1. 根据中医体质量表及《中医体质分类与判定》标准，该患者属于阳虚体质。该患者转化分数经过计算为 75 分＞ 40 分，因此判断为阳虚体质。

2. 阳虚体质量表分列如下：

总体特征：阳气不足，以畏寒怕冷、手足不温等虚寒表现为主要特征。

形体特征：肌肉松软不实。

常见表现：平素畏冷，手足不温，喜热饮食，精神不振，舌淡胖嫩，脉沉迟。

心理特征：性格多沉静、内向。

发病倾向：易患痰饮、肿胀、泄泻等病；感邪易从寒化。

对外界环境适应能力：耐夏不耐冬；易感风、寒、湿邪。

阳虚质

请根据近 1 年的体验和感觉，回答以下问题	没有（根本不）	很少（有一点）	有时（有些）	经常（相当）	总是（非常）
（1）您手脚发凉吗？	1	2	3	4	5
（2）您胃脘部、背部或腰膝部怕冷吗？	1	2	3	4	5
（3）您感到怕冷、衣服比别人穿得多吗？	1	2	3	4	5
（4）您比一般人受不了寒冷（冬天的寒冷，夏天的冷空调、电扇等。	1	2	3	4	5
（5）您比别人容易患感冒吗？	1	2	3	4	5
（6）您吃（喝）凉的东西会感到不舒服或者怕吃（喝）凉东西吗？	1	2	3	4	5
（7）你受凉或吃（喝）凉的东西后，容易腹泻（拉肚子）吗？	1	2	3	4	5
判断结果：□是　□倾向是　□否					

1. 判定方法：

回答《中医体质分类与判定表》中的全部问题，每一问题按5级评分，计算原始分及转化分，依标准判定体质类型。

原始分＝各个条目分值相加。

转化分数＝〔（原始分－条目数）/（条目数 ×4）〕×100

平和质与偏颇体质判定标准表

体质类型	条件	判定结果
平和质	转化分≧60分	是
	其他8种体质转化分均< 30分	
	转化分≧60分	基本是
	其他8种体质转化分均< 40分	
	不满足上述条件者	否
偏颇体质	转化分≧40分	是
	转化分30～39分	倾向是
	转化分< 30分	否

2. 该患者应该尽量避免生冷、凉性的饮食，如西瓜、梨等凉性的水果及食物，不吃冰棍；可进食温补的食物，如大枣、生姜、党参、牛肉、羊肉，冬天可进食当归生姜羊肉汤，平素可服用金匮肾气丸。

病案2

1. 根据中医体质量表及《中医体质分类与判定》标准，该患者属于阴虚体质。

该患者转化分数经过计算为91分＞40分，因此判断为阴虚体质。

阴虚体质量表分列如下：

总体特征：阴液亏少，以口燥咽干、手足心热等虚热表现为主要特征。

形体特征：体形偏瘦。

常见表现：手足心热，口燥咽干，鼻微干，喜冷饮，大便干燥，舌红少津，脉细数。

心理特征：性情急躁，外向好动，活泼。

发病倾向：易患虚劳、失精、不寐等病；感邪易从热化。

对外界环境适应能力：耐冬不耐夏；不耐受暑、热、燥邪。

阴虚质

请根据近 1 年的体验和感觉，回答以下问题	没有（根本不）	很少（有一点）	有时（有些）	经常（相当）	总是（非常）
（1）您感到手脚心发热吗？	1	2	3	4	5
（2）您感觉身体、脸上发热吗？	1	2	3	4	5
（3）您皮肤或口唇干吗？	1	2	3	4	5
（4）您口唇的颜色比一般人红吗？	1	2	3	4	5
（5）您容易便秘或大便干燥吗？	1	2	3	4	5
（6）您面部两颧潮红或偏红吗？	1	2	3	4	5
（7）您感到眼睛干涩吗？	1	2	3	4	5
（8）您活动量稍大就容易出虚汗吗？	1	2	3	4	5
判断结果：□是　□倾向是　□否					

2. 该患者平素可多进食一些滋润多汁的食品如雪梨、荸荠、枸杞等食品，避免进食辛辣刺激助火的食物如姜、葱、蒜、辣椒等，平素可服用知柏地黄丸。

第七章　病因与发病

病案 1

1. 该患者是感受风寒邪气所致头痛，所引起的病证是风寒表证。风为百病之长，常兼夹其他邪气致病，该患者出现前额、头部两侧、后头及颈项疼痛，是太阳、少阳、阳明并病，风寒束表，故全身无汗；卫阳不布不能温煦肌肤故畏冷；风寒束表卫阳不能发越故发热。肺为五脏之华盖，外邪袭表，肺先受之，肺津不布故出现鼻塞、流清涕。

2. 该患者为产后 1 个月，产后多气血虚弱，加之触冒风寒之邪，出现三阳同病症状，治疗当仿九味羌活汤之意，辅以补养气血之品。羌活10g，防风10g，细辛3g，白芷10g，川芎8g，炙甘草5g，白芍10g，当归10g，黄芪15g。3剂。

病案2

1. 该患者应诊断为咳嗽——风寒袭肺证。

2. 素畏寒、易汗出，易打喷嚏为素体阳虚表现，阳虚则易受风寒。肺合皮毛，为五脏六腑之华盖，故外邪侵袭，肺先受之。肺为清虚之脏，不容纤芥，肺为风寒之邪所遏则肺气失宣而上逆，表现为咳嗽，气喘；肺失通调，津液不布，聚为痰饮，故咯痰色白清稀。寒邪外束，卫阳被遏，肌表失于温煦，则恶寒；卫阳郁遏化热，则发热。素体阳虚，心阳无力行血，血脉瘀阻，故见舌质黯。苔薄白，脉浮紧，为外感风寒之象。

第八章　病机学说

病案1

1. 患者乃肺气虚，无力通调水道而导致尿频。

2. 患者40年前行胃切除术，导致气血虚弱，日久及肺，心与肺同居上焦，心主血，肺主气、朝百脉，肺气受损影响宗气生成，从而导致心主血脉功能失常，导致肺心病。肺主通调水道，肺气虚日久及肾，导致肾气不固，故尿频。肺肾气虚，无力气化，饮停体内，日久化生湿热之邪，故而苔黄厚腻，脉弦滑缓。心血不足，脉见结代。心气血虚无力涵养心神，故导致寐欠佳，易醒。综上所述，该患者乃是因气虚兼湿热。其病机关键在于气虚。

病案2

1. 该患者应诊断为：经前头痛，证属肝气郁结证。

2. 该患者发病前有明确抑郁病史，经前头痛分布于颠顶，头两侧，颠顶为肝经所主，头两侧为足少阳胆经循行所过，故病属肝胆，为肝气郁结所致。经前胸胁胀满，乳房胀痛，情绪容易激动，属于肝气郁结，肝经经气不利，导致肝经循行的部位出现气滞所引起的胀满、胀痛以及情志变化。气郁日久可以化火，所以可见心烦，经血色紫红，舌红、苔黄均为肝郁日久化热表现。气郁日久可以导致血瘀，所以可见经血中夹有紫黯色血块的症状，脉弦为肝病的主脉。

第九章　防治原则

病案 1

1. 该患者应诊断为失眠，证属心脾两虚证。

2. 心血不足，心失所养，则失眠多梦，时发心悸。头目失养，则眩晕、神疲。脾胃中土为气血化生之源，脾胃虚弱，运化失职，故纳谷不馨，肢体失养，则四肢乏力。气血生化无源，肌肤失荣，故面色不华，唇舌色淡。腹胀、便溏均为脾胃虚弱表现。

3. 患者失眠、心悸总属心脾两虚，故防治可从心脾论治。平时饮食避免生冷，避免进一步损伤脾阳加重病情。平素可服用归脾丸健脾益心助眠。饮食上可常服山药、莲子、薏米、扁豆、红枣等食品健脾益气，促进气血生化，可适当服用当归补血、酸枣仁促进睡眠。气血生化充足，失眠、心悸症状亦可改善。

病案 2

1. 该患者应诊断为胃痛，证属胃阴虚证

2. 胃脘疼痛久病不愈，则损伤正气。胃阴不足，虚热内生，热郁胃中，胃气失和，则胃脘疼痛。胃阴虚则胃失濡润，故胃纳失常，导致饥不欲食，食量减少。胃阴不足，津液不能上乘，则口燥咽干。肠失濡润，则大便干结。津液不足，则小便短少。舌红少苔，舌苔少津。脉细数为阴虚之象。苔黄为里热之征。

3. 该患者证属胃阴虚，平素饮食忌辛辣，以免进一步损伤胃阴加重病情。平素可饮食上可多食多汁的饮食以养胃阴，如梨、荸荠、冰糖。可予麦冬、沙参、玉竹泡水以养胃阴。

第十章 综合验案赏析

病案 1

1. 病因病机：涉及风、寒、热、瘀血、气虚、阳虚。风（遇风咳甚，咽痒、脉浮）、寒（痰多、质稀）、热（痰色黄、大便头偏干、苔薄黄）、瘀血（边青可见瘀点、胸闷憋气）、气虚（疲倦乏力）、阳虚（畏寒，舌体胖大有齿痕、夜间小便频数清长、脉细尺脉弱）。主要病位：心（喘憋）、肺（咳嗽）、脾（多痰）、肾（夜间小便频数清长）。

2. 各症状出现的机制：患者以咳嗽、喘憋为主症，咽干痒，可见阵咳，符合风证“善行而数变”“其性轻扬”“风盛则挛急”的特性。苔薄黄，痰黄白相间，可见肺有郁热，又兼外感风寒。但由于咳嗽喘憋日久，肺气虚弱及前期运用抗生素，病伤及脾，脾失健运，则见疲倦乏力，气短，舌体胖大有齿痕。久喘伤肾，则见夜尿频多，脉浮细尺脉弱。胸闷憋气，舌边青有瘀点，且考虑患者有心肌供血不足的病史，推断为心脉瘀阻。辨证属肺脾气虚，肾阳不足，风寒邪夹痰瘀阻滞心肺之症。

3. 本病例既有脾肺气虚、肾阳虚，又有风寒袭肺，入里化热，酿痰成瘀，阻滞心脉，故为虚实夹杂之证。

4. 治疗原则是攻补兼施，治法是宣肺散寒、清热，健脾化痰，活血宽胸，温肾阳纳气。

处方：炙麻黄 10g、生石膏（先煎）20g、杏仁 10g、甘草 10g、茯苓 15g、陈皮 10g、制半夏 10g、地龙 10g、钩藤（后下）30g、薤白 10g、瓜蒌 20g、丹参 10g、山药 30g、肉桂 5g。共 7 剂，水煎服。复诊：咳嗽、喘憋及胸闷较前明显减轻，痰白且较前减少，畏寒及咽痒减轻，仍有咽干，舌齿痕减轻，苔薄白，脉弦滑。将上方生石膏减至 10g、茯苓加至 20g，水煎 7 剂愈。

按：方以炙麻黄、杏仁宣肺散寒止咳；生甘草止咳平喘，健脾益气；

生石膏清肺热，祛黄痰；茯苓健脾化痰；法半夏、陈皮燥湿化痰行气；地龙解痉止咳平喘。薤白通阳散结、行气导滞；瓜蒌行气化痰、利气宽胸；钩藤息风止痉、清热平肝；丹参活血化瘀、清心凉血。山药为脾肺肾三脏之气同补，肉桂甘热助阳补火，引火归原专治虚喘。诸药合用，收效良好。

病案 2

1. 病因病机：风（喷嚏，鼻痒，遇风冷症状加重）、寒（鼻塞、清涕）、气滞（平素易怒、生气后症状加重）、热（苔薄白微黄，脉沉弦细稍数）、气虚（食后腹胀、脉细）、血瘀（舌暗）。

2. 各症状出现的机制是：6 年前因受凉引起风寒感冒，鼻塞、清涕后，由于调摄不当，每遇风冷则发作鼻塞、清涕、喷嚏，未予及时治疗导致肺气虚损，内有伏风。2 天前，因贪吃海鲜，加天气骤变，引起鼻塞、清涕发作，2 天来，喷嚏，鼻痒，此为外风寒引动内风而为过敏性咳嗽，故按感冒治疗效果不著，血压偏高，135/95mmHg，平素易怒，生气后症状加重，为肝气偏旺，食后腹胀，为脾气虚运化无力，舌黯红，为气滞血瘀之象，苔薄白微黄，脉沉弦细稍数为肝郁化热。

病位：涉及肺（鼻塞、清涕、喷嚏、鼻痒）、肝（平素易怒、生气后症状加重、脉弦、血压偏高，135/95mmHg）、脾（食后腹胀）。

3. 外受风寒引起感冒反复发作 6 年，导致肺气虚损，子病及母，导致脾气虚弱，金虚木侮则肝气偏旺，脾肺气虚无力行血，则血瘀，血瘀日久化热，肝旺也可化热。故本证为由实转虚，虚实夹杂之证。

拟方：银柴胡、防风、乌梅、蝉蜕、甘草、地龙、党参各 10g，麦冬 30g，五味子、辛夷、黄芩、木香、砂仁（后下）各 10g，细辛 3g，丹参 15g，钩藤（后下）30g，桂枝 5g，制附片（先煎）5g。每日 1 剂，水煎服。

7 剂后诸症减轻，食后腹胀愈，原方去木香、砂仁、桂枝、制附片，加白术 10g，继服 14 剂，诸症消失。

按：过敏性鼻炎，中医称为“鼻鼽”或“鼽嚏”，常反复发作，可常年性发病，亦可呈季节性发作，其病性缠绵。本案用过敏煎和黄芩、地龙抗过敏；党参、麦冬、五味子益气生津；辛夷、细辛宣通鼻窍；木香、砂仁健脾和胃理气；钩藤平肝息风；丹参活血化瘀；桂枝散寒通脉；附子温补肾阳。全方标本兼治，取效甚佳。

病案 3

1. 该病病因病机：初诊时，患者兼具“湿”“滞”“热”“瘀”“酸”“虚”六种病理因素。湿邪侵犯脾胃，故出现恶心、反酸，湿浊之气上蒸于舌，故出现白腻苔，湿盛则见滑脉；气滞主要表现在生气后加重，气逆不降则出现弦脉；湿阻气郁化热，故患者胃中灼热，口苦咽干；瘀血内阻于胃，故见刺痛，舌质暗；患者进食时必多喝汤汁饭菜方可下咽属阴虚之象，气虚则表现为舌淡，胃虚寒，故见喜温食。

2. 该病涉及的病机理论是邪正盛衰、阴阳失调、脏腑关系失调。病机为虚实夹杂，寒热错杂，肝胃不和之证。

3. 治则攻补兼施、寒温并用、肝脾并调。治法：消滞、清热、祛湿、活血、制酸、补虚。

4. 方药：半夏 10g、黄芩 15g、黄连 10g、干姜 5g、大枣 10g、党参 15g、石斛 10g、沙参 15g、麦冬 15g、柴胡 10g、香附 10g、枳实 10g、当归 10g、三七粉（冲服）3g、丹参 15g、生黄芪 15g、陈皮 10g、生白术 10g、海螵蛸 15g、浙贝 15g、煅瓦楞子（先煎）30g、炙甘草 15g。7 剂，每天 1 剂，温服。

二诊：2012 年 12 月 17 日，患者自诉胃反酸明显好转，灼热感大减，针扎样疼痛愈，便干减。依旧有口苦咽干症状，喜温食，进食时无需必靠汤汁辅助，因家中偶遇难事，心情稍有压抑，舌质淡红苔薄白，右脉弦，左脉沉。原方去石斛、沙参、白术，加郁金 10g、白梅花 10g。7 剂，每天 1 剂，温服。

按：从选方用药来看，重用祛湿化痰之半夏（为君）、辅以清热之黄芩、黄连，温阳之干姜（为臣）、助以大枣、党参补脾虚，柴胡、香附、枳实疏肝理气，当归补血活血，丹参、三七粉活血化瘀，石斛、沙参、麦冬滋胃阴，生黄芪补气虚，生白术健脾利湿，体现了治疗寒热错杂，调和肠胃之半夏泻心汤，行气疏肝、和血理气之柴胡疏肝散，制胃酸止胃痛常用方乌贝散之意。二诊（服药 7 日后）根据症状，脉象，考虑患者阴虚、湿浊明显好转。因有外界刺激，患者肝郁不减，故目前在治法上应加大疏肝的力度。处方方法仍以治疗寒热错杂为主，加疏肝活血药为臣，佐以滋阴、补气、活血、祛湿、制酸。即君药不变，臣药为疏肝活血药物，将原臣药调整为佐药。继服 7 剂后，患者自诉诸症均已消失，心情舒畅，纳眠均可。

病案 4

1. 中医诊断：痛经，痤疮。

2. 证型：阳虚兼有血瘀。

3. 治则治法：补肾阳、清虚火、活血化瘀、止痛调经。

4. 方药：潜阳封髓丹合活血药；黑附片 10g（先煎）、黄柏 30g、砂仁 30g、龟甲 15g（先煎）、干姜 10g、柴胡 10g、白芍 30g、桂枝 10g、紫草 30g、丹参 10g。1 剂，水煎服，服药 7 剂，痤疮明显好转，仍有脓头，加皂刺 10g，继服 7 服。脓头消失，行经时腹痛缓解。

按：患者行经腹冷痛、腰膝酸冷胃脘食冷后明显不适等明显为阳虚寒证。但痤疮明显加重，红肿可见脓头，考虑又形同热象，结合舌象暗淡、苔水滑，脉象尺弱，故考虑为肾阳不足，虚火上越。行经血块，为瘀血之征。故用潜阳封髓丹补肾潜阳，紫草、丹参活血凉血，治疗痤疮，柴胡疏肝行气、桂枝温经通脉、白芍柔肝止痛、干姜温经散寒。

病案 5

1. 病因病机：患者下腹疼痛半年因情绪激动引起加重，左侧疼痛明显，后背窜痛，说明是肝气郁滞，不通则痛；下坠感说明脾气虚下陷；胃部胀气、伴有恶心，是肝气犯胃，胃气上逆；口干苦，苔微黄，双侧脉寸关滑数为肝郁化热。苔微腻，表示有湿；舌暗红，表示有瘀血；曾输左氧氟沙星用以抗炎治疗两周伤阳气、腰及双下肢发凉、尺弱为肾阳虚。

2. 该病病位涉及肝胃脾。其病机演变是肝郁气滞犯脾乘胃，肝郁化热，脾虚生湿，肝郁血瘀。

3. 该病治则治法是疏肝理气，健脾和胃，清热化湿活血，温肾阳

4. 方药：薏苡附子败酱散合柴胡疏肝散合金铃子散加减；黑附片（先煎 10g）、败酱草 30g、生薏米 30g、红藤 30g、川芎 10g、柴胡 10g、赤芍 10g、白芍 10g、枳壳 10g、川楝子 10g、元胡 10g、当归 10g、黄连 10g、吴茱萸 3g、陈皮 10g、竹茹 10g。日 1 剂，水煎服，服药 7 剂，腹痛症状大减。继服 7 剂后，病愈。

按：本例患者病史较长，素体阳虚，又曾输抗炎药物时间较长，附子鼓舞阳气，败酱草、生薏米清热祛湿解毒、柴胡疏肝散、金铃子散合红藤疏肝理气、活血化瘀用以减轻疼痛，左金丸辛开苦降，合陈皮、竹茹和胃止呕。

病案 6

1. 该病病因为风热湿。因瘙痒伴风团为风邪引起，风的特点善行数变，故瘙痒反复发作。嗜食辛辣，每遇热或日晒可见颈部大片风团，舌红，苔白黄，说明有热邪。肛周瘙痒，苔水润脉滑数，说明湿热下注。

2. 该病发病原因有风、湿、热，说明六淫致病的相兼性。

3. 处方：紫草 30g，生地榆、炒槐花、野菊花、银柴胡、乌梅、防风、甘草、蝉蜕、五味子各 10g，丹参、白鲜皮、地肤子各 15g，苍术、黄柏、川牛膝各 10g。14 剂，每日 1 剂，水煎服。外治：生地黄、紫草、地肤子、白鲜皮各 30g。煎水，用棉签擦洗患处。二诊：颈部皮损已恢复正常，稍觉痒感，肛周痒愈，自感大便头偏干，舌淡红，苔薄白，脉弦细滑。上方去苍术、黄柏、川牛膝，加酒大黄（后下）2g，再进 7 剂。电话通知病情已痊愈。

按：荨麻疹分为急性或慢性两型，多由内外因素共同引发。本案用过敏煎（银柴胡、乌梅、防风、甘草、蝉蜕、五味子）抗过敏；紫草、野菊花清热凉血活血解毒；生地榆、炒槐花清肝除热，尤善治肛周不适。因其病程较长，病邪久稽而成瘀，故用丹参清心活血；白鲜皮、地肤子除了有祛风清热止痒之功，更有引药入皮之效。用苍术、黄柏、川牛膝、清热利湿；酒大黄通便。诸药合用，方证相应，疗效甚佳。

附录 2

方剂索引

二 画

十全大补汤（《太平惠民和剂局方》）

组成：人参、肉桂（去粗皮、不见火）、川芎、地黄（洗、酒蒸、焙）、茯苓（焙）、白术（焙）、甘草（炙）、黄芪（去芦）、川芎、当归（洗、去芦）、白芍药。

功效：温补气血。

主治：治男子、妇人诸虚不足，五劳七伤，不进饮食，久病虚损，时发潮热，气攻骨脊，拘急疼痛，夜梦遗精，面色萎黄，脚膝无力，一切病后气不如旧，忧愁思虑伤动血气，喘嗽中满，脾肾气弱，五心烦闷，并皆治之。此药性温不热，平补有效，养气育神，醒脾止渴，顺正辟邪，温暖脾肾，其效不可具述。

十灰散（《十药神书》）

组成：大蓟炭、小蓟炭、荷叶炭、侧柏叶炭、白茅根炭、茜草炭、栀子炭、大黄炭、牡丹皮炭、棕榈皮炭。

功效：凉血止血。

主治：血热妄行之上部出血证

十枣汤（《伤寒论》）

组成：芫花、甘遂、大戟各等份，以大枣 10 枚煎汤送服。

功效：攻逐水饮。

主治：悬饮，咳唾胸胁引痛，心下痞硬，干呕短气，头痛目眩，胸背掣痛不得息，舌苔白滑，脉沉弦；水肿，一身悉肿，尤以身半以下肿甚，腹胀喘满，二便不利。（本方临床常用于治疗渗出性脑膜炎、结核性胸膜炎、肝硬化、慢性肾炎所致的胸水、腹水或全身水肿，以及晚期血吸虫病所致的腹水等属水饮内停里实证者。）

八正散（《太平惠民和剂局方》）

组成：车前子、瞿麦、萹蓄、滑石、山栀子仁、甘草梢、木通、大黄。

功效：清热泻火，利水通淋。

主治：湿热淋证。尿频尿急，溺时涩痛，淋沥不畅，尿色浑赤，甚则癃闭不通，小腹急满，口燥咽干，舌苔黄腻，脉滑数。（临床常用于治疗膀胱炎、尿道炎、急性前列腺炎、泌尿系结石、肾盂肾炎、术后或产后尿潴留等属湿热下注者。）

八珍汤（《正体类要》）

组成：人参、白术、白茯苓、当归、川芎、白芍药、熟地黄、甘草。

功效：益气补血。

主治：气血两虚证。面色苍白或萎黄，头晕目眩，四肢倦怠，气短懒言，心悸怔忡，饮食减少，舌淡苔薄白，脉细弱或虚大无力。临床常用于治疗病后虚弱、各种慢性病，以及妇女月经不调等属气血两虚者。

八珍益母丸

组成：益母草、党参、白术、茯苓、甘草、当归、白芍（酒炒）、川芎、熟地黄。

功效：补气血，调月经。

主治：妇女气血两虚，体弱无力，月经不调。

人参归脾丸（《济生方》）

组成：人参、白术（麸炒）、茯苓、甘草（蜜炙）、黄芪（蜜炙）、当归、木香、远志（去心，甘草炙）、龙眼肉、酸枣仁（炒）。

功效：益气补血，健脾养心。

主治：气血不足，心悸，失眠，食少乏力，面色萎黄，月经量少，色淡。

人参健脾丸（《医方集解》）

组成：人参、白术（麸炒）、茯苓、山药、陈皮、木香、砂仁、炙黄芪、当归、酸枣仁（炒）、远志（制）。

功效：健脾益气，和胃止泻。

主治：脾胃虚弱所致的饮食不化、脘闷嘈杂、恶心呕吐、腹痛便溏、不思饮食、体弱倦怠。

三　画

三仁汤（《温病条辨》）

组成：杏仁、半夏、飞滑石、生薏苡仁、白通草、白蔻仁、竹叶、厚朴。

功效：宣畅气机，清利湿热。

主治：湿温初起及暑温夹湿之湿重于热证。头痛恶寒，身重疼痛，肢体倦怠，面色淡黄，胸闷不饥，午后身热，苔白不渴，脉弦细而濡。临床常用于治疗肠伤寒、胃肠炎、肾盂肾炎、布氏杆菌病、肾小球肾炎以及关节炎等属湿重于热者。

三黄片

组成：大黄、黄连、黄芩。

功效：清热解毒，泻火通便。

主治：三焦热盛，目赤肿痛，口鼻生疮，咽喉肿痛，心烦口渴，尿黄便秘。

大定风珠（《温病条辨》）

组成：生白芍、干地黄、麦冬（连心）、麻仁、五味子、生龟甲、生牡蛎、甘草（炙）、鳖甲（生）、阿胶、鸡子黄（生）。

功效：滋阴养液，柔肝息风。

主治：下焦温病，热邪久羁，吸烁真阴，神倦瘛疭，脉气虚弱，舌绛苔少，时时欲脱者。

大承气汤（《伤寒论》）

组成：大黄、枳实、厚朴、芒硝。

功效：峻下热结。

主治：①阳明腑实证。大便不通，频转矢气，脘腹痞满，腹通拒按，按之硬，甚或潮热谵语，手足濈然汗出。舌苔黄燥起刺，或焦黑燥裂，脉沉实。②热结旁流。下利清水，色纯青，脐腹疼痛，按之坚硬有块，口舌干燥，脉滑实。③里热实证之热厥、痉病或发狂等。

大补阴丸（《丹溪心法》）

组成：熟地黄、盐知母、盐黄柏、醋龟甲、猪脊髓。

功效：滋阴降火。

主治：阴虚火旺，潮热盗汗，咳嗽，耳鸣遗精。

大黄附子汤（《金匮要略》）

组成：大黄、附子、细辛。

功效：温里散寒，通便止痛。

主治：寒积里实证。腹痛便秘，胁下偏痛，发热，手足厥冷，舌苔白腻，脉弦紧。本方临床常用于治疗急性阑尾炎、急性肠梗阻、睾丸肿痛、胆绞痛、胆囊术后综合征、尿毒症等属寒积里实证。

己椒苈黄丸（《金匮要略》）

组成：防己、椒目、葶苈子（炒）、大黄。

功效：泻热逐水，通利二便。

主治：水饮积聚脘腹，肠间有声，腹满便秘，小便不利，口干舌燥，脉沉弦。

四　画

六味地黄丸（《小儿药证直诀》）

组成：熟地黄、酒萸肉、牡丹皮、山药、茯苓、泽泻。

功效：滋阴补肾。

主治：用于肾阴亏损，头晕耳鸣，腰膝酸软，骨蒸潮热，盗汗遗精，消渴。

五仁丸（《世医得效方》）

组成：杏仁、桃仁、柏子仁、松子仁、郁李仁、陈皮。

功效：润肠通便。

主治：津枯肠燥证。大便艰难，以及年老和产后血虚便秘，舌燥少津，脉细涩。

双黄连口服液

组成：金银花、黄芩、连翘。

功效：疏风解表，清热解毒。

主治：用于外感风热所致的感冒，症见发热、咳嗽、咽痛。

天台乌药散（《医学发明》）

组成：天台乌药、木香、小茴香、青皮、高良姜、槟榔、川楝子、巴豆。

功效：行气疏肝，散寒止痛。

主治：肝经寒凝气滞证。小肠疝气，少腹引控睾丸而痛，偏坠肿胀，或少腹疼痛，苔白，脉弦。临床常用于治疗睾丸炎、附睾炎、胃及十二指肠溃疡、慢性胃炎等属寒凝气滞者。

丹栀逍遥散（《医部全录》）

组成：柴胡、当归、芍药、炙甘草、茯苓、白术、丹皮、栀子。

功效：疏肝清热，健脾养血。

主治：用于肝郁血虚，肝脾不和，两胁胀痛，头晕目眩，倦怠食少，月经不调，脐腹胀痛。

丹参滴丸

组成：丹参、三七、冰片。

功效：活血化瘀，理气止痛。

主治：气滞血瘀所致的胸痹，症见胸闷、心前区刺痛；冠心病心绞痛见上述证候者。

气滞胃痛冲剂

组成：柴胡、延胡索（炙）、枳壳、香附（炙）、白芍、炙甘草。

功效：疏肝和胃。

主治：用于慢性胃炎，胃脘胀痛。

五子衍宗丸（《医学入门》）

组成：枸杞子、菟丝子（炒）、覆盆子、五味子（蒸）、车前子（盐炒）。

功效：补肾益精。

主治：肾虚精亏所致的阳痿不育、遗精早泄、腰痛、尿后余沥。

六君子汤（《医学正传》）

组成：人参、白术、茯苓、甘草、陈皮、半夏。

功效：益气健脾，燥湿化痰。

主治：脾胃气虚兼痰湿证。食少便溏，胸脘痞闷，呕逆等。

牛黄清心丸

组成：牛黄、当归、川芎、甘草、山药、黄芩、苦杏仁（炒）、大豆黄卷、大枣（去核）、白术（炒）、茯苓、桔梗、防风、柴胡、阿胶、干姜、白芍、人参、六神曲（炒）、肉桂、麦冬、白蔹、蒲黄（炒）、人工麝香、冰片、水牛角浓缩粉、羚羊角、朱砂、雄黄。

功效：清心化痰，镇惊祛风。

主治：用于风痰阻窍所致的头晕目眩，痰涎壅盛，神志混乱，言语不清及惊风抽搐、癫痫。

牛黄解毒片

组成：人工牛黄、雄黄、石膏、大黄、黄芩、桔梗、冰片、甘草。

功效：清热解毒。

主治：用于火热内盛，咽喉肿痛，牙龈肿痛，口舌生疮，目赤肿痛。

牛黄清胃丸

组成：人工牛黄、大黄、菊花、麦冬、薄荷、石膏、栀子、玄参、番泻叶、黄芩、甘草、桔梗、黄柏、连翘、牵牛子（炒）、枳实（砂烫）、冰片。

功效：清胃泻火，润燥通便。

主治：用于心胃火盛，头晕目眩，口舌生疮，牙龈肿痛，乳蛾咽痛，便秘尿赤。

牛黄降压丸

组成：羚羊角、珍珠、水牛角浓缩粉、人工牛黄、冰片、白芍、党参、黄芪、决明子、川芎、黄芩提取物、甘松、薄荷、郁金。

功效：清心化痰，平肝安神。

主治：用于心肝火旺、痰热壅盛所致的头晕目眩、头痛失眠、烦躁不安；高血压病见上述证候者。

牛黄上清丸

组成：人工牛黄、薄荷、菊花、荆芥穗、白芷、川芎、栀子、黄连、黄柏、黄芩、大黄、连翘、赤芍、当归、地黄、桔梗、甘草、石膏、冰片。

功效：清热泻火，散风止痛。

主治：用于热毒内盛、风火上攻所致的头痛眩晕、目赤耳鸣、咽喉肿痛、口舌生疮、牙龈肿痛、大便燥结。

开胸顺气丸

组成：槟榔、炒牵牛子、陈皮、木香、姜厚朴、醋三棱、醋莪术、猪牙皂。

功效：消积化滞，行气止痛。

主治：气郁食滞所致的胸胁胀满、胃脘疼痛、嗳气呕恶、食少纳呆。

五皮饮（《证治准绳》）

组成：陈皮、茯苓皮、生姜皮、桑白皮、大腹皮。

功效：祛风除湿，利水消肿。

主治：用于全身水肿，胸腹胀满，治水病肿满，上气喘急，或腰以下肿。

五苓散（《伤寒论》）

组成：桂枝、茯苓、猪苓、泽泻、白术。

功效：利水渗湿，温阳化气。

主治：小便不利、头痛发热，烦渴欲饮，水入即吐，膀胱蓄水证。以及水湿内停之，水肿、泄泻、小便不利。痰饮内停，脐下动悸，吐涎沫而头眩，或气短而咳。

天王补心丹（《校注妇人良方》）

组成：人参、茯苓、玄参、丹参、桔梗、远志、当归、五味子、麦门冬、柏子仁、酸枣仁、生地黄。

功效：滋阴清热，养血安神。

主治：阴虚血少，神志不安证。心悸怔忡，虚烦失眠，神疲健忘，或梦遗，手足心热，口舌生疮，大便干结，舌红少苔，脉细数。临床常用于治疗神经衰弱、冠心病、精神分裂症、甲状腺功能亢进症等所致的失眠、心悸，以及复发性口疮等属于心肾阴虚血少者。

五　画

加味保和丸

组成：白术（麸炒）、茯苓、陈皮、厚朴（姜炙）、枳实、枳壳（麸炒）、香附（醋炙）、山楂（炒）、六神曲（麸炒）、麦芽（炒）、法半夏。

功效：健胃消食。

主治：饮食积滞，消化不良。

生化汤（《傅青主女科》）

组成：全当归、川芎、桃仁、干姜、甘草。

功效：养血祛瘀，温经止痛。

主治：血虚寒凝，瘀血阻滞证。产后恶露不行，小腹冷痛。临床常用于治疗产后子宫复旧不良、产后宫缩疼痛、胎盘残留等属产后血虚寒凝，瘀血内阻者。

归肾丸（《景岳全书》）

组成：熟地、山药、山茱萸、茯苓、当归、枸杞、杜仲（盐水炒）、菟丝子（制）。

功效：滋阴养血，填精益髓。

主治：用于肾水不足，腰酸脚软，血虚，头晕耳鸣。

龙胆泻肝丸（《医方集解》）

组成：龙胆草、柴胡、黄芩、栀子（炒）、泽泻、木通、车前子（盐炒）、当归（酒炒）、生地黄、炙甘草。

功效：清肝胆，利湿热。

主治：肝胆湿热，头晕目赤，耳鸣耳聋，胁痛口苦，尿赤，湿热带下。

左归丸（《景岳全书》）

组成：熟地黄、菟丝子、牛膝、龟甲胶、鹿角胶、山药、山茱萸、枸杞子。

功效：滋阴补肾，填精益髓。

主治：真阴不足证。腰酸腿软，头晕眼花，耳聋失眠，遗精滑泄，自汗盗汗，口燥舌干，舌红少苔，脉细。现代主要用于老年性慢性支气管炎，高血压病，老年性痴呆，慢性肾炎，腰肌劳损，不孕症等辨证属真阴亏损者。

右归丸（《景岳全书》）

组成：熟地黄、附子（炮附片）、肉桂、山药、山茱萸（酒炙）、菟丝子、鹿角胶、枸杞子、当归、杜仲（盐炒）。

功效：温肾壮阳，填精止遗。

主治：肾阳不足，或先天禀赋不足，以及命门火衰、兼有畏寒肢冷、阴寒。内盛之证。如可见腰膝酸冷、面色㿠白、精神不振、食少便溏、男子阳痿遗精，或水邪泛滥浮肿、按之皮肤凹陷不起等症。现代多用于性功能减退、慢性肾炎等见有上述症状者。临床用于中老年神经衰弱、腰膝酸痛、遗精阳痿、疲惫乏力、尿频尿急等症。

白虎汤（《伤寒论》）

组成：石膏、知母、粳米、甘草。

功效：清热生津。

主治：阳明气分热盛。壮热面赤，烦渴引饮，汗出恶热，脉洪大有力，或滑数。

白虎加人参汤（《伤寒论》）

组成：石膏、知母、粳米、甘草、人参。

功效：清热泻火，益气生津。

主治：伤寒或温病，里热盛而气阴不足，发热，烦渴，口舌干燥，汗多，脉大无力；暑病津气两伤，汗出恶寒，身热而渴。

四妙散（《成方便读》）

组成：黄柏、苍术、牛膝、薏苡仁。

功效：清热利湿。

主治：用于湿热下注所致的痹病，症见足膝红肿，筋骨疼痛。

四神丸（《内科摘要》）

组成：肉豆蔻（煨）、补骨脂（盐炒）、五味子（醋制）、生姜、吴茱萸（制）、大枣（去核）。

功效：温肾散寒，涩肠止泻。

主治：肾阳不足所致的泄泻，症见肠鸣腹胀、五更溏泻、食少不化、久泻不止、面黄肢冷。

四逆汤（《伤寒论》）

组成：附子、干姜、甘草。

功效：回阳救逆。

主治：少阴病，四肢厥逆，恶寒蜷卧，呕吐腹痛，下利清谷；神衰欲寐，以及太阳病误汗亡阳，脉沉迟微细者。现用于心肌梗死，心力衰竭，急性胃肠炎吐泻失水，以及急性病大汗出而见虚脱者。

四君子丸（汤）（《太平惠民和剂局方》）

组成：人参、白术、茯苓、甘草。

功效：补气，益气健脾。

主治：脾胃气虚证，面色萎黄，语声低微，气短乏力，食少便溏，舌淡苔白，脉虚数。临床常用于治疗慢性胃炎、消化性溃疡等属脾胃气虚者。

四物汤（《太平惠民和剂局方》）

组成：熟地、川芎、当归、白芍。

功效：补血调血。

主治：冲任虚损。

适应证：月水不调，脐腹疼痛，崩中漏下。血瘕块硬，时发疼痛。妊娠胎动不安，血下不止，及产后恶露不下，结生瘕聚，少腹坚痛，时作寒热。

艾附暖宫丸

组成：艾叶（炭）、香附（醋炙）、吴茱萸（制）、肉桂、当归、川芎、白芍（酒炒）、地黄、黄芪（蜜炙）、续断。

功效：理气补血，暖宫调经。

主治：用于子宫虚寒，月经量少、后错，经期腹痛，腰酸带下。

生脉饮（《内外伤辨惑论》）

组成：人参、麦冬、五味子。

功效：益气复脉，养阴生津。

主治：用于气阴两亏，心悸气短，脉微自汗。

石斛夜光丸

组成：石斛、人参、山药、茯苓、甘草、肉苁蓉、枸杞子、菟丝子、生地黄、熟地黄、五味子、天冬、麦冬、苦杏仁、防风、川芎、枳壳（麸炒）、黄连、牛膝、菊花、蒺藜（盐炒）、青葙子、决明子、水牛角浓缩粉、羚羊角。

功效：滋阴补肾，清肝明目。

主治：肝肾两亏，阴虚火旺，内障目暗，视物昏花。

半夏白术天麻汤

组成：半夏、天麻、茯苓、橘红、白术、甘草。

功效：化痰息风，健脾祛湿。

主治：风痰上扰证。眩晕，头痛，胸膈痞闷，恶心呕吐，舌苔白腻，脉弦滑。

瓜蒂散（《伤寒论》）

组成：瓜蒂、赤小豆。

功效：涌吐痰涎宿食。

主治：痰涎宿食，壅滞胸脘证。胸中痞硬，懊憹不安，欲吐不出，气上冲咽喉不得息，寸脉微浮者。临床常用于治疗暴饮暴食之胃扩张、误食毒物、精神分裂症、精神抑郁症等属于痰食壅滞胸脘证者。

白头翁汤（《伤寒论》）

组成：白头翁、黄连、黄柏、秦皮。

功效：清热解毒，凉血止痢。

主治：热毒痢疾。腹痛，里急后重，肛门灼热，下痢脓血，赤多白少，渴欲饮水，舌红苔黄，脉弦数。临床常用于治疗阿米巴痢疾，细菌性痢疾等病毒偏盛者。

六　画

补阳还五汤（《医林改错》）

组成：黄芪、当归尾、赤芍、地龙（去土）、川芎、红花、桃仁。

功效：补气，活血，通络。

主治：中风之气虚血瘀证。半身不遂，口眼㖞斜，语言謇涩，口角流涎，小便频数或遗尿失禁，舌暗淡，苔白，脉缓无力。临床常用于治疗脑血管意外后遗症、冠心病、小儿麻痹后遗症，以及其他原因引起的偏瘫、截瘫，或单侧上肢，或下肢痿软等属气虚血瘀者。

血府逐瘀汤（《医林改错》）

组成：桃仁、红花、当归、生地黄、牛膝、川芎、桔梗、赤芍、枳壳、甘草、柴胡。

功效：活血化瘀，行气止痛。

主治：胸中血瘀证。胸痛，头痛，日久不愈，痛如针刺而有定处，或呃逆日久不止，或饮水即呛，干呕，或内热瞀闷，或心悸怔忡，失眠多梦，急躁易怒，入暮潮热，唇暗或两目暗黑，舌质暗红，或舌有瘀斑、瘀点，脉涩或弦紧。临床常用于治疗冠心病心绞痛、风湿性心脏病、胸部挫伤及肋软骨炎之胸痛，以及脑血栓形成、高血压病、高脂血症、血栓闭塞性脉管炎、神经官能症、脑震荡后遗症之头痛、头晕等属瘀阻气滞者。

当归补血汤（《内外伤辨惑论》）

组成：黄芪、当归。

功效：补气生血。

主治：血虚阳浮发热证。肌热面赤，烦渴欲饮，脉洪大而虚，重按无力。亦治妇人经期、产后血虚发热头痛；或疮疡溃后，久不愈合者。

导赤散（《小儿药证直诀》）

组成：木通、生地黄、生甘草梢、竹叶。

功效：清脏腑热，清心养阴，利水通淋。

主治：心经火热证。心胸烦热，口渴面赤，意欲冷饮，以及口舌生疮；或心热移于小肠，小便赤涩刺痛，舌红，脉数。临床常用于治疗口腔炎、鹅口疮、小儿夜啼等心经有热者。

异功散（《小儿药证直诀》）

组成：人参、白术、茯苓、甘草、陈皮。

功效：健脾理气。

主治：脾胃虚弱，中焦气滞，饮食减少，大便溏薄，胸脘痞闷不舒，或呕吐泄泻。现常用于小儿消化不良属脾虚气滞者。

地黄丸（《小儿药证直诀》）

组成：熟地黄、山萸肉、干山药、泽泻、丹皮、白茯苓。

功效：滋阴补肾。

主治：肾阴亏损，头晕耳鸣，腰膝酸软，骨蒸潮热，盗汗遗精。

耳聋左慈丸

组成：磁石（煅）、熟地黄、山药、山茱萸（制）、茯苓、牡丹皮、柴胡、泽泻。

功效：滋肾平肝。

主治：肝肾阴虚，耳鸣耳聋，头晕目眩。

安神定志丸（《医学心悟》）

组成：远志、石菖蒲、茯神、茯苓、朱砂（冲服）、龙齿（先煎）、党参。

功效：宁心保神，益血固精，壮力强志，清三焦，化痰涎，育养心神，大补元气。

主治：咽干，惊悸，怔忡，健忘安神。

防己黄芪汤（《金匮要略》）

组成：防己、黄芪、甘草、白术。

功效：益气祛风，健脾利水。

主治：表虚不固之风水或风湿证。汗出恶风，身重微肿，或肢节疼痛，小便不利，舌淡苔白，脉浮。临床常用于治疗慢性肾小球肾炎、心源性水肿、风湿性关节炎等属风水、风湿而兼表虚证者。

七　画

苁蓉通便口服液

组成：肉苁蓉、何首乌、枳实（麸炒）、蜂蜜。

功效：润肠通便。

主治：老年便秘，产后便秘。

杞菊地黄丸（《医宗金鉴》）

组成：枸杞子、菊花、熟地黄、酒萸肉、牡丹皮、山药、茯苓、泽泻。

功效：滋肾养肝。

主治：肝肾阴亏，眩晕耳鸣，羞明畏光，迎风流泪，视物昏花。

良附丸

组成：高良姜、香附（醋制）。

功效：温胃理气。

主治：寒凝气滞，脘痛吐酸，胸腹胀满。

补中益气汤（《脾胃论》）

组成：黄芪、白术、陈皮、升麻、柴胡、人参、甘草、当归。

功效：升阳举陷。

主治：

①脾虚气陷证。饮食减少，体倦肢软，少气懒言，面色萎黄，大便稀溏，舌淡脉虚；以及脱肛，子宫脱垂，久泻久痢，崩漏等。

②气虚发热证。身热自汗，渴喜热饮，气短乏力，舌淡，脉虚大无力。

适应证：本方常用于内脏下垂、久泻、久痢、脱肛、重症肌无力、乳糜尿、慢性肝炎等；妇科之子宫脱垂、妊娠及产后癃闭、胎动不安、月经过多；眼科之眼睑下垂、麻痹性斜视等属脾胃气虚或中气下陷者。

附子理中丸（《太平惠民和剂局方》）

组成：附子（制）、党参、白术（炒）、干姜、甘草。

功效：温中健脾。

主治：脾胃虚寒，脘腹冷痛，呕吐泄泻，手足不温。

启脾丸

组成：人参、白术（炒）、茯苓、甘草、陈皮、山药、莲子（炒）、山楂（炒）、六神曲（炒）、麦芽（炒）、泽泻。

功效：健脾和胃。

主治：脾胃虚弱，消化不良，腹胀便溏。

完带汤（《傅青主女科》）

组成：白术、山药、人参、白芍、车前子、苍术、甘草、陈皮、黑芥穗、柴胡。

功效：补脾疏肝，化湿止带。

主治：脾虚肝郁，湿浊带下。带下色白，清稀如涕，面色㿠白，倦怠便溏，舌淡苔白，脉缓或濡弱。临床常用于治疗阴道炎、宫颈糜烂、盆腔炎而属脾虚肝郁，湿浊下注者。

麦味地黄丸（《寿世保元》）

组成：麦冬、五味子、熟地、山药、山茱萸、茯苓、泽泻、丹皮。

功效：滋肾养肺。

主治：肺肾阴亏、潮热盗汗、咽干咳血、眩晕耳鸣、腰膝酸软、消渴。

八　画

苓桂术甘汤（《金匮要略》）

组成：茯苓、桂枝、白术、甘草。

功效：温阳化饮，健脾利湿。

主治：中阳不足之痰饮。胸胁支满，目眩心悸，短气而咳，舌苔白滑，脉弦滑或沉紧。临床常用于治疗慢性支气管炎、支气管哮喘、心源性水肿、慢性肾小球肾炎水肿、梅尼埃病、神经官能症等属水饮停于中焦者。

参苓白术丸（《太平惠民和剂局方》）

组成：人参、茯苓、白术（麸炒）、山药、白扁豆（炒）、莲子、薏苡仁（炒）、砂仁、桔梗、甘草。

功效：益气健脾，渗湿止泻。

主治：脾虚湿盛证。饮食不化，胸脘痞闷，肠鸣泄泻，四肢乏力，形体消瘦，面色萎黄，舌淡苔白腻，脉虚缓。现代常用本方治疗慢性胃肠炎、贫血、慢性支气管炎、慢性肾炎以及妇女带下病等属脾虚湿盛者。

参附汤（《妇人大全良方》）

组成：人参、附子。

功效：益气回阳固脱。

主治：阳气暴脱证。四肢厥逆，冷汗淋漓，呼吸微弱，脉微欲绝。

参附龙牡汤（《世医得效方》）

组成：人参、附子、龙骨、牡蛎。

功效：潜阳敛汗，扶正固脱。

主治：阴阳俱竭，阳越于上，汗出肢冷，面色浮红。

金锁固精丸

组成：沙苑子（炒）、芡实（蒸）、莲子、莲须、龙骨（煅）、牡蛎（煅）。

功效：固肾涩精。

主治：用于肾虚不固，遗精滑泄，神疲乏力，四肢酸软，腰痛耳鸣。

鱼腥草片

组成：鱼腥草、黄芩、板蓝根、连翘、金银花。

功用：清热解毒。

主治：外感风热所致的急喉痹、急乳蛾，症见咽部红肿、咽痛；急性咽炎、急性扁桃体炎见上述证候者。

知柏地黄丸（《医方考》）

组成：知母、黄柏、熟地、山药、山茱萸、茯苓、泽泻、丹皮。

功效：滋阴清热。

主治：阴虚火旺，潮热盗汗，口干咽痛，耳鸣遗精，小便短赤。

金匮肾气丸（《金匮要略》）

组成：桂枝、附子、熟地、山药、山茱萸、茯苓、泽泻、丹皮。

功效：温补肾阳，化气行水。

主治：肾虚水肿，腰膝酸软，小便不利，畏寒肢冷。

泻白散（《小儿药证直诀》）

组成：桑白皮、地骨皮、粳米、甘草。

功效：清脏腑热，清泻肺热，止咳平喘。

主治：肺热喘咳。气喘咳嗽，皮肤蒸热，日晡尤甚，舌红苔黄，脉细数。

适应证：临床常用于治疗小儿麻疹初期、肺炎或支气管炎等属肺中伏火郁热者。

泻黄散（《证治准绳》）

组成：甘草、防风、石膏、栀子、藿香。

功效：泻脾胃伏火。

主治：脾胃伏火证。目疮口臭，烦渴易饥，口燥唇干，舌红脉数，以及脾热弄舌等。

泻青丸（《小儿药证直诀》）

组成：龙胆、大黄（酒炒）、防风、羌活、栀子、川芎、当归、青黛。

功效：清肝泻火。

主治：耳鸣耳聋，口苦头晕，两胁疼痛，小便赤涩。

明目地黄丸

组成：熟地黄、山茱萸（制）、牡丹皮、山药、茯苓、泽泻、枸杞子、菊花、当归、白芍、蒺藜、石决明（煅）。

功效：滋肾，养肝，明目。

主治：肝肾阴虚，目涩畏光，视物模糊，迎风流泪。

草果知母汤（《温病条辨》）

组成：草果、知母、半夏、厚朴、黄芩、乌梅、花粉、姜汁。

功效：芳香化浊，祛湿

主治：背寒，胸中痞结，疟来日晏，邪渐入阴。

独参汤（《校注妇人良方》）

组成：人参

功效：急救元阳。

主治：大惊卒恐，气虚气脱。

实脾散（《重订严氏济生方》）

组成：厚朴、白术、木瓜、木香、草果仁、大腹子、附子、白茯苓、干姜、甘草。

功效：温阳健脾，行气利水。

主治：脾肾阳虚，水气内停之阴水。身半以下肿甚，手足不温，口中不渴，胸腹胀满，大便溏薄，舌苔白腻，脉沉弦而迟者。临床常用于治疗慢性肾小球肾炎、心源性水肿、肝硬化腹水等属于脾肾阳虚气滞者。

坤宝丸

组成：女贞子（酒炙）、覆盆子、菟丝子、枸杞子、何首乌（黑豆酒炙）、龟甲、地骨皮、南沙参、麦冬、酸枣仁（炒）、熟地黄、白芍、赤芍、当归、鸡血藤、珍珠母、石斛、菊花、墨旱莲、桑叶、白薇、知母、黄芩。

功效：滋补肝肾，镇静安神，养血通络。

主治：妇女绝经前后，肝肾阴虚引起的月经紊乱，潮热多汗，失眠健忘，心烦易怒，头晕耳鸣，咽干口渴，四肢酸楚，关节疼痛。

参苏饮（《太平惠民和剂局方》）

组成：人参、紫苏、陈皮、枳壳、前胡、半夏、干葛、木香、甘草、桔梗、茯苓。

功效：扶正解表，益气解表，理气化痰。

主治：虚人外感风寒，内有痰湿证。恶寒发热，无汗，头痛，鼻塞，咳嗽痰白，胸脘满闷，倦怠无力，气短懒言，苔白脉弱或痰积中脘，眩晕嘈杂，怔忡哕逆。本方临床常用于治疗感冒、上呼吸道感染等属气虚外感风寒兼有痰湿者。

九 画

柏子养心丸（《医部全录》）

组成：柏子仁、党参、炙黄芪、川芎、当归、茯苓、制远志、酸枣仁、肉桂、醋五味子、半夏曲、炙甘草、朱砂。

功效：补气，养血，安神。

主治：营血不足，心肾失调，心悸易惊，失眠多梦，健忘。

济生肾气丸（《严氏济生方》）

组成：熟地黄、山茱萸（制）、牡丹皮、山药、茯苓、泽泻、肉桂、附子（制）、牛膝、车前子。

功效：温肾化水，利水消肿。

主治：肾阳不足、水湿内停所致的肾虚水肿、腰膝酸重、小便不利、痰饮咳喘。

济川煎（《景岳全书》）

组成：当归、牛膝、肉苁蓉、泽泻、升麻、枳壳。

功效：温肾益精，润肠通便。

主治：肾阳虚弱，精津不足证。大便秘结，小便清长，腰膝酸软，头目眩晕，舌淡苔白，脉沉迟。本方临床常用于治疗习惯性便秘、老年便秘、产后便秘的等肾虚津亏肠燥者。

保和丸（《丹溪心法》）

组成：山楂（焦）、神曲（炒）、半夏（制）、茯苓、陈皮、连翘、莱菔子（炒）、麦芽（炒）。

功效：消食，导滞，和胃。

主治：食积停滞，脘腹胀满，嗳腐吞酸，不欲饮食。

桃红四物汤（《医宗金鉴》）

组成：熟地、川芎、白芍、当归、桃仁、红花。

功效：养血活血。

主治：血虚兼血瘀证。

十　画

养阴清肺丸（《重楼玉钥》）

组成：地黄、麦冬、玄参、川贝母、白芍、牡丹皮、薄荷、甘草。

功效：养阴润燥，清肺利咽。

主治：阴虚肺燥，咽喉干痛，干咳少痰或痰中带血。

真武汤（《伤寒论》）

组成：茯苓、芍药、生姜、附子、白术。

功效：温阳利水。

主治：阳虚水泛证。畏寒肢厥，小便不利，心下悸动不宁，头目眩晕，身体筋肉瞤动，站立不稳，四肢沉重疼痛，浮肿，腰以下为甚；或腹痛，泄泻；或咳喘呕逆。舌质淡胖，边有齿痕，舌苔白滑，脉沉细。

涤痰汤（《证治准绳》）

组成：茯苓、人参、甘草、橘红、胆星、半夏、竹茹、枳实、菖蒲。

功用：涤痰开窍。

主治：中风痰迷心窍，舌强不能言。

桑菊饮（《温病条辨》）

组成：桑叶、菊花、桔梗、连翘、杏仁、甘草、薄荷、芦根、知母、石膏。

功效：辛凉解表，疏风清热，宣肺止咳。

主治：风温初起，咳嗽，身热不甚，口微渴，苔薄白，脉浮数者。临床用于治疗感冒、急性支气管炎、上呼吸道感染、肺炎、急性结膜炎、角膜炎等属风热犯肺或肝经风热者。

通窍活血汤（《医林改错》）

组成：赤芍药、川芎、桃仁、红花、生姜、老葱、大枣、麝香。

功效：活血化瘀，通窍活络.用于血瘀所致的斑秃，酒渣鼻，荨麻疹，白癜风，油风等。

主治：偏头痛，日久不愈，头面瘀血，头发脱落，眼疼白珠红，酒渣鼻，久聋，紫白癜风，牙疳，妇女干血劳，小儿疳证等。

通脉四逆汤（《伤寒论》）

组成：附子、干姜、炙甘草。

功效：破阴回阳，通达内外。

主治：少阴病，阴盛格阳证。下利清谷，里寒外热，手足厥逆，脉微欲绝，身反不恶寒，其人面色赤，或腹痛，或干呕，或咽痛，或利止，脉不出者。

益胃汤（《温病条辨》）

组成：沙参、麦冬、冰糖、细生地、玉竹。

功效：养阴益胃。

主治：阳明温病，胃阴损伤证。

柴胡疏肝散（《景岳全书》）

组成：陈皮、柴胡、川芎、香附、枳壳、芍药、甘草。

功用：疏肝理气，活血止痛。

主治：肝气郁滞证。胁肋疼痛，胸闷善太息，情志抑郁易怒，或嗳气，脘腹胀满，脉弦。

逍遥丸（散）（《太平惠民和剂局方》）

组成：柴胡、当归、芍药、薄荷、茯苓、生姜、大枣。

功效：调和肝脾，疏肝解郁，养血健脾。

主治：肝郁血虚脾弱证。两胁作痛，头痛目眩，口燥咽干，神疲食少，或月经不调，乳房胀痛，脉弦而虚者。临床常用于治疗慢性肝炎、肝硬化、胆石症、胃及十二指肠溃疡、慢性胃炎、胃肠神经官能症、经前期紧张症、乳腺小叶增生等属肝郁血虚脾弱者。

通宣理肺丸（《太平惠民和剂局方》）

组成：紫苏叶、前胡、桔梗、苦杏仁、麻黄、甘草、陈皮、半夏

（制）、茯苓、枳壳（炒）、黄芩。

功效：解表散寒，宣肺止嗽。

主治：感冒咳嗽，发热恶寒，鼻塞流涕，头痛无汗，肢体酸痛。

消瘰丸（《医学心悟》）

组成：玄参、浙贝母、牡蛎。

功效：清热滋阴，化痰散结。

主治：肝肾阴亏所致的瘰疬。

十一画

黄精赞育胶囊

组成：何首乌（制）、黄精（酒制）、枸杞子、菟丝子、五味子、熟地黄、肉苁蓉、淫羊藿、紫河车、续断、党参、当归、丹参、蒲公英、败酱草、蛇床子、蜂房（炒）、水蛭、牡蛎、车前子（盐炒）。

功效：补肾填精，清热利湿。

主治：肾虚精亏夹湿热型弱精子症、少精子症引起的男性不育，症见腰膝酸软、阴囊潮湿等，精液检查见精子稀少，活动力差。

黄连温胆汤（《六因条辨》）

组成：川连、竹茹、枳实、半夏、橘红、甘草、生姜、茯苓。

功效：清热燥湿，理气化痰，和胃利胆。

主治：伤暑汗出，身不大热，烦闭欲呕，舌黄腻。

黄连阿胶汤（《伤寒论》）

组成：黄连、黄芩、芍药、阿胶、鸡子黄。

功效：滋阴降火安神。

主治：心肾不足，阴虚火旺较重的心烦失眠，舌红苔燥，脉细数者。

黄连上清丸

组成：黄连、栀子（姜制）、连翘、蔓荆子（炒）、防风、荆芥穗、白芷、黄芩、菊花、薄荷、酒大黄、黄柏（酒炒）、桔梗、川芎、石膏、旋覆花、甘草。

功效：清热通便，散风止痛。

主治：上焦内热，症见头昏脑胀，牙龈肿痛，口舌生疮，咽喉红肿，耳痛耳鸣，暴发火眼，大便干燥，小便黄赤。

麻黄汤（《伤寒论》）

组成：麻黄、桂枝、杏仁、甘草。

功效：发汗解表，宣肺平喘。

主治：外感风寒表实证。恶寒发热，头身疼痛，无汗而喘，舌苔薄白，脉浮紧。临床常用于治疗感冒、流行性感冒、急性支气管炎、支气管哮喘等属风寒表实证者。

麻黄附子细辛汤（《伤寒论》）

组成：麻黄、附子、细辛。

功效：温经解表。

主治：伤寒少阴证，始得之，反发热，脉沉者。

毓麟珠（《景岳全书》）

组成：人参、白术（土炒）、茯苓、芍药（酒炒）、川芎、炙甘草、当归、熟地（蒸，捣）、菟丝子（制）、杜仲（酒炒）、鹿角霜、川椒。

功效：补益气血，温养肝肾，强固冲任，调经助孕。

主治：妇人气血俱虚，经脉不调，或断续，或带浊，或腹痛，或腰酸，或饮食不甘，瘦弱不孕。

理中丸（汤）（《金匮要略》）

组成：人参、白术、干姜、甘草。

功用：温中祛寒，补气健脾。

主治：脾胃虚寒证。自利不渴，呕吐腹痛，腹满不食及中寒霍乱，阳虚失血，如吐血、便血或崩漏，胸痞虚证，胸痛彻背，倦怠少气，四肢不温。现用于急、慢性胃炎，胃窦炎，溃疡病，胃下垂，慢性肝炎等属脾胃虚寒者。

银翘散（《温病条辨》）

组成：连翘、银花、苦桔梗、薄荷、竹叶、生甘草、芥穗、淡豆豉、牛蒡子。

功效：辛凉透表，清热解毒。

主治：温病初起。发热无汗，或有汗不畅，微恶风寒，头痛口渴，咳嗽咽痛，舌尖红，苔薄白或薄黄，脉浮数。

麻仁润肠丸

组成：火麻仁、苦杏仁（去皮炒）、大黄、木香、陈皮、白芍。

功效：润肠通便。

主治：肠胃积热，胸腹胀满，大便秘结。

十二画

越婢汤（《金匮要略》）

组成：麻黄、石膏、生姜、大枣、甘草。

功效：发汗利水。

主治：风水恶风，一身悉肿，脉浮不渴，续自汗出，无大热者。

温胆汤（《三因极一病症方论》）

组成：半夏、竹茹、枳实、陈皮、甘草、茯苓。

功效：理气化痰，和胃利胆。

主治：胆郁痰扰证。胆怯易惊，头眩心悸，心烦不眠，夜多异梦；或呕恶呃逆，眩晕，癫痫。苔白腻，脉弦滑。

葶苈大枣泻肺汤（《金匮要略》）

组成：葶苈子、大枣。

功效：泻肺去痰，利水平喘。

主治：肺痈，喘不得卧；肺痈，胸满胀，一身面目浮肿，鼻塞，清涕出，不闻香臭酸辛，咳逆上气，喘鸣迫塞；支饮胸满者。

舒肝丸

组成：川楝子、延胡索（醋制）、白芍、片姜黄、木香、沉香、豆蔻仁、砂仁、厚朴（姜制）、陈皮、枳壳（炒）、茯苓、朱砂。

功效：疏肝和胃，理气止痛。

主治：胸胁胀满，肝郁气滞，胸肋胀满，胃脘疼痛，呕吐，咳气泛酸。

普济消毒饮（《东垣试效方》）

组成：牛蒡子、黄芩、黄连、甘草、桔梗、板蓝根、马勃、连翘、玄参、升麻、柴胡、陈皮、僵蚕、薄荷。

功效：清热解毒，疏风散邪。

主治：大头瘟。恶寒发热，头面红肿焮痛，目不能开，咽喉不利，舌燥口渴，舌红苔白而黄，脉浮数有力。

紫雪丹（《太平惠民和剂局方》）

组成：石膏、寒水石、磁石、滑石、犀角（现用水牛角代）、羚羊角、木香、沉香、元参、升麻、甘草、丁香、朴硝、硝石、麝香、朱砂。

功效：清热解毒，镇痉息风，开窍定惊。

主治：温热病、热邪内陷心包，症见高热烦躁，神昏谵语、抽风痉厥、口渴唇焦，尿赤便闭，及小儿热盛惊厥。

痛泻要方（《丹溪心法》）

组成：陈皮、白术、白芍、防风。

功效：调和肝脾，补脾柔肝，祛湿止泻。

主治：脾虚肝旺之泄泻。肠鸣腹痛，大便泄泻，泻必腹痛，泻后痛缓，舌苔薄白，脉两关不调，左弦而右缓者。临床常用于治疗急性肠炎、慢性结肠炎、肠易激综合征等属于肝旺脾虚者。

越婢加术汤（《金匮要略》）

组成：麻黄、石膏、生姜、甘草、白术、大枣。

功效：疏风泄热，发汗利水。

主治：水肿之皮水。症见一身面目悉肿，发热恶风，小便不利，苔白，脉沉者等。

舒肝和胃丸

组成：香附（醋制）、白芍、佛手、木香、郁金、白术（炒）、陈皮、柴胡、广藿香、炙甘草、莱菔子、槟榔（炒焦）、乌药。

功效：疏肝解郁，和胃止痛。

主治：肝胃不和，两肋胀满，胃脘疼痛，食欲不振，呃逆呕吐，大便失调。

越鞠保和丸（《古今医鉴》）

组成：栀子（姜制）、六神曲（麦麸炒）、醋香附、川芎、苍术、木香、槟榔。

功效：疏肝解郁，开胃消食。

主治：气、食郁滞所致的胃痛，症见脘腹胀痛，倒饱嘈杂，纳呆食少，大便不调；消化不良见上述证候者。

十三画

蓝芩口服液

组成：板蓝根、黄芩、栀子、黄柏、胖大海。

功效：清热解毒，利咽消肿。

主治：用于急性咽炎、肺胃实热证所致的咽痛、咽干、咽部灼热。

十四画及以上

藿香正气水

组成：苍术、陈皮、厚朴（姜制）、白芷、茯苓、大腹皮、生半夏、甘草浸膏、广藿香油、紫苏叶油。

功效：解表化湿，理气和中。

主治：外感风寒、内伤湿滞或夏伤暑湿所致的感冒，症见头痛昏重、胸膈痞闷、脘腹胀痛、呕吐泄泻，肠胃型感冒。

增液汤（《温病条辨》）

组成：玄参、麦冬、生地。

功效：增液润燥。

主治：阳明温病，无上焦证，数日不大便，其阴素虚，不可用承气汤者。

增液承气汤（《温病条辨》）

组成：玄参、麦冬、细生地、大黄、芒硝。

功效：滋阴增液，泻热通便。

主治：热结阴亏证。燥屎不行，下之不通，脘腹胀满，口干唇燥，舌红苔黄，脉细数。临床常用于治疗急性传染病高热、便秘、津液耗伤较重，以及痔疮日久，大便燥结不通，属热结阴亏者。

缩泉丸（《妇人良方》）

组成：山药、益智仁（盐炒）、乌药。

功效：温肾祛寒，缩尿止遗。

主治：膀胱虚寒证。小便频数，或遗尿不止，舌淡，脉沉弱。

黛蛤散

组成：青黛、蛤壳。

功效：清肝利肺，降逆除烦。

主治：用于肝肺实热，头晕耳鸣，咳嗽吐衄，肺痿肺痈，咽膈不利，口渴心烦。

镇肝息风汤（《医学衷中参西录》）

组成：怀牛膝、生赭石、生龙骨、生牡蛎、生龟甲、生杭芍、玄参、天冬、川楝子、生麦芽、茵陈、甘草。

功效：镇肝息风，滋阴潜阳。

主治：类中风。头目眩晕，目胀耳鸣，脑部热痛，面色如醉，心中烦热，或时常噫气，或肢体渐觉不利，口眼渐形㖞斜；甚或眩晕颠仆，昏不知人，移时始醒，或醒后不能复元，脉弦长有力。临床常用于治疗高血压、脑血栓形成、脑溢血、血管神经性头痛等属于肝肾阴虚，肝风内动者。

礞石滚痰丸（《泰定养生主论》）

组成：金礞石（煅）、沉香、黄芩、熟大黄。

功效：泻火逐痰。

主治：实热老痰证。癫狂昏迷，或惊悸怔忡，或不寐怪梦，或咳喘痰稠，或胸脘痞闷，或眩晕耳鸣，大便秘结，苔黄厚腻，脉滑数有力。临床常用于治疗中风、精神分裂症、癫痫、偏头痛、神经官能症等属实火顽痰胶固者。